Sportgeneeskunde

Reeks Praktische huisartsgeneeskunde

Redactie
Prof.dr. P.J.E. Bindels
Dr. J.W.M. Muris
Prof.dr. A. Prins
Prof.dr. J.W. van Ree
Mw.dr. A. De Sutter
Prof.dr. Th.B. Voorn

Verschenen
Cardiologie
Gastro-enterologie
Gynaecologie
Kindergeneeskunde
Klinische genetica
Longziekten
Neurologie
Oogheelkunde
Psychiatrie
Reizen en ziekte
Reumatologie
Urologie

In voorbereiding
Kno-heelkunde
Vasculaire geneeskunde

Meer informatie over de delen in deze reeks treft u aan op www.bsl.nl/phg

Sportgeneeskunde

Onder redactie van:
Dr. F. Baarveld
Prof. dr. F.J.G. Backx
Prof. dr. Th.B. Voorn

Bohn Stafleu van Loghum
Houten 2009

© 2009 Bohn Stafleu van Loghum, onderdeel van Springer Uitgeverij
Alle rechten voorbehouden. Niets uit deze uitgave mag worden verveelvoudigd, opgeslagen in een geautomatiseerd gegevensbestand, of openbaar gemaakt, in enige vorm of op enige wijze, hetzij elektronisch, mechanisch, door fotokopieën of opnamen, hetzij op enige andere manier, zonder voorafgaande schriftelijke toestemming van de uitgever.
Voor zover het maken van kopieën uit deze uitgave is toegestaan op grond van artikel 16b Auteurswet 1912 j° het Besluit van 20 juni 1974, Stb. 351, zoals gewijzigd bij het Besluit van 23 augustus 1985, Stb. 471 en artikel 17 Auteurswet 1912, dient men de daarvoor wettelijk verschuldigde vergoedingen te voldoen aan de Stichting Reprorecht (Postbus 3051, 2130 KB Hoofddorp). Voor het overnemen van (een) gedeelte(n) uit deze uitgave in bloemlezingen, readers en andere compilatiewerken (artikel 16 Auteurswet 1912) dient men zich tot de uitgever te wenden.

Samensteller(s) en uitgever zijn zich volledig bewust van hun taak een betrouwbare uitgave te verzorgen. Niettemin kunnen zij geen aansprakelijkheid aanvaarden voor drukfouten en andere onjuistheden die eventueel in deze uitgave voorkomen.

ISBN 978 90 313 4795 7
NUR 870

Ontwerp omslag: TOSM, Den Haag
Ontwerp binnenwerk: TEFF (www.teff.nl)
Automatische opmaak: Pre Press, Zeist

Met dank aan dhr. A.P. Krikke, radioloog in het Wilhelmina Ziekenhuis Assen, voor het leveren van het beeldvormend materiaal van deel IV.

Bohn Stafleu van Loghum
Het Spoor 2
Postbus 246
3990 GA Houten

www.bsl.nl

Inhoud

	Lijst van auteurs en redacteuren	**1**
	Woord vooraf	**5**
	DEEL 1 INLEIDING	7
1	**Sport, bewegen en gezondheid**	**9**
	Prof. dr. F.J.G. Backx, dr. F. Baarveld, prof. dr. Th.B. Voorn	
	1 Inleiding	9
	2 Kansen voor de huisarts	11
	3 Belasting versus belastbaarheid in de sport	13
2	**Positieve aspecten van sport en bewegen**	**15**
	Prof. dr. F.J.G. Backx, dr. F. Baarveld, prof. dr. Th.B. Voorn	
3	**Negatieve aspecten van sport en bewegen**	**19**
	Prof. dr. F.J.G. Backx, dr. F. Baarveld, prof. dr. Th.B. Voorn	
4	**Epidemiologie van sportblessures in de huisartspraktijk**	**23**
	Dr. F. Baarveld, prof. dr. F.J.G. Backx, prof. dr. Th.B. Voorn	
	1 Inleiding	23
	2 Hoeveel sportblessures komen voor in Nederland?	24
	3 Sportblessures bij de huisarts	24
	4 Sportblessures op de SEH-afdelingen van ziekenhuizen	30
	5 Ontwikkeling	31

DEEL II SPORT EN BEWEGEN BIJ SPECIFIEKE GROEPEN 33

5 Bewegen bij de jeugd 35
Drs. H.W. Hack, mw. drs. Y.O. Wagemaker, drs. R.M. Zwart
1 Inleiding 35
2 Jeugd in beweging 35
3 Gedragsverandering bij jeugdigen (het ASE-model) 40
4 Rol van de huisarts bij jeugd en bewegen 43
5 Landelijke projecten rondom jeugd, bewegen, overgewicht en bewegingsachterstand 48

6 Bewegen bij volwassenen 51
Dr. V.H. Hildebrandt, drs. W.T.M. Ooijendijk
1 Inleiding 51
2 Trends in bewegen in de Nederlandse volwassen bevolking 52
3 Beweeggedrag van volwassen Nederlanders 57
4 Bewegen in het bedrijf 59
5 Succesvolle interventiemogelijkheden 60

7 Bewegen bij ouderen 67
Dr. M. Stevens
1 Inleiding 67
2 Veroudering in relatie tot lichamelijke activiteit, fitheid en gezondheid 68
3 Richtlijnen 70
4 Sportieve activiteiten voor ouderen 72

8 Bewegen bij mensen met een verstandelijke handicap 85
J.J. Roosendaal, prof. dr. F.J.G. Backx
1 Inleiding 85
2 Specifieke doelgroep 85
3 Sportorganisatie 87
4 Fitheid 91
5 Medisch-specifieke afwijkingen bij deze doelgroep 93
6 Conclusie 98

9 Zwangerschap en sport 101
Mw. dr. M.B. van Doorn
1 Inleiding 101
2 Sport en menstruele cyclus 101
3 Fysiologische veranderingen 102

4	Invloed van sport op bevalling	104
5	Samenvatting en advies	104
6	Praktische punten	105

DEEL III BEWEGEN BIJ CHRONISCHE AANDOENINGEN 107

10 Hoofdpijn 109
Dr. R. Oudega

11 Epilepsie 113
Prof. dr. F.J.G. Backx

12 Dementie 119
Dr. R. Oudega

13 Hart- en vaatziekten: congenitale hartziekten 123
Drs. H.J.W. Dijkstra

14 Hart- en vaatziekten: coronaire hartziekten 133
Drs. H.J.W. Dijkstra

15 Hart- en vaatziekten: perifeer vaatlijden 139
Drs. H.J.W. Dijkstra

16 Hypertensie 143
Drs. L.P. Heere

17 Diabetes mellitus type 1 149
Drs. L.P. Heere

18 Diabetes mellitus type 2 153
Drs. L.P. Heere

19 Astma 157
Drs. H.B.A. van de Sande

20 Inspanningsastma 163
Drs. H.B.A. van de Sande

21 COPD 167
Drs. H.B.A. van de Sande

22 Artrose: degeneratieve lumbale afwijkingen 173
Drs. H.J.W. Dijkstra

23	**Artrose: coxartrose** Drs. H.J.W. Dijkstra	179
24	**Artrose: gonartrose** Drs. H.J.W. Dijkstra	187
25	**Osteoporose** Dr. R. Oudega	193
26	**Kanker en sport** Mw. dr. M.B. van Doorn	197

DEEL IV SPORTBLESSURES 201

27	**Hoofd en nek** Dr. E. Matser, dr. B. English		203
	1	Commotio cerebri	203
	2	Punch-drunk-syndroom (optellend hersenletsel)	205
	3	Whiplash	207
28	**Schouder** Drs. M.P.J. van der List, mw. S. Westerweel-Holtslag		211
	1	Traumatische instabiliteit glenohumeraal gewricht	211
	2	Peesruptuur van de supraspinatus	215
	3	Tendinose van de supraspinatuspees	219
	4	Capsulitis	222
29	**Sleutelbeen (clavicula)** Drs. M.P.J. van der List		225
	1	Claviculafractuur	225
	2	Acromioclaviculaire luxatie	227
	3	Acromioclaviculaire pijn	228
30	**Elleboog** Mw. dr. D. Eygendaal, mw. dr. B. Pluim		231
	1	De tenniselleboog	231
31	**Pols** C. Peters-Veluthamaningal, dr. F. Baarveld		235
	1	Scafoïdfractuur	235
	2	Tendinitis van De Quervain	239
	3	Carpaletunnelsyndroom	242

32 Hand en vingers — 247
Prof. dr. M.J.P.F. Ritt
1. Mallet finger — 248
2. Klimvinger — 250
3. Gewrichts(sub)luxatie — 253
4. Skiduim — 255

33 Wervelkolom: thoracaal — 259
Mw. drs. E.J.M. Schoots

34 Wervelkolom: lumbaal — 263
Mw. drs. E.J.M. Schoots
1. Hernia nuclei pulposi — 263
2. Spondylolyse — 266

35 Romp — 271
Dr. E.R. Hammacher
1. Ribfractuur — 272
2. Buikletsel — 276

36 Heup/lies/bovenbeen — 279
Dr. H. Inklaar
1. Liesblessure (adductiegerelateerde pijn in de regio inguinalis) — 280
2. Hamstringblessure — 284

37 Knie — 289
E.R.H.A. Hendriks
1. Mediaal collateraal bandletsel — 289
2. Meniscusletsel — 292
3. Voorste-kruisbandletsel — 296
4. Patellofemoraal pijnsyndroom — 299
5. Springersknie — 301
6. Tractus-iliotibialis-frictiesyndroom — 304

38 Onderbeen — 307
Dr. G.C. van Enst, dr. F. Baarveld
1. Scheenbeenklachten — 307
2. Achillespeestendinose — 312
3. Zweepslag — 314

39 Enkel — 319
Dr. A.C.M. Pijnenburg
1. Osteochondraal defect van de enkel — 320

	2	Acuut enkelbandletsel	323
	3	Enkelimpingement	326

40 Voet   **329**
Dr. A.C.M. Pijnenburg

	1	Hallux valgus	330
	2	Metatarsalgie	332
	3	Morton-neuroom	335

DEEL V PREVENTIE   339

41 Sportfysiotherapie   **341**
Dr. R.E.H. van Cingel, R.E. Ouderland

	1	Inleiding	341
	2	Fysiotherapie en sportfysiotherapie	342
	3	Oefentherapie en training	344
	4	Fysiotechniek en massage	345
	5	Relaties tussen belasting en belastbaarheid	346
	6	Kenmerken van de sportfysiotherapeut	347
	7	Sportrevalidatie	348
	8	Multidisciplinair overleg	350

42 Preventie van sportblessures   **353**
Mw. drs. I. Vriend, mw. H. Goossens

	1	Waarom blessurepreventie?	353
	2	Aangrijpingspunten voor blessurepreventie	355
	3	Aanbod van blessurepreventieve interventies in Nederland	361

43 Sportkeuring   **367**
Prof. dr. F.J.G. Backx

	1	Inleiding	367
	2	Soorten keuringen	367
	3	Lausanne-protocol	369

44 Training: mogelijkheden en grenzen   **371**
Prof. dr. H. Kuipers

	1	Inleiding	371
	2	Vermoeidheid	371
	3	Belasting en herstel	372
	4	Verband tussen trainingsomvang en prestatievermogen	374
	5	Enkele basisprincipes en -regels bij training	377
	6	Organisatievormen van training; duur versus interval	379

45 Voeding — 381
Drs. J. Hermans

1. Inleiding — 381
2. Energie en inspanning — 381
3. Voeding en sport — 382
4. Problemen met de vochtbalans — 385
5. Maag-darmproblemen — 387
6. Voedingssupplementen — 387

46 Doping — 391
Drs. B. Coumans, drs. O. de Hon

1. Huisarts en doping — 391
2. Dopinggebruik in Nederland — 392
3. Antidopingorganisaties — 394
4. Definitie van doping — 395
5. Sancties — 398
6. Positie van begeleiders — 399
7. Dopingrichtlijnen voor (sport)artsen — 400
8. Middelengebruik bij cosmetische sporters — 402

47 Sportschoenen — 409
D. Evers

1. Inleiding — 409
2. Analyse ten behoeve van sportschoenadvies — 409
3. Specifieke voettesten — 411
4. Keuze nieuwe sportschoen — 415
5. Conclusie — 418

48 Sportmaterialen — 419
Mw. H. Goossens, mw. drs. I. Vriend, mw. C. Stam

1. Soorten sportmaterialen — 419
2. Instrumentele materialen — 419
3. Beschermende sportmaterialen — 423
4. Tape en braces — 431

49 Sportgedrag — 435
E. Verhagen

1. Inleiding — 435
2. Gedrag — 436
3. Gedrag en sportblessures — 438
4. Blessurerisico en gedrag — 439
5. Blessurepreventie en gedrag — 440
6. Conclusie — 442

Register — 443

Lijst van auteurs en redacteuren

Redacteuren

Dr. F. Baarveld
   Huisarts/hoofd huisartsopleiding, afdeling Huisartsgeneeskunde, Universitair Medisch Centrum Groningen

Prof. dr. F.J.G. Backx
   Sportarts/hoogleraar klinische Sportgeneeskunde, afdeling Revalidatie- en sportgeneeskunde, Universitair Medisch Centrum, Utrecht

Prof. dr. Th.B. Voorn
   Huisarts/emeritus hoogleraar Huisartsgeneeskunde, Universitair Medisch Centrum St Radboud, Nijmegen

Auteurs

Dr. F. Baarveld
   Huisarts/hoofd huisartsopleiding, afdeling Huisartsgeneeskunde, Universitair Medisch Centrum Groningen

Prof. dr. F.J.G. Backx
   Sportarts/hoogleraar klinische Sportgeneeskunde, afdeling Revalidatie- en sportgeneeskunde, Universitair Medisch Centrum, Utrecht

Dr. R.E.H. van Cingel
   Sportfysio- en manueeltherapeut, Sport Medisch Centrum Papendal, Arnhem

Drs. B. Coumans
   Hoofd afdeling Preventie, Dopingautoriteit, Capelle a/d IJssel

Drs. H.J.W. Dijkstra
Sportarts, Sport Medisch Adviescentrum Haarlem-Kennemer Gasthuis, Haarlem
huisarts, Vitea Nieuwkoop

Mw. dr. M.B. van Doorn
Huisarts, Rotterdam en sportarts, Reinier de Graaf Gasthuis, Delft

Dr. B. English
Sportarts, Chelsea FC, Londen, Groot Brittanië

Dr. G.C. van Enst
Sportarts, afdeling Maatschappij en Gezondheid, Isala Klinieken, locatie Sophia, Zwolle

D. Evers
Fysiotherapeut en registerpodoloog, Foot Connection, Culemborg

Mw. dr. D. Eygendaal
Orthopedisch chirurg, afdeling Orthopedie, Amphia Ziekenhuis, Breda

Mw. H. Goossens
Technisch onderzoeker, Consument en Veiligheid, Amsterdam

Drs. H.W. Hack
Programmamedewerker BOS, BOS-impuls en VSB, Nederlands Instituut voor Sport en Bewegen (NISB), Bennekom

Dr. E.R. Hammacher
Chirurg/traumatoloog, afdeling Heelkunde, St. Antonius Ziekenhuis, Nieuwegein

Drs. L.P. Heere
Sportarts, Sport Medisch Centrum Papendal, Arnhem

Drs. E.R.H.A. Hendriks
Sportarts, Sport Medisch Adviescentrum, Utrecht, Woudenberg, Hilversum

J. Hermans MSc.
Voedingsdeskundige en sportdiëtist, Instituut voor Sport en Bewegingsstudies, Hogeschool van Arnhem en Nijmegen, Nijmegen

Dr. V.H. Hildebrandt
Arts, teamleider Bewegen & Arbeid, sector Bewegen en Gezondheid, TNO Kwaliteit van Leven, Leiden; programmaleider Body@work, onderzoekscentrum Bewegen, Arbeid en Gezondheid

Drs. O. de Hon
  Wetenschappelijk beleidsmedewerker, Dopingautoriteit, Capelle a/d IJssel

Dr. H. Inklaar
  Sportarts, Koninklijke Nederlandse Voetbalbond, Zeist

Prof. dr. H. Kuipers
  Arts-fysioloog, Faculteit der Bewegingswetenschappen, Universiteit Maastricht

Drs. M.P.J. van der List
  Orthopedisch chirurg, Bergman kliniek, Bilthoven

Dr. E. Matser
  Neuropsycholoog, afdeling Medische psychologie, St. Anna Ziekenhuis, Geldrop

Drs. W.T.M. Ooijendijk
  Medisch socioloog, afdeling Kwaliteit van Leven, TNO, Leiden

Dr. R. Oudega
  Huisarts te Nunspeet

R.E. Ouderland
  Sportfysio- en manueeltherapeut, Zenit, Sint-Petersburg

Drs. C. Peters-Veluthamaningal
  Huisarts, Huisartsengroepspraktijk Scheemda

Dr. A.C.M. Pijnenburg
  Orthopedisch chirurg, afdeling Orthopedische chirurgie, Diakonessenhuis, Zeist

Mw. dr. B. Pluim
  Bondsarts, Koninklijke Nederlandse Lawn Tennis Bond, Amersfoort

Prof. dr. M.J.P.F. Ritt
  Hoofd Plastische Chirurgie, afdeling Plastische Chirurgie, VU medisch centrum, Amsterdam

Drs. J.J. Roosendaal
  Verpleeghuisarts, GGZ Drenthe, sector Ouderenzorg, verpleeghuis De Vierackers, Assen

Drs. H.B.A. van de Sande
  Huisarts, sportarts Westfries Gasthuis, Hoorn

Mw. drs. E.J.M. Schoots
Sportarts, Sportmedisch Adviescentrum Utrecht, Utrecht

Mw. C. Stam
Gegevensanalist, Consument en Veiligheid, Amsterdam

Dr. M. Stevens
Onderzoekscoördinator/bewegingswetenschapper, afdeling Orthopedie, Universitair Medisch Centrum Groningen

Dr. E.A.L.M. Verhagen
Senior-onderzoeker, afdeling Sociale Geneeskunde, EMGO-Instituut, VU medisch centrum, Amsterdam

Prof. dr. Th.B. Voorn
Emeritus hoogleraar Huisartsgeneeskunde, Oosterhout

Mw. drs. I. Vriend
Onderzoeker, Consument en Veiligheid, Amsterdam

Mw. S. Westerweel-Holtslag
Physician assistant, afdeling Orthopedie, Meander Medisch Centrum, Amersfoort

Mw. drs. Y.O. Wagemaker
Programmamedewerker Jeugd en Beweegkriebels, Nederlands Instituut voor Sport en Bewegen (NISB), Bennekom

Drs. R.M. Zwart
Programmamedewerker Sport- en beweegbeleid, Nederlands Instituut voor Sport en Bewegen (NISB), Bennekom

Woord vooraf

Met gepaste trots mag ik dit voorwoord schrijven; het verschijnen van dit boek zie ik als een prachtige kans voor de profilering van de sportgeneeskunde binnen de eerste lijn. Sportgeneeskunde gepresenteerd als onderwerp in de serie *Praktische Huisartsgeneeskunde* past namelijk uitstekend in het perspectief van de Vereniging voor Sportgeneeskunde (VSG). De VSG is de wetenschappelijke vereniging van sportartsen en andere in sportgeneeskunde geïnteresseerde artsen in Nederland. De VSG telt vele huisartsen onder haar ruim vierhonderd leden (allen arts) en nodigt alle in sport geïnteresseerde huisartsen uit zich ook aan te sluiten. De VSG heeft als eerste doel het versterken en bevorderen van het kennisdomein sportgeneeskunde.

De uitgave van dit boek past zeer goed in het huidige beleid van de VSG om het kennisniveau van de huisartsgeneeskunde te vergroten op te gebied van sportgeneeskunde, en voorziet op dit vlak in een toenemende behoefte. Het beoogde effect hiervan is een doelmatige verwijzing van de eerste lijn naar de sportarts als specialist, die vanuit een tweedelijns setting zorg levert bestaande uit sportgerichte advisering in het kader van preventie en/of curatie. De sportarts staat dan een soepel verlopend ketenproces voor ogen waarin de huisarts een centrale rol speelt. Dit alles bij voorkeur vanuit een verdere verbijzondering van de huisartsgeneeskunde in het kader van sportgeneeskunde. Het verheugt de VSG zich te mogen scharen in de rij van eerdere uitgaven in deze praktische reeks en wij ervaren dit boek dan ook als een verdere stap in de er- en herkenning van het vak sportgeneeskunde als onmisbaar element in de advisering van de huidige (in)actieve mens.

Sport gaat een steeds voornamere rol spelen in onze huidige samenleving: het (re)activeert mensen, zorgt voor sociale cohesie in de steeds individualistischer wordende maatschappij en kan een halt toeroepen aan het almaar toenemende probleem van overgewicht, te beginnen bij de jeugd. Sport verdient dus alle aandacht, zeker in het afgelopen Olympisch jaar met de Spelen in Beijing. Maar de sport kan niet zonder goede zorg en beide kunnen elkaar stimuleren in hun ontwikkeling. De sport kan de medische zorg helpen door mee te zoeken naar ontstaansmechanismen van blessures en nieuwe behandelmethodieken. Ook kunnen sporters met hun welbekende *drive* ons medici meenemen in de ontwikkeling van snelle en optimale, minimaal invasieve zorg met een korte(re) hersteltijd.

Kennisoverdracht met betrekking tot sportgeneeskundige kennis bij huisartsen wordt al langere tijd bewerkstelligd met een aantal modules sportgeneeskunde en een basiscursus sportgeneeskunde op het nationale sportcentrum Papendal. Ook het recent afgesloten partnership 'huisartsen zorg in beweging' kan hier vermeld worden; partners in deze zijn onder meer de LHV, het NHG en het NISB. Daarnaast is er door de VSG gewerkt aan praktisch ingerichte websites voor de medische professional (www.sportgeneeskunde.com) en voor de sporter (www.sportzorg.nl). Dit boek sluit hier goed bij aan en is een verdere stap in ons beleid om kennisverbreding te bewerkstelligen in de eerste lijn. Mijn stellige indruk is dat de redacteuren er uitstekend in geslaagd zijn een breed blikveld op de sportgeneeskunde aan te bieden, zodat dit boek dan ook gezien mag worden als een kwaliteitshandboek, dat kan dienen als leidraad voor de praktijk van alledag. Het boek beperkt zich niet tot het behandelen van de welbekende sportblessures, maar richt zich enerzijds op leeftijdgerelateerde aspecten van sport en anderzijds ook op de mogelijkheden van sport bij (de behandeling van) diverse chronische ziekten.

Ik wens u allen veel lees- en naslagplezier toe en hoop op een snelle slijtage van dit boek, zodat we met behulp van de huidige redacteuren kunnen werken aan het actueel houden van de geboden kennis in vervolgedities.

Th.C. de Winter, sportarts
  Voorzitter Vereniging voor Sportgeneeskunde

Deel 1 Inleiding

1 Sport, bewegen en gezondheid

Prof. dr. F.J.G. Backx, dr. F. Baarveld, prof. dr. Th.B. Voorn

1 Inleiding

Grote groepen mensen zijn wekelijks, soms dagelijks sportief actief. Meer dan tien miljoen Nederlanders beoefenen een of meer sporten bij een van de 29.000 sportverenigingen, ruim 2000 fitnesscentra en sportscholen, of in niet-georganiseerd verband. Bij de sportverenigingen zijn ongeveer 1,2 miljoen mensen actief, als vrijwilliger, bestuurder, scheidsrechter of toeschouwer. De belangstelling voor sport is enorm en neemt nog steeds toe. Figuur 1.1 geeft een overzicht van het aantal sportbeoefenaars per sport ten opzichte van de totale bevolking.

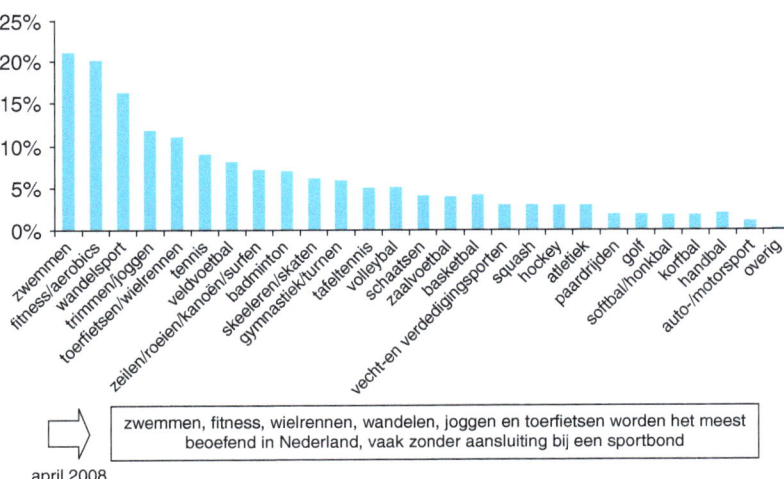

Figuur 1.1
Sportdeelname in Nederland. Het aantal sportbeoefenaars per sport ten opzichte van de totale bevolking (2005). Bron: Richtlijn Sportdeelname Onderzoek 2005 in SCP, rapportage-Sport 2006.

Sport is meer dan een plezierige vorm van vrijetijdsbesteding. Steeds sterker wordt ook de maatschappelijke waarde van sport onderkend. Sport draagt bij aan de bevordering van gezondheid, welzijn, emancipatie en integratie. Sport en sportief bewegen zijn van grote waarde voor onze samenleving.

Dat klinkt allemaal goed. Maar in onze westerse samenleving is de noodzaak tot bewegen sterk afgenomen. Door allerlei technologische ontwikkelingen en toenemende automatisering bewegen we weinig in de privé- en arbeidssituatie. De meest genoemde reden om niet voldoende te bewegen is 'geen tijd' gevolgd door 'geen zin'. Sociale omgevingsfactoren spelen hierbij een grote rol. Bewegen wordt steeds meer een individuele en bewuste keus.

In tabel 1.1 wordt weergegeven hoeveel procent van de Nederlanders over het hele jaar genomen voldoet aan de Nederlandse Norm Gezond Bewegen (NNGB; zie hoofdstuk 2). Het percentage personen dat aan de NNGB voldoet, verschilt tussen mannen vrouwen, tussen leeftijdscategorieën en opleidingsniveaus, werksituatie en etniciteit.

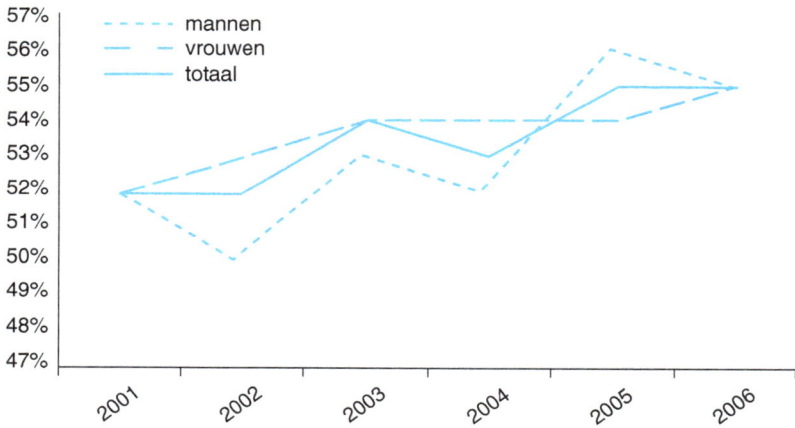

Figuur 1.2
Percentage van de bevolking vanaf 12 jaar dat voldoet aan de Nederlandse Norm Gezond Bewegen (=beweegnorm) in procenten.

Ernstig overgewicht komt voor bij ongeveer één op tien Nederlanders van 20 tot 60 jaar. Veel Nederlanders zitten hun gezondheid dus letterlijk in de weg. Het bestrijden van lichamelijke inactiviteit wordt gezien als een belangrijk en niet-medicaliserend preventiemiddel. De landelijke overheid heeft zelfs voorgesteld om 'bewegen op recept' mogelijk te maken via het basispakket. Ook scholen, werkgevers en zorgverleners (dus ook huisartsen) moeten hun maatschappelijke verantwoordelijkheid nemen door bij te dragen aan het terugdringen van de bewegingsarmoede in Nederland. Zo kunnen we op een goedkope manier besparen op de kosten van gezondheidszorg en arbeidsverzuim, door gezond gedrag en een actieve leefstijl te promoten.

De meest in het oog springende effecten van sport zijn natuurlijk altijd de

Tabel 1.1 Percentage van de bevolking vanaf 12 jaar dat voldoet aan de Nederlandse Norm Gezond Bewegen (=beweegnorm) in uren per week

	sportdeelname (%)	sport door sporters (uren)	sport door allen (uren)	fiets-/ wandel- tochtjes (uren)	wandelen/ fietsen als vervoer (uren)	totaal sport en bewegen (uren)
1975/ 1980	29	3,1	0,9	0,7	2,5	4,0
1995/ 2000	39	3,3	1,3	0,7	2,9	4,9

Bron: SCP (TBO'75-'00).

sportblessures. Sla er de kranten en tijdschriften maar op na. Toch hebben macro-economische studies al meerdere malen aangetoond dat sportbeoefening de maatschappij en dus ook het bedrijfsleven meer oplevert dan het aan blessures lijkt te kosten. Daarom moeten ook zorgverleners doorgaan met het bevorderen van sport en sportief bewegen.

2 Kansen voor de huisarts

Huisartsen kunnen, nog meer dan ze nu al doen, een stimulerende rol spelen bij het bestrijden van lichamelijke inactiviteit. Bewegingsarmoede is, na roken, de sterkste risicofactor voor hart- en vaatziekten en tevens van grote invloed op andere aandoeningen, zoals diabetes mellitus type 2, hypertensie, osteoporose en depressie. In dit boek nemen de mogelijkheden van sport en bewegen bij chronische aandoeningen een prominente plaats in. Niet alleen in de vorm van een advies maar ook door duidelijke aanwijzingen hoe dit in de praktijk kan worden gebracht (bijvoorbeeld door een patiënt met hartfalen toch een aantal keren per dag rond de stoel te laten lopen waarin deze langdurig zit).

Het preventieconsult in de huisartspraktijk wordt op dit moment ontwikkeld en op sommige plaatsen al geïmplementeerd. Op sommige plaatsen worden door de eerste lijn al bewegingsprogramma's aangeboden. Bewegen is ook in de huisartspraktijk in beweging gekomen.

Daarom wordt in Deel 2 ook aandacht besteed aan sport en beweging voor bepaalde leeftijdsgroepen (jeugdigen, volwassenen en ouderen), sport voor gehandicapten en sport tijdens zwangerschap.

Sport is vandaag de dag dus van groot belang voor de samenleving. Zo draagt sportbeoefening bij aan het vergroten van de solidariteit en sociale samen-

hang. Sport speelt ook een rol bij de totstandkoming van een multiculturele samenleving. Daarnaast is sport steeds meer van economische betekenis. Toch moet worden onderkend dat voor iedere dimensie van sport naast positieve gevolgen ook negatieve effecten geplaatst kunnen worden. Voorbeelden hiervan zijn: integratie versus segregatie, harmonie versus agressie, gezondheidswinst versus gezondheidsschade. Laatstgenoemd aspect, het risico op schade aan de gezondheid, is decennialang aanleiding geweest om sport en bewegen voor mensen met een chronische ziekte af te raden. Naarmate het wetenschappelijk onderzoek toenam, werd duidelijk dat chronische ziektebeelden, binnen omschreven marges, heel goed gecombineerd kunnen worden met bewegen en sport. Het levert naast fysieke effecten minstens zo belangrijke psychosociale voordelen op. Hierbij moet worden gedacht aan:
– doorbreken van het sociale isolement;
– vergroten van de onafhankelijkheid;
– verbeteren van het zelfbeeld en zelfvertrouwen;
– vreugde van het meedoen;
– toename van het algemeen welbevinden.

Kortom, de kwaliteit van leven zal voor chronisch zieken aanmerkelijk verbeteren als ze minder inactief worden door meer te gaan bewegen of sporten. Eenvoudig uit te voeren vormen van beweging waartoe bijna iedereen in staat is, zijn wandelen, joggen, fietsen en zwemmen. Voor meer kwetsbare groepen worden bewegingsvormen geadviseerd waarbij het lichaamsgewicht grotendeels wegvalt (*non-weight bearing activities*), zoals fietsen, roeien en zwemmen.

Zo leert in ons waterrijke land vrijwel iedereen zwemmen. Ongeveer 50 procent van de bevolking beoefent de zwemsport regelmatig. Zwemmen is plezierig en heeft een zeer lage drempel wat betreft deelname. De duur en intensiteit van de inspanning kunnen gemakkelijk gevarieerd worden. Het zwembad is daarom ook een bewegingsruimte die meestal goed bezocht wordt door een grote en gevarieerde populatie. Het zwemrooster van een doorsnee zwembad getuigt hiervan: baby-, peuter-, school-, wedstrijd- en bejaardenzwemmen. Voor elk wat wils.

Bij chronische ziekten gaat het in preventietermen meestal om de tertiaire vorm, dat wil zeggen het voorkomen dat de ziekte erger wordt of tot invaliditeit leidt. Het gaat dan niet alleen om somatische zorg, maar ook om psychosociale zorg en zelfzorg. Met deze laatste vorm van zorg wordt bedoeld de verantwoordelijkheid die de patiënt zelf draagt voor het navolgen van leefregels, zoals zelfcontrole en zelfregulatie bij diabetes mellitus. Onder zelfzorg wordt echter ook een actieve leefstijl gerekend. Het stimuleren dat mensen met osteoporose meer aan lichaamsbeweging doen om zodoende de botdichtheid te verbeteren, moet beschouwd worden als een vorm van zelfzorg binnen het kader van tertiaire preventie.

3 Belasting versus belastbaarheid in de sport

Het belastings-belastbaarheidsmodel uit de bedrijfsgezondheidszorg is ook goed toepasbaar in de sportgeneeskunde. Hierbij is de belasting voor iedere tak van sport weer anders, afhankelijk van de duur, intensiteit en frequentie van sportbeoefening, maar ook van omstandigheden zoals het weer en de materialen.

De belastbaarheid is de mate waarin een bepaalde vorm van belasting (sport) kan worden verdragen door de weefsels. Dit hangt af van lichamelijke factoren zoals lichaamsbouw en conditie.

Als het evenwicht tussen belasting en belastbaarheid wordt verstoord, past het lichaam zich aan. Een voorbeeld hiervan is de verhoging van de hartslag bij inspanning. Dit effect verdwijnt weer na een rustperiode en is dus een belastingsverschijnsel.

Bij een blessure is er daarentegen sprake van een verstoring van het evenwicht tussen belasting en belastbaarheid, waarbij het lichaam niet het vermogen heeft om zich aan te passen. Er treedt dan beschadiging op. De oorzaak van een blessure kan een te hoge belasting zijn, bijvoorbeeld een te grote exogene kracht als een trap of klap, of een verlaagde belastbaarheid, bijvoorbeeld na een periode van ziekte.

De belastbaarheid is te vergroten door belasting, mits hierbij een verstoring van het evenwicht optreedt en het lichaam het vermogen heeft en de kans krijgt om dit evenwicht te herstellen. Belangrijk hierbij is het nemen van voldoende rust tussen opeenvolgende momenten van belasting, omdat er anders risico is op overbelasting en dus schade.

De structuur van dit boek is afgeleid van de weegschaalmetafoor van sport en gezondheid. Daarin worden weergegeven:
1 de positieve waarden/effecten van sport/bewegen op gezondheid;
2 de negatieve waarden/effecten van sport/bewegen op gezondheid;
3 de beïnvloedbare risicofactoren.

In figuur 1.3 staan de positieve en negatieve effecten van sport en bewegen en de beïnvloedbare factoren opgesomd. Zowel huisartsen als sporters geven blijk van onvoldoende inzicht in elkaars beleving en houding ten aanzien van sport. Dat leidt tot wederzijds onbegrip en irritatie waardoor sporters de huisarts gaan omzeilen of deze zich gedwongen voelt mee te werken aan een behandelingsplan waar hij/zij niet achter staat. Ongeveer 15 procent van de aan de huisarts aangeboden klachten heeft te maken met het bewegingsapparaat. Dit gegeven is een belangrijk motief geweest om dit boek te maken.

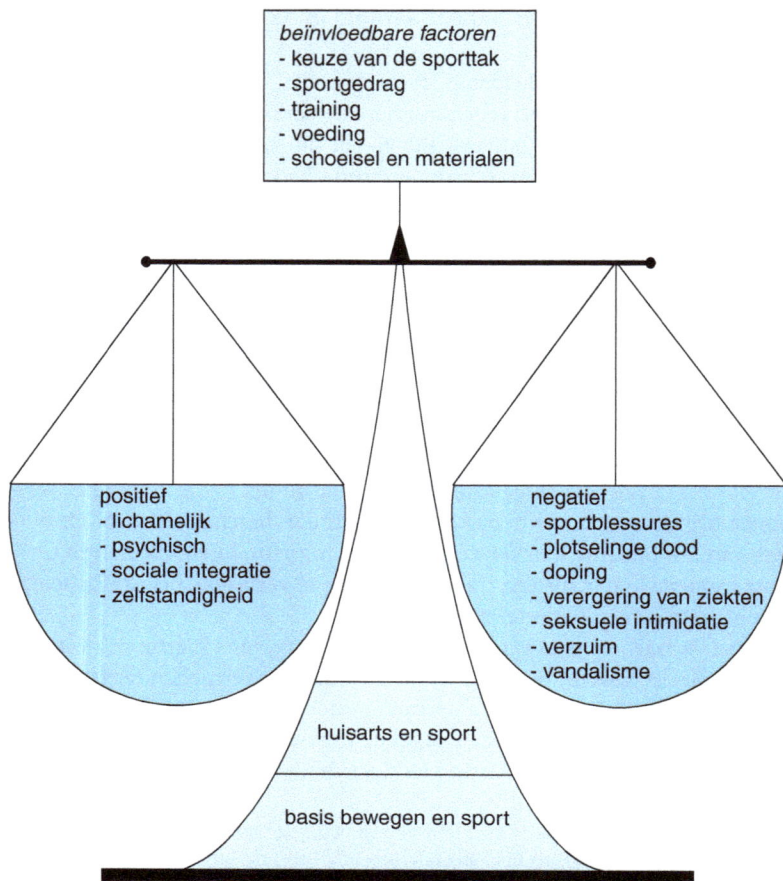

Figuur 1.3
De weegschaalmetafoor.

Referenties

Bol E, Swinkels H, Backx FJG. Gezondheidsverschillen in relatie tot lichamelijke activiteit. Maandbericht Gezondheidsstatistiek CBS 1997;2:4-16.
Boven PF van. Aantal behandelingen op de spoedeisende hulp per 1.000 uur sport 2001. In: Volksgezondheid Toekomst Verkenning, Nationale Atlas Volksgezondheid. Bilthoven: RIVM, 2005.
Breedveld K, Tiessen-Raaphorst A, (red). Rapportage Sport 2006. Den Haag: Sociaal en Cultureel Planbureau, 2006.

2 Positieve aspecten van sport en bewegen

Prof. dr. F.J.G. Backx, dr. F. Baarveld, prof. dr. Th.B. Voorn

Sportbeoefening kent vele positieve effecten. Regelmatige lichamelijke activiteit en sport leiden tot een kleinere kans op hart- en vaatziekten, osteoporose, overgewicht, hypertensie, beroertes, lage rugklachten, niet-insulineafhankelijke diabetes en voortijdig overlijden. Daarnaast bevordert sport het afweersysteem en de lichamelijke fitheid. Door sport en sportief bewegen zijn mensen beter bestand tegen stress. Bewegingsarmoede of lichamelijke inactiviteit wordt dan ook sinds enkele jaren wereldwijd beschouwd als een onafhankelijke risicofactor voor de gezondheid. Tevens wordt sport bij sommige aandoeningen benut als aanvullende therapie, zoals bij chronisch hartfalen, astma en COPD, reumatoïde artritis en depressie. Daarom voert de overheid al jaren een actief beleid om lichamelijk inactieve Nederlanders te stimuleren tot meer bewegen.

In ons land wordt lichamelijke inactiviteit (bewegingsarmoede) bepaald aan de hand van de Nederlandse Norm Gezond Bewegen (NNGB). Deze beweegnorm schrijft voor: minimaal vijf dagen per week dertig minuten matig intensief bewegen. Deze ook internationaal gehanteerde norm ter bevordering van de gezondheid is gebaseerd op Amerikaanse gegevens. Ongeveer 50 procent van onze bevolking voldoet aan de NNGB. Slechts 24 procent van de Nederlanders haalt de fitnorm (3× per week 20 minuten intensief bewegen). De combinorm (NNGB en/of fitnorm) wordt door 60 procent van de Nederlanders gehaald. Acht procent voldoet zelfs geen enkele dag aan de beweegnorm. Subpopulaties die vooral inactief zijn, zijn: chronisch zieken, allochtonen, mensen met overgewicht.

In 2006 hadden vier op de tien Nederlanders last van een chronische ziekte – vooral artrose en diabetes mellitus – en dat aantal zal gestaag toenemen. Deze aandoeningen geven allerlei beperkingen en vaak ook chronische pijn. Door deze klachten worden mensen lichamelijk meer inactief en raken dan in een neerwaartse spiraal (zie figuur 2.1). Of waren ze al inactief en werden ze daardoor vatbaarder voor een chronische aandoening? Feit is dat er een relatie bestaat tussen chronische ziekten en lichamelijke inactiviteit, hoewel dit verband niet altijd causaal hoeft te zijn.

Chronische aandoeningen zijn dus een toenemend probleem, ook in de

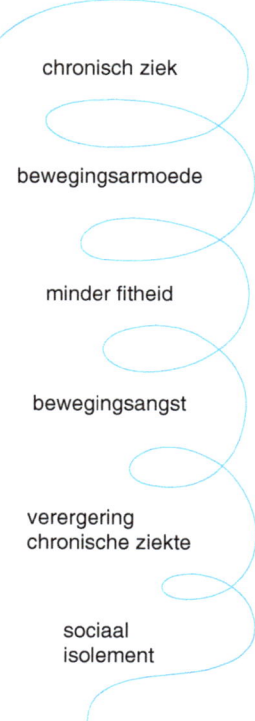

Figuur 2.1
Neerwaartse spiraal van inactiviteit.

eerstelijns gezondheidszorg. Curatieve mogelijkheden zijn beperkt, waardoor gezocht wordt naar additionele behandelvormen die een gunstig effect hebben op het beloop van de ziekte. Wetenschappelijk bewijs bestaat voor een toegevoegde waarde van Sport en Bewegen (S/B) bij chronische aandoeningen zoals CVA, ziekte van Parkinson, epilepsie, artrose van de heup, reumatoïde artritis, ziekte van Bechterew, astma, depressie en angststoornis. Deze toegevoegde waarde betreft vooral de bestaande kennis over de effectiviteit, hoewel een dosisresponsrelatie van S/B bij deze aandoeningen nog niet is aangetoond.

Uitgaande van het feit dat bewegingsarmoede een belangrijke invloed heeft op het ontstaan en/of beloop van een chronische ziekte (en mogelijk op chronische pijn), is het relevant om de betreffende gedragsdeterminanten te achterhalen. Pijn wordt hierbij als een van de remmende factoren aangegeven. Ook wordt echter aangegeven dat bij pijnpatiënten sport als afleiding een pijnverlichtende invloed kan hebben, wat weer samenhangt met een verbetering van het zelfbeeld en zelfvertrouwen.

In Deel 3 wordt aan de hand van veelvoorkomende chronische ziektebeelden duidelijk dat er voor iedereen een geschikte sport- of bewegingsvorm te vinden is, ook voor degenen die chronische pijn hebben of bedlegerig zijn. Hierbij kan de huisarts een adviesrol vervullen. Tegenwoordig is het niet vreemd meer dat mensen na een hartinfarct, CVA, transplantatie of chemotherapie gaan sporten ter verbetering van hun fysieke en mentale gesteldheid en ter bevordering van de kwaliteit van leven. Het lukt velen om een actieve leefstijl te handhaven door sporten en bewegen in te passen in het dagelijks leven. Dat hoeft dus niet altijd in een fitnesscentrum te gebeuren. Integendeel, bewegen/sporten met lotgenoten en leeftijdgenoten is, mede vanwege het sociale aspect, vele malen belangrijker. Sport moet liefst worden beoefend onder begeleiding van een instructeur of fysiotherapeut, waardoor het veilig en verantwoord gebeurt. Bijvoorbeeld bij 98 procent van de patiënten met recidiverende rugklachten van aspecifieke aard waarbij met succes het beginsel 'no pain, no gain' wordt gehuldigd. Pijn is niet altijd een alarmsignaal, dat weten we uit de topsport en de sportrevalidatie.

De auteurs van Deel 3, *Bewegen bij chronische aandoeningen*, is gevraagd om voor hun hoofdstukken het volgende stramien te hanteren:
- Wat vraagt de patiënt? (welke vragen kunnen aan de dokter worden gesteld?);
- Wat denkt de dokter? (meestal denkt de dokter heel snel in termen van antwoorden);
- Wat vraagt de dokter? (welke zinnige vragen zijn er te stellen als de dokter tot een antwoord op de vraag wil komen?);
- Wat doet de dokter? (welke onderzoeken zijn aangewezen?);
- Overwegingen (waar moet de dokter allemaal aan denken bij het geven van een antwoord?);
  - Risico's
  - Algemene adviezen
  - Sportadviezen.

Referenties

Chorus AMJ, Hopman-Rock M. Chronisch zieken en bewegen. In: Hildebrandt, et al. (red). Trendrapport Bewegen en Gezondheid 2002/2003. Hoofddorp: TNO Arbeid, 2004.

Hollander AEM de, Hoeymans N, Melse JM, Oers JAM van, Polder JJ. Zorg voor gezondheid. Volksgezondheid Toekomst Verkenning 2006. Houten: Bohn Stafleu van Loghum, 2006.

Kemper HCG, Ooijendijk WTM, Stiggelbout M. Consensus over de Nederlandse Norm voor Gezond Bewegen. Tijdschr Gezondheidswet 2000;78(3):180-3.

Pate PR, Pratt M, Blair SN, et al. Physical activity and public health, a recommendation from the Centers for Disease Control and Prevention and the American College of Sports Medicine. JAMA 1995;273(5): 402-7.

3 Negatieve aspecten van sport en bewegen

Prof. dr. F.J.G. Backx, dr. F. Baarveld, prof. dr. Th.B. Voorn

Sport komt regelmatig in negatieve zin in de publiciteit met onderwerpen als dopinggebruik, plotse dood bij sport, seksuele intimidatie en voetbalvandalisme. Negatief zijn ook de veel voorkomende sportblessures. Jaarlijks zijn dat er in Nederland zo'n 1,5 miljoen. In de helft van deze gevallen wordt een arts en/of fysiotherapeut geraadpleegd. De directe medische kosten voor slachtoffers van sportblessures die op een SEH-afdeling van een ziekenhuis zijn behandeld, opgenomen zijn geweest in een ziekenhuis of zijn behandeld door een huisarts, fysiotherapeut of specialist, bedragen over de periode 2000-2004 gemiddeld 210 miljoen euro per jaar. De verzuimkosten zijn ongeveer anderhalf keer zo hoog als de directe medische kosten en bedragen circa 330 miljoen euro. De totale kosten van sportblessures komen op 570 miljoen euro gemiddeld per jaar in de periode 2000-2004. Om enige relativering aan te brengen, moet worden opgemerkt dat de schadelast ten gevolge van sportblessures gunstig afsteekt bij die van ongevallen in de privésfeer, in het verkeer of in het bedrijf. Toch moeten deze gegevens aanleiding zijn om intensief door te gaan met activiteiten op het gebied van blessurepreventie. Hierbij is ook een actieve rol weggelegd voor de huisarts. Op basis van onderzoek zijn verschillende oorzakelijke factoren aan het licht gekomen, die beïnvloedbaar blijken te zijn. Hieronder vallen training, voeding, sportmateriaal zoals schoeisel en sportgedrag. Deze factoren vormen de inhoud van Deel 5.

Helaas zijn sportblessures net zo min helemaal uit te bannen als verkeersongevallen. Toch is bijvoorbeeld het voorkómen van een recidief (tertiaire preventie) van laterale enkelbandletsels met een tape of brace een doeltreffend middel, dat nog te weinig wordt toegepast. Om met een juiste diagnose te komen tot de meest werkzame behandeling en tot het verstrekken van nuttige preventietips, worden in Deel 4 de meest voorkomende sportletsels per lokalisatie beschreven, waarbij de epidemiologie in de huisartspraktijk als leidraad heeft gediend. Er wordt op een compacte manier praktijkrelevante informatie geboden. Bij ieder onderwerp is geprobeerd, aan de hand van veelvoorkomende en herkenbare casus, zo veel mogelijk in de huid van de huisarts te kruipen, getuige de vaste indeling:

- Wat vraagt de patiënt?
- Wat denkt de dokter?
- Wat vraagt de dokter?
- Wat doet de dokter?
- Overwegingen
- Risico's
- Algemene adviezen
- Sportadviezen (inclusief prognose en advies over sporthervatting).

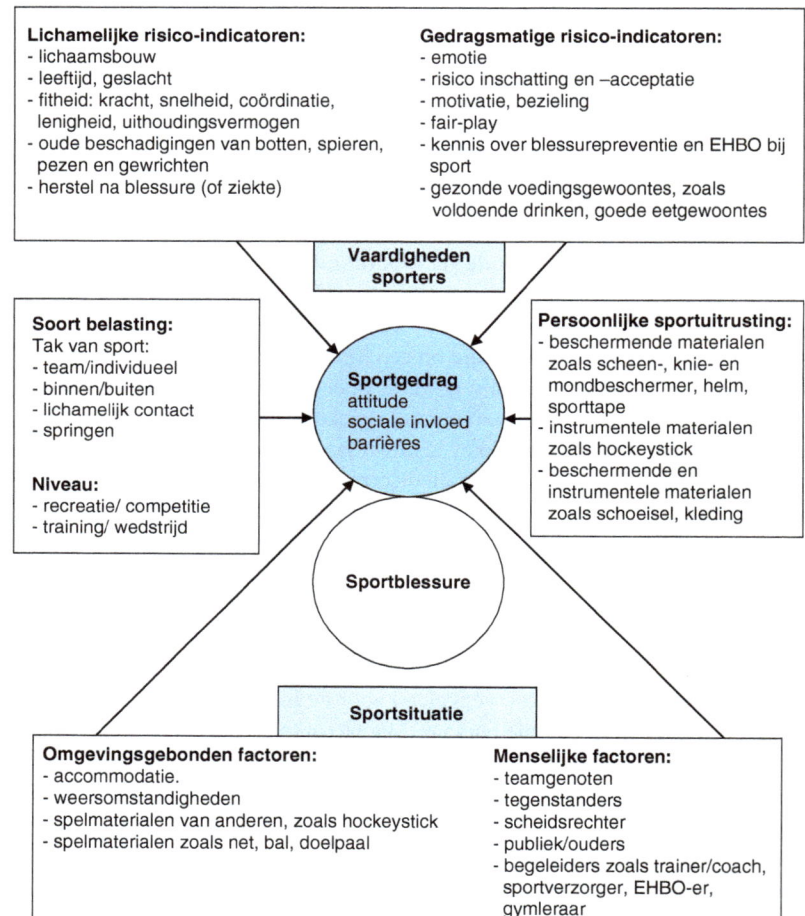

Figuur 3.1
Risicofactoren voor een sportblessure en indicatoren voor (preventief) sportgedrag.

Dit laatste aspect is voor een geblesseerde sporter van groot belang. Hij/zij wil namelijk snel de geliefde sport hervatten. Geen eenvoudig onderwerp, dat echter wel een integraal onderdeel vormt van de houding en beleving van een sporter. Blessures zijn vaak een pijnlijke bijkomstigheid van sport. Met goede training en kennis van zaken zijn ze dikwijls te voorkomen of zijn blessures minder ernstig (zie figuur 3.1). TNO ontwikkelde, in eerste instantie voor de KNVB, een Blessure Informatie Systeem (BIS). Het systeem analyseert welke blessures het meest voorkomen en geeft informatie over preventie en behandeling.

Referenties

Mechelen W van, Backx FJG. Algemene preventie van sportblessures. In: Backx FJG, Coumans B, Kernebeek E van (red.). Sportblessures buitenspel (hst 2). Utrecht: Stichting Teleac, 1994.

Schmikli SL, Schoots W, Wit MJP de. Sportblessures; het totale speelveld. Kerncijfers en trends van sportblessures in Nederland 1997-2002. Arnhem: NOC*NSF, 2004.

4 Epidemiologie van sportblessures in de huisartspraktijk

Dr. F. Baarveld, prof. dr. F.J.G. Backx, prof. dr. Th.B. Voorn

1 Inleiding

Tot nu toe is er weinig systematisch onderzoek verricht naar sportblessures in de huisartspraktijk. In de open populatie zijn enkele grote onderzoeken gedaan waaruit een idee gekregen kan worden van het aantal sportblessures dat optreedt en welk deel daarvan (para)medisch wordt behandeld.

Een probleem bij deze onderzoeken is de grote variatie in definities en in onderzoeksmethoden. In verscheidene publicaties wordt geprobeerd consensus te krijgen over het definiëren van sportblessures. Het doel is om naast definities ook methoden en standaarden voor registratie vast te stellen.

Op de volgende vragen wordt een antwoord gegeven:
- Hoeveel sportblessures komen voor in Nederland?
- Hoeveel sportblessures worden gezien door de huisarts in Nederland?
  - in de reguliere zorg?
  - buiten kantooruren op de centrale huisartsenpost?
  - wat is de ernst van sportblessures bij de huisarts?
- Hoeveel sportblessures worden gezien op de spoedeisendehulpafdelingen (SEH) van ziekenhuizen?

Definitie

In *Ongevallen en Bewegen in Nederland* (OBiN; zie verder; Schmikli, 2007) wordt de volgende definitie van een sportblessure gehanteerd:

Een sportblessure is een letsel dat ontstaat door een plotselinge gebeurtenis tijdens sportbeoefening of dat geleidelijk ontstaat ten gevolge van het sporten. Letsels tijdens schoolsport en bij sportbeoefening onder werktijd ontstaan, behoren ook tot de sportblessures. Letsels opgelopen tijdens het bekijken van sportwedstrijden worden niet tot de sportblessures gerekend. De respondent bepaalt zelf of iets onder sport behoort.

2 Hoeveel sportblessures komen voor in Nederland?

Onderzoek op populatieniveau

In dit hoofdstuk is gebruikgemaakt van de gegevens uit het enquêteonderzoek *Ongevallen en Bewegen in Nederland* (OBiN) en het Letsel Informatie Systeem (LIS) van Consument en Veiligheid. OBiN is een continu uitgevoerde enquête onder Nederlandse huishoudens naar letsels door ongevallen en sportblessures. Het gaat hierbij zowel om medisch behandelde als om niet-medisch behandelde letsels. Jaarlijks worden 10.000 personen ondervraagd in telefonische interviews en sinds kort via internet. Door weging van de enquêtegegevens wordt de steekproef in overeenstemming gebracht met de landelijke bevolking.

In OBiN worden alle sportblessures geselecteerd. Daarbij wordt een onderscheid gemaakt tussen wel en niet medisch behandelde sportblessures en tussen blessures die plotseling dan wel geleidelijk zijn ontstaan. De blessures die door de huisarts medisch zijn behandeld worden vervolgens geanalyseerd.

De in dit hoofdstuk gebruikte gegevens zijn vergaard over de jaren 2000 tot en met 2004.

LIS is gebaseerd op een steekproef van 10-15 procent van de ongeveer honderd algemene en academische ziekenhuizen in Nederland met een continu bezette SEH-afdeling.

Omvang problematiek

De sportwereld krijgt jaarlijks met circa 1,5 miljoen sportblessures te maken. Daarvan worden er 780.000 medisch behandeld. Ongeveer 84 procent (= 1,3 miljoen) van deze blessures is plotseling ontstaan en 16 procent (circa 250.000) geleidelijk.

De helft van de medisch behandelde sportblessures (51 procent; 390.000) wordt in ieder geval door de huisarts gezien. Van deze 390.000 sportblessures zijn er 330.000 plotseling ontstaan en 69.000 geleidelijk (tabel 4.1).

3 Sportblessures bij de huisarts

In tabel 4.2 is een onderverdeling gemaakt van de sportblessures die door de huisarts behandeld worden naar geslacht, leeftijd en ontstaanswijze. Ruim twee derde van de patiënten met een sportblessure die de huisarts bezoeken is man. Het aandeel geleidelijk ontstane sportblessures bij mensen ouder dan 35 jaar is verhoudingsgewijs groot.

In tabel 4.3 wordt de onderverdeling naar ontstaanswijze en locatie van de blessure duidelijk.

De meeste sportblessures zijn gelokaliseerd aan de onderste extremiteiten en dan voornamelijk aan knie en enkel.

Tabel 4.1	Jaarlijkse aantal medisch behandelde sportblessures naar ontstaanswijze en medische behandelaar			
	n	totaal**	plotseling ontstaan	geleidelijk ontstaan**
huisarts	297	390.000	330.000	69.000
fysiotherapeut	250	320.000	230.000	88.000
SEH-behandeling*	***	160.000	160.000	-
specialist, poli	112	140.000	130.000	12.000
sportarts	39	49.000	40.000	***
totaal	597	780.000	640.000	140.000

* Bron: OBiN 2000-2004; LIS 2000-2004, Consument en Veiligheid.
** Alleen de meest voorkomende medische behandelaars zijn opgenomen in de tabel. Per sportblessure zijn meerdere medische behandelaars mogelijk, de som van de afzonderlijke aantallen is daarom groter dan het totaal in de tabel.
*** N te klein voor een betrouwbare (volume)schatting.

In tabel 4.4 wordt gekeken naar de aard van de sportblessure waarmee een patiënt de huisarts bezoekt.

Het merendeel betreft spier- en peesblessures, kneuzingen, of verstuikingen.

Het zal niet verbazen dat de tak van sport die in Nederland het meest beoefend wordt, voetbal, in absolute zin, met stip op één staat in de lijst van ontstaan van sportblessures naar tak van sport.

Hoeveel sportblessures worden gezien door de huisarts in Nederland? Het antwoord hierop wordt uitgesplitst naar reguliere zorg en zorg buiten kantooruren op de centrale huisartsenpost.

Reguliere zorg

Uit de gegevens van het populatieonderzoek kan een inschatting worden gemaakt welk deel van het totale aantal sportblessures in de gezondheidszorg in Nederland door de huisarts wordt gezien.

In het in de Nederlandse huisartspraktijk gangbare registratiesysteem ICPC (International Classification of Primary Care) bestaat geen mogelijkheid tot het registreren van sportblessures. Daardoor is een exacte weergave van aantallen sportblessures in de huisartspraktijk uit deze registraties niet beschikbaar.

Epidemiologische studies naar sportblessures in de huisartspraktijk zijn uitermate schaars.

Tabel 4.2 Jaarlijks aantal en percentage sportblessures dat door de huisarts wordt behandeld naar ontstaanswijze, leeftijd en geslacht.

		totaal (n=297)		plotseling ontstaan (n=241)		geleidelijk ontstaan (n=56)	
		aantal	%	aantal	%	aantal	%
geslacht	man	270.000	68	220.000	67	49.000	71
	vrouw	130.000	32	110.000	33	20.000	29
leeftijd	0-17 jaar	130.000	32	110.000	35	*	(18)
	18-34 jaar	150.000	37	130.000	39	20.000	29
	35-54 jaar	94.000	24	68.000	21	26.000	38
	≥ 55 jaar	27.000	7	17.000	5	10.000	15
totaal		390.000	100	330.000	100	69.000	100

* Bron: OBiN 2000-2004; LIS 2000-2004, Consument en Veiligheid.
( ) = N te klein voor een betrouwbare (volume)schatting.

Inklaar (1985) heeft inzicht gegeven in de plaats en betrokkenheid van de huisarts bij de eerste opvang en begeleiding van de patiënt met een sportletsel. De daarbij gehanteerde definitie van sportletsel was: 'het raadplegen van de huisarts vanwege een letsel opgelopen bij de sportbeoefening'.

Uitgaande van de destijds gemiddelde praktijkgrootte van 2500 patiënten werd berekend dat de huisarts 42 eerste consulten voor sportletsels per praktijk per jaar ziet. Het merendeel van de sportletsels werd geregistreerd in de leeftijdsgroep 15-24 jaar (56%).

Baarveld c.s. (2003) komen uit op een incidentie van 23,1 per 1000 patiënten. Bij een normpraktijk van 2350 patiënten betekent dit dat er ongeveer één patiënt per week met een sportblessure op het spreekuur van de huisarts komt. De benamingen van de door de huisarts gestelde diagnosen lopen zeer uiteen. De meest gestelde diagnosen zijn distorsie, contusie en een inversietrauma van de enkel.

In deze studie werd de definitie sportgerelateerd probleem gebruikt. Daaronder worden ook verstaan blessures die niet ontstaan zijn tijdens sportbeoefening, maar die wel leiden tot een bezoek aan de huisarts omdat sportbeoefening vanwege dat letsel niet mogelijk is.

Tabel 4.3 Jaarlijks aantal en percentage sportblessures dat door de huisarts wordt behandeld naar ontstaanswijze en locatie van de blessure. De knie is, vooral bij de geleidelijk ontstane sportblessures, de meest aangedane structuur.

	totaal		plotseling ontstaan		geleidelijk ontstaan	
	aantal	%	aantal	%	aantal	%
hoofd	17.000	4	17.000	5	-	-
nek	*	(2)	*	(2)	*	(3)
romp	31.000	8	25.000	8	*	(9)
bovenste extremiteiten (incl. schouder en sleutelbeen)	71.000	18	57.000	17	14.000	21
schouder	20.000	5	11.000	3	*	(13)
vingers, duim	18.000	5	18.000	5	-	-
onderste extremiteit (incl. heup)	250.000	63	200.000	63	45.000	65
knie	110.000	28	80.000	24	30.000	43
enkel	76.000	19	75.000	23	*	(2)
onderbeen/scheenbeen	17.000	4	15.000	5	*	(3)
voet/hiel	15.000	4	12.000	4	*	(3)
bovenbeen	11.000	3	*	(2)	*	(6)
onbekend	20.000	5	18.000	5	*	(3)
totaal	390.000	100	330.000	100	69.000	100

* Bron: OBiN 2000-2004; LIS 2000-2004, Consument en Veiligheid.
( ) = N te klein voor een betrouwbare (volume)schatting.

Tabel 4.4 Jaarlijks aantal en percentage sportblessures dat door de huisarts wordt behandeld naar ontstaanswijze en aard van de blessure.

	totaal (n=297)		plotseling ontstaan (n=241)		geleidelijk ontstaan (n=56)	
	aantal	%	aantal	%	aantal	%
spier- of peesletsel	94.000	24	70.000	22	24.000	34
kneuzing, bloeduitstorting	82.000	21	82.000	25	-	-
verstuiking, verdraaiing, bandletsel	75.000	19	68.000	21	*	(9)
botbreuk, scheurtje in bot	34.000	9	33.000	10	*	(1)
kraakbeenletsel/-irritatie/-ontsteking	27.000	7	18.000	6	*	(13)
overbelasting overig	20.000	5	6.500	2	13.000	19
overig letsel	50.000	13	42.000	13	*	(12)
onbekend	28.000	7	19.000	6	*	(13)
totaal	390.000	100	330.000	100	69.000	100

* Bron: OBiN 2000-2004; LIS 2000-2004, Consument en Veiligheid.
( ) = N te klein voor een betrouwbare (volume)schatting.

Tabel 4.5 Jaarlijks percentage* sportblessures dat door de huisarts wordt behandeld naar ontstaanswijze, letselmechanisme en sporttype.

ontstaanswijze	totaal % (n=286)
contact met persoon	26
contact met voorwerp	19
springen	9
draaien	8
vallen/struikelen	7
overig	31
totaal	100

* Bron: OBiN 2000-2004; LIS 2000-2004, Consument en Veiligheid.

Tabel 4.6 Jaarlijks percentage* sportblessures dat door de huisarts wordt behandeld naar letselmechanisme en sporttype.

sporttype	totaal % (n=286)	plotseling ontstaan % (n=231)	geleidelijk ontstaan % (n=55)
voetbal	31	35	(12)
tennis	9	6	19
hardlopen/joggen/trimmen	7	(4)	25
skiën/snowboarden	5	6	-
volleybal	5	4	(6)
zaalvoetbal	4	(4)	(1)
overig	39	40	37
totaal	100	100	100

* Bron: OBiN 2000-2004; LIS 2000-2004, Consument en Veiligheid.
Gegevens minder geschikt voor volumeschattingen, ( ) N te klein voor een betrouwbare schatting.

Zorg buiten kantooruren op de centrale huisartsenpost

In de jaren negentig van de vorige eeuw werden in sneltreinvaart centrale huisartsenposten opgericht in Nederland. Deze grootschalige huisartsenzorg buiten kantooruren is niet meer weg te denken uit het leven van veruit de meeste huisartsen in Nederland. Eind 2002 was bijna 90 procent van alle huisartsen aangesloten bij een doktersdienst.

Omdat sport meestal in de avond- en weekenduren wordt bedreven, is de vraag relevant hoe vaak patiënten met sportblessures huisartsenposten in Nederland bezoeken. Registratieproblemen zijn ook bij het beantwoorden van deze vraag de beperkende factor.

Analyse van de contactregistraties van de huisartsenpost in Groningen geeft een indicatie. Om inzicht te krijgen in het aanbod en de afhandeling van hulpvragen bij de grootschalige huisartsenzorg buiten kantooruren in de stad Groningen (170.000 inwoners), werden in 2000 gedurende twee maanden alle 6413 hulpvragen volgens de ICPC gecodeerd. In de centrale huisartsenpost Groningen worden vanaf 2002 alle contacten opgeslagen uit de hele provincie. Ongeveer een jaar na de invoering van deze grootschalige dienstenstructuur werden tweeduizend achtereenvolgende hulpvragen afkomstig van het platteland geanalyseerd.

Van de in totaal 8413 contacten zijn er 84 (1%) als sportblessure te duiden, een laag percentage. Daarvan werden vier patiënten met een sportblessure verwezen naar de tweede lijn. Knie en enkel waren de meest voorkomende lokalisaties in dit bestand.

Ernst van sportblessures bij de huisarts

Over de ernst van sportblessures die door de huisarts worden gezien, is weinig bekend. Zoals eerder aangegeven is registratie van sportblessures in de ICPC niet mogelijk. Baarveld e.a. (2003) geven een verwijzingspercentage (een maat voor de ernst van de aandoening) aan voor röntgenonderzoek van 10,2 procent, voor de fysiotherapeut van 8,2 procent en voor de tweede lijn (orthopeed of sportarts) van 7 procent. Arbeidsverzuim (een andere maat voor de ernst van de aandoening) duurde bij ten minste 8 procent van deze patiënten langer dan twee weken.

Uit een andere studie naar niet-acute, sportgerelateerde problemen van de onderste extremiteit komt naar voren dat huisartsen die patiënten beduidend vaker verwijzen naar de fysiotherapeut (44%), maar dat in die categorie arbeidsverzuim in zeer geringe mate voorkomt.

4 Sportblessures op de SEH-afdelingen van ziekenhuizen

Het onderzoek van OBiN geeft aan dat in Nederland jaarlijks 160.000 patiënten met een acuut ontstane sportblessure de spoedeisendehulp-afdeling (SEH) van een ziekenhuis bezoeken. Omgerekend betekent dit dat per huisarts één patiënt per twee weken de SEH-afdeling bezoekt met een plotseling ontstane sportblessure. Er blijken grote regionale verschillen te bestaan. In de regio Zwolle worden de meeste SEH-behandelingen per duizend uur sport geregistreerd, in de regio Den Haag de minste.

Bij twee derde van de SEH-behandelingen na een sportongeval is het slachtoffer een man. De volgende letsels door sportongevallen komen op de SEH het meeste voor:
– beenletsel: (44 procent, 73.000), waarvan enkeldistorsie 19.000 keer;
– hoofdletsel: (11 procent, 18.000);
– armletsel: (39 procent, 65.000), waarvan kneuzing aan pols/hand/vinger 15.000 keer.

De meeste SEH-behandelingen van sportblessures vinden plaats in verband met ongevallen tijdens:
– veldvoetbal (29%, 49.000);
– bewegingsonderwijs (9%, 15.000);
– paard- en ponyrijden (6%, 9.800);
– hockey (5%, 8.800);

5 Ontwikkeling

In het kader van de Continue Morbiditeits Registratie Peilstations Nederland zijn sportletsels in de jaren 2005, 2006 en 2007 geregistreerd. In deze jaren is een toename van gerapporteerde sportletsels geconstateerd. Op het platteland bezoekt men de huisarts met sportletsel het meest frequent, waarschijnlijk te verklaren door een grotere afstand naar een ziekenhuis. In deze rapportage wordt de stijging verklaard door een voor de patiënt meer herkenbare huisartsenzorg tijdens avond-, nacht en weekenddiensten (op huisartsenposten).

Referenties

Consument en Veiligheid. Ongevallen en Bewegen in Nederland (OBiN). Kerncijfers 2000-2001 voor beleid en onderzoek. Amsterdam: Consument en Veiligheid, 2003.
Donker GA. Continue Morbiditeits Registratie Peilstations 2007. Utrecht: NIVEL, 2007.
Fuller CW, Ekstrand J, Junge A, Andersen TE, Bahr R, Hägland M, et al. Consensusstatement over blessuredefinities en dataverzameling bij voetbalblessures. Geneeskd Sport 2006;39:65-71.
Inklaar H. De epidemiologie van sportletsels in de huisartspraktijk. Oosterbeek: Nationaal instituut voor de sportgezondheidszorg, 1985.
Letsel Informatie Systeem. Amsterdam: Consument en Veiligheid, 2004.
Ormel W, Stam C, Schoots W, et al. Handboek epidemiologie sportblessures. Amsterdam: Stichting Consument en Veiligheid, 2005.
Post J. Grootschalige huisartsenzorg buiten kantooruren (thesis). Groningen, 2004.
Schmikli SL, Kemler HJ, Backx FJG. Blessureleed in de sport 2000-2004. In: Hildebrandt, et al. (red.). Trendrapport Bewegen en Gezondheid 2004-2005. Leiden: TNO Kwaliteit van Leven, 2007. pp. 191-204.
Vriend I, Kampen BLT van, Schmikli SL, et al. Ongevallen en bewegen in Nederland 2000-2003: Ongevalsletsels en sportblessures in kaart gebracht. Amsterdam: Consument en Veiligheid, 2005.

Leesadvies

Baarveld F, Enst GC van, Meyboom-de Jong B, Schuling J. Sportgerelateerde problemen bij de huisarts. Geneeskd Sport 2003;36:117-21.
Baarveld F, Enst GC van, Schuling J, Bosveld HEP, Meyboom-de Jong B. Behandeling en verloop van niet-acute sportgerelateerde problemen van de onderste extremiteit. Een vergelijkend onderzoek tussen huisarts en sportarts. Huisarts en Wetenschap 2006;49: 187-92.
Baarveld F. Sportgerelateerde problemen in de huisartspraktijk (thesis). Groningen: UMC Groningen, 2004.
Backx FJG. Sport gezond! Grenzen zoeken, resultaten boeken (oratie). Utrecht: UMC Utrecht, 2007.

Websites

www.veiligheid.nl
www.tno.nl

Deel II Sport en bewegen bij specifieke groepen

In dit deel besteden we aandacht aan sport en bewegen bij bepaalde doelgroepen uit onze samenleving. De beschreven groepen hebben elk hun eigen kenmerken op het gebied van bewegen, gedrag, sport- en beweegmogelijkheden, interventies en preventie. Op grond van deze verschillen is de indeling gemaakt in: bewegen bij de jeugd, bij volwassenen, bij ouderen, bij verstandelijk gehandicapten en bij zwangeren.

5 Bewegen bij de jeugd

Drs. H.W. Hack, mw. drs. Y.O. Wagemaker, drs. R.M. Zwart

1 Inleiding

In dit hoofdstuk worden met jeugd bedoeld alle kinderen en jongeren tussen 0 en 23 jaar. Met deze leeftijdskeuze wordt aangesloten bij het jeugdbeleid van de rijksoverheid. Iets meer dan een kwart van de Nederlandse bevolking bestaat uit jeugd. Het grootste deel van die groep is schoolgaand.

Het gaat in het algemeen goed met de jeugd in Nederland. Tegelijkertijd zijn er trends die tot voorzichtigheid manen. Als het goed gaat met veel jongeren, dan sluit dat immers niet uit dat bij bepaalde groepen het beeld minder of zelfs aanzienlijk minder goed uitvalt.

In grote lijnen kan worden gesteld: hoe ouder, hoe meer problemen. Rond de vierde klas in het voortgezet onderwijs hebben meer jongeren meer problemen en een aanzienlijk ongezondere leefstijl. Ze ervaren minder steun van ouders, school wordt als minder leuk gezien, eigen prestaties worden vaker als minder goed betiteld, voedingsgewoonten verslechteren en bewegen en deelname aan sport nemen sterk af.

Het hoofdstuk over jeugd begint met een paragraaf over jeugd in beweging, redenen voor niet (meer) sporten en kwetsbare groepen. Aansluitend wordt het belang van genoeg bewegen voor de jeugd nader toegelicht en wordt het ASE-model van gedragsverandering bij de jeugd uitgelegd. Vervolgens wordt ingegaan op de rol van de huisarts bij jeugd en bewegen. Er wordt geëindigd met een overzicht van landelijke projecten rondom jeugd, bewegen, overgewicht en bewegingsachterstand.

2 Jeugd in beweging

Voor de jeugd wordt de Nederlandse Norm Gezond Bewegen (NNGB) aanbevolen. Voor 5- tot en met 18-jarigen bestaat deze norm uit ten minste één uur matig intensieve lichamelijke activiteit per dag. Bovendien dient deze activiteit tweemaal per week gericht te zijn op het verbeteren van de lichamelijke fitheid. In de norm wordt een onderscheid gemaakt tussen kinderen die normactief, semi-actief, semi-inactief en inactief zijn.

> **Nederlandse Norm Gezond Bewegen voor 5- tot en met 18-jarigen**
>
> Normactief = zeven dagen × 60 minuten bewegen per dag;
> Semi-actief = vijf tot zeven dagen × 60 minuten bewegen per dag;
> Semi-inactief = drie tot vijf dagen × 60 minuten bewegen per dag;
> Inactief = minder dan drie dagen × 60 minuten bewegen per dag.

Redenen voor niet (meer) sporten

Uit nationaal onderzoek, uitgevoerd in opdracht van de Raad voor het Jeugdbeleid uit 1995, kwam al naar voren dat er tal van redenen te noemen zijn waarom de jeugd niet (meer) sport. De belangrijkste redenen zijn:
- De hoeveelheid vrije tijd is afgenomen, omdat men meer tijd kwijt is aan school en bijbaantjes. Deze krijgen ook nog eens de voorkeur boven sporten.
- Er komen steeds meer alternatieven voor sport als vrijetijdsbesteding, zoals de televisie, de computer, internet, winkelen, uitgaan en 'gewoon een beetje rondhangen' met vrienden.
- Sport is te duur.
- De sport- en beweegvoorzieningen in de buurt sluiten onvoldoende aan bij de wensen van de jeugd.
- Docenten lukt het niet (bijvoorbeeld door onvoldoende motivatie) om jongeren door te verwijzen/geleiden naar een sportvereniging.
- Jongeren vinden sportverenigingen te verplichtend; er zijn te grote groepen en/of de begeleiding schiet tekort en het klimaat op de sportvereniging is saai en ongezellig.

Kwetsbare groepen

In de inleiding is aangegeven dat het in het algemeen goed gaat met de jeugd. Toch blijkt dat een substantiële groep niet voldoet aan de beweegnorm. In combinatie met andere leefgewoonten (roken, drinken, vet en veel eten) heeft dit negatieve gevolgen voor de gezondheid, die zich ten dele direct, maar vooral op latere leeftijd zullen openbaren.

Leggen we de focus vooral op het beweeggedrag, dan kunnen we enkele factoren onderscheiden die niet of in zeer geringe mate beïnvloedbaar zijn, maar wel samenhangen met het beweeggedrag van de jeugd. Enkele groepen en factoren die belangrijke aandachtspunten zijn voor zorgprofessionals, zijn:
- *Jeugd van 0 tot 4 jaar*. Al op zeer jonge leeftijd is er sprake van overgewicht bij kinderen. Ongeveer 10 procent heeft te maken met overgewicht als

gevolg van verkeerde eet- en beweeggewoonten (www.overgewicht.org). Dit percentage stijgt sterk. De zogenoemde groeispurt die volgt, lijkt de disbalans tussen energie-inname en -verbruik enigszins op te heffen, maar dit is van tijdelijke aard.
- *Jongeren in het voortgezet onderwijs.* Jongeren in de middelbareschoolleeftijd bewegen minder dan in het basisonderwijs. Rond de puberteit is de daling het grootst. Naar verhouding bewegen meisjes nog minder dan jongens.
- *Allochtone jongeren.* Er zijn geen grote verschillen in het voldoen aan de beweegnorm, wanneer alleen de vergelijking wordt getroffen tussen allochtone en autochtone jeugd. Wordt de focus gelegd op het land van herkomst, dan blijken Turkse jongens en meisjes voor ongeveer 80 procent inactief. Ook Marokkaanse meisjes bewegen weinig. De sportdeelname in verenigingsverband is onder autochtone jeugd (ongeveer 70 procent) vele malen groter dan onder allochtonen (34 procent). Vooral meisjes van Turkse en Marokkaanse afkomst zijn nauwelijks lid van een sportvereniging.
- *Sociaaleconomische achtergrond/opleidingsniveau.* Behalve etniciteit beïnvloedt ook het opleidingsniveau van ouders en kinderen het sportgedrag. Kinderen met een vmbo-opleiding zijn minder vaak lid van een sportvereniging dan kinderen die een havo- of vwo-opleiding volgen. Kinderen van ouders met een lager opleidingsniveau sporten minder dan die van hoger opgeleide ouders.

Wordt in de volle breedte gekeken naar het *beweeggedrag*, dan blijken sociaaleconomische verschillen niet tot grote verschillen te leiden in het voldoen aan de beweegnorm (bron: Nationaal Kompas Volksgezondheid: www.nationaalkompas.nl).

Belang van genoeg bewegen voor de jeugd

Het is van groot belang dat de jeugd voldoende beweegt. Er is voldoende bewijs voor positieve effecten op het terrein van de fysieke ontwikkeling, sociale en psychosociale relaties, participatie en integratie in de samenleving, cognitieve ontwikkeling en schoolprestaties.

Fysieke effecten

Sporten en/of bewegen heeft positieve fysieke effecten. Uit onderzoek is gebleken dat sport en bewegen goed zijn voor de motorische ontwikkeling van kinderen en jongeren. Daarnaast draagt het bij aan een goede gezondheid, fitheid en het voorkomen (en genezen) van overgewicht.

De prevalentie van overgewicht en obesitas (ernstig overgewicht) bij kinderen is de afgelopen jaren wereldwijd sterk toegenomen. In Nederland is de prevalentie van overgewicht bij kinderen tussen 1980 en 1997 gestegen van 5 naar ongeveer 12 procent. Al op de voorschoolse leeftijd bleek het aantal kinderen met overgewicht sterk toe te nemen. Bovendien bleek de mate van overgewicht toe te nemen, dat wil zeggen te zware kinderen zijn nog zwaarder geworden.

Obesitas bij kinderen gaat gepaard met velerlei comorbiditeiten, zoals zich al op jonge leeftijd openbarende hart- en vaatziekten en type-2-diabetes, klachten van het bewegingsapparaat (knieklachten), slaapproblemen (apneu's) en psychosociale problemen (pesten). Obesitas neemt de laatste tijd sterk toe. Daarnaast zijn overgewicht en obesitas op jonge leeftijd gerelateerd aan overgewicht en obesitas op volwassen leeftijd. Dit verschijnsel, *tracking* genaamd, voorspelt tevens een verhoogde morbiditeits- en mortaliteitskans op volwassen leeftijd. Bovendien hebben volwassenen die als kind obees waren een verhoogd risico op morbiditeit en mortaliteit, onafhankelijk van hun gewicht op volwassen leeftijd. De kosten in de gezondheidszorg ten gevolge van overgewicht en obesitas zullen daardoor de komende decennia stijgen.

Sociale en psychosociale effecten

Uit verschillende onderzoeken blijkt dat sport en bewegen positieve invloed hebben op de (psycho)sociale ontwikkeling van kinderen en jongeren. Voor de sociale ontwikkeling wordt tegenwoordig vaak gebruikgemaakt van het begrip sociale competentie. Hiermee bedoelen we dat de jeugd het vermogen ontwikkelt om zich aan anderen en aan steeds nieuwe sociale situaties aan te passen en daarbij zelf lekker in haar vel zit. Het is een aspect van identiteitsontwikkeling dat vorm krijgt in interactie met anderen en de omgeving.

Sociale competentie wordt opgebouwd door ervaringen opgedaan in concrete activiteiten. Door deelname aan sport en bewegen kan de jeugd sociale competenties ontwikkelen. Sociale competentie is dan een samenspel van:
− sociale kennis (zelfkennis, inzicht in sociale regels en omgangsvormen);
− sociale vaardigheden (samenwerkings-, communicatieve en probleemoplossende vaardigheden);
− sociale houding (zelfvertrouwen, zelfwaardering, zelfbeeld, houding ten opzichte van anderen en maatschappij, bijvoorbeeld school).

Vertaald naar sport en bewegen betekent dit dat sociale kennis wordt opgedaan in situaties waarin bijvoorbeeld spelregels, omgangsvormen en reflectie op eigen gedrag van toepassing zijn. Sociale vaardigheden worden bijvoorbeeld opgedaan in situaties waarin een beroep wordt gedaan op samenwerken voor het bereiken van een bepaald spelresultaat. En succeservaring in de sport draagt bij aan het zelfvertrouwen (sociale *houding*). Fysiek actieve kinderen blijken vaker een positief zelfbeeld te hebben dan minder actieve kinderen. Daarnaast zijn er aanwijzingen dat leerlingen een positievere houding hebben ten aanzien van school wanneer deze naast de reguliere lessen lichamelijke opvoeding meer sport- en beweegactiviteiten organiseert. Tevens kan dit bijdragen aan vermindering van schooluitval en -verzuim.

Naast de sociale effecten hebben sport en bewegen ook waarde voor de psychosociale ontwikkeling, bijvoorbeeld door de positieve invloed op het voorkómen en tegengaan van angsten en depressies. In diverse klinieken wordt hardlopen succesvol ingezet in therapeutische programma's voor depressieve patiënten. Ook zijn er aanwijzingen dat leerlingen door beweging beter kunnen omgaan met alledaagse stress.

Sociaal gedrag

Sociale competentie (vermogen) is voorwaarde voor sociaal gedrag. Sociaal gedrag ontstaat in interactie met anderen, iets waarvoor sport en bewegen uitgelezen mogelijkheden bieden. Uit onderzoek blijkt dat adequaat gestructureerde en gepresenteerde sport- en beweegactiviteiten in een pedagogische context een grote bijdrage kunnen leveren aan de ontwikkeling van prosociaal gedag (samenwerken, rekening houden met anderen, helpen). Daarnaast zijn sport en bewegen kansrijk als het gaat om moreel redeneren, vooral wanneer het accent binnen activiteiten niet op 'winnen' ligt. Aandacht voor *fair play*, een goede relatie tussen en de houding van sporter en coach zijn hierbij van belang.

Sociale (ver)bindingen

Sport en bewegen kunnen leiden tot ontmoeting en vriendschappen of de ervaring dat je bij een groep hoort. Dit is een basisbehoefte die bij ieder individu aanwezig is, los van elke etnische achtergrond. Sportbeoefening in georganiseerd verband speelt in deze waarde een belangrijke rol. Sportverenigingen hebben per definitie in dit opzicht een sociale functie door insluitende (teamgeest) en uitsluitende mechanismen.

Participatie en sociale integratie

Meedoen aan sport en beweegactiviteiten met veel verschillende kinderen en jongeren kan leiden tot het rekening houden met elkaar, aanpassing, begrip en acceptatie. Als hiermee bewust wordt omgegaan door begeleiders, maakt het de sociale integratie zeer kansrijk.

Cognitieve ontwikkeling

Ruimtelijk inzicht en verbaal begrip komen bij jonge kinderen primair tot stand door het aan den lijve ondervinden. Spelen op jonge leeftijd (tot en met twaalf jaar) is hiermee een essentiële voorwaarde om allerlei cognitieve processen op latere leeftijd onder de knie te krijgen. Er zijn diverse aanpakken ontwikkeld voor leerlingen om achterstanden op het gebied van rekenen en taal te kunnen opheffen.

Ook zijn er sterke aanwijzingen dat fysieke activiteiten een direct effect hebben op de erop volgende cognitieve leerprestaties. Fysieke activiteit leidt tot doorbloeding van bepaalde hersendelen, wat leidt tot een grotere 'leerbereidheid': er wordt beter opgelet en de concentratie neemt toe. Ook laten verscheidene studies zien dat schoolprestaties van leerlingen die meer tijd aan lichamelijke oefening besteedden (ten koste van lestijd voor andere vakken) gelijk bleven of verbeterden. Gunstige effecten zijn ook waargenomen op: de algemene prestatiemotivatie, zelfbeeld, zelfbewustzijn, de schoolprestaties en de scores op cognitieve prestatie, mentale fitheid, schoolse discipline.

Voorwaarden voor het benutten van kansen

De eigenheid en specifieke context van sport en bewegen bieden kansen om maatschappelijke waarden te benutten. Dit gaat niet vanzelf. De context van het sport- en beweegaanbod is te allen tijde van invloed. Er zijn bijvoorbeeld aanwijzingen dat de gekozen sport of beweegvorm van belang is. Verlies bij fysieke activiteiten binnen een competitieve setting kan leiden tot een negatiever zelfbeeld. Dit komt vaker voor bij meisjes. Fitnesstraining biedt daarentegen mogelijkheden tot vergroting van het zelfvertrouwen. Daarnaast is het van belang hoé de activiteit wordt aangeboden. De kwaliteit en rol van de sportleider/vakdocent/trainer/andere begeleider spelen hierbij een belangrijke rol.

3   Gedragsverandering bij jeugdigen (het ASE-model)

Bewegingsstimulering betekent streven naar gedragsverandering. Om bewegingsstimulering effectief en planmatig te kunnen uitvoeren, is inzicht nodig in de determinanten van beweeggedrag. Onder individuele determinanten vallen demografische kenmerken, biologische, psychologische, cognitieve, emotionele en leefstijlfactoren, kennis en vaardigheden. Een veelgebruikt model om het menselijk gedrag te verklaren is het ASE-model (figuur 5.1). In deze paragraaf wordt het ASE-model kort toegelicht.

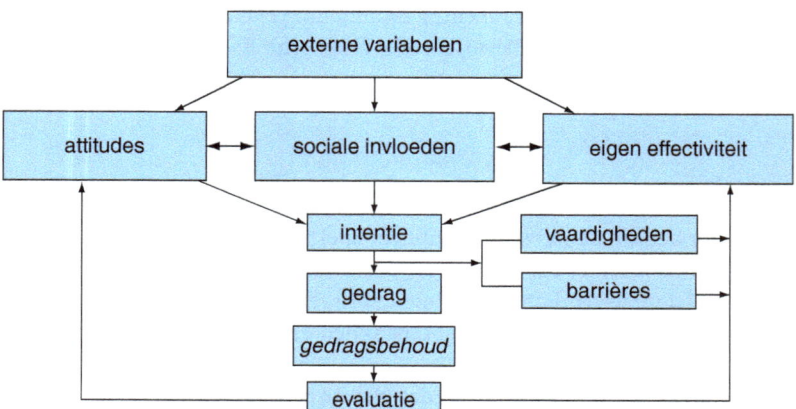

Figuur 5.1
Het ASE-model (bron: De Vries, 1998).

Het ASE-model heeft als uitgangspunt, dat veel menselijk gedrag tot op zekere hoogte beredeneerd is en dat gedrag grotendeels op rationele gronden te verklaren is. Dit zou betekenen dat veel mensen zouden moeten kunnen aangeven waarom zij zich gedragen zoals zij zich gedragen; zo zouden zij bijvoorbeeld in staat moeten zijn uit te leggen waarom ze te weinig bewegen (en/of te veel eten en drinken). Voor hetzelfde gedrag kan men uiteenlopende redenen geven.

Deze verschillende redenen, ook wel gedragsdeterminanten genoemd, kunnen volgens het ASE-model onderverdeeld worden in drie primaire gedragsdeterminanten:
- attitude ten opzichte van het gedrag in kwestie (wat vindt iemand zelf van het gedrag);
- sociale invloed (de invloed van wat anderen vinden, verwachten, doen);
- eigen effectiviteit (het vertrouwen in eigen kunnen ten aanzien van het uitvoeren van het gedrag, de barrières).

Deze determinanten bepalen samen de intentie: de motivatie van een persoon om een bepaald gedrag uit te voeren. Hieronder worden verschillende componenten kort toegelicht.

Attitude. Een van de belangrijkste factoren die een rol spelen in de deelname aan lichamelijke activiteit is het ontwikkelen van een positieve attitude ten aanzien van sporten en bewegen, vooral gedurende de kinderjaren.

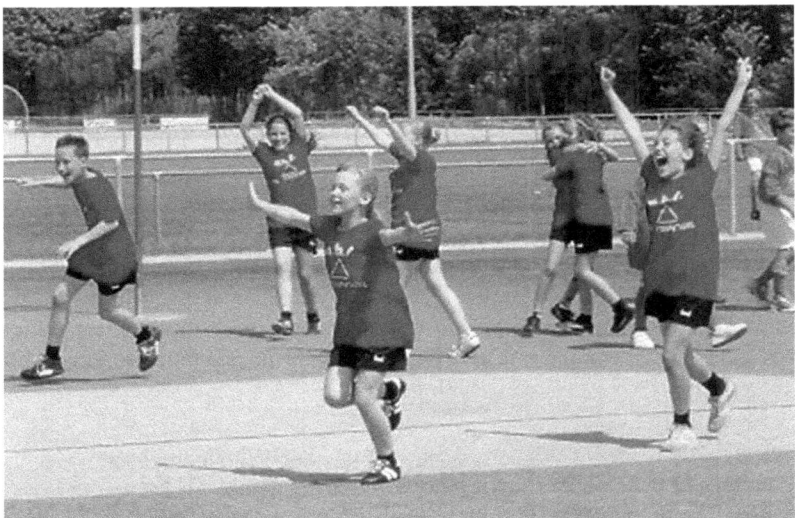

Figuur 5.2
Kinderen juichen na winst in een schoolkorfbaltoernooi. Plezier is essentieel om te blijven sporten.

Sociale invloed. Het sport- en beweeggedrag van jeugdigen wordt ook beïnvloed door de sociale omgeving. Als er sociale steun is van familie en vrienden om te bewegen of sporten, is de kans groot dat men ook gaat bewegen of sporten en dit blijft doen. Deze steun/invloed is groter bij jongeren die intensiever bewegen of sporten dan bij jongeren die dit minder intensief doen. Belangrijk is de sociale invloed van ouders en vrienden. Het blijkt dat een sportgeoriënteerde instelling en het sportieve gedrag van de ouders een grote rol spelen bij de sportparticipatie van hun kinderen. Als ouders weinig tot niets aan sport doen en ook nooit hebben gedaan, zal de kans kleiner zijn dat ze hun kinderen motiveren om (meer) te gaan sporten. Ook vrienden hebben een dergelijke invloed.

Eigen effectiviteit. Uit onderzoek blijkt dat eigen effectiviteit zeer sterke associaties met lichamelijke activiteit heeft of hier een belangrijke voorspeller van is, bij zowel jongens als meisjes. Als actieve en niet-actieve kinderen met elkaar vergeleken worden, dan blijken de actieven significant beter te scoren op eigen effectiviteit dan niet-actieven. Aan het concept eigen effectiviteit zijn ook barrières gerelateerd. Zeker ouders ervaren barrières. Zij noemen gebrek aan tijd, gebrek aan faciliteiten, gebrek aan financiële middelen en lange werkdagen als voornaamste barrières om hun kind lichamelijk actief te laten zijn.

Intentie. De intentie om lichamelijk actief te zijn wordt beïnvloed door de attitude, sociale invloed en eigen effectiviteit. Bij jongeren tellen de attitude en de eigen effectiviteit zwaarder mee dan de sociale invloed.

Externe variabelen. Als men kijkt naar de externe variabelen, zijn demografische variabelen als leeftijd, geslacht, etniciteit, geloof en puberale fase van invloed op de lichamelijke (in)activiteit van jeugdigen.

Determinanten van de fysieke omgeving. Uit diverse Amerikaanse onderzoeken is gebleken dat fysieke omgevingsfactoren belangrijke significante determinanten van lichamelijke (in)activiteit van kinderen zijn. Lichamelijke activiteit van kinderen hangt samen met de aanwezigheid van sportfaciliteiten en speelterreinen rondom scholen. Andere fysieke omgevingsfactoren waaraan gedacht kan worden zijn sportverenigingen, sportaccommodaties, beweegfaciliteiten en groenvoorzieningen.

Leefstijlfactoren. Zoals eerder vermeld, is er de laatste jaren sprake van een toenemende lichamelijk inactieve leefstijl, onder andere als gevolg van passieve vrijetijdsbestedingen zoals televisie kijken en computeren.
(Bron voorgaande tekst: De Vries, 2005.)

4 Rol van de huisarts bij jeugd en bewegen

In deze paragraaf wordt ingegaan op de mogelijkheden voor preventieve zorg van huisartsen in het kader van jeugd en bewegen.

Overgewicht en bewegingsachterstand

Overgewicht is volksziekte nummer één aan het worden. Steeds meer kinderen hebben een paar kilootjes te veel. Uit onderzoek (Wouwe, 2004) blijkt dat meer kinderen vanaf drie jaar overgewicht krijgen door te weinig beweging en een verkeerd voedingspatroon. In de eerste drie levensjaren wordt hiervoor al de basis gelegd. Al op vierjarige leeftijd is één op de tien kinderen te dik.

Voorkomen is beter dan herstellen. Overgewicht ontstaat doordat iemand meer energie binnenkrijgt dan hij nodig heeft. Er wordt te veel gegeten en te weinig bewogen. Dit is een verstoring in de energiebalans. Bewegen kan ervoor zorgen dat een kind weer in balans komt.

Daarnaast worden er steeds meer jonge kinderen gesignaleerd met een bewegingsachterstand. Dit betekent bijvoorbeeld dat kinderen later gaan lopen, houterig bewegen of vaker vallen. Onhandig of (te) dik zijn heeft voor een kind vaak vergaande gevolgen. Het kind mag niet meedoen met spelletjes want het valt zo vaak. Tikkertje kan het niet, want het is altijd zo langzaam. Onzekerheid, alleen moeten spelen en gepest worden; allemaal zaken die voor een kind heel erg vervelend zijn. Bewegen heeft een positieve invloed op het tegengaan van overgewicht en bewegingsachterstand, maar bewegen betekent vooral plezier. Het heeft een positieve invloed op gedrag, waardoor een kind gemakkelijk in een positieve spiraal kan komen. Voor (jonge) kinderen is spelenderwijs bewegen dus heel belangrijk (www.beweegkriebels.nisb.nl).

Preventieve zorg

Gezien de toename van overgewicht, de negatieve gezondheidseffecten hiervan en het feit dat behandeling moeizaam is en vaak teleurstellende resultaten oplevert op lange termijn, is preventie enorm belangrijk.

Daar de sterkste toename van overgewicht te zien is bij jongeren, moet de preventie hiervan zo vroeg mogelijk beginnen.

Op termijn valt grote (gezondheids)winst te behalen door nu te investeren in een gezonde jeugd: overgewicht op jonge leeftijd is namelijk een belangrijke voorspeller van overgewicht, ziekte en sterfte op volwassen leeftijd. Daarnaast geldt: hoe jonger een kind, hoe groter de kans dat nieuwe voedings- en bewegingsgewoonten levenslang kunnen worden volgehouden.

De rol van de huisarts bij deze preventieve zorg wordt steeds groter. Er worden meer kinderen door de huisarts gezien met (beginnend) overgewicht. Steeds vaker worden kinderen door de consultatiebureaus doorverwezen naar de huisarts in verband met overgewicht en/of een bewegingsachterstand. Doorverwijzen van kinderen naar enige vorm van bewegen start op het moment dat de huisarts constateert dat een kind overgewicht vertoont, kan gaan vertonen of een bewegingsachterstand heeft waarvan geen medische oorzaak bekend is. Voor huisartsen is het belangrijk te weten welke mogelijkheden er zijn om kinderen en ouders te ondersteunen in het zoeken naar het juiste aanbod om het overgewicht en/of een bewegingsachterstand en de hieraan gerelateerde problemen te voorkomen en/of aan te pakken.

Mogelijkheden huisarts

Er zijn verschillende manieren en informatiemogelijkheden om ouders, kinderen en jongeren te helpen de weg te vinden naar een gezonde en actieve leefstijl.

Informatieverspreiding, bewustwording actieve leefstijl via de huisartspraktijk

Via de praktijk van de huisarts kan informatie over een actieve leefstijl eenvoudig worden verspreid. Folders, flyers en artikelen over een actieve, gezonde leefstijl kunnen in de wachtkamer worden aangeboden. Via dvd of digitale media kunnen de mensen worden geïnformeerd over het belang van bewegen en over een actieve leefstijl voor kinderen en jongeren.

Sociale beweegkaart

Een goede mogelijkheid voor informatievoorziening biedt de aanwezigheid van een sociale beweegkaart in de huisartspraktijk. Deze geeft op eenvoudige wijze informatie over de wijk (en omliggende wijken) met betrekking tot het (beweeg)aanbod voor de jeugd. Hierdoor is het gemakkelijk om jongeren, kinderen en ouders te informeren over de beweegmogelijkheden in de wijk. Op deze sociale kaart kan het aanbod staan van de (sport)verenigingen, buurthuizen, openbare speeltuinen/speelplaatsen, overdekte speelplaatsen, vakantieactiviteiten, (kinder)fysiotherapeuten, diëtisten, ClubExtra-activiteiten, enzovoort. Met behulp van de sociale kaart kunnen ouders en kinderen zelfstandig op zoek naar het juiste adres voor aanbod en informatie. Voor huisartsen is de sociale beweegkaart een belangrijk hulpmiddel voor een goede doorverwijzing.

De sociale kaart kan in de huisartspraktijk aanwezig zijn in de wachtkamer, worden getoond via digitale media of worden verstrekt door de huisarts. Een sociale kaart kan worden uitgegeven door de gemeente.

Multidisciplinaire samenwerking

Door lokale multidisciplinaire samenwerking is het mogelijk een netwerk te creëren rondom jeugd (in de wijk). In dit netwerk zitten alle betrokkenen die zich bezighouden met jeugd. Preventie van overgewicht is binnen deze samenwerking een belangrijk thema en kan zich richten op het stimuleren van beweging en het bevorderen van gezonde voedingsgewoonten. Lokale multidisciplinaire samenwerking verhoogt de effectiviteit van interventies.

Mogelijke deelnemers aan een multidisciplinair netwerk zijn:

- huisarts
- JGZ
- GGD
- consultatiebureau
- centra voor jeugd en gezin
- lokale overheid
- welzijnswerk
- sportvereniging
- buurtwerk
- school
- peuterspeelzaal
- kinderopvang
- zorgverzekeraar.

Door samen te werken in een multidisciplinair netwerk kunnen gezondheidsbevorderende initiatieven gemakkelijker worden ontwikkeld. Voor de deelnemers aan een netwerk wordt doorverwijzen eenvoudiger als duidelijk is welke rol een organisatie kan spelen bij het stimuleren van een gezonde en actieve leefstijl.

Voorbeelden hiervan zijn:
– de ketenaanpak Actieve Leefstijl waarin huisartsen en andere zorgprofessionals aan aanbieders van sport- en beweegactiviteiten worden gekoppeld. Samen vormen ze een keten om inactieve mensen te stimuleren tot een actieve leefstijl (www.nisb.nl, Ketenaanpak Actieve Leefstijl, 2007);
– 'Partnership Huisartsenzorg in Beweging'. Het partnership is van mening dat de huisarts een centrale rol heeft in het bevorderen van een gezonde leefstijl en beweging voor de patiënt. De gezamenlijke partners zijn vanuit hun expertise en doelstellingen van grote waarde voor het ondersteunen van de huisarts, zijn praktijk en de zorgketen – inclusief het sport- en beweegaanbod – rondom zijn praktijk. Het partnership ondersteunt de huisarts op het gebied van actieve leefstijladvisering. Het partnership wil de door professionals in de huisartsenzorg ervaren barrières bij het in beweging krijgen van patiënten wegnemen (www.aktiefadvies.nl).

Persoonlijke gespreksvoering, ondersteuning en advisering

Alleen het advies van huisartsen om 'meer te bewegen' alleen helpt niet. De ervaring leert dat een dergelijk advies meer impact krijgt als ook fysiotherapeuten of diëtisten verwijzen naar een beweegactiviteit in de buurt en dit gepaard gaat met coaching en begeleiding naar een actievere leefstijl (www.nisb.nl, Ketenaanpak Actieve Leefstijl, 2007).

(Beginnende) huisartsen ontbreekt het vaak aan mogelijkheden om kinderen, jongeren en ouders te coachen en te begeleiden. Hiervoor is het van belang dat huisartsen in opleiding worden getraind in het voeren van motiverende gesprekken en handvatten krijgen aangeboden om kinderen en ouders persoonlijk te begeleiden in het aanleren van een actieve en plezierige leefstijl. Zie bijvoorbeeld 'Alle leerlingen Actief' in paragraaf 5, Landelijke projecten.

De praktijkondersteuner

Een goede mogelijkheid om kinderen, jongeren en ouders persoonlijk te ondersteunen bij het aanleren van een actieve leefstijl is het inzetten van een praktijkondersteuner binnen de huisartspraktijk. Deze hbo-geschoolde ondersteuner kan in de praktijk een eigen spreekuur voeren waar kinderen, jongeren en ouders worden begeleid bij het zoeken naar mogelijkheden voor een actieve en gezonde leefstijl. De praktijkondersteuner heeft meer tijd dan de huisarts en is een soort leefstijladviseur. Hij past motiverende gesprekstechnieken toe, kent de sociale kaart en kent het netwerk van sport- en beweegactiviteiten. Veel huisartsen hebben inmiddels een of meer praktijkondersteuners in dienst.

Invloed van ouders

Ouders zijn en blijven de eerstverantwoordelijken voor de opvoeding van hun kinderen. Zij vormen dus een heel belangrijke doelgroep als het gaat om preventie van overgewicht en bewegingsachterstanden. Ouders/verzorgers hebben een grote invloed op het beweeg- en eetpatroon van hun (jonge) kinderen. Het is belangrijk dat via de huisarts gewerkt wordt aan bewustwording bij ouders en kinderen ten aanzien van het belang van bewegen voor kinderen.

Ouders hebben krachtige middelen in handen om het beweeggedrag van hun kinderen te bevorderen. Zij kunnen faciliteren, enthousiasmeren, aansporen of zelfs regelrecht verplichten om actief te worden of te blijven. Sport- en bewegingsstimulering van kinderen op jonge leeftijd heeft vooral kans wanneer de ouders daarin betrokken worden. Dat geldt voor alle kinderen, maar het meest voor de categorie die de grootste achterstand heeft in sport en bewegen: de allochtone meisjes.

Over het algemeen kan worden gezegd dat hoe ouder het kind wordt, des te kleiner de invloed wordt die ouders direct kunnen uitoefenen op het gedrag van hun kinderen. Ongeacht de leeftijd van het kind kunnen de ouders een belangrijke rol spelen door een goed voorbeeld te zijn en te praten over dingen die het kind bezighouden, zoals sport. De woonomgeving en de instelling van mensen zijn steeds minder gericht op bewegen en sport. Er zijn ook meer concurrerende zaken, zoals: tv, dvd, computer, 'passief' speelgoed en internet.

Ouders kunnen er zelf voor zorgen dat hun kind op jeugdige leeftijd voldoende beweegt. Dat kan al op zéér jonge leeftijd. Bijvoorbeeld door met het kind zelf veel aan beweging te doen. Ook het samen spelletjes doen met veel beweging zorgt voor het gewenste leereffect.

Bij kinderen vanaf ongeveer vier jaar neemt de school een deel van de bewegingsopvoeding over. Daarnaast kunnen verenigingen een belangrijke rol spelen in de bewegingsopvoeding.

De vereniging is een ideale plaats voor kinderen om te gaan bewegen. Ouders zullen hun kinderen moeten (blijven) stimuleren om (in georganiseerd verband) te sporten/bewegen. Als kinderen eenmaal lid zijn van een vereniging houdt daarmee de bemoeienis van ouders zeker niet op. Zeker in de puberteitsfase blijft 'consequent het goede voorbeeld geven' erg belangrijk

Geschikt beweegaanbod

Lekker veel bewegen is meer dan alleen op een sportclub zitten. Het gaat vooral om de dagelijkse, kleine 'porties' bewegen. Ouders en kinderen moeten gestimuleerd worden om lopend of fietsend naar school, vrienden en clubs te gaan en eens kritisch te kijken naar huis en tuin: hoe kan er een bewegingsvriendelijke omgeving gecreëerd worden?

Wanneer ouders op zoek gaan naar een geschikt beweegaanbod voor hun kind, kunnen zij op school informeren naar zogeheten *clinics* (= proeflessen). Veel scholen organiseren na schooltijd wisselende clinics om kinderen te laten kennismaken met een bepaalde sport of andere vorm van bewegen. Zo kunnen ze er op speelse wijze achter komen wat ze leuk vinden. Het is belangrijk dat ouders en kinderen openstaan voor allerlei verschillende mogelijkheden, ook als dat betekent dat het om een sport gaat waarmee de ouders misschien minder affiniteit hebben, of dat ouders meer moeite moeten doen om bijvoorbeeld hun kinderen ernaartoe te brengen.

Tegenwoordig zijn er veel verenigingen die activiteiten aanbieden voor steeds jongere kinderen. Bekende voorbeelden hiervan zijn gymnastiek, zwemmen, voetbal, tennis, handbal en volleybal. Veelal gaat het hier dan om een inleiding op een bepaalde sport, waarbij speels en heel gevarieerd een groot scala aan sportieve vaardigheden aan bod komt.

Bij kinderen met overgewicht moet er extra gelet worden op overbelasting. Hun gewrichten staan al onder druk en daardoor zijn ze gevoeliger voor blessures. Zwemmen is bijvoorbeeld een prima sport voor kinderen met obesitas, omdat ze in het water niet belemmerd worden door hun gewicht. Baby's, peuters en kleuters kunnen al op baby/peuterzwemmen of ouder- en kindgymnastiek, mits de lessen speels zijn en aangepast aan de leeftijd. Peutergym is zeer zinvol, omdat kinderen er op speelse wijze veel verschillende vaardigheden tegelijk kunnen oefenen. Ook dansen is een goede manier om kleintjes te laten bewegen. Als kinderen eenmaal een jaar of zes zijn, kunnen ze op de meeste sportclubs wel terecht.

Mogelijkheden (door)verwijzen naar beweegaanbod:

- sportverenigingen in de wijk, clinics en proeflessen;
- peuter- en kleutergym;
- baby- en peuterzwemmen;
- ClubExtra;
- beweegaanbod van het buurthuis;
- peuterspeelzaal;
- speeltuinen;
- overdekte speeltuinen.

5 Landelijke projecten rondom jeugd, bewegen, overgewicht en bewegingsachterstand

De volgende landelijke projecten zijn gericht op jeugd, bewegen, overgewicht en bewegingsachterstand:
- Beweegkriebels gaat over bewegen met jonge kinderen, over een actieve leefstijl en over het aanbieden van beweegmogelijkheden. Beweegkriebels inspireert, enthousiasmeert en informeert (www.beweegkriebels.nisb.nl);
- ClubExtra richt zich op kinderen tussen de vier en twaalf jaar uit het reguliere basisonderwijs die een bewegingsachterstand hebben. Door verschillende oorzaken kunnen kinderen hiermee te maken krijgen. Deze achterstand kan tot uiting komen tijdens de gymles op school, maar ook bij het sporten bij een vereniging of bij het buiten spelen. Het sportaanbod van de reguliere sportvereniging is veelal niet afgestemd op kinderen met een bewegingsachterstand. Hierdoor dreigt deze groep tussen wal en schip te vallen. Het is vooral belangrijk dat deze kinderen weer plezier gaan beleven aan sport en bewegen en positieve bewegingservaringen opdoen. ClubExtra is hiervoor een bewegingsmethodiek bij uitstek (www.nebasnsg.nl);
- Obesitasvereniging: als belangenorganisatie zet de obesitasvereniging zich in voor een sterke positie van mensen met ernstig overgewicht in de maatschappij. Site: laatste nieuws, de meest recente (wetenschappelijke) ontwikkelingen en interessante activiteiten op het gebied van overgewicht (www.obesitasvereniging.nl);
- Victory Camp is voor jongens en meisjes met overgewicht in de leeftijdscategorie van elf tot en met zeventien jaar. VictoryCamp maakt deel uit van de Stichting Victory for Life (www.victoryforlife.nl);
- Het Jeugdsportfonds: ieder kind moet kunnen sporten, want sporten bevordert de fysieke en mentale ontwikkeling en brengt spelenderwijs een gevoel voor discipline bij. Als het over de mogelijkheid tot sporten gaat, hebben lang niet alle kinderen in Nederland gelijke kansen. Het Jeugdsportfonds geeft juist de kinderen met minder mogelijkheden een extra kans. Als intermediair kan een leraar, de huisarts of een hulpverlener voor

het kind hulp vragen bij de consulent van het lokale Jeugdsportfonds. Zo kunnen bijvoorbeeld het lidmaatschapsgeld en de eerste sportattributen door het Jeugdsportfonds aan de sportvereniging worden betaald (www.jeugdsportfonds.nl);
- Kies voor Hart en Sport. 'Sport en bewegen zijn leuk en nog gezond ook!' Dat is het motto van Kies voor Hart en Sport. Het is een manier om de aandacht voor de gezondheid van hart en vaten én de voordelen van sporten in één project te integreren. 'Kies voor Hart en Sport' maakt basisschoolkinderen van groep (6) 7 en 8 ervan bewust dat er altijd een sport is die bij ze past. Dat leren de kinderen tijdens speciale lessen op school, maar ze ervaren het ook in de praktijk. Ze maken kennis met een grote verscheidenheid aan sporten en andere manieren om gezond te bewegen. Na afloop kunnen ze weloverwogen beslissen of de gekozen tak van sport iets voor ze is. En een bewuste keuze – zo is bekend – hou je gemakkelijker vol (www.kiesvoorhartensport.nl);
- 30minutenbewegen is de landelijke campagne die sporten en bewegen stimuleert. Want bewegen is fijn. Je voelt je fitter, je ontmoet mensen en het heeft een ontspannende werking. Iedereen zou eigenlijk vijf dagen per week dertig minuten (matig intensief) moeten bewegen, kinderen zelfs elke dag zestig minuten. Meer informatie is te vinden op de site www.30minutenbewegen.nl;
- Aanpak Communities in Beweging. De aanpak CiB is gebaseerd op Community Based Intervention: de benadering van 'homogene' groepen in een groter sociaal en/of fysiek verband (bijvoorbeeld leerlingen van een school en hun ouders, allochtonen in een buurthuis), waarbij de participatie van groepsleden van groot belang is (www.nisb.nl/cib);
- Alle leerlingen Actief. Een aanpak van NASB en de Alliantie School & Sport voor het activeren van inactieve leerlingen in basis- en voortgezet onderwijs. Het project 'Alle leerlingen Actief' richt zich in principe op alle leerlingen die niet dagelijks minstens een uur matig intensief bewegen, maar de prioriteit ligt bij degenen die daar aanzienlijk onder zitten. Met de aanpak worden leerlingen gemotiveerd tot sporten of andere vormen van bewegen. Daartoe voeren de projectdocenten individuele gesprekken met leerlingen en hun ouders. Deze motivatiegesprekken worden gevoerd volgens de methode van het motivationele interview (www.nasb.nl, www.alliantieschoolensport.nl).

Referenties

Amstutz K. Alles wat u wilt weten over kinderen en eten. De gezonde voedingsgids voor ouders. Utrecht: Lifetime, Kosmos-Z&K Uitgevers, 2006.

Bulk-Bunschoten AMW, Renders CM, Leerdam FJM van, et al. Overbruggingsplan voor kinderen met overgewicht. Methode voor individuele primaire en secundaire preventie in de jeugdgezondheidszorg. Amsterdam: VUMC, 2005.

Frelier M, Janssens J. Wat beweegt kinderen? Een onderzoek naar het sport- en beweeggedrag van kinderen. 's-Hertogenbosch: NICIS Institute, 2007.

Hirasing RA, Fredriks AM, Buuren S van, Verloove-Vanhorick SP. Toegenomen prevalentie van overgewicht en obesitas bij Nederlandse kinderen en signalering daarvan aan de hand van internationale normen en nieuwe referentiediagrammen. Ned Tijdschr Geneeskd 2001;145:1303-8.

Vloet L, Ebens R. Artikelenreeks 'Ouders & Sportieve Opvoeding', De invloed van ouders op het gedrag van kinderen. Apeldoorn: NSCU.

Vries H de. Determinanten van gedrag. In: Damoiseaux V, Molen HT van der, Kok GJ. Gezondheidsvoorlichting en gedragsverandering. Assen: Van Gorcum, 1998.

Vries SI de, Bakker I, Overbeek K van, et al. Kinderen in prioriteitswijken: lichamelijke (in)activiteit en overgewicht. Leiden: TNO kwaliteit van leven, 2005.

Wijngaarden R van. Integrale aanpak van preventie van overgewicht. Een handreiking voor gemeenten. Leiden: GGD Zuid-Holland Noord, 2005.

Wouwe JP, Renders CM, Bruil J, HiraSing RA. Overgewicht bij kinderen. Bijblijven 2004; 20(9):35-43.

Leesadvies

Dijkman M. Wat beweegt kinderen om te bewegen? Universiteit Maastricht, Faculteit der gezondheidswetenschappen, 2003.

Hirasing R, Gouwerok M. Kinderen en overgewicht. Een actieplan voor ouders. Hoorn: Rean uitgeverij, 2007.

Miller RW, Rollnick S. Motiverende gespreksvoering: een methode om mensen voor te bereiden op verandering. Ouderkerk aan de IJssel: Ekklesia, 2005.

NISB/NOC*NSF (actieprogramma Nederland in beweging) Handboek Jeugd. Gezond in beweging. Arnhem: NOC*NSF, 2002.

Websites

www.nisb.nl
www.beweegkriebels.nisb.nl
www.oudersgraaggezien.nl
www.overgewicht.org
www.nicis.nl
www.ncsu.nl

6 Bewegen bij volwassenen

Dr. V.H. Hildebrandt, drs. W.T.M. Ooijendijk

1 Inleiding

Voor de volwassen bevolking blijkt bewegen een belangrijke determinant van (on)gezondheid en vroegtijdig overlijden. Voldoende bewegen kan het beloop van tal van chronische ziekten gunstig beïnvloeden. Daarnaast is bewegen een belangrijk middel om overgewicht te voorkomen of te beheersen. Voor werknemers geldt bovendien dat voldoende bewegen de inzetbaarheid en productiviteit bevordert. Onvoldoende bewegen brengt dan ook een forse kostenpost met zich mee voor de gezondheidszorg en ook voor het bedrijfsleven in termen van ziekteverzuim.

Er is dus alle reden om te bevorderen dat de volwassen bevolking voldoende beweegt. Nederlandse experts hebben in 1998 de 'Nederlandse Norm Gezond Bewegen' opgesteld, die aangeeft hoeveel een volwassene dient te bewegen om de gezondheid te behouden en te verbeteren. Van veel ouder datum is de 'fitnorm', ontwikkeld om aan te geven hoeveel beweging gewenst is voor een optimale conditie van het hart-vaatstelsel. De combinatie van beide normen (de 'combinorm') is inmiddels uitgangspunt voor het overheidsbeleid op het gebied van het stimuleren van meer bewegen. Ook internationaal is geconcludeerd dat een combinatie van beide normen het beste de huidige stand der kennis representeert. De gedachte achter de combinorm is dat het vooral gaat om het aantal MET's (*metabolic equivalents*, waarbij het basale rustmetabolisme op 1 is gesteld) en dat een combinatie van matig intensieve en intensieve activiteiten prima is als uiteindelijk maar de gewenste hoeveelheid MET's per week wordt gehaald.

Het overheidsbeleid is vastgelegd in het Nationaal Actieplan Sport en Bewegen. Hierin formuleert de overheid de doelstellingen voor het bewegingsstimuleringsbeleid in de jaren 2007-2010. Tevens wordt in dit actieplan beschreven welke acties de verschillende partijen (ministeries, sportorganisaties, bedrijven, zorginstellingen, scholen, gemeenten en beroepsgroepen) kunnen ondernemen.

Parallel aan deze intensivering van het overheidsbeleid is de laatste jaren een toenemende belangstelling vanuit het bedrijfsleven te signaleren voor de gezondheid van de werkende bevolking en stimulering van een gezonde leefstijl in het bijzonder. Zo groeide het aantal bedrijven dat activiteiten organiseerde op het terrein van bewegen in de periode 2003-2007 van 14 naar 32 procent. Naast vermindering van het ziekteverzuim bleek bevordering van de gezondheid en fitheid van werknemers een belangrijk argument voor bedrijven om actief te zijn.

In dit hoofdstuk komt eerst de vraag aan de orde hoeveel volwassen Nederlanders sporten en bewegen en welke groepen gezondheidsrisico's kennen doordat zij (veel) te weinig bewegen (paragraaf 2). Vervolgens wordt ingegaan op de vraag hoe volwassen Nederlanders zelf tegen sporten en bewegen aankijken (paragraaf 3). Aangezien het merendeel van de volwassenen werkt, gaat paragraaf 4 specifiek in op bewegingsarmoede bij werknemers. Ten slotte behandelt paragraaf 5 succesvolle mogelijkheden om volwassenen te verleiden tot meer bewegen en enkele, specifiek op de huisartspraktijk toegesneden, succesvolle interventies.

2 Trends in bewegen in de Nederlandse volwassen bevolking

Hoeveel volwassen Nederlanders voldoen aan de normen?

Om zijn beleid te kunnen monitoren heeft het ministerie van VWS opdracht gegeven aan TNO tot het ontwikkelen van een monitor Bewegen en Gezondheid. Het betreft hier een continue telefonische enquête onder een representatieve steekproef van de Nederlandse bevolking, die sinds 2000 loopt. Hoofdbestanddeel van deze monitor is een vragenset waaruit valt af te

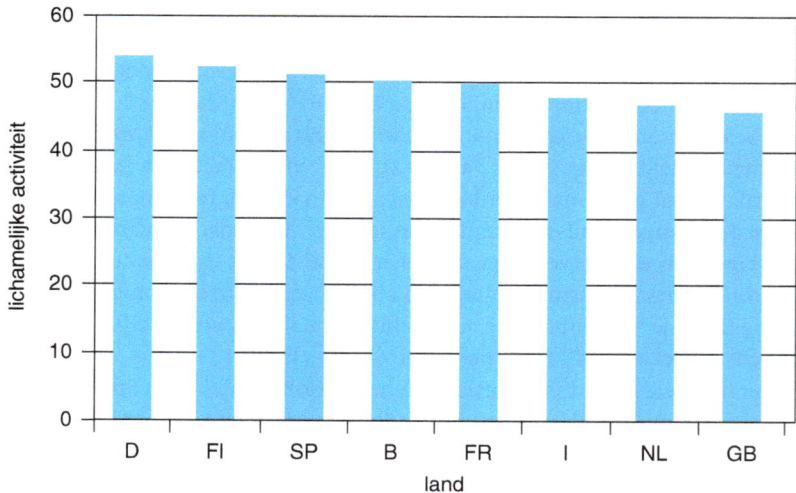

Figuur 6.1
Percentage personen dat aan de Nederlandse Norm Gezond Bewegen voldoet in acht Europese landen (vergelijkbaar gemaakt met de techniek Respons Conversie). Bron: Hildebrandt e.a., 2004.

leiden hoeveel Nederlanders voldoen aan de eerdergenoemde normen voor Gezond Bewegen. TNO geeft tweejaarlijks een 'Trendrapport Bewegen en gezondheid' uit waarin de actuele trends op dit gebied worden gepresenteerd (zie www.tno.nl/bewegen).

Sinds 2002 is het aantal Nederlanders dat voldoet aan de normen geleidelijk gestegen. Deze stijging is vooral toe te schrijven aan een groter aantal Nederlanders dat de NNGB haalt. In vergelijking met andere Europese landen is het percentage personen dat aan de NNGB voldoet overigens relatief laag (figuur 6.1). Het aantal Nederlanders dat de fitnorm haalt neemt sinds 2004 juist af.

Het aantal Nederlanders dat geen enkele dag deze norm haalt is sinds 2002 dalende. In figuur 6.2 is de trend voor de NNGB per leeftijdsgroep weergegeven.

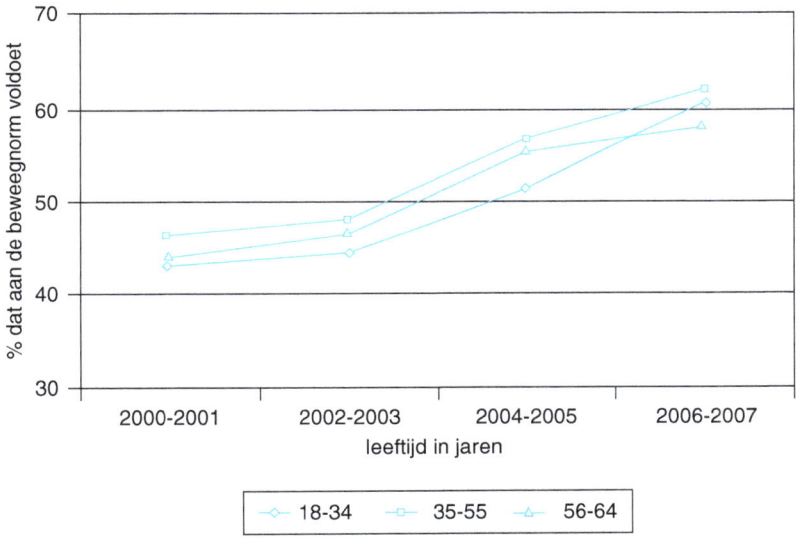

Figuur 6.2
Percentage volwassenen naar leeftijdscategorie dat aan de Nederlandse Norm Gezond Bewegen voldoet. Bron: TNO-monitor Bewegen en gezondheid 2000-2007.

Uit figuur 6.2 blijkt dat in alle onderscheiden leeftijdsgroepen een stijgende trend is waar te nemen. Groepen die relatief laag scoren zijn:
– niet-werkenden;
– werknemers met een zittend beroep (zie paragraaf 3);
– mensen die niet aan sport doen;
– mensen met een langdurige aandoening.

Vrouwen halen iets vaker de NNGB, terwijl mannen wat vaker aan de fitnorm voldoen. Qua opleiding valt op dat hoogopgeleiden vaker aan de fitnorm voldoen, maar minder vaak aan de NNGB.

Twee andere gegevensbronnen over het bewegen van volwassenen, het Leefsituatieonderzoek van het Centraal Bureau voor de Statistiek (CBS) en het Tijdsbestedingonderzoek van het Sociaal en Cultureel Planbureau (SCP), bevestigen de gepresenteerde uitkomsten van de monitor Bewegen en Gezondheid tot op zekere hoogte. In deze gevallen gaat het eveneens om zelfgerapporteerde gegevens, maar de methoden en vraagstellingen verschillen: een schriftelijke vragenlijst respectievelijk dagboekje (de monitor van TNO hanteert een telefonisch interview als methode). Het CBS constateert een geringe stijging van het aantal Nederlanders dat aan de NNGB voldoet in de periode 2005-2007. Het SCP constateert daarnaast voor de periode 2000-2005 een stijging van de tijd die in de vrije tijd wordt besteed aan sport en bewegen. Ook rapporteert het SCP in de 'Rapportage Sport' een geleidelijke stijging in de sportdeelname over de periode 1979-2005 (figuur 6.3).

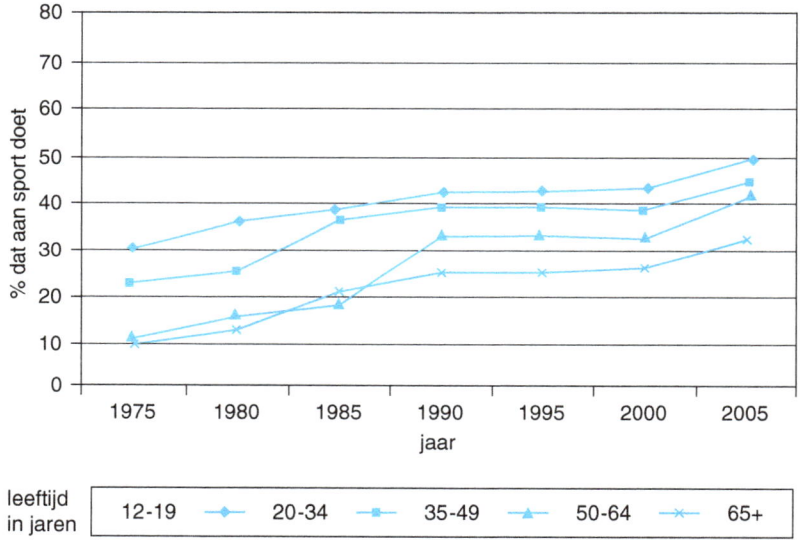

Figuur 6.3
Deelname aan sport van de Nederlandse bevolking van twaalf jaar en ouder in de periode 1975-2005 per leeftijdscategorie. Bron: Sociaal Cultureel en Planbureau 2006.

Uit figuur 6.3 blijkt dat de sportdeelname onder de volwassen bevolking de afgelopen decennia behoorlijk is gestegen, waarbij vooral de leeftijdsgroep 50-64 jaar een behoorlijke inhaalslag heeft gemaakt.

Samengevat blijkt uit de beschikbare bronnen dat het aantal volwassen Nederlanders dat de normen voor gezond bewegen haalt geleidelijk toeneemt. Hierbij moet wel worden opgemerkt dat het zelfgerapporteerde data betreft en dat meer 'objectieve' data over het beweeggedrag van volwassen Nederlanders ontbreken.

Bronnen voor alledaagse beweging

Hoewel bewegen in de praktijk vaak synoniem wordt gesteld aan sporten, blijkt sporten een relatief beperkte bron van alledaagse beweging. Figuur 6.4 laat zien dat werk/school, inclusief het woon-werk/schoolverkeer, en huishoudelijk werk de grootste bronnen van alledaagse beweging zijn. Sporten levert 'slechts' 12 procent van de alledaagse beweging bij volwassen Nederlanders.

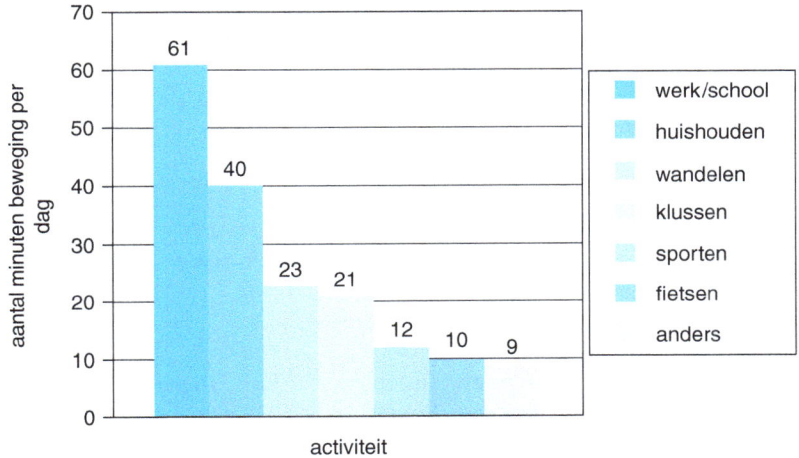

Figuur 6.4
Aandeel (in percentages) van de diverse typen beweging in de totale hoeveelheid dagelijkse beweging van de Nederlandse bevolking. Bron: TNO-monitor Bewegen en gezondheid 2000-2005 (Hildebrandt e.a., 2007).

De grote bijdrage van het werk aan de hoeveelheid alledaagse beweging moet wel genuanceerd worden: er bestaan grote verschillen tussen bedrijfstakken, zoals figuur 6.5 laat zien. In sectoren met veel zittend werk, zoals administratie en beleid, is het percentage werknemers dat de NNGB haalt relatief laag. Vergeleken met een groep waarvan logisch is dat deze relatief minder beweegt, de groep ouderen boven de 75, blijken werknemers in sommige branches gemiddeld nog lager te scoren. Dit komt doordat deze werknemers er niet in slagen de bewegingsarmoede overdag te compenseren met meer beweging in de vrije tijd.

Kosten van onvoldoende beweging

In 2004 zijn de kosten berekend van de gezondheidszorg als gevolg van een inactieve leefstijl, dat wil zeggen het niet-voldoen aan de NNGB. Deze kosten werden geschat op minimaal 744 miljoen euro, ongeveer 2 procent van de totale gezondheidszorgkosten in Nederland. Daarnaast bleek ongeveer de

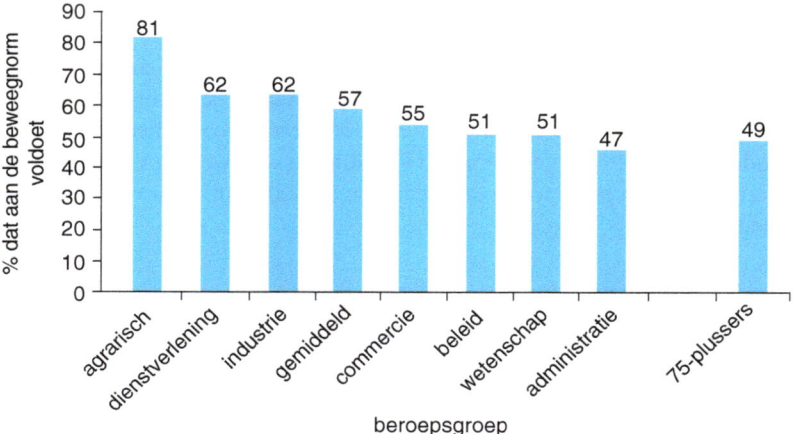

Figuur 6.5
Percentage werknemers dat de Nederlandse Norm Gezond Bewegen haalt naar branche en het percentage 75-plussers dat deze norm haalt. Bron: TNO-monitor Bewegen en gezondheid 2000-2005 (Hildebrandt e.a., 2007).

helft van de sportblessures (52 procent) toe te schrijven aan personen die niet aan de NNGB voldeden. Personen die wel aan de NNGB voldeden bleken 6,8 miljoen euro minder kosten aan huisarts- en fysiotherapieconsulten wegens sportblessures te hebben dan personen die niet aan de NNGB voldeden. Een toename van het aantal Nederlanders dat aan de NNGB voldoet van 10 procent in tien jaar zou op basis van deze gegevens over deze periode een besparing opleveren van meer dan 100 miljoen euro aan gezondheidszorgkosten.

Relevantie voor huisarts

– Wees bedacht op bewegingsarmoede bij met name jongvolwassenen en werknemers met zittend werk, chronisch zieken en mensen met overgewicht.
– Sport levert slechts een kleine bijdrage aan de alledaagse beweging; betrek daarom bij adviezen om meer te gaan bewegen ook de grotere bronnen van alledaagse beweging (werk/school en huishouden, fietsen en wandelen);
– Sportblessures treden in meerderheid op bij mensen die onvoldoende bewegen. Informeer bij een sportblessure dus naar het alledaagse beweegpatroon en geef aandacht aan starters en/of onregelmatige sporters die een groter risico lopen op blessures.

3 Beweeggedrag van volwassen Nederlanders

De meeste Nederlanders (96 procent) weten dat voldoende bewegen van belang is voor hun gezondheid. Ook hebben zij in meerderheid een goed beeld van de hoeveelheid beweging die per dag wenselijk is: 93 procent zegt dat dit ten minste 30 minuten moet zijn, 56 procent denkt zelfs dat 60 minuten per dag of meer gewenst is. Bij de inactieven is dit percentage nog steeds substantieel: 47 procent.

In 2005 was 65,5 procent van de volwassen Nederlanders van mening zelf voldoende te bewegen. Echter, een deel van deze groep bleek in werkelijkheid niet aan de beweegnorm te voldoen. Dit gold ook voor degenen die de beweegnorm kenden. Kennis over de beweegnorm leidt dus niet automatisch tot een juiste taxatie van het eigen beweeggedrag.

Plannen om meer te gaan bewegen heeft 46 procent van de Nederlanders. Vooral personen die van zichzelf weten dat ze onvoldoende bewegen, hebben veel vaker plannen om meer te gaan bewegen dan mensen die zich daar niet van bewust zijn (82 versus 41 procent).

Gevraagd naar de activiteiten die men zou willen ondernemen om meer te bewegen, blijken met name fietsen, lopen, huishoudelijke klussen en recreatief sporten genoemd te worden. Tijd voor meer bewegen wordt vooral gevonden door minder tv te gaan kijken en minder te gaan computeren.

Belemmerende en bevorderende factoren voor meer bewegen

De meeste volwassen Nederlanders willen wel meer bewegen, maar ondervinden belemmeringen bij het tot uitvoer brengen van hun plannen. Tabel 6.1 geeft een overzicht van veelgenoemde belemmeringen (Hildebrandt e.a., 2007).

Tijdgebrek, geen zin, lichamelijk niet in staat en drukke werkzaamheden blijken de voornaamste redenen te zijn om niet voldoende te bewegen. Daarnaast is het opvallend dat bijna een vijfde van de Nederlanders die te weinig bewegen, zegt hier lichamelijk niet toe in staat te zijn. Ook een vijfde deel zegt geen zin te hebben in bewegen.

De belangrijkste stimulerende factoren om meer te gaan bewegen en sporten zijn (Jans e.a., 2007):
- informatie over mogelijkheden om meer te bewegen (passend bij wensen en gezondheid);
- medisch advies over geschikte beweegmogelijkheden;
- hulp bij het leren inpassen van meer beweging in dagelijkse activiteiten;
- steun van mensen in de omgeving;
- maatje(s) om samen mee te wandelen of fietsen;
- kennismakingsprogramma met diverse sporten om te ervaren wat leuk is;
- goedkopere sportmogelijkheden;
- sportmogelijkheden dicht bij huis;
- betere begeleiding bij het sporten.

Tabel 6.1	Redenen om niet voldoende te bewegen in percentage van het aantal volwassen Nederlanders dat naar de eigen mening onvoldoende beweegt. Bron: TNO-monitor Bewegen en gezondheid 2005 (Hildebrandt e.a., 2007).
reden	%
tijdgebrek	34,5
kosten	1,2
lichamelijk niet in staat	17,3
drukke werkzaamheden	13,1
andere verplichtingen	3,7
geen zin	20,6
anders	20,3

Fasen van gedragsverandering

Een goed houvast bij het adviseren van personen is het zogenoemde transtheoretische model (Prochaska & DiClemente, 1984). Dit model gaat ervan uit dat iemand een aantal fasen doorloopt als hij overgaat tot een ander, nieuw gedragspatroon. Het is belangrijk om bij adviesgesprekken te weten in welke fase iemand verkeert, zodat het advies zo goed mogelijk op deze fase gericht kan worden en de overgang naar een volgende fase wordt gestimuleerd. Er zijn zes fasen te onderscheiden, die in tabel 6.2 worden beschreven.

Meer dan een kwart van de volwassen bevolking verkeert in de 'precontemplatiefase' en is zich niet of nauwelijks bewust van de noodzaak om meer te gaan bewegen. Deze personen moeten vooral informatie krijgen over de gezondheidswaarde van bewegen. Vooral in deze groep kan het nuttig zijn te benadrukken dat bewegen niet automatisch sporten betekent en dat wandelen in de natuur of fietsen naar het werk ook heel goede manieren zijn om voldoende alledaagse beweging te krijgen.

Bijna een kwart van de bevolking is zich wel bewust van het belang van bewegen en heeft plannen om meer te gaan bewegen, maar komt er toch niet toe deze plannen in daden om te zetten. Deze personen moeten dus vooral gestimuleerd worden de belemmeringen weg te ruimen om meer te gaan bewegen.

Bij personen die al actief zijn, is het zaak dat gedrag te ondersteunen en te voorkomen dat ze in het oude, ongezonde gedrag terugvallen.

Tabel 6.2	Indeling van de volwassen bevolking naar fase van gedragsverandering (bron: Urlings e.a., 2000).	
gedragsfase	*beschrijving*	*%*
precontemplator	niet actief en niet van plan actief te worden	27
contemplator	niet actief maar met de intentie om actief te worden	14
preparator	niet actief, maar vastbesloten volgende maand actief te worden	10
actor	actief, maar pas sinds zes maanden	5
maintainer	actief, al langer dan zes maanden	38
relaps	laatste maanden minder actief	11

Relevantie voor huisarts

- De meeste patiënten zijn zich bewust van de gezondheidswaarde van sport en de hoeveelheid alledaagse beweging die nodig is.
- Veel patiënten denken voldoende te bewegen, terwijl dit in werkelijkheid niet zo is.
- Veel patiënten hebben plannen maar zien geen kans deze om te zetten in daden.
- Veel patiënten die onvoldoende bewegen, denken daartoe lichamelijk niet in staat te zijn of vinden sporten niet leuk.
- Patiënten hebben behoefte aan informatie en medische adviezen over geschikte beweegmogelijkheden.
- Vraag altijd de patiënt zelf welke beweegvormen hij/zij aantrekkelijk vindt; het advies om naar een sportschool c.q. fitnessaanbieder te gaan zal slechts bij een beperkt deel van uw patiënten aanslaan.

4 Bewegen in het bedrijf

Een groot deel van de volwassen Nederlandse bevolking besteedt het grootste deel van de beschikbare tijd aan werk. Zoals al eerder gesteld, is werk dan ook de grootste bron voor alledaagse beweging. Werk wordt echter in veel – maar niet alle – branches steeds bewegingsarmer door toenemende automatisering en informatisering. Daardoor halen werknemers die in dergelijke branches werkzaam zijn relatief vaak de normen voor gezond bewegen niet. Toch is juist het werk een aantrekkelijke setting voor bewegingsstimulering: werk biedt mogelijkheden voor alledaagse en dus structurele beweging en kent een belangrijke sleutelfiguur die dit kan ondersteunen: de werkgever. Lag het accent bij werkgevers in de afgelopen jaren vooral op terugdringing van het ziekteverzuim, momenteel is een groeiende trend te signaleren dat werkgevers de aandacht verleggen naar de circa 95 procent werknemers die aan het werk zijn, met als doel deze groep vooral aan het werk te houden. Werkgever en werknemer krijgen hierin een gezamenlijk belang: de zorg voor een goede gezondheid is immers niet alleen voor de werknemer van belang. Ook de werkgever heeft een belang bij het bevorderen van de inzetbaarheid van zijn (langzaam vergrijzende) personeelsbestand. Enerzijds blijft de productiviteit erdoor op peil en anderzijds kan hij zijn werknemers winnen en binden aan zijn bedrijf en daarmee het verloop beperken. Het is dan ook niet verwonderlijk dat 75 procent van de werkgevers aangeeft bewegingsstimulering op het werk belangrijk te vinden (Verheijden e.a., 2006). Dat resulteert overigens niet per definitie in een actief bedrijfsbeleid op dit gebied, zoals verderop duidelijk zal worden.

Vormen van bewegingsstimulering rond het werk

In 2006 organiseerde 32 procent van de bedrijven met vijftig werknemers of meer sport- en beweegactiviteiten (Simons e.a., 2007). De populairste activiteiten op het gebied van bewegen waren een bijdrage in de kosten van fitness en het zelf organiseren van fitness- of sportevenementen.

Naast deze georganiseerde activiteiten buiten het werk, biedt het werk zelf ook mogelijkheden voor structurele beweegactiviteiten. De bekendste daarvan zijn fietsen naar het werk en lunchwandelen. Door dit dagelijks te doen, haalt de werknemer als het ware ongemerkt de NNGB, zonder dat dit extra tijd kost. Voorwaarde is wel dat in een behoorlijk tempo gewandeld of gefietst wordt om het vereiste minimum aan MET's te kunnen halen (zie paragraaf 1).

Bewegingsstimulering is voor de werkgever een aantrekkelijke manier om de gezondheid van zijn werknemers te bevorderen omdat het gewaardeerd wordt en omdat het algauw rendement oplevert, vooral omdat sportende werknemers minder verzuimen.

Relevantie voor huisarts

– Adviseer uw werkende patiënt met weinig tijd om voldoende te bewegen, om te gaan fietsen naar het werk, te gaan wandelen tijdens de lunch of anderszins beweegactiviteiten te koppelen aan het werk; dit bevordert het beklijven van de activiteiten.

5 Succesvolle interventiemogelijkheden

Het aanbod aan beweegmogelijkheden is groot en divers. De overheid heeft een Nationaal Actieplan Sport en Bewegen (NASB) opgesteld dat in de periode 2007-2010 wordt uitgerold en waarbij bewegen in diverse settings en doelgroepen gericht gestimuleerd gaat worden. Dit actieplan wordt ondersteund door een landelijke campagne '30minutenbewegen.nl'. Deze campagne richt zich binnen de volwassen bevolking vooral op werknemers en chronisch zieken.

Typen beweegmogelijkheden

Het is van belang bij beweegmogelijkheden onderscheid te maken tussen dagelijkse beweegmogelijkheden, regelmatig terugkerende mogelijkheden, counseling/coaching en het veranderen van de omgeving om het bewegen te bevorderen.

Dagelijkse beweegmogelijkheden zijn in principe het aantrekkelijkst in het licht van de NNGB, die de nadruk legt op het dagelijks behalen van een minimale hoeveelheid beweging. In dat licht zijn aan het dagelijks werk verbonden activiteiten zoals lunchwandelen, fietsen naar het werk of het uitlaten van de hond interessant, omdat zij structureel ingebed kunnen worden in het dagelijkse activiteitenpatroon. Ze zijn bovendien laagdrempelig en door vrijwel iedereen uitvoerbaar.

Voorbeelden van regelmatig terugkerende beweegmogelijkheden zijn sporten en fitness. Deze vormen hebben het voordeel dat ze meestal intensiever zijn dan de eerdergenoemde dagelijks terugkerende beweegvormen, maar hebben het nadeel dat de frequentie ervan vaak tegenvalt. Zo is bekend dat de gemiddelde deelnamefrequentie van bedrijfsfitness lager dan eenmaal per week ligt (Urlings e.a., 2002), zodat deze bewegingsvormen meestal slechts beperkt bijdragen aan het halen van de beweegnormen.

Een heel andere vorm van bewegingsstimulering is individuele advisering en coaching. In feite heeft deze ten doel mensen te verleiden tot regelmatig of (bij voorkeur) dagelijks bewegen. De interventie bestaat uit adviesgesprekken, waarin het individu adviezen krijgt die zijn toegespitst op de situatie waarin hij of zij verkeert. Het eerder besproken transtheoretische model (zie paragraaf 2) is hierbij vaak het achterliggende denkconcept. Voor de huisarts is dit model geoperationaliseerd in de PACE-aanpak (zie kader).

De PACE-aanpak: effectieve advisering door de huisarts

Uit recent Nederlands onderzoek blijkt dat een simpele, voor huisartsen goed te hanteren adviesmethodiek effectief is om patiënten meer te laten bewegen en ook te laten afvallen. Het gaat om PACE (Physician-based Assessment and Counseling for Exercise). Dit is een kant-en-klaar programma waarmee de huisarts patiënten in korte tijd een op maat gesneden beweegadvies kan geven.

In het onderzoek zijn de effectiviteit en haalbaarheid onderzocht van door de huisarts verstrekte PACE-adviezen aan patiënten met een verhoogd risico op hart- en vaatziekten. De combinatie van beweegadvies en bepaling van (in)activiteit en lichaamssamenstelling had een verandering in beweeggedrag van patiënten tot gevolg: na een jaar was de totale onderzoeksgroep meer gaan bewegen (gemiddeld 61 minuten) en ook wat afgevallen (gemiddeld 0,5 kilogram). Het PACE-advies bleek echter niet effectiever dan een standaardadvies. Het voordeel van PACE schuilt vooral in het gebruikersgemak. Huisartsen kunnen het zo uit de la halen en het geeft hun een handvat om effectief te adviseren (Van Sluijs e.a., 2004).

Bewegen op recept (BOR): gerichte verwijzing van patiënten naar beweeg- en sportaanbod

In een pilotproject in Den Haag konden huisartsen aan patiënten met recidiverende vage lichamelijke klachten die meer zouden moeten bewegen, een recept 'meer bewegen' voorschrijven. Hiermee kon de patiënt (met een eigen bijdrage van slechts 40 euro) vervolgens twintig weken één keer per week onder deskundige begeleiding sporten. Na afloop bleken de deelnemers meer te bewegen dan voorheen. De huisarts bleek op deze manier een belangrijke rol te kunnen spelen bij het over de streep te trekken van groepen patiënten die normaal niet geneigd zijn om meer te gaan bewegen (zie www.bewegenoprecept.nl).

Een laatste vorm van interventie betreft veranderingen in de omgeving die het individu verleiden of zelfs dwingen meer te gaan bewegen. Een aantrekkelijk trappenhuis dat trapgebruik stimuleert in plaats van de lift of roltrap is hiervan een eenvoudig voorbeeld. Een drastischer (planologische) ingreep is bijvoorbeeld het vervangen van parkeerplaatsen bij individuele bedrijven door een centrale parkeergelegenheid die werknemers dwingt een wandeling te maken om het eigen bedrijf te bereiken. Ook het langzamer afstellen van roltrappen en liften kan ertoe leiden dat mensen vaker de trap nemen om sneller (!) ter plaatse te zijn. In bedrijven kan een herontwerp van werkplekken en/of werkorganisatie tot meer lichaamsbeweging van de betrokken werknemers leiden. In buurten is het aanleggen en/of beter toegankelijk maken van allerlei voorzieningen een aantrekkelijke mogelijkheid om bewegen te stimuleren.

Succesvolle interventies

RIVM en TNO hebben ter voorbereiding van het Nationaal Actieplan Sport en Bewegen een analyse gemaakt van beschikbare succesvolle interventies voor volwassenen. Daarbij is onderscheid gemaakt in drie typen interventies:
– interventies gericht op informatievoorziening;
– interventies in de vorm van beweegprogramma's;
– interventies gericht op omgeving en beleid.

Tabel 6.3 geeft hiervan de resultaten.

Tabel 6.3 Effectiviteit van verschillende typen interventies om meer bewegen te stimuleren. Bron: Wendel-Vos e.a., 2005

type interventie	voorbeeld	effectiviteit
informatie		
massamediale campagnes	www.30minutenbewegen.nl	ondersteunend
keuzemomenten	poster om trapgebruik te stimuleren bij keuze trap/lift	ten minste korte-termijneffect
informatie over gezondheid	folders over gezondheidswaarde van bewegen	ondersteunend
beweegprogramma's		
individugericht, 'op maat'	advisering door huisarts volgens PACE-model, sommige bedrijfsbewegingsprogramma's	duurzaam effect
groepsgerichte programma's	lunchwandelen, sommige bedrijfsbewegingsprogramma's	ten minste korte-termijneffect
omgeving en beleid		
lopen/fietsen naar het werk	stimuleren fietsgebruik in woon-werkverkeer	veelbelovend
verbetering toegankelijkheid voorzieningen	sportaccommodatie op bedrijventerrein	veelbelovend
verbeteren infrastructuur	voldoende en veilige fietspaden, voorzieningen op loop/fietsafstand van woning/werk	veelbelovend
community-benadering	mix van bovenstaande interventies in bepaalde setting en/of doelgroep	duurzaam effect

Uit tabel 6.3 blijkt dat er voldoende veelbelovende dan wel gebleken effectieve interventietypen beschikbaar zijn voor de volwassen bevolking.

Effectieve interventies die ook structureel in het alledaagse leefpatroon zijn in te bedden, zijn lunchwandelen en fietsen naar het werk. Daarnaast blijkt zowel individuele advisering als een community-benadering effectief om mensen tot meer bewegen te stimuleren. Ook veranderingen in de omgeving zijn veelbelovend, omdat ze drempelverlagend kunnen werken of bepaald gedrag simpelweg afdwingen.

Voor de huisarts is de PACE-methode aantrekkelijk, omdat zij speciaal voor de praktijk is ontwikkeld en effectief is gebleken (zie kader). Een recent ontwikkelde methodiek 'Bewegen op recept' (zie kader) lijkt eveneens veelbelovend om gericht in te zetten voor risicogroepen (zie ook paragraaf 1).

Campagne '30 minuten bewegen' en Nationaal Actieplan Sport en Bewegen

De campagne '30 minuten bewegen' (2007-2010) richt zich op alle Nederlanders met de boodschap om meer te (gaan) bewegen. Het Nederlands Instituut voor Sport en Bewegen (NISB) voert de beweegcampagne uit in opdracht van het ministerie van VWS. De campagne 30 minuten bewegen moet veel mensen de komende jaren bewust maken van het bestaan van een beweegnorm en richt zich op vier doelgroepen: jeugdigen, ouderen, chronisch zieken en werkenden. De campagne is onderdeel van het Nationaal Actieplan Sport en Bewegen (NASB) dat zich richt op vijf settings: wijk, school, werk, zorg en sport (Ministerie van VWS, 2005). Doel daarvan is het aantal Nederlanders dat aan de vigerende normen voor voldoende beweging voldoet te vergroten en het aantal Nederlanders dat niet aan deze normen voldoet te verminderen. In de setting zorg worden onder andere in (eerstelijns) gezondheidscentra kleinschalige proefprojecten uitgevoerd. Zij ontwikkelen methodieken om mensen met een chronische aandoening of een handicap (toch) te laten sporten en bewegen. Efficiënt doorverwijzen naar aangepaste en begeleide vormen van sport en bewegen vormen hier de insteek.

Relevantie voor de huisarts

- Er is een scala van veelbelovende en/of effectieve interventiemogelijkheden beschikbaar. Belangrijk is de integratie van bewegen in het dagelijks leven.
- Voor de huisartspraktijk is vooral de PACE-aanpak een bewezen effectieve manier om patiënten die onvoldoende bewegen op een simpele en weinig tijdrovende manier te adviseren.
- Ook 'Bewegen op recept' geeft de huisarts een interventiemethodiek in handen die succesvol kan zijn. Algemene ondersteuning en informatie van belang voor de huisartspraktijk zijn te vinden op de site '30minutenbewegen.nl'.

Referenties

Breedveld K, Tiessen-Raaphorst A, (red). Rapportage Sport 2006. Den Haag: Sociaal en Cultureel Planbureau, 2006.

Haskell WL, Lee IM, Pate RR, et al. Physical activity and public health. Updated recommendation for adults from the American College of Sports Medicine and the American Heart Association. Circulation 2007;116(9):1081-96.

Hildebrandt VH, Ooijendijk WTM, Hopman-Rock M, (red). Trendrapport Bewegen en Gezondheid 2004-2005. Leiden: TNO, 2007.

Jans MP, Hildebrandt VH, Hendriksen IJM, Ooijendijk WTM, Niekerk S. Gering bewustzijn van ongezond beweeggedrag en overgewicht. In: Hildebrandt VH, Ooijendijk WTM, Stiggelbout M, Hopman-Rock M, (red). Trendrapport Bewegen en Gezondheid 2002/2003. Hoofddorp: TNO, 2004. pp. 97-116.

Jans MP, Kraker H de, Hildebrandt VH. Mensen die te weinig bewegen of te dik zijn denken met persoonlijk advies en 'beweegmaatje' meer in beweging te komen. Resultaten Nationale Gezondheidstest 2004. TSG 2007;85:156-63.

Kesaniemi YK, Danforth E, Jensen MD, et al. Dose-response issues concerning physical activity and health: An evidenced-based symposium. Med Sci Sports Exerc 2001;33(06): 351-58.

Ooijendijk WTM, Hildebrandt H, Stiggelbout M, (red). Trendrapport Bewegen en Gezondheid 2000/2001. Hoofddorp/Leiden: TNO, 2002.

Prochaska J, DiClemente C. The transtheoretical approach: Crossing traditional boundaries of therapy. Homewood, Ill.: Dow Jones-Irwin, 1984.

Proper KI, Chorus AMJ, Hildebrandt VH. De gezondheidszorgkosten in Nederland als gevolg van onvoldoende lichamelijk activiteit en sportblessures. In: Hildebrandt VH, Ooijendijk WTM, Stiggelbout M, Hopman-Rock M, (red). Trendrapport Bewegen en Gezondheid 2002/2003 Hoofddorp: TNO, 2004. pp. 117-30.

Sluijs EMF van, Poppel MNM van, Mechelen W van. Stage-based lifestyle interventions in primary care: are they effective? Am J Prevent Med 2004;26(4):330-42.

Tiessen-Raaphorst A, Ingen E van, Breedveld K. Tijd voor sport en bewegen. In: Hildebrandt VH, Ooijendijk WTM, Hopman-Rock M, (red). Trendrapport Bewegen en gezondheid 2004-2005. Leiden: TNO, 2007. pp. 53-66.

Urlings I, Hildebrandt VH, Rooy K van, Vroome E de. Bedrijfsfitness een blijvertje? Wie eenmaal stopt met trainen, pakt moeilijk de draad weer op. Arbeidsomstandigheden 2002;78(2):36-39.

Urlings I, Proper K, Hildebrandt VH. Werk(druk) stimuleert én belemmert Nederlander in beweging. Arbeidsomstandigheden 2000;76:39-43.

US Department of Health and Human Services. Physical activity and health: a report of the Surgeon General. Atlanta: US Department of Health and Human Services, Centers for Disease Control and Prevention, 1996.

Verheijden MW, Hildebrandt VH. We willen zo graag, maar doen zo weinig: bewegingsactiviteiten in bedrijven nemen niet toe. Arbo2005;3(2):44-47.

Wendel-Vos GCW, Frenken F, Schuit AJ. Het beweeggedrag in Nederland 2001-2006. In: Hildebrandt VH, Ooijendijk WTM, Hopman-Rock M, (red). Trendrapport Bewegen en Gezondheid 2004-2005. Leiden: TNO, 2007. pp. 37-52.

Wendel-Vos GCW, Ooijendijk WTM, Baal PHM van, Storm I, Vijgen SMC, Jans M, et al. Kosteneffectiviteit en gezondheidswinst van behalen beleidsdoelen bewegen en overgewicht: onderbouwing Nationaal Actieplan Sport en Bewegen. Bilthoven: RIVM, 2005. Report 260701001.

Leesadvies

Hildebrandt VH, Ooijendijk WTM, Hopman-Rock M, (red). Trendrapport Bewegen en Gezondheid 2004-2005. Leiden: TNO, 2007.

Jans MP, Kraker H de, Hildebrandt VH. Mensen die te weinig bewegen of te dik zijn denken met persoonlijk advies en 'beweegmaatje' meer in beweging te komen. Resultaten Nationale Gezondheidstest 2004. TSG 2007;85:156-63.

Sluijs EMF van, Poppel MNM van, Mechelen W van. Stage-based lifestyle interventions in primary care: are they effective? Am J Prevent Med 2004;26(4):330-42.

Urlings I, Proper K, Hildebrandt VH. Werk(druk) stimuleert én belemmert Nederlander in beweging. Arbeidsomstandigheden 2000;76:39-43.

Websites

www.30minutenbewegen.nl
www.rivm.nl/vtv/
www.tijdsbesteding.nl
www.tno.nl/bewegen

7 Bewegen bij ouderen

Dr. M. Stevens

1 Inleiding

Door de vergrijzing zal het aantal ouderen (55-plussers) de komende decennia progressief stijgen. In 2003 was 14 procent van de bevolking 65 jaar of ouder, in 2040 zal dit percentage zijn hoogste punt bereiken en zijn toegenomen tot 23 procent. De schatting is dat het aandeel 55-plussers dan zal zijn toegenomen tot 35 procent van de totale bevolking. Deze toename is het gevolg van de zogenoemde dubbele vergrijzing. Het aantal ouderen neemt absoluut gezien toe en de ouderen worden gemiddeld steeds nog iets ouder. Als ouderen zo lang mogelijk zelfstandig kunnen blijven functioneren, heeft dat gunstige gevolgen. In de eerste plaats neemt de kwaliteit van leven van de ouderen toe. In de tweede plaats kunnen als gevolg van hun langer zelfstandig en onafhankelijk functioneren waarschijnlijk aanzienlijke kostenbesparingen in de gezondheidszorg worden gerealiseerd.

Het zelfstandig functioneren van ouderen wordt beïnvloed door de mate van fitheid en gezondheid. In figuur 7.1 zijn de wederzijdse relaties weergegeven tussen lichamelijke activiteit, prestatiegerelateerde fitheid en gezondheid (Toronto-model). Deze wederzijdse relaties zijn in een groot aantal studies aangetoond. Bij ouderen kan lichamelijke activiteit een bijdrage leveren aan het voorkómen van onder andere hart- en vaatziekten, hypertensie, colonkanker, obesitas, ouderdomsdiabetes (diabetes mellitus type 2), osteoporose en depressie. Aan de andere kant is lichamelijke inactiviteit een onafhankelijke risicofactor voor veel (chronische) aandoeningen, zoals coronaire hartziekten, ouderdomsdiabetes en osteoporose. Het relatieve risico van een lichamelijk inactieve leefstijl voor bijvoorbeeld hart- en vaatziekten is te vergelijken met het relatieve risico van andere schadelijke leefstijlfactoren zoals overgewicht en roken.

In het eerste deel van dit hoofdstuk wordt ingegaan op veroudering in relatie tot fitheid, gezondheid en lichamelijke activiteit. Daarna wordt de (Nederlandse) Norm Gezond Bewegen bekeken. Paragraaf 4 bespreekt de richtlijnen die specifiek voor ouderen gelden als het gaat om het beïnvloeden van gezondheid en fitheid en de mate waarin ouderen daaraan voldoen. Ten

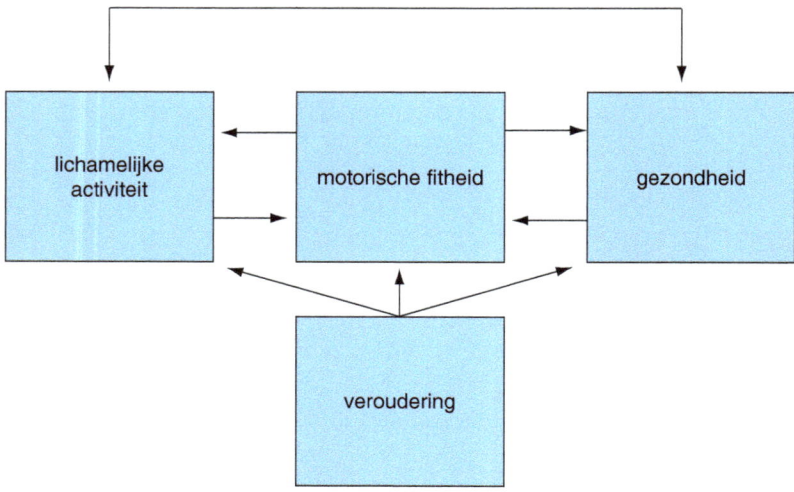

Figuur 7.1
Het Toronto-model: de wederzijdse relaties tussen lichamelijke activiteit, fitheid en gezondheid.

slotte wordt de relatie tussen lichamelijke inactiviteit en overgewicht besproken. In het tweede deel komen sportieve activiteiten voor ouderen aan bod en de veranderingen in motorische kenmerken ten gevolge van veroudering en het effect van chronische en degeneratieve aandoeningen in relatie tot sportieve activiteiten.

2   Veroudering in relatie tot lichamelijke activiteit, fitheid en gezondheid

Het zelfstandig functioneren van ouderen wordt beïnvloed door de mate van gezondheid en fitheid. Veroudering gaat gepaard met teruggang in fitheid. Deze teruggang berust deels op veroudering als zodanig, deels op een levenspatroon dat gekenmerkt wordt door minder veelzijdige en minder intensieve lichamelijke activiteiten, en deels op een progressief toenemende kans op degeneratieve aandoeningen, de zogenoemde ouderdomsziekten. Ook de teruggang in gezondheid op zich beperkt de mate van lichamelijke activiteit. Men gaat uit van de veronderstelling dat ouderen door het stimuleren van lichamelijke activiteiten langer fit blijven. Lichamelijke activiteiten dragen bij tot een groter lichamelijk prestatievermogen. Dit kan ertoe leiden dat ouderen langer zelfstandig en onafhankelijk blijven.

Het begrip fitheid kan zowel gehanteerd worden in relatie tot gezondheid (gezondheidsgerelateerde fitheid) als in relatie tot het leveren van prestaties (prestatiegerelateerde fitheid). Prestatiegerelateerde fitheid is de mate waarin ouderen over motorische eigenschappen beschikken die nodig zijn bij het uitvoeren en volhouden van (Instrumentele) Activiteiten van het Dagelijks Leven ((I)ADL). ADL zijn activiteiten die aan de basis staan van het dagelijks functioneren, zoals aan- en uitkleden, wassen, overeind komen uit een stoel, zich verplaatsen (over een korte afstand) en eten en drinken. IADL zijn activiteiten die complexer zijn dan ADL en die worden uitgevoerd in relatie tot de omgeving, zoals boodschappen doen, tuinieren, wandelen, fietsen en gebruikmaken van het openbaar vervoer. Ouder worden gaat gepaard met een teruggang in prestatiegerelateerde fitheid. Er wordt verondersteld dat in een populatie lichamelijk actieve, gezonde mensen de teruggang in prestatiegerelateerde fitheid met de leeftijd minder snel verloopt dan in een doorsnee populatie, doordat het secundaire verouderingsproces wordt vertraagd. In zo'n populatie beschikken ouderen over een grotere fitheidreserve ten opzichte van de minimale prestatiegerelateerde fitheid die nodig is voor het uitvoeren en volhouden van (I)ADL en zij zijn dus langer in staat om zelfstandig te functioneren. Het verbeteren, onderhouden dan wel het vertragen van de afname van prestatiegerelateerde fitheid bij het ouder worden kan een aanzienlijke winst opleveren, niet in levensduur maar in levenskwaliteit.

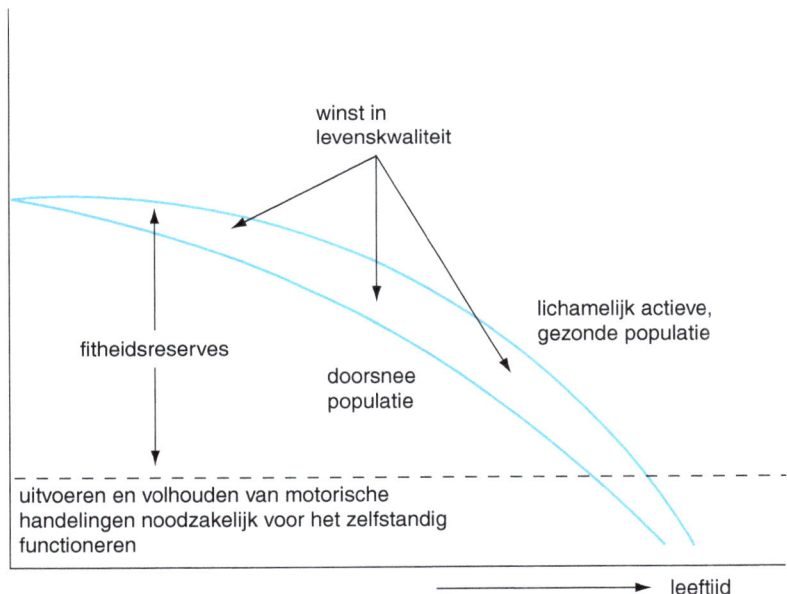

Figuur 7.2
Het theoretische verloop van prestatiegerelateerde fitheid bij veroudering in een doorsnee populatie en in een populatie lichamelijk actieve, gezonde mensen.

3   Richtlijnen

Nederlandse Norm Gezond Bewegen

De huidige nationale en internationale richtlijn met betrekking tot de minimale hoeveelheid lichaamsbeweging voor het onderhouden en bevorderen van de gezondheid luidt als volgt: Iedere volwassene (inclusief 55-plussers) dient in totaal minimaal dertig minuten middelzwaar lichamelijk actief te zijn op vijf dagen van de week, of in totaal minimaal twintig minuten zwaar lichamelijk actief op minimaal drie dagen van de week.

Voor het onderhouden en bevorderen van de gezondheid wordt geadviseerd om ten minste 200 kilocalorieën per dag te verbranden boven het energieverbruik in een rustsituatie. Globaal genomen wordt in de internationale norm en de daarop gebaseerde Nederlandse Norm Gezond Bewegen uitgegaan van een extra energieverbruik van circa 1000 kilocalorieën per week. De norm is een aanbeveling ten aanzien van de minimale hoeveelheid lichaamsbeweging. Extra lichaamsbeweging heeft – tot een bepaald niveau – extra gezondheidswinst tot gevolg. Bovendien is de norm gericht op het behalen van gezondheidswinst en niet op het bevorderen van de prestatiegerelateerde fitheid.

Richtlijn voor ouderen (55-plussers)

De Nederlandse Norm Gezond Bewegen geldt in principe ook voor ouderen. Bij ouderen speelt de overweging mee dat beweging niet alleen een positief effect heeft op gezondheid maar ook op de prestatiegerelateerde fitheid.

Daarom moeten lichamelijke activiteiten voor ouderen zich niet alleen richten op behoud of verbetering van de gezondheid, maar ook op het onderhouden of verbeteren van aspecten van de prestatiegerelateerde fitheid: uithoudingsvermogen, kracht, snelheid, coördinatie (balans) en lenigheid, waarmee (I)ADL-activiteiten zelfstandig kunnen worden uitgevoerd. Deze aanvullende richtlijnen geven aan dat als het niet alleen gaat om het onderhouden en bevorderen van gezondheid maar ook om het in stand houden of verbeteren van de prestatiegerelateerde fitheid en vaardigheid om (I)ADL-activiteiten te kunnen uitvoeren, ouderen lichamelijk activiteiten dienen te ontpooien met een langere tijdsduur en hogere intensiteit in vergelijking met de richtlijnen in het kader van het onderhouden en bevorderen van de gezondheid.

Aanbeveling voor behoud van en/of bevordering van de gezondheid

Voor het onderhouden en bevorderen van de gezondheid dient iedere senior (55-plusser) bij elkaar genomen dertig minuten of langer matig intensief lichamelijk actief te zijn op minimaal vijf dagen van de week of in totaal minimaal twintig minuten zwaar lichamelijk actief op minimaal drie dagen van de week.

Aanvullend geldt dat:

- de norm ook gehaald kan worden door matig intensieve lichamelijke activiteiten te combineren met zware lichamelijke activiteiten;
- het bevorderen van gezondheid kan worden bereikt door lichamelijke activiteiten langer en/of vaker uit te voeren, dan wel de intensiteit daarvan te verhogen;
- het voor lichamelijk inactieve ouderen die lichamelijk actief willen worden raadzaam is om de duur en frequentie van de activiteiten op te bouwen en te beginnen met korte tijdsintervallen (5-10 minuten);
- het integreren van lichamelijke activiteiten in de leefstijl de beste garantie biedt op het onderhouden en bevorderen van de gezondheid.

Aanbeveling voor behoud en/of bevordering van prestatiegerelateerde fitheid

Het in stand houden of verbeteren van de prestatiegerelateerde fitheid en vaardigheid om (I)ADL-activiteiten zelfstandig te kunnen uitvoeren, vraagt om activiteiten met een langere tijdsduur en hogere intensiteit dan noodzakelijk ter bevordering van alleen de gezondheid.

Aanbevolen wordt:
- om minimaal twee keer per week kracht te trainen met behulp van de belangrijkste lichaamsspieren, om zo kracht en uithoudingsvermogen te behouden en te verbeteren;
- om minimaal twee keer per week gedurende tien minuten lenigheid te trainen;
- dat ouderen met een verhoogd valrisico oefeningen doen om de balans te onderhouden of te verbeteren.
- om duursportactiviteiten te ontplooien waarmee kracht, lenigheid en coördinatie getraind kunnen worden.
- dat jongere ouderen (tot ongeveer 65 jaar) naast de al genoemde duursporten ook deelnemen aan fitness en dergelijke. Voor de oudere ouderen (75+) komen activiteiten in aanmerking die worden aangeboden in het kader van Meer Bewegen voor Ouderen (MBvO).

Individuele aanbeveling voor ouderen

De groep 55-plussers wordt gekenmerkt door een grote mate van heterogeniteit op het gebied van prestatiegerelateerde fitheid. Rekening moet worden gehouden met de heterogeniteit in fysiek prestatieniveau (uitgangsniveau), aanwezigheid van lichamelijke beperkingen, (co)morbiditeit en lichamelijk activiteitenpatroon. Daarom dient advisering over sportieve activiteiten voor ouderen bij voorkeur een individueel karakter te hebben. In principe gelden de aanbevelingen ook voor ouderen met gezondheidsproblemen (chronische en degeneratieve aandoeningen), mits zij, voordat ze lichamelijk actief worden, overleggen met hun huisarts of behandelend specialist.

Lichamelijke activiteit en inactiviteit

Bijna 70 procent van de 55- tot 75-jarige Nederlanders voldoet aan de Nederlandse Norm Gezond Bewegen. Boven de 75 jaar neemt dit percentage af. Ter vergelijking voldoet ongeveer de helft (53 procent) van de bevolking tussen de 18 en 55 jaar aan de norm. Een hogere opleiding, een betere sociaaleconomische status en het mannelijke geslacht zijn positief geassocieerd met een lichamelijk actieve leefstijl.

Lichamelijke inactiviteit in relatie tot overgewicht

Gewichtsstijging ontstaat wanneer de energie-inname (via de voeding) groter is dan het energieverbruik (door lichamelijke activiteit). Een geringe energiedisbalans kan het lichaamsgewicht al behoorlijk veranderen. Lichamelijke inactiviteit is van invloed op overgewicht. Overgewicht en zeker ernstig overgewicht kan resulteren in tal van chronische aandoeningen, zoals hart- en vaatziekten en ouderdomsdiabetes. Ook hebben mensen met ernstig overgewicht vaker verschillende vormen van kanker en last van aandoeningen aan het bewegingsapparaat (bijvoorbeeld artrose) en de ademhalingsorganen.

In de afgelopen decennia is het percentage mensen met overgewicht in Nederland sterk toegenomen. Bij een body-mass index (BMI) van 25 of hoger is sprake van overgewicht, vanaf 30 van ernstig overgewicht (obesitas). In 2006 kampte 46 procent van de volwassenen met overgewicht. Bij één op de tien (11 procent) volwassenen kan gesteld worden dat er sprake is van ernstig overgewicht. Vooral het percentage mensen met ernstig overgewicht neemt tot 60 á 70 jaar sterk toe met de leeftijd; daarna neemt het weer af.

4   Sportieve activiteiten voor ouderen

In het tweede deel van dit hoofdstuk zal worden ingegaan op de veranderingen in motorische kenmerken als gevolg van veroudering en het effect van chronische en degeneratieve aandoeningen in relatie tot sportieve activiteiten.

Sportieve activiteiten in relatie tot veroudering en veranderingen in motorische kenmerken

De mens heeft de aanleg om veelzijdig te bewegen. Onder invloed van deze aanleg verandert gedurende het leven de motoriek. In de jeugd kan men veelzijdig leren bewegen. Jonge volwassenen kunnen aan wedstrijdsport doen. Tot 30 à 35 jaar is topsport mogelijk. Daarna gaat het prestatievermogen langzaam achteruit. Maar ook na de leeftijd van 30 à 35 jaar kunnen nog vele sportieve activiteiten op hoog niveau worden beoefend. Ouderen kunnen tot op zeer hoge leeftijd, weliswaar minder snel en krachtig, maar zeer veelzijdig en langdurig verschillende sportieve activiteiten uitvoeren.

Prestatiegerelateerde fitheid wordt bepaald door motorische eigenschappen (uithoudingsvermogen, kracht, snelheid, coördinatie en lenigheid), die voorwaarde zijn voor het uitvoeren van motorische handelingen (bijvoorbeeld gaan, lopen, zwemmen, sprinten, vangen, slaan, werpen). Die motorische handelingen vormen weer de basis voor het adequaat kunnen uitvoeren van motorisch gedrag, voornamelijk ADL- en sportieve activiteiten zoals voetbal, tennis, volleybal, enzovoort. Veranderingen gedurende het verouderingsproces kunnen op twee verschillende niveaus plaatsvinden: bij het toepassen van motorische eigenschappen in motorische handelingen en bij het toepassen van motorische handelingen in motorisch gedrag.

Na de leeftijd van 30 à 35 jaar nemen de mogelijkheden geleidelijk af om motorische eigenschappen te gebruiken in motorische handelingen. De veranderingen in de motoriek berusten op een geleidelijke afname van uithoudingsvermogen, kracht, snelheid, coördinatie en lenigheid. Kracht en snelheid laten eerder een afname zien dan uithoudingsvermogen, coördinatie en lenigheid. Vooral de combinatie van grote snelheid en veel kracht wordt bij ouderen beperkter. Sportieve activiteiten die weinig kracht en snelheid vergen en daardoor langdurig volgehouden kunnen worden, blijven het langst mogelijk.

Achteruitgang in prestatiegerelateerde fitheid kan worden tegengegaan door te blijven bewegen. Wat belast wordt, past zich aan. Door te belasten wat dreigt af te takelen, wordt de veroudering van deze fitheidskenmerken vertraagd. Door gerichte bewegingsprogramma's kan deze achteruitgang voor een deel worden afgeremd. Op den duur blijft de mogelijkheid over om 'rustige duursport' te beoefenen. Onder 'rustige duursport' kan worden verstaan: alle bewegingsactiviteiten, ook ingewikkelde zoals handvaardigheid, die met weinig kracht en snelheid, maar wel langdurig kunnen worden volgehouden.

Welke sportieve activiteiten zijn geschikt voor ouderen?

Veroudering is een proces dat doorgaans geleidelijk verloopt. Aan het ene uiteinde van een doorlopende reeks bevinden zich gezonde en motorisch fitte ouderen en aan de andere zijde ouderen met problemen. In dit geleidelijke verloop kunnen we een paar fasen onderscheiden.

In de eerste fase verdwijnen motorische handelingen die zeer intensieve, explosieve acties vereisen, een combinatie van kracht en snelheid, bijvoorbeeld sprinten en springen. Sprinten vereist een maximale inzet. Springen kan wel minder krachtig worden uitgevoerd, maar moet toch het hele lichaam kunnen verplaatsen. Dit geldt zowel voor sportief actieve als inactieve ouderen.

In de tweede fase kunnen motorische handelingen zoals lopen (= hardlopen), schoppen (bij voetbal), slaan (bijvoorbeeld bij tennis) en werpen, niet meer met hoge intensiteit worden uitgevoerd. Dit geldt voor alle ouderen, maar vooral voor sportief inactieven. Ouderen kunnen deze vaardigheden blijven beoefenen, maar met minder kracht en snelheid. Men kan bijvoorbeeld tot op hoge leeftijd blijven hardlopen, mits men dit al jaren doet.

Lopen is, anders dan wandelen, een sport met schokbelasting. Hiervoor moet regelmatig getraind worden, wil men de voor duurlopen benodigde conditie tot op hoge leeftijd behouden. Explosieve sporten als volleybal en tennis kunnen worden beoefend, als deze activiteiten technisch worden beheerst, maar net als bij hardlopen zal het gevaar van blessures aan het motorische apparaat aanwezig zijn. Spelsporten als voetbal, handbal, hockey en basketbal, die gekenmerkt worden door explosieve activiteiten en persoonlijk contact, kunnen beoefend worden als men ze vanaf de jeugd heeft uitgevoerd en regelmatig blijft trainen, of als aangepaste regels worden gehanteerd en gespeeld wordt met aangepast materiaal. Tennis en badminton zijn minder gevaarlijk door het ontbreken van persoonlijk contact tussen de spelers.

In de derde fase kunnen ouderen de bewegingsactiviteiten van Meer Bewegen voor Ouderen (MBvO) volgen. Deze ouderen vertonen ouderdomsmotoriek: er is een duidelijke afname in kracht en snelheid, bewegingen worden langzamer uitgevoerd, er zijn moeilijkheden met de coördinatie van dubbeltaken, er zijn vaak evenwichtsproblemen en bij snelle houdingswisselingen treedt vaak duizeligheid op. In deze fase kunnen ouderen de motorische handelingen uit de vorige fase alleen nog maar met weinig kracht en snelheid uitvoeren. Bij de meest geschikte activiteiten voor deze ouderen is geen sprake van explosieve bewegingen en ze kunnen geen botsingen of valpartijen opleveren. Bovendien kunnen ze matig intensief en lang achtereen worden uitgeoefend. Hiertoe behoren wandelen, *nordic walking*, zwemmen, roeien, fietsen, volksdansen en andere vormen van bewegen op muziek. Zeer geschikt is wandelen, omdat het alle eigenschappen heeft van een gezonde sport en bovendien overal en altijd zonder extra kosten kan worden beoefend. Bewegen op muziek (dansen) is zeer geschikt, omdat het hierbij gaat om eenvoudige motorische handelingen die heel lang vol te houden zijn met weinig kans op blessures.

In de laatste fase kunnen de motorische handelingen gaan (wandelen) en zwemmen tot op de hoge leeftijd worden beoefend. Deze vaardigheden kunnen met weinig uithoudingsvermogen, kracht, snelheid, coördinatie en lenigheid worden uitgevoerd.

Adviezen op grond van geschetste veranderingen

Op grond van de geschetste veranderingen wordt in tabel 7.1 aangegeven welke sporten geschikt zijn voor ouderen van verschillende leeftijd. Verder kunnen de hiernavolgende adviezen worden gegeven in het kader van sportieve activiteiten voor ouderen:

Bijven bewegen Achteruitgang in prestatiegerelateerde fitheid kan worden tegengegaan door te blijven bewegen.

Aandacht voor wat dreigt te verdwijnen Sportieve activiteiten moeten aandacht besteden aan dat wat dreigt te verdwijnen. Pianisten die tot op hoge leeftijd dagelijks blijven spelen, tonen op dit gebied vaak een jeugdiger motoriek dan bij hun andere vaardigheden.

Ervaringen uit de jeugd Ouderen moeten zo lang mogelijk doorgaan met de sporten die ze in hun jeugd hebben beoefend. Ouderen die vanaf hun jeugd een bepaalde tak van sport hebben beoefend, de techniek daarvan onder de knie hebben en er ook een speciale conditie voor bezitten, onderhouden talloze vaardigheden met een geringe kans op blessures. Ze kunnen ermee doorgaan tot ze zelf tot de conclusie komen dat het niet meer gaat.

Plezier Ouderen moeten deelnemen aan die sportieve activiteiten die ze als plezierig ervaren en waarvan ze het gevoel hebben ze in een bepaalde mate te beheersen. Eigen effectiviteit en ervaren gezondheid/fitheid zijn positief geassocieerd met deelname aan sportieve activiteiten.

Samen bewegen Sportieve activiteiten die samen met andere worden ondernomen, worden over het algemeen langer volgehouden en als plezieriger ervaren dan activiteiten die men alleen doet.

Doelgerichte motoriek Training van sportieve activiteiten moet aandacht besteden aan verfijnde, doelgerichte motoriek. Deze doelgerichte motoriek kan zowel met de handen als de voeten worden beoefend. Voorbeelden zijn vangen, gericht werpen en schoppen. De combinatie van muziek en bewegen (dansen) is een voortreffelijk middel om nauwkeurig te lopen, in de maat en volgens aangegeven patronen (choreografie).

Complexe bewegingen Ouderen moeten zo lang mogelijk gecompliceerde bewegingen blijven uitvoeren. Beoefen dus combinaties van arm- en beenbewegingen (bijvoorbeeld: sportspelen en bewegen op muziek).

Rustige duursport Op den duur is 'rustige duursport' de meest geschikte sport. Sportieve activiteiten waarvoor weinig kracht en snelheid vereist zijn, maar die wel lang volgehouden kunnen worden (bijvoorbeeld wandelen, *nordic walking*, lopen, fietsen, zwemmen en roeien), kunnen tot op hoge leeftijd worden beoefend.

Omgaan met beperkingen Ouderen moeten leren bewegen met beperkingen. Deze beperkingen kunnen het gevolg zijn van achteruitgang en stoornissen in de motoriek. Sportieve activiteiten zijn een voortreffelijk middel om met beperkingen in het motorische gedrag te leren omgaan.

Sportieve activiteiten in relatie tot chronische en degeneratieve aandoeningen

Veroudering gaat in veel gevallen gepaard met een toename van chronische en degeneratieve aandoeningen. Afhankelijk van de aard en ernst van de aandoening is het in de meeste gevallen mogelijk om toch sportief actief te zijn. Om risico's van deelname aan sportieve activiteiten zo veel mogelijk te beperken, dient geïnventariseerd te worden in hoeverre relevante chronische en degeneratieve aandoeningen van toepassing zijn. Het hebben van een of meer aandoeningen in relatie tot een bepaalde sportieve activiteit leidt tot

Tabel 7.1 Sporten die geschikt zijn voor ouderen.

	vanaf de jeugd beoefend		na de jeugd niet meer beoefend		nog nooit beoefend		coördinatie	kracht en snelheid	lenigheid	uithoudings- vermogen
	55+	65+	55+	65+	55+	65+				
atletiek	+	+	+	-	-	-	+	+	+	++
alpineskiën	+	+	+	-	-	-	++	+	+	+
aquafitness/aerobics	+	+	+	+	+	+	+	+	+	++
badminton	+	±	+	±	±	±	++	+	+	+
basketbal	+	±	+	±	±	±	+	+	+	+
cardiofitness	+	+	+	+	+	+	+	+	+	++
fietsen/wielrennen	+	+	+	±	±	-	+	+	+	++
fitness	+	+	+	+	+	+	+	++	+	+
golf	+	+	+	+	+	+	++	+	+	+
handbal	+	±	+	±	±	±	++	+	+	+
hockey	+	±	+	±	±	±	++	+	+	+
judo	+	+	+	-	-	-	++	+	+	+

7 Bewegen bij ouderen

	vanaf de jeugd beoefend		na de jeugd niet meer beoefend		nog nooit beoefend		coördinatie	kracht en snelheid	lenigheid	uithoudingsvermogen
	55+	65+	55+	65+	55+	65+				
korfbal	+	±	+	±	±	±	++	+	+	+
langlaufen	+	+	+	+	+	+	++	+	+	++
nordic walking	+	+	+	+	+	+	+	+	+	++
roeien	+	+	+	+	+	±	++	+	+	++
ruitersport	+	+	+	+	+	±	++	+	+	+
schaatsen	+	+	+	−	−	−	++	+	+	++
squash	+	−	+	−	−	−	++	+	+	+
tafeltennis	+	+	+	±	±	±	++	+	+	+
tennis	+	+	+	±	±	±	++	+	+	+
voetbal	+	±	+	±	±	±	++	+	+	+
volleybal	+	±	+	±	±	±	++	+	+	+
wandelen	+	+	+	+	+	+	+	+	+	++
MBvO										

	vanaf de jeugd beoefend		na de jeugd niet meer beoefend		nog nooit beoefend		coördinatie	kracht en snelheid	lenigheid	uithoudingsvermogen
	55+	65+	55+	65+	55+	65+				
- bewegen/muziek	+	+	+	+	+	+	++	+	+	+
- gymnastiek	+	+	+	+	+	+	++	+	+	+
- jeu de boules	+	+	+	+	+	+	+	+	+	+
- spel- en sportgroep	+	+	+	+	+	+	++	+	+	+
- yoga/tai chi	+	+	+	+	+	+	++	+	+	+
- zwemmen	+	+	+	+	+	+	+	+	++	+

- niet geschikt; + geschikt; ++ zeer geschikt; ± geschikt, maar met aangepast(e) materiaal en regels.

Tabel 7.2 Chronische en degeneratieve aandoeningen in relatie tot sportieve activiteiten

ziekte/aandoening	aerobics	aqua-fitness/aerobics	badminton	cardio-fitness	fitness	fietsen	golf	gymnastiek	joggen	nordic walking	tennis	volksdansen	volleybal	wandelen	yoga	zwemmen
aderverkalking/vernauwde bloedvaten	o	o	o	o	o	o	o	o	o	+	o	o	o	+	+	o
angina pectoris	o	o	o	o	o	+	o	o	o	+	o	o	o	+	+	o
CARA*	+	+	+	+	+	+	+	+	+	+	+	+	+	+	+	+
chronische aandoeningen van het zenuwstelsel	o	o	o	o	o	o	o	o	o	o	o	o	o	+	+	o
chronische darmziekten	o	+	o	o	+	+	+	+	o	+	o	o	o	+	+	+
chronische leverziekten	o	o	o	o	o	+	o	o	o	o	o	o	o	+	+	o
chronische nierziekten	o	o	o	o	o	+	o	o	o	o	o	o	o	+	+	o
chronische rugklachten	o	+	o	+	+	+	+	+	o	+	o	o	o	+	+	+

ziekte/aandoening	aerobics	aqua-fitness/aerobics	badminton	cardio-fitness	fitness	fietsen	golf	gymnastiek	joggen	nordic walking	tennis	volksdansen	volleybal	wandelen	yoga	zwemmen
duizeligheid/evenwichtsstoornissen	o	o	o	o	o	o	o	o	o	o	o	o	o	+	+	o
epilepsie	+	o**	+	+	+	o	+	+	+	+	+	+	+	+	+	o**
(ernstige) huidziekten	+	o	+	+	+	+	+	+	+	+	+	+	+	+	+	o
gewrichtsslijtage bovenste ledematen	o	o	o	+	o	+	o	o	o	+	o	+	o	+	+	o
gewrichtsslijtage onderste ledematen	o	+	o	+	o	+	o	o	o	+	o	o	o	+	+	+
hartritmestoornissen	o	o	o	o	o	o	o	o	o	+	o	o	o	+	+	o
hoge bloeddruk*	+	+	+	+	+	+	+	o	+	+	+	+	+	+	+	+
migraine	+	+	+	+	+	+	+	+	+	+	+	+	+	+	+	+

ziekte/aandoening	aerobics	aqua-fitness/aerobics	badminton	cardio-fitness	fitness	fietsen	golf	gymnastiek	joggen	nordic walking	tennis	volksdansen	volleybal	wandelen	yoga	zwemmen
ontsteking van de neus, bij-, voorhoofds- en/of kaakholte	+	o	+	+	+	+	+	+	+	+	+	+	+	+	+	o
osteoporose	+	+	+	+	+	+	+	+	+	+	+	+	+	+	+	+
polyartritis	o	o	o	o	o	+	o	o	o	o	o	o	o	+	+	o
psychische aandoeningen	+	+	+	+	+	+	+	+	+	+	+	+	+	+	+	+
reumatische aandoeningen en overige vormen van reuma	o	o	o	o	+	o	o	o	o	o	o	o	o	+	+	o
schildklierafwijking*	+	+	+	+	+	+	+	+	+	+	+	+	+	+	+	+
stoma	+	+	+	+	+	+	+	+	+	+	+	+	+	+	+	+
suikerziekte*	+	+	+	+	+	+	o	o	+	+	o	+	+	o	+	+
toestand na een beroerte	o	o	o	o	o	o	o	o	o	o	o	o	o	o	+	o

ziekte/aandoening	aerobics	aqua-fitness/aerobics	badminton	cardio-fitness	fitness	fietsen	golf	gymnastiek	joggen	nordic walking	tennis	volksdansen	volleybal	wandelen	yoga	zwemmen
toestand na een herniaoperatie	+	+	+	+	+	+	+	+	+	+	+	+	+	+	+	+
toestand na een hartinfarct	o	o	o	o	o	+	o	o	o	+	o	o	o	+	+	o
verzakking	o	+	o	+	o	+	o	o	o	+	o	o	o	+	+	+

* mits goed gereguleerd; ** altijd onder supervisie; + = deelname aan deze sportieve activiteit is in principe geen probleem; o = afhankelijk van de mate en ernst van de ziekte/aandoening kunnen er problemen ontstaan bij het beoefenen van deze sportieve activiteit. Bij een stabiel beeld is er geen probleem, bij een instabiel beeld moet overleg met een arts volgen.

een persoonlijk beweegadvies. Als er twijfel bestaat over de advisering van een bepaalde sportieve activiteit in relatie tot een of meer aandoeningen, kan eventueel nog een aanvullend advies gevraagd worden van een sportarts. In tabel 7.2 wordt een overzicht gegeven van 16 onder ouderen populaire sportieve activiteiten in relatie tot chronische en degeneratieve aandoeningen. Daarbij is gekozen voor sportieve activiteiten die het gehele jaar door beoefend kunnen worden.

Referenties

Bult P, et al. Sport- en beweegwijzer voor senioren. Baarn: De Vrieseborch/Tirion Sport, 1997.

Department of Health and Human Services, Centers for Disease Control and Prevention. Physical activity and health: a report of the Surgeon General. Atlanta (GA): National Center for Chronic Disease Prevention and Health Promotion, 1996.

Haskell WL, Lee IM, Pate RR, Powell KE, Blair SN, Franklin BA, et al. Physical activity and public health: updated recommendation for adults from the American College of Sports Medicine and the American Heart Association. Med Sci Sports Exerc 2007;39(8):1423-34.

Kemper HCG, Ooijendijk WTM, Stiggelbout M, et al. De Nederlandse Norm Gezond Bewegen: Verslag van een expertmeeting. In: Hildebrandt VH, Ooijendijk WTM, Stiggelbout M, (red.). Trendrapport Bewegen en Gezondheid 1998/1999. Lelystad: Koninklijke Vermande, 1999.

Lemmink KAPM, Stevens M, Greef MHG de, Jong J de, Mulder Th. GALM over Nederland: sportstimulering werkt! In: Jansen J, Schuit AJ, Lucht F van der. Volksgezondheid Toekomstverkenning: Tijd voor gezond gedrag; bevordering van gezond gedrag bij specifieke groepen. Bilthoven/Houten: RIVM/Bohn Stafleu Van Loghum, 2002.

Nelson ME, Rejeski WJ, Blair SN, Duncan PW, Judge JO, King AC, et al. Physical activity and public health in older adults: recommendation from the American College of Sports Medicine and the American Heart Association. Med-Sci-Sports-Exerc 2007;39(8):1435-45.

Rijksinstituut voor Volksgezondheid en Milieu (RIVM). Nationaal Kompas Volksgezondheid, versie 3.9, 1 maart 2007. Bilthoven: RIVM, 2007.

Leesadvies

Greef MHG de, Stevens M, Bult P, Lemmink KAPM, Rispens P. Groningen Actief Leven Model: een strategie van sportstimulering voor senioren. Handleiding. 2e druk. Haarlem: De Vrieseborch, 1999.

Lemmink KAPM. De Groninger fitheidstest voor ouderen. Groningen: Rijksuniversiteit Groningen, 1996.

Websites

www.kic.nisb.nl
www.rivm.nl/preventie/leefstijl

www.galm.nl
www.30minutenbewegen.nl
www.sportiefbewegen.nl
www.sportgeneeskunde.com
www.sportzorg.nl

8 Bewegen bij mensen met een verstandelijke handicap

J.J. Roosendaal, prof. dr. F.J.G. Backx

1 Inleiding

Het sporten voor mensen met een verstandelijke handicap kan zich verheugen in een groeiende belangstelling. Hoewel er nog onvoldoende aandacht aan besteed wordt, is de deelname van sporters met een verstandelijke handicap aan georganiseerde sporten de laatste jaren duidelijk toegenomen. Voor de huisarts betekent dit dat hij of zij steeds vaker vragen zal krijgen over sport en bewegen bij mensen met een verstandelijke handicap.

2 Specifieke doelgroep

Mensen met een verstandelijke handicap hebben een aangeboren of op jonge leeftijd ontstane beperking in het intellectueel functioneren, die gepaard gaat met een beperking in de zelfredzaamheid. Volgens de definitie van de American Association on Intellectual and Developmental Disabilities (2002) dient:
– het intellectueel functioneren duidelijk onder het gemiddelde te liggen;
– er sprake te zijn van een aan de beperkte intelligentie gerelateerde beperking van het aanpassinggedrag op twee of meer van de volgende gebieden: communicatie, zelfverzorging, zelfstandig kunnen wonen, sociale en relationele vaardigheden, gebruikmaken van gemeenschapsvoorzieningen, zelfstandig beslissingen kunnen nemen, gezondheid en veiligheid, functionele intellectuele vaardigheden, vrijetijdsbesteding en werk;
– de verstandelijke handicap zich voor het 18e jaar te hebben gemanifesteerd.

De intelligentie wordt gemeten met een intelligentietest. Er zijn diverse tests beschikbaar (Kraayer en Plas, 2007). Het intellectueel functioneren ligt duidelijk onder het gemiddelde als het gemeten intelligentie quotiënt (IQ) onder de 70 ligt (APA, 2000). Dit komt overeen met twee standaarddeviaties onder het gemiddelde (zie tabel 8.1).

Tabel 8.1	Indeling van de intellectuele niveaus (APA, 2000).
niveau	IQ
zwakbegaafdheid	IQ 70/75-85/90
lichte verstandelijke handicap	IQ 50/55-70/75
matige verstandelijke handicap	IQ 35/40-50/55
ernstige verstandelijke handicap	IQ 20/25-35/40
diepe verstandelijke handicap	IQ lager dan 20/25

De groep mensen met een verstandelijke handicap is zeer heterogeen. Veel bijkomende stoornissen en beperkingen bepalen mede hoeveel ondersteuning of begeleiding nodig is bij het wonen, de zelfzorg of het sporten. De intensiteit van ondersteuning die nodig is om zich goed te kunnen handhaven in de maatschappij wordt in vier niveaus onderscheiden:
1 *intermittent*: alleen op bepaalde momenten;
2 *limited*: regelmatig maar in tijd beperkt; er is bijvoorbeeld training nodig in bepaalde vaardigheden;
3 *extensive*: regelmatig, bijvoorbeeld dagelijks, maar niet in tijd beperkt; in meer dan één setting;
4 *pervasive*: constant zeer intensief in meerdere settings.

De mate van ondersteuning hangt niet direct samen met het intellectuele niveau. Iemand met een lichte verstandelijke handicap en een autistische stoornis kan door zijn bijkomende stoornis regelmatig begeleiding nodig hebben. Dit geldt ook voor de nodige begeleiding bij het sporten of bewegen en de potentiële mogelijkheden om sport in wedstrijdverband te beoefenen.

Prevalentie

Het aantal mensen in Nederland met een verstandelijke beperking is niet precies bekend. Uit verschillende onderzoeken blijkt dat het moeilijk is om een betrouwbare schatting te maken. Volgens het brancherapport van VWS wonen er ongeveer 103.000 mensen met een verstandelijke handicap in Nederland (www.brancherapporten.minvws.nl). Volgens een onderzoek in de provincie Limburg zouden er geëxtrapoleerd naar heel Nederland 111.000 mensen wonen met een verstandelijke beperking. Zie tabel 8.2.
De verdeling naar niveau van verstandelijke beperking laat zien dat de groep met een lichte verstandelijke handicap het ruimst vertegenwoordigd is (zie tabel 8.3). De huisarts zal meestal met de groep mensen met een lichte of matige verstandelijke handicap te maken hebben. Dit is ook de groep die meestal technisch goed kan meedoen met sporten in competitieverband,

Tabel 8.2	Mensen in Nederland met een verstandelijke beperking (per 1-1-2001) naar leeftijd en geslacht (Van Schrojenstein Lantman-De Val, e.a., 2002).			
leeftijd	mannen	vrouwen	onbekend	totaal
0-19 jaar	13.726	10.801	112	24.639
20-34 jaar	12.319	9.130	42	21.491
35-49 jaar	19.616	15.755		35.371
50-69 jaar	13.530	12.144		25.674
70 jaar en ouder	1.576	2.985	14	4.575
totaal	60.767	50.815	168	111.750

Tabel 8.3	Procentuele verdeling in niveaus van verstandelijke handicap volgens de DSM-IV (bron: APA, 2000).
niveaucategorie	percentage
licht	rond 85%
matig	rond 10%
ernstig	3-4%
diep	1-2%
totaal	100%

maar in de begeleiding wel extra aandacht nodig heeft. Voor de lagere niveaus is vaak meer aanpassing van de regels nodig om sporten aantrekkelijk te maken en te houden.

3 Sportorganisatie

Sporters met een verstandelijke handicap nemen steeds meer deel aan georganiseerde sporten. Dertig jaar geleden was het vrij ongebruikelijk dat mensen met een verstandelijke handicap in competitieverband deelnamen aan een sport. Nu is het dankzij de organisatorische integratie en de stimu-

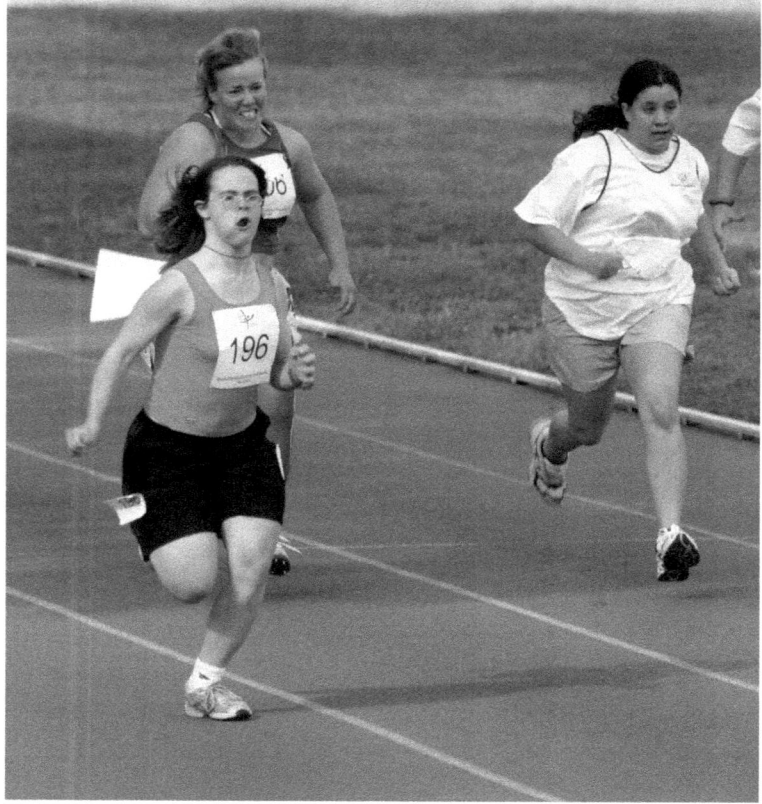

Figuur 8.1
Wedstrijden zijn een goede stimulans tot maximale inspanning.

lering van het sporten heel gebruikelijk dat mensen met een verstandelijke handicap deelnemen aan onderlinge competities.

In Nederland houdt sinds 1973 de NSG (Nederlandse Sportbond voor Geestelijk Gehandicapten) zich bezig met sport voor mensen met een verstandelijke handicap. Later is de NSG gefuseerd met de NEBAS (Nederlandse Bond voor Aangepast Sporten) tot NebasNsg, de Nederlandse sportorganisatie voor mensen met een handicap.

Deze sportkoepel streeft de volgende doelstelling na: zo veel mogelijk mensen met een handicap naar eigen wensen en mogelijkheden tot verantwoord sport en bewegen brengen. Daarbij is het streven om de sporter met een handicap een geaccepteerde en gelijkwaardige positie te geven binnen de sport in Nederland. Het uitgangspunt hierbij is: 'Normaal wat normaal kan, speciaal wat speciaal moet'. In 2008 heeft de NebasNsg een nieuwe organisatienaam gekregen: Gehandicaptensport Nederland. Bij deze sportbond zijn zo'n vierhonderd sportverenigingen aangesloten. Veel van deze verenigingen zijn opgericht voor sporters met een handicap. Door organisatorische

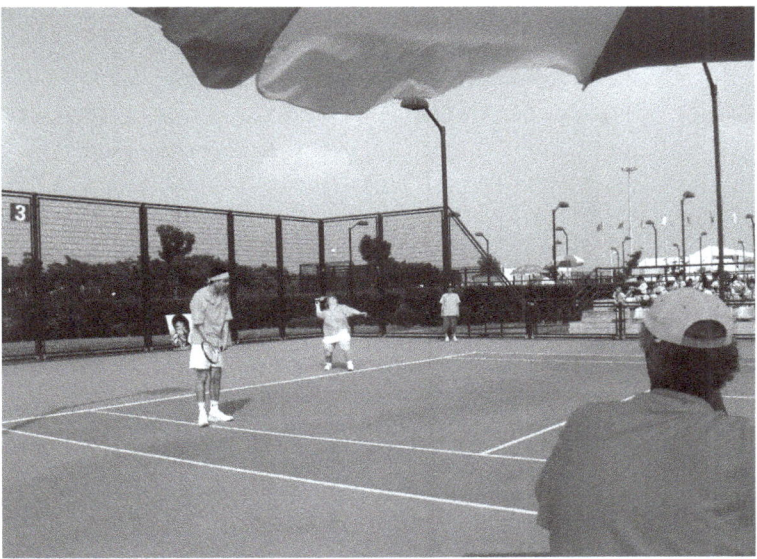

Figuur 8.2
Concentratie en timing bij de opslag.

integratie worden minder sportvormen in NebasNsg-verband georganiseerd en steeds meer sporten door de reguliere sportbonden (tabel 8.4). Steeds meer van deze reguliere sportbonden hebben verenigingen die ook een aanbod hebben voor mensen met een verstandelijke handicap. In veel gevallen is er sprake van een zogenoemd G-team. Dit is een categorie sporters die extra aandacht of begeleiding en soms aanpassing van de spelregels nodig heeft. Het betreft meestal mensen met een verstandelijke beperking, maar ook mensen met een autistische stoornis en mensen met een lichamelijke handicap na bijvoorbeeld een hersentrauma kunnen zich goed thuis voelen in een G-team. De term G-team komt uit de voetbalwereld. Voetbal is een van de pioniersporten met betrekking tot de G-categorie. Voordat deze G-categorie er was, liep de indeling van de voetbalcategorieën tot en met F. De F-jes waren de jongste categorie. Toen een nieuwe categorie benoemd moest worden, werd dit de G. Er bestaat een ruime keus aan G-sporten (zie tabel 8.4).

Internationaal

Niet alleen in Nederland is er de mogelijkheid om deel te nemen aan wedstrijden, dit kan ook in internationaal verband. De internationale organisaties hiervoor zijn de INAS-FID (International Sports Federation for Persons with an Intellectual Disability) en de Special Olympics.

Tabel 8.4	Sporten voor mensen met een verstandelijke handicap (www.gehandicaptensport.nl).	
sporten in Gehandicaptensport -verband	sporten bij reguliere bonden	bonden waarmee Gehandicaptensport Nederland samenwerkt
- aerobics	- roeien	- NBB; badminton
- bergbeklimmen	- atletiek	- NTFU; fietsen
- bowlen	- (zit)volleybal	- ANS; sjoelen
- curling	- G-handbal	- KNBLO; wandelen
- dammen	- wielrennen	- KNHS; paardrijden
- dansen	- G-judo	- KNKB; kegelen
- jeu de boules	- G-korfbal	- NSkiV; alpine skiën, noords
- recreatieve zaalsport	- gymnastiek	- KNSB; schaatsen
- softbal	- voetbal	- NBB; rolstoelbasketbal
- sportinstuif	- bankdrukken	- NKB; kanoën
- vissen	- tafeltennis	- KNLTB; rolstoeltennis
- volksdansen	- G- en LG-hockey	
- zeilen		
- zwemmen		

INAS-FID

De International Sports Federation for Persons with an Intellectual Disability is opgericht in 1986 als internationale sportorganisatie voor mensen met een verstandelijke handicap. De belangrijkste doelstellingen van INAS-FID zijn het verkrijgen van toegang tot internationale evenementen en het promoten van de deelname van mensen met een verstandelijke handicap aan sport- en recreatieactiviteiten. De INAS-FID-filosofie bepleit de volledige integratie van mensen met een verstandelijke handicap in sportieve activiteiten van hun keuze.

De NSG heeft zich in 1986 aangesloten bij de INAS-FID. De INAS-FID organiseert wereldkampioenschappen voor de beste sporters uit diverse landen. Er wordt gespeeld volgens de officiële regels van de internationale sportorganisaties. Voor deelname is een classificatie nodig. Voor de mensen met een verstandelijke handicap betekent dit dat volgens de internationale normen moet zijn vastgesteld dat zij behoren tot de doelgroep van mensen met een verstandelijke handicap. Deze classificatie wordt in Nederland uitgevoerd door Gehandicaptensport Nederland.

Special Olympics

De tweede internationale organisatie die wedstrijden voor mensen met een verstandelijke handicap organiseert is de Special Olympics. Deze organisatie is opgericht door Eunice Kennedy-Shriver. Haar doelstelling is dat iedere verstandelijk gehandicapte kan deelnemen aan wedstrijden op zijn of haar niveau onder het motto: Meedoen is Winnen. Om toch te zorgen dat er sprake is van een eerlijke wedstrijd, wordt er gebruikgemaakt van het divisioning-systeem. Voor de eigenlijke wedstrijden worden er voorwedstrijden gehouden. Op basis van de resultaten van deze voorwedstrijden worden de klassen ingedeeld. In deze klassen komen de sporters uit die ongeveer gelijkwaardig presteren, waardoor er een faire wedstrijd mogelijk is.

Eén keer per vier jaar worden de internationale World Summer Games georganiseerd en één keer per vier jaar de World Winter Games. De NSG is sinds 1994 aangesloten bij deze internationale organisatie. In Nederland worden op nationaal niveau elke twee jaar wedstrijden voor mensen met een verstandelijke handicap georganiseerd onder auspiciën van Special Olympics Nederland. Tijdens de wedstrijden worden dezelfde regels gehanteerd als op internationaal niveau.

Door het lidmaatschap van de NSG bij deze twee internationale organisaties is het voor sporters met een verstandelijke handicap mogelijk om zowel nationaal als internationaal op elk niveau deel te nemen aan wedstrijden, de toppers in INAS-FID-verband en de andere niveaus in Special Olympics-verband.

4   Fitheid

Er is weinig onderzoek gedaan naar de invloed van sport op de fitheid bij mensen met een verstandelijke handicap. De gegevens moeten daarom met enige voorzichtigheid geïnterpreteerd worden. Uit de resultaten van sportmedisch onderzoek bij mensen met een verstandelijke handicap blijkt vaak dat de maximale inspanningstolerantie vrij laag ligt. Enerzijds ligt dit besloten in de fysiologische mogelijkheden (Fernhall, 1996; Baynard, 2004). Anderzijds heeft het mogelijk te maken met de neiging om het al snel goed te vinden bij zowel sporter als de onderzoekende sportarts. Gedegen onderzoek hiernaar is in ontwikkeling.

Vetpercentage

Ook binnen de populatie van mensen met een verstandelijke handicap is er een toename van overgewicht. Uit onderzoeken komt naar voren dat binnen de groep mensen met een verstandelijke handicap vooral vrouwen, mensen met een lichte verstandelijke handicap en mensen met het downsyndroom neigen tot overgewicht (Emmerson, 2005). Bij mensen met een ernstige verstandelijke handicap wordt vaker ondergewicht gezien. Uit diverse mededelingen en praktijkervaringen lijkt naar voren te komen dat wonen in een omgeving met weinig beperkingen en grote kans op verveling het eetpatroon nadelig beïnvloedt. Het gegeven dat vooral mensen met een lichte verstandelijke handicap die over het algemeen in een weinig beperkende omgeving wonen overgewicht hebben, wijst in die richting.

De bestaande voorlichtingsprogramma's sluiten niet goed aan bij de behoeften van mensen met een verstandelijke handicap (Evenhuis, 2002). Ze kunnen de langetermijneffecten van aanbevolen gezondheidsadviezen dikwijls niet goed overzien. De relatie tussen ongezond eten, overgewicht en gezondheidsrisico's wordt vaak niet gezien. Wel lijkt het mogelijk om door een combinatie van sporten en positieve bekrachtiging door begeleiders en coaches het bewegings- en eetpatroon te beïnvloeden. Deelname aan sport en bewegingsactiviteiten, met een groepsnorm om gezond te leven, lijkt een goede manier om de neiging tot overgewicht te beperken.

Uithoudingsvermogen

Voor het bepalen van het uithoudingsvermogen is een maximale inspanning nodig. Vaak lukt het niet om mensen met een verstandelijke handicap te stimuleren zich maximaal in te spannen. Maximaal inspanningsonderzoek met behulp van de fietsergometer levert nog de beste resultaten op. Men kan de proefpersoon eerst laten wennen aan de testopstelling door er een aantal keren op te oefenen en een inschatting te maken van het te verwachten prestatievermogen. Bij elke stap kan de proefpersoon goed gestimuleerd worden, waardoor toch een redelijk betrouwbaar resultaat verkregen kan worden. Directe bepaling van de zuurstofopname is ook mogelijk. Het dragen van een masker kan in de groep met een lichte verstandelijke handicap goed uitgelegd worden en levert geen vermindering van de maximale prestaties. Uit onderzoek blijkt dat de maximale zuurstofopname bij mensen met een verstandelijke handicap lager is dan bij leeftijdgenoten (Fernhall, 1996). Dit kan een gevolg zijn van een fysieke beperking maar ook van de verminderde fysieke activiteiten in vergelijking met leeftijdgenoten. Dit laatste wordt ondersteund door de aanwezigheid van VO_2max-waarden van 55-60 ml/kg/min bij sommige verstandelijk gehandicapte atleten, terwijl het gemiddelde voor de groep verstandelijk gehandicapten rond de 30 ml/kg/min ligt (Fernhall, 1996, 1998). Een Belgisch onderzoek laat zien dat een groep topatleten met een verstandelijke handicap op loopsnelheid beter presteert dan studenten lichamelijke opvoeding uit dezelfde leeftijdscategorie (Van de Vliet, 2006). Verbetering van de fysieke fitheid door cardiovasculaire training is in de groep mensen met een ernstige verstandelijke handicap goed mogelijk (Lotan, 2004).

Kracht

Metingen met isokinetische apparatuur laten een verminderde krachtontwikkeling zien bij mensen met een verstandelijke handicap (Van de Vliet, 2006). Deze krachtsverschillen zijn al op jonge leeftijd aanwezig en betreffen vooral de quadriceps (Horvat, 1999). Mensen met het downsyndroom hebben in vergelijking met hun verstandelijk gehandicapte leeftijdgenoten een lagere prestatie bij krachtmetingen. Krachttraining wordt in steeds meer sporten gebruikt naast de sportspecifieke trainingen. Juist voor de groep van mensen met een verstandelijke handicap zou krachttraining kunnen bijdragen aan het beter functioneren in sportief opzicht.

5 Medisch-specifieke afwijkingen bij deze doelgroep

Zintuigen

Visusproblemen

Visusproblemen komen zeer regelmatig voor bij mensen met een verstandelijke handicap (Van Splunder, 2004). Bij mensen met een matige of ernstige verstandelijke handicap is de prevalentie zelfs sterk verhoogd (Evenhuis, 2001). Ook binnen bepaalde diagnosegroepen worden vaker visusproblemen gezien. Zo heeft 70 procent van de mensen met een handicap ten gevolge van asfyxie een cerebrale slechtziendheid. Mensen met het downsyndroom hebben ook vaker visus- of oogproblemen. Visusproblemen worden lang niet altijd onderkend bij mensen met een verstandelijke handicap. Het verdient daarom aanbeveling om bij alle mensen met een verstandelijke handicap een keer een visusonderzoek te doen of te laten doen. Een sportkeuring is daar een goede gelegenheid voor. Overigens zou visusonderzoek bij voorkeur bij alle jonge kinderen met een ontwikkelingsachterstand moeten plaatsvinden, zeker bij de kinderen die binnen de groep met risicofactoren voor een visuele stoornis vallen (zie tabel 8.5).

Gehoorproblemen

Een verminderd gehoor komt eveneens vaker voor bij mensen met een verstandelijke handicap, vooral in de groep mensen met het downsyndroom (Evenhuis, 2001). Gehoorproblemen worden vaak laat of niet onderkend, omdat mensen met een verstandelijke handicap ze niet spontaan aangeven, of omdat het slecht horen geduid wordt als niet luisteren. Zelfs oorproppen leidend tot verminderd gehoor worden vaak niet opgemerkt. Uit een Duits onderzoek bij deelnemers aan de nationale Special Olympics daar bleek 53 procent zodanig last van oorproppen te hebben dat ze verwijderd moesten worden (Neumann, 2006). Om slechthorendheid te onderkennen is een gericht onderzoek hiernaar nodig. Hierbij kunnen sportkeuringen een rol spelen. Advisering van de coaches/sportbegeleiders over het verminderde gehoor is voor de training van groot belang.

Tijdens de nationale en internationale Special Olympics houdt het Healthy Athletes-programma zich bezig met het screenen van de sporters op gehoor, visus, mondzorg, fitheid en voetproblemen. Veel aandoeningen aan ogen, oren, gebit en fysieke gesteldheid worden tijdens deze screenings opgespoord.

Hart- en vaataandoeningen

Hartafwijkingen, en vooral de aangeboren hartafwijkingen, zien we vaak bij mensen met een verstandelijke handicap en weer vooral in de groep mensen met het downsyndroom. Het gaat dan meestal om klepafwijkingen, die een verandering van de hemodynamiek kunnen geven. Verhoogde bloeddruk

Tabel 8.5	Risicofactoren voor visuele stoornissen bij mensen met een verstandelijke handicap.
congenitaal	downsyndroom
	stofwisselingsstoornissen
	specifieke syndromen; een vaste combinatie van visusstoornis en verstandelijke handicap (bijv. amaurosis congenita van Leber, ziekte van Batten-Spielmeyer-Vogt, syndroom van Bardet-Biedl)
zwangerschap en bevalling	intra-uteriene beschadiging zoals rubella, cytomegalie, toxoplasmose
	asfyxie
	prematuritas (hersenbloeding, langdurige beademing)
later ontstane oogaandoeningen bij hersenbeschadiging na de geboorte en op vroege kinderleeftijd	downsyndroom
	automutilatie
	meningitis
	hersentumor
	hersentrauma
	asfyxie

ziet men veel minder vaak bij mensen met een verstandelijke handicap. Wel ziet men dat de risicofactoren als roken, overgewicht en verhoogd cholesterol vaker voorkomen bij mensen die meer zelfstandig wonen in vergelijking met mensen die in een grotere instelling met meer toezicht wonen (Rimmer, 2006; Draheim, 2006). De aandacht voor gezondheidsvoorlichting en *lifestyle* zal zich dan vooral moeten richten op degenen met een lichte verstandelijke handicap die meer zelfstandig wonen.

Uit diverse onderzoeken komt naar voren dat voorlichting over levensstijl en gezonde voeding niet zo veel invloed heeft. Ook zijn deze programma's niet altijd geschikt voor mensen met een verstandelijke handicap. Aandacht voor de positieve vaardigheden en mogelijkheden waarover mensen beschikken zouden een betere invloed hebben op het gezondheidsgedrag dan informatie over de negatieve gevolgen van een verkeerde lifestyle. Deelname aan georganiseerde sporten en de positieve beleving hiervan zijn een betere methode om mensen met een verstandelijke handicap gezonder te laten leven.

Bewegingstelsel

Bij mensen met een verstandelijke handicap zien we vaker afwijkingen aan de houding en de gewrichten. Soms is dit gekoppeld aan de oorzaak van de verstandelijke handicap, zoals bij spasticiteit ten gevolge van een hersenbeschadiging of hyperlaxiteit, hypotonie of skeletafwijkingen bij specifieke, vaak zeldzame syndromen, zoals Prader-Willy, Costello, FG-syndroom (syndroom van Opitz-Kaveggia), of metabole stoornissen zoals de syndromen van Hurler en Hunter. Het downsyndroom gaat ook vaak gepaard met een overmatige beweeglijkheid in de gewrichten. Een speciale vorm in deze groep is de atlantoaxiale instabiliteit (Cremers, 1993). Hierbij bestaat er een instabiliteit tussen de bovenste twee nekwervels: de atlas (C1) en de axis (C2). De draaibeweging van het hoofd vindt voor het grootste deel haar oorsprong in deze constructie. Als de fixerende band te slap is, kunnen de twee wervels ten opzichte van elkaar verschuiven waardoor het ruggenmerg bekneld kan raken. Hierdoor kunnen er neurologische uitvalverschijnselen ontstaan tot zelfs een dwarslaesie. De internationale sportorganisatie Special Olympics sluit daarom mensen met een atlantoaxiale instabiliteit uit van bepaalde sporten of vraagt een aangepaste procedure, zoals geen duikstart bij het zwemmen (Special Olympics Bulletin, 1983). Onderzoek heeft niet kunnen aantonen dat sportbeoefening voor mensen met het downsyndroom extra risico oplevert voor het ontwikkelen van neurologische afwijkingen, noch voor het ontwikkelen van atlantoaxiale instabiliteit bij deze groep (Cremers, 1993).

Afwijkingen in de statiek kunnen zo nodig gecorrigeerd worden met behulp van schoenaanpassingen of inlays in de schoenen. Als er desondanks nog klachten blijven bestaan, kan geadviseerd worden om een voor het bewegingsapparaat minder belastende sport te kiezen zoals zwemmen. Of specifieke houdings- of spierversterkende oefeningen voor deze groep zinvol kunnen zijn, is niet onderzocht, maar lijkt wel raadzaam met het oog op een optimale coördinatie en stabilisatie.

Huidafwijkingen

Huidafwijkingen bij mensen met een verstandelijke handicap kunnen gerelateerd zijn aan de oorzaak van de verstandelijke handicap. Voorbeelden hiervan zijn de café-au-laitvlekken bij neurofibromatose, de gehypopigmenteerde vlekken bij tubereuze sclerose, de eczemateuze dermatitis bij stofwisselingsziekten als fenylketonurie enzovoort. Vaak gaat het dan om afwijkingen die wel opvallend zijn maar verder geen behandelconsequenties hebben.

Bij het downsyndroom worden door de immuunstoornis vaker huidinfecties en ontstekingen van de ogen en de gehoorgang waargenomen. Schimmelinfecties, vooral van de nagels, zijn een veelvoorkomend probleem bij mensen met een verstandelijke handicap en vooral ook weer bij de groep mensen met het downsyndroom. Goede hygiëne en het dragen van badslippers in de kleed- en doucheruimtes zijn middelen om de infecties in te perken.

Door incontinentie, overgewicht of contracturen ten gevolgen van spasticiteit is er een verhoogde kans op smetplekken. Ook hier is goede verzorging van de huid de belangrijkste manier om dit te voorkomen. Tijdens de Wereld Zomer Spelen waren huidproblemen de meest voorkomende redenen om een arts te raadplegen. Vocht, transpiratie, warmte en mogelijk verminderde maar misschien ook juist extra aandacht van de coaches bij het douchen, liggen hier als oorzaak aan ten grondslag.

Zenuwstelsel

Epilepsie

Epilepsie komt bij mensen met een verstandelijke handicap vaak voor. Ruim 30 procent van de mensen met een verstandelijke handicap in Nederland heeft eveneens epilepsie. Ter vergelijking: de prevalentie in de Nederlandse bevolking varieert van 1,1 tot 18,8 per 1000 afhankelijk van leeftijd en geslacht (Nationaal Kompas Volksgezondheid, 2004). Mensen met een ernstige verstandelijke handicap hebben weer vaker epilepsie dan mensen met een lichte verstandelijke handicap. Bepaalde syndromen zoals Lennox-Gastaut zijn bekend om hun moeilijke behandelbaarheid. Ze gaan ook vaak gepaard met een ernstige verstandelijke handicap.

De epileptische aanvallen bij mensen met een verstandelijke handicap kunnen erg variëren. Regelmatig ziet men ook partieel complexe aanvallen die minder herkenbaar zijn als epileptische aanval. Voor de sportbegeleiders is het belangrijk om op de hoogte te zijn van de wijze van presenteren en de meest effectieve eerste hulp bij aanvallen.

Voor zwemmen gelden extra adviezen:
– Zorg voor een deskundige begeleider die in de buurt van de sporter zwemt als epileptische aanvallen nog geregeld optreden (een-op-eenbegeleiding).
– Breng de badmeester op de hoogte!!
– Draag een opvallend gekleurde badmuts.
– Onderschat het gevaar van een aanval in het water niet.
– Ga niet zwemmen in open water (zee, rivier, meer), maar alleen in zwembaden.
– Blijf actief bezig in het water, maar pas op bij te grote vermoeidheid.
– Blijf niet langer dan twintig minuten achtereen in het water.
– Tijdens het zwemmen is de alertheid vaak zo groot, dat de kans op aanvallen juist verminderd is. Na afloop ontstaat een ontspanningsfase waarin de kans op een aanval toeneemt. Na het zwemmen dient men dus het water te verlaten en op minstens twee meter van de rand van het bad te blijven.

- Verdere adviezen zijn te vinden bij het zweminformatie- en documentatiecentrum (www.zid.nrz.nl) en op de site van Gehandicaptensport Nederland.

Spasticiteit

Een andere veelvoorkomende aandoening van het zenuwstelsel bij mensen met een verstandelijke handicap is spasticiteit. In de onderhavige populatie komt bij 10-30 procent spasticiteit voor en in de gehele populatie bij 0,35 procent (Goedhart & Cremers, 1995). Door de veranderde motoriek en de veranderde houding van de extremiteiten is er een verhoogde kans op blessures. Goede ondersteuning en gerichte oefeningen kunnen deze kans verkleinen. Sporten en bewegen hebben doorgaans een positief effect op de spierspanning. Spasticiteit is dus geen reden om het bewegen of sportbeoefening af te raden, maar vraagt wel om deskundige begeleiding.

Gedrag

Gedrag heeft te maken met de interactie tussen individu en omgeving. Mensen met een verstandelijke handicap hebben meer moeite met aanpassingen aan de eisen die de samenleving stelt. Of dit de verklaring is voor het meer voorkomen van psychiatrische en gedragsproblemen bij mensen met een verstandelijke handicap is niet zomaar te zeggen. Wel komen psychiatrische stoornissen veel vaker voor dan in de algemene populatie. Afhankelijk van de onderzoeksmethode en de onderzochte populatie ziet men bij 30-40 procent van de volwassenen en 40-60 procent van de kinderen psychiatrische en gedragsproblemen (Reiss, 1990). Psychosen en schizofrenie, stemmingsstoornissen, angststoornissen en persoonlijkheidsstoornissen worden vaak gezien (White, 2005). Gesignaleerde persoonlijkheidsstoornissen zijn te grote afhankelijkheid, een laag zelfbeeld, een laag aspiratieniveau en dergelijke (Goldberg e.a., 1995). Probleemgedrag zoals agressie, zelfbeschadiging, onrust, onaangepast en antisociaal gedrag komt voor bij ongeveer 20-40 procent van de mensen met een verstandelijke handicap (Rojahn e.a., 1993). Voor de sportcoaches is het belangrijk om zich dit te realiseren en aan de ouders of begeleiders van de sporters te vragen of er voor de trainingen nog specifieke aandachtspunten zijn. Bij probleemgedrag, stemmingsstoornissen of zelfs psychotische reacties is het belangrijk om te onderzoeken of de eisen die de omgeving stelt wel passen bij de mogelijkheden van de betrokkene. Dit geldt voor mensen met een verstandelijke handicap en soms ook nog een autistische stoornis in het bijzonder.

Bij 40 tot 60 procent van de mensen met een verstandelijke handicap is er sprake van autisme of een aan autisme verwante contactstoornis. Bij autisme is er sprake van een wezenlijk andere denkwijze. Dit doet zich voor op het vlak van de communicatie, de verbeelding en de sociale interacties. In de communicatie zal men moeten bedenken dat mensen met autisme alles letterlijk en concreet opvatten. Grapjes, zinswendingen en intonatieveranderingen zullen niet begrepen worden. Ook in de verbeelding – het kunnen denken in symbolen en imaginaire situaties – zal men er rekening mee moeten houden dat handelingen aangeleerd in de ene situatie niet zomaar overgeplaatst kunnen worden in een andere situatie. Bijvoorbeeld als men geleerd heeft om de jas thuis op te hangen, wil dit nog niet zeggen dat de jas ook opgehangen zal worden in de sportkantine. De vanzelfsprekende transfer dat, als je geleerd hebt je jas thuis op te hangen, je dit ook elders doet, kan niet altijd worden gemaakt. Dit moet in die context opnieuw worden geleerd. De 'andere' sociale interactie is het meest opvallende element bij mensen met autisme. Het probleem om anderen als een individu te zien en het onvermogen om zich te verplaatsen in de gevoelens van de ander maakt het voor mensen met autisme moeilijk om zich in een sociale omgeving te handhaven. Bij de begeleiding van deze sporters zal men hiermee rekening moeten houden en beseffen dat alle sociale omgangsvormen steeds opnieuw in nieuwe situaties aangeleerd moeten worden. Dit aanleren kost veel tijd. Over de andere denkwijze van mensen met autisme zijn goede en lezenswaardige boeken verschenen, bijvoorbeeld van Gunilla Gerlands en van Theo Peeters.

6 Conclusie

Onderzoek naar de effecten van sport en beweging bij mensen met een verstandelijke handicap is nog steeds een schaars goed. Uit praktijkervaringen en persoonlijke mededelingen komt steeds naar voren dat sporten voor vrijwel alle mensen met een verstandelijke handicap goed mogelijk is. Soms is het nodig om de spelregels enigszins aan te passen, soms kan met aanpassing van materialen gewerkt worden. Met daarbij de inventiviteit en inzet van veel vrijwilligers lukt het om deze groep mensen te laten genieten van sport en bewegen. Wel is het belangrijk om de praktijkkennis te bundelen om beter inzicht te krijgen in de fysieke mogelijkheden en de psychische factoren die van belang zijn bij het sporten. Daarnaast is scholing nodig. Coaches kunnen geschoold worden in het begeleiden van sporters met een verstandelijke handicap door de NebasNsg of de sportbonden. De opleiding voor sportfysiotherapie besteedt aandacht aan sporters met een handicap. Scholing kan niet zonder gedegen onderzoek. Onderzoek naar de effecten en risico's van sport en beweging dient gestimuleerd te worden. Maar het belangrijkste blijft het enthousiasme van de sporter en de supporters tijdens sportevenementen. De verhalen van sporters over hun belevingen, de verhalen van ouders en familieleden over de positieve veranderingen die zij zien, zijn de dragers voor verdere ontwikkeling van het sporten voor mensen met een verstandelijke handicap. Hierbij enkele citaten. 'Ik ben overladen met heel veel ervaringen en indrukken.' 'Ik heb de tijd van mijn leven gehad en heel veel sportvrienden eraan overgehouden. Ik heb nog steeds contact met Chinezen op msn en ik hoop iedereen nog een keer terug te zien.' 'Het is zo'n geweldige ervaring geweest dat ik heel graag over vier jaar weer mee zou willen naar de volgende Games in Athene.' 'Ook bij thuiskomst bleef er veel aandacht voor mij. Huldigingen en nog een keer in de krant. Geweldig al die aandacht.'

Referenties

American Association on Intellectual and Developmental Disabilities. Mental retardation: Definition, classification and systems of supports (10th edition.) Washington DC: The American Association on Intellectual and Developmental Disabilities, 2002.

American Psychiatric Association. Diagnostic and Statistical Manual of Mental Disorders; DSM-IV-TR (4th Edition). Washington: APA, 2000.

Baynard T, Pitetti KH, Guerra M, Fernhall B. Heart rate variability at rest and during exercise in persons with Down syndrome. Arch Phys Med Rehabil 2004;85(8):1285-90.

Draheim CC. Cardiovascular disease prevalence and risk factors of persons with mental retardation. Ment Retard Dev Disabil Res Rev 2006;12(1):3-12.

Emmerson EJ. Underweight, obesity and exercise among adults with intellectual disabilities in supported accommodation in Northern England. Intellectual Disability Res 2005;49:134-43.

Evenhuis HM, Theunissen M, Denkers I, Verschuure H, Kemme H. Prevalence of visual and hearing impairment in a Dutch institutionalized population with intellectual disability. J Intellect Disabil Res 2001;45(Pt 5):457-64.

Fernhall B, Pitetti KH, Rimmer JH, McCubbin JA, Rintala P, Millar AL, et al. Cardio respiratory capacity of individuals with mental retardation including Down syndrome. Med Sci Sports Exerc 1996;28(3):366-71.

Fernhall B, Pitetti KH, Vukovich MD, Stubbs N, Hensen T, Winnick JP, et al. Validation of cardiovascular fitness field tests in children with mental retardation. Am J Ment Retard 1998;102(6):602-12.

Goedhart EA, Cremers MJG. Verstandelijk gehandicapten. In: Backx FJG & Coumans B (red). Sportgezondheidszorg in de Praktijk. Houten: Bohn Stafleu van Loghum, 1995. pp. 1-18.

Goldberg B, Gitta MZ, Puddephatt A. Personality and trait disturbances in adult mental retardation population; significance for psychiatric management. J Intelect Disabil Res 1995;39:284-94.

Horvat M, Croce R, Pitetti KH, Fernhall B. Comparison of isokinetic peak force and work parameters in youth with and without mental retardation. Med Sci Sports Exerc 1999; 31(8):1190-5.

Kraayer DW, Plas JJ. Handboek psychodiagnostiek en beperkte begaafdheid (4e herziene druk). Amsterdam: Harcourt Book Publishers, 2007.

Neuman K, Dettmer G, Euler HA. Giebel A, Gross M, Herer G, et al. Auditory status of persons with intellectual disability at the German Special Olympic Games. Int J Audiol 2006;45:83-90.

Reiss S. The prevalence of dual diagnosis in community based day programmes in the Chicago metropolitan area. Am J Ment Retard 1990;94:578-85.

Rimmer JH, Yamaki K. Obesity and intellectual disability. Ment Retard Dev Disabil Res Rev 2006;12(1):22-7.

Rojahn J, Borthwick-Duffy SA, Jacobson JW. The association between psychiatric diagnoses and severe behavior problems in mental retardation. Ann Clin Psychiatry 1993;5: 163-70.

Splunder J van, Stilma JS, Bernsen RM, Arentz TG, Evenhuis HM. Refractive errors and visual impairment in 900 adults with intellectual disabilities in the Netherlands. Acta Ophthalmol Scand 2003;81(2);123-9.

Vliet P van de, Rintala P, Fröjd K, Verellen J, Houtte S van, Daly DJ, et al. Physical fitness profile of elite athletes with intellectual disability. Scand J Med Sci Sports 2006;6(6):417-25.

White P, Chant D, Edwards N, Townsend C, Waghorn G. Prevalence of intellectual disability and comorbid mental illness in an Australian community sample. Aust N Z J Psychiatry 2005; 39(5):395-400.

Leesadvies

Evenhuis HM. Want ik wil nog lang leven. Moderne gezondheidszorg voor mensen met verstandelijke beperkingen. Zoetermeer: Raad voor Volksgezondheid en Zorg, 2002.

Gunilla Gerlands. Een echt mens. Antwerpen: Houtekiet, 1998.

Peeters T, Gillberg C. Autisme. Medische en educatief. Antwerpen: Houtekiet, 2003.

Schrojenstein Lantman-de Valk HJM van, Heun-Nijsten EWA van, Wullink M. Prevalentie-onderzoek bij mensen met een verstandelijke beperking in Nederland. Maastricht: Universiteit Maastricht, Capaciteitsgroep huisartsengeneeskunde, 2002.

Websites

www.gehandicaptensport.nl
www.brancherapporten.minvws.nl
www.nationaalkompas.nl
www.zid.nrz.nl

9 Zwangerschap en sport

Mw. dr. M.B. van Doorn

1 Inleiding

In de westerse cultuur is het sinds enkele decennia gebruikelijk dat vrouwen zich in de loop van de zwangerschap geleidelijk onthouden van zware lichamelijke inspanning. Dit om mogelijke risico's voor moeder en kind te vermijden. In andere culturen en in het dierenrijk gaat het er vaak anders aan toe. Het is daarom de vraag of inspanning tijdens de zwangerschap werkelijk risico's met zich meebrengt. Anderzijds is men er meer en meer van overtuigd dat bewegen gezond is. Niet voor niets wordt lichamelijke inactiviteit tot de officiële risicofactoren gerekend voor hart- en vaatziekten. Hoe nu verhouden zwangerschap en sport zich tot elkaar?

In dit hoofdstuk wordt ingegaan op verschillende aspecten die daarbij een rol spelen.

2 Sport en menstruele cyclus

De incidentie van stoornissen in de menstruele cyclus is hoger bij intensief trainende sporters dan bij ongetrainde vrouwen. In de etiologie van deze stoornissen spelen zowel direct door inspanning geïnduceerde, als indirecte factoren een rol. Bij deze laatste moet men bijvoorbeeld denken aan het effect van regelmatige inspanning op het lichaamsgewicht. Een laag lichaamsgewicht, een laag vetpercentage en gewichtsverlies worden als belangrijke causale factoren beschouwd van menstruele disfunctie. Toch zien we een herstel van de menses bij amenorroïsche atletes wanneer zij hun training onderbreken of verminderen, zonder dat er sprake is van verandering in gewicht of vetpercentage.

Bij meisjes met een hoog niveau van lichamelijke activiteit zien we een verlate menarche in vergelijking met niet-sportende meisjes, zonder een significant verschil in lichaamssamenstelling.

De oorzaak van door sport geïnduceerde veranderingen in de menstruele cyclus is nog steeds niet opgehelderd. Algemeen wordt aangenomen dat het mechanisme gezocht moet worden op het niveau van de hypothalamus-hypofyseas. Als omvang en/of intensiteit van fysieke training te snel in tijd toenemen, met daarbij oververmoeidheid of zelfs een lichte vorm van overtraining, blijkt er een verstoring op te treden van de hogere regelcentra van het endocriene systeem. De cyclusstoornissen als gevolg van fysieke overbelasting lijken een min of meer vaste volgorde te hebben: deficiëntie van de luteale fase (verkorte luteale fase) wordt gevolgd door (eu-oestrogene) anovulatie, wat weer leidt tot secundaire amenorroe. Hier staat tegenover dat een normale menstruele cyclus moeilijk valt te verstoren wanneer omvang en intensiteit van fysieke training geleidelijk over een langere tijdsperiode worden verhoogd (Keizer e.a., 1991).

3 Fysiologische veranderingen

Zwangerschap leidt tot een aantal fysiologische aanpassingen.

Het ademminuutvolume stijgt door toename van het teugvolume, terwijl de ademfrequentie gelijk blijft. De zuurstofopname in rust neemt in de loop van de zwangerschap toe. De ventilatie neemt nog meer toe dan de zuurstofopname, waardoor de maternale koolzuurspanning daalt. Dit vergemakkelijkt het koolzuurtransport van foetus naar moeder in de placenta. Deze ventilatoire aanpassingen lijken hormonaal geïnduceerd; vooral de verhoogde progestageenconcentratie lijkt van belang.

Ook het hartminuutvolume stijgt tijdens de zwangerschap door een toename van zowel hartfrequentie als slagvolume. Het bloedvolume neemt toe, maar door een daling van de vasculaire weerstand treedt er weinig verandering op in de bloeddruk (Van Doorn, 1991). Het bloedvolume neemt overigens meer toe in serum dan in bloedcellen. Hierdoor zakt het hemoglobinegehalte van het bloed. Door verdunning is er als het ware sprake van een relatieve anemie.

Het gewicht neemt toe in de loop van de zwangerschap. Door het aanpassen van de houding blijft echter bij het merendeel van de zwangere vrouwen het lichaamszwaartepunt onveranderd (Hummel, 1987). Het houdings- en bewegingsapparaat wordt bovendien beïnvloed door het hormoon relaxine – vooral ter plaatse van het os pubis – wat leidt tot verhoogde laxiteit.

Foetale respons op inspanning

Tijdens de zwangerschap is er door groei van foetus, uterus en placenta een geleidelijk toenemende behoefte aan zuurstof en substraten. Spieractiviteit tijdens inspanning geeft ook een toename van metabole behoeften. Zijn de fysiologische aanpassingen adequaat om te voldoen aan de gecombineerde vraag van zwangerschap en inspanning wanneer een zwangere vrouw gaat sporten?

In de eerste plaats is onderzocht of het welzijn van de foetus niet in gevaar wordt gebracht door inspanning van de moeder. Invasief dierexperimenteel onderzoek heeft aangetoond dat ondanks een tijdelijke afname van de bloedtoevoer naar de uterus tijdens inspanning, er voldoende compensatiemechanismen zijn om, zelfs bij uitputtende inspanning, te kunnen blijven voldoen aan de foetoplacentale behoeften. Dit tegenwicht bestaat uit redistributie van de bloedtoevoer naar de uterus, hemoconcentratie en toegenomen zuurstofextractie. Het zuurstofgebruik van de uterus tijdens de zwangerschap veranderde niet bij uitputtende inspanning. Ook de in de foetus gemeten stressfactoren zoals hartfrequentie, bloeddruk en catecholamineconcentraties toonden geen significante veranderingen (Lotgering, 1983).

Humaan onderzoek ondersteunt de constatering dat moederlijke inspanning geen veranderingen oplevert die wijzen op foetale nood. Zelfs bij zwangeren à terme, bij wie via directe elektronische registratie voor, tijdens en na maternale inspanning de foetale hartfrequentie werd gemeten, kon geen significant verschil worden gevonden in foetale conditie, of in foetaal gedrag. De subjectieve bewering van sommige zwangeren dat hun baby tijdens inspanning minder zou bewegen, kon objectief dus niet worden bevestigd. Wel nam bij vrouwen bij een zwangerschapsduur van 38 tot 42 weken het aantal uteruscontracties tijdens inspanning toe, met een snel herstel tot uitgangswaarden na afloop. De intensiteit van de uteruscontracties werd niet door de inspanning veranderd. Met nadruk wordt gesteld dat de hogere frequentie van uteruscontracties tijdens inspanning bij deze vrouwen met een rijpe cervix en met artificieel gerupteureerde membranen niet zomaar geëxtrapoleerd mag worden naar preterme zwangeren met een onrijpe cervix en intacte membranen (Spinnewijn, 1997).

Maternale respons op inspanning

Als de zuurstofopname door de uterus tijdens inspanning gewaarborgd lijkt, beïnvloedt zwangerschap dan misschien de mogelijkheid tot het verrichten van lichamelijke inspanning? Bij maximale-inspanningstests op de fiets en op de tredmolen bleek de maximale zuurstofopname in het eerste, tweede en derde trimester niet significant verschillend van de VO_2max buiten de zwangerschap.

Bij de looptest daalde de maximaal gehaalde snelheid in de loop van de zwangerschap. Wanneer bij deze gewichtsdragende inspanning wordt gecorrigeerd voor het gewicht, blijkt het maximale vermogen tijdens de zwangerschap onveranderd. Bij fietsen, een niet-gewichtsdragende inspanning waarbij je bij het bepalen van het vermogen geen rekening houdt met de gewichtstoename door de zwangerschap, ligt het maximaal gehaalde aantal watts in het derde trimester iets lager. De buik zit dan waarschijnlijk toch zodanig in de weg, dat de maximale prestatie erdoor wordt beïnvloed.

De maximaal behaalde hartfrequentie is tijdens de zwangerschap zowel bij het fietsen als bij het lopen marginaal (2 procent) verlaagd ten opzichte van de waarden buiten de zwangerschap. De verhoogde ventilatie tijdens de zwangerschap is er niet alleen in rust, maar ook bij maximale inspanning. De maximale koolzuurafgifte daalt in de loop van de zwangerschap (Van Doorn, 1991). Vergelijkbare resultaten in maximale zuurstofopname, hartfrequentie, ventilatie, koolzuurafgifte en prestatie werden gevonden bij zwemproeven. Submaximale duurinspanning op de fiets bleek tijdens de zwangerschap eveneens goed mogelijk. De fysiologische respons verschilde niet tussen zwangeren en niet-zwangeren. Een uitzondering hierop vormden de lagere waarden van plasmaglucose en lactaat tijdens de zwangerschap (Spinnewijn, 1997). Deze laatste bevinding is voor verscheidene onderzoekers reden geweest om inspanning op te nemen in het behandelplan voor vrouwen met zwangerschapsdiabetes (Artal, 1990).

De bloeddrukrespons op dynamische inspanning ten slotte blijkt nagenoeg vergelijkbaar tijdens de zwangerschap en daarbuiten (Van Doorn, 1991). Ook statische inspanning gaf bij zwangeren en niet-zwangeren vergelijkbare reacties op de bloeddruk. Een normale moederlijke tensie levert dus geen contra-indicaties op voor inspanning. Is er sprake van bloeddrukstijging door de zwangerschap, dan is terughoudendheid ten aanzien van inspanning geboden. Dit geldt des te meer voor statische inspanning, gezien de heftigere respons.

4 Invloed van sport op bevalling

Er is weinig goed opgezet onderzoek verricht naar het effect van sport op het beloop van de partus. In het verleden werden sommige sporten, zoals paardrijden, tijdens de zwangerschap ontraden, omdat ze de bekkenbodem zouden versterken dan wel stugger zouden maken. Dit zou de natuurlijke bevalling mogelijk bemoeilijken. Anderzijds werd beargumenteerd dat sporten juist een gunstig effect op de bevalling zou hebben door het verbeteren van kracht en coördinatie van bekkenbodemspieren en buikpers.

In een onderzoek waarbij een groep vrouwen die hun sportactiviteiten continueerden, vergeleken werd met een groep die het sporten vroeg in de zwangerschap staakte, bleken de sporters minder operatieve bevallingen en kortere vaginale bevallingen te hebben. Bovendien traden aanwijzingen voor foetale stress (gemeten aan meconium, foetaal hartpatroon en apgar-score) minder vaak op bij de sporters, ondanks het iets lagere geboortegewicht van de baby's. Het continueren van sport tijdens de zwangerschap lijkt dus eerder een gunstig dan een ongunstig effect op de bevalling te hebben (Clapp, 1990).

5 Samenvatting en advies

Goed gedoseerde fysieke training zal een normale menstruele cyclus niet snel verstoren. Is er sprake van overbelasting door een te grote omvang en/of intensiteit van de lichamelijke inspanning, dan neemt de kans op cyclusstoornissen toe. Bestaat er een zwangerschapswens bij een vrouw met een normaal verlopende menstruele cyclus, dan is er geen reden om de training aan te passen. Bij vrouwen bij wie de cyclus ontregeld is of de zwangerschapswens onvervuld blijft, behoeft het trainingsschema evaluatie en zo nodig aanpassing. Eenmaal zwanger lijkt lichamelijke inspanning geen risico's met zich mee te brengen voor moeder of kind, mits er sprake is van een gezond verlopende zwangerschap (Paisley, 2003). Met name mag er geen sprake zijn van een groeiachterstand van het kind, premature weeënactiviteit of maternale hypertensie. Onder die voorwaarden blijkt zelfs maximale inspanning gedurende de hele zwangerschap goed mogelijk. Ook submaximale duurinspanning levert geen problemen op. Bij zwangerschapsdiabetes heeft het mogelijk zelfs een positief effect. Tijdens de zwangerschap zien we vaak een daling van het Hb. Zeker bij sportende zwangeren lijkt het zinvol om dan aan de hand van de ijzerstatus te onderzoeken of er sprake is van relatieve anemie door verdunning, of dat er sprake is van een ijzergebrekanemie die gesuppleerd moet worden. De Hb-daling tijdens de zwangerschap maakt het advies om op hoogte voldoende tijd te nemen voor acclimatisatie voordat men gaat sporten van nog meer belang. Ongeacclimatiseerd zien we op hoogte vaak een daling van de O_2-saturatie. Binnen vier tot vijf dagen past het lichaam zich aan door stijging van het hematocriet. Deze compensatie is zowel van belang voor de zuurstofvoorziening van de foetoplacentale eenheid, als voor de inspanningstolerantie van de moeder.

Sommige situaties nopen tot aanpassen van de lichamelijke inspanning. Indien er tijdens het sporten 'harde buiken' optreden, lijkt het zinvol de intensiteit even te verlagen. Wanneer door hervatting van de inspanning de harde buiken telkens recidiveren, lijkt het aan te bevelen het sporten die dag voor gezien te houden en het een andere dag opnieuw te proberen. Wanneer vrouwen last hebben van een toegenomen gewicht of omvang van de buik, wil het veranderen van de soort inspanning nogal eens een oplossing bieden. Hardlopers die last hebben van 'bandenpijn' of bekkenklachten en die geen baat hebben bij ondersteunend materiaal, zouden kunnen overstappen op minder of niet-gewichtdragende activiteiten als fietsen of zwemmen. Daarnaast dient er bij bekkeninstabiliteit in ieder geval bekkenstabiliserende oefentherapie plaats te vinden.

Naar teamsporten en vechtsporten tijdens de zwangerschap is eigenlijk geen wetenschappelijk onderzoek verricht. In de advisering ten aanzien van deze sporten dient men daarom het gezonde verstand te gebruiken, waarbij per sport vooral het risico van een direct trauma van de buik moet worden ingeschat. Dit hangt niet alleen af van de vaardigheid van de zwangere, maar ook van die van medespeelsters en/of tegenstander. Voor deze sporten betekent dit meestal, dat ergens in het tweede trimester wordt overgestapt op een meer individueel te beoefenen alternatief.

Ten slotte lijkt het erop dat sport tijdens de zwangerschap eerder een gunstig dan een ongunstig effect heeft op het beloop van de bevalling.

6 Praktische punten

– Bij intensief trainende sportvrouwen hangt de hogere incidentie van stoornissen in de menstruele cyclus samen met een onjuiste trainingsopbouw.

- Maximale inspanning gedurende de hele zwangerschap is goed mogelijk mits de zwangerschap een normaal verloop heeft.
- Hoewel bij zwangeren de bloedtoevoer naar de uterus bij inspanning afneemt, zijn er voldoende compensatiemechanismen waardoor de foetoplacentale behoeften geen gevaar lopen. Wel neemt het aantal uteruscontracties bij inspanning aan het eind van de zwangerschap toe, maar dit herstelt zich snel in rust.
- Inspanning tijdens de zwangerschap lijkt gunstig te zijn voor vrouwen met zwangerschapsdiabetes.
- Bij een verhoogde bloeddruk als gevolg van de zwangerschap is terughoudendheid ten aanzien van inspanning geboden.
- Als het lichaam tijdens de zwangerschap bij bepaalde vormen van inspanning in de weg zit, kan verandering van de soort activiteit de oplossing zijn.
- Sporten tijdens de zwangerschap lijkt eerder een gunstig dan een ongunstig effect op het verloop van de bevalling te hebben.

Referenties

Artal R. Exercise and diabetes mellitus in pregnancy: a brief review. Sports Med 1990;9: 261-5.

Clapp JF. The course of labor after endurance exercise during pregnancy. Am J Obstet Gynecol 1990;163:1799-805.

Doorn MB van. Dynamic exercise in human pregnancy. Proefschrift. Rotterdam: Erasmus Universiteit, 1991.

Hummel P. Changes in posture during pregnancy. Proefschrift. Amsterdam: Vrije Universiteit, 1987.

Keizer H, Breda E van. Effecten van fysieke training op de menstruele cyclus: feiten en mechanismen. Tijdschr Fertiliteitsonderzoek 1991;5(12):13-8.

Lotgering FK. Exercise in pregnancy, an experimental study of maternal and fetal responses to exercise in sheep. Proefschrift. Rotterdam: Erasmus Universiteit, 1983.

Paisley TS, Joy EA. Price RJ. Exercise during pregnancy: A practical approach. Curr Sports Med Rep 2003;2:325-30.

Spinnewijn WEM. Exercise in human pregnancy, cycling and swimming in the last trimester. Proefschrift. Rotterdam: Erasmus Universiteit, 1997.

Deel III Bewegen bij chronische aandoeningen

Het risico op schade aan de gezondheid is decennialang aanleiding geweest om sport en bewegen voor mensen met een chronische ziekte af te raden. Naarmate het wetenschappelijk onderzoek ernaar toenam, werd duidelijk dat chronische ziektebeelden, binnen omschreven marges, heel goed gecombineerd kunnen worden met bewegen en sport. In dit deel besteden we daarom aandacht aan bewegen bij chronisch zieken.

Door het in dit deel per hoofdstuk aangehouden stramien wordt de dagelijkse praktijk zo veel mogelijk benaderd en kunnen gegeven adviezen bijna letterlijk worden overgenomen.

10 Hoofdpijn

Dr. R. Oudega

Wat vraagt de patiënt?

- Ik wil een sport gaan doen en daar hoort intensieve training bij. Ik aarzel tussen een krachtsport en een duursport. Wat is beter?
- Zijn bepaalde sporten af te raden voor sporters met hoofdpijnklachten?
- Kan ik medicijnen gebruiken tijdens het sporten?

Wat denkt de dokter?

- Hoofdpijn is de verzameling van migraineuze en niet-migraineuze hoofdpijnen (spannings-, cervicogene, cluster- en middelengeïnduceerde hoofdpijn).
- Sport kan hoofdpijn uitlokken, maar het kan ook door sport overgaan.
- Hoofdpijn en sport kunnen best samengaan. Geen enkele sporttak dient bij hoofdpijnklachten bij voorbaat verboden te worden.
- De aard van migraineaanvallen is van persoon tot persoon verschillend. Daarom verdient iedere sporter met migraine een individueel advies, als de hoofdpijn storend is bij de sportbeoefening.
- Hoofdpijn kan ook ontstaan door gebruik van medicijnen en genotmiddelen.
- (Preventieve) medicatie kan op de dopinglijst voorkomen.
- Welke adviezen geef ik de sporter?
- De wetenschappelijke basis voor de adviezen aan sporters met hoofdpijnklachten is beperkt.

Wat vraagt de dokter?

- Wat zijn aard, ernst, patroon, duur, familiaire voorkomen van de hoofdpijn?
- Zijn er begeleidende symptomen (misselijkheid of braken), aura of prodromale verschijnselen?

- Zijn er provocerende factoren (hormonale of andere factoren als alcohol of spanning)?
- Gebruikt u (zelf)medicatie (analgetica) en/of cafeïne?
- Wat is uw gedrag tijdens een hoofdpijnaanval (bedrust of juist bewegingsdrang)?
- Wat is de lijdensdruk, de mate van belemmering bij het sporten?

Wat doet de dokter?

- De diagnose spanningshoofdpijn, migraine, middelengeïnduceerde hoofdpijn of clusterhoofdpijn wordt gesteld op basis van het klachtenpatroon. Lichamelijk of aanvullend onderzoek is niet geïndiceerd.
- Bij het geven van een sportadvies moet rekening worden gehouden met een aantal aspecten:
  - de aanvalsvorm;
  - de frequentie;
  - het tijdstip van de aanvallen;
  - andere bijzonderheden (bijv. reactie op emoties, spanningen, vermoeidheid, slaapgebrek, alcoholgebruik);
  - of de patiënt de hoofdpijn van tevoren voelt aankomen (aura).

Overwegingen

- Hoofdpijn komt algemeen voor en sporters zijn daarvan niet uitgezonderd.
- Sluit een mogelijke intracraniële aandoening of (virale) infectie uit op grond van de anamnese.
- Herken een middelengeïnduceerde hoofdpijn.
- Tijdens de prodromale fase van een migraineaanval bestaat een grotere kans op blessures.

Risico's

- Bij voetbal, worstelen en judo kan soms zelfs al een mild trauma als stoten met het hoofd bij sommige sporters migraine uitlokken.
- Wielrennen en schoolslagzwemmen kunnen door de langdurige extensiestand van de cervicale wervelkolom bij daarvoor gevoelige sporters cervicogene hoofdpijn veroorzaken.
- Tennis, volleybal, badminton, gewichtheffen kennen snelle serveer- of smashbewegingen met snelle, korte compressie van cervicale structuren. Daardoor kan cervicogene hoofdpijn uitgelokt worden.
- Bergsporten en verschillende vormen van vliegsport kennen hoofdpijn als onderdeel van hoogteziekte, die ontstaat bij verblijf boven 3000 meter. De behandeling bestaat uit onmiddellijk afdalen, vooraf langer acclimatiseren en eventueel gebruik van acetazolamide (Diamox®).
- Duikershoofdpijn is een vasculaire vorm van hoofdpijn die kan ontstaan door koolzuuraccumulatie gedurende *skip-breathing* (na elke in- en uitademing wordt de adem enkele seconden ingehouden). De arteriële PCO_2

loopt gewoonlijk op tot 50 mmHg. Andere oorzaken voor hoofdpijn bij duiken zijn koude door het water, spierkramp door te sterk fixeren van het mondstuk en barotrauma van het middenoor en de sinussen.

Algemene adviezen

- In principe hoeft geen enkele sport ontraden te worden. Alle sporten kunnen worden uitgevoerd, soms alleen met een lagere intensiteit of kortere tijdsduur.
- Consumeer vóór de inspanning geen producten die een migraineaanval kunnen uitlokken (koffie, chocolade, alcohol enzovoort).
- Voldoende vochtgebruik voor en na het sporten kan migraine beperken.
- Vermijd individueel bepaalde provocaties.

Sportadviezen

- Gebruikelijke adviezen bij verblijf op grote hoogte gelden ook voor sporters.
- Materiaal- en techniekaanpassing kunnen cervicogene hoofdpijn beperken (zadel- of stuurstand bij wielrennen, serveertechniek bij tennis).
- Cafeïne en bètablokkers zijn antihoofdpijnmiddelen die voorkomen op de dopinglijst.
- Een goede trainingsopbouw, warming-up en cooldown zijn van belang voor de doorsnee sporter en in het bijzonder voor de sporter met hoofdpijnklachten. Richtlijnen voor een juiste dosering van inspanning zijn individueel bepaald.

Referenties

Bartelink ML, Lisdonk E van de, Hoogen H van den, Wollersheim H, Weel C van. Migraine in female patients in family practice. Fam Med 1993;25:331-6.

Teeffelen W van, Gijsman HJ, Ferrari MD, et al. Hoofdpijn en sport. Chronische aandoeningen en sport. Deel 6. Oosterbeek: NISGZ, 1992.

Leesadvies

Knuistingh Neven A, Bartelink MEL, Jongh TOH de, et al. NHG-Standaard Hoofdpijn. Huisarts Wet 2004;46(9):411-22.

McCrory P. Headaches and exercise. Sports Med 2000;30(3)221-9.

Websites

www.hoofdpijnpatiënten.nl
www.sportiefbewegen.nl
www.sportzorg.nl

11 Epilepsie

Prof. dr. F.J.G. Backx

Wat vraagt de patiënt?

- Ik wil graag een sport gaan doen en daar hoort intensieve training bij. Ik denk zelf aan judo en hockey. Kan dat?
- Hoe groot is de kans op een epilepsieaanval tijdens het sporten?
- Welke voorzorgsmaatregelen kan ik treffen?

Wat denkt de dokter?

- Epilepsie is een neurologische hersenstoornis gekenmerkt door twee of meer plotselinge aanvallen. Circa één op de honderd Nederlanders heeft een vorm van epilepsie.
- Veel vormen van epilepsie worden veroorzaakt door aanleg, een hersenziekte of een hersenbeschadiging. De precieze oorzaak van de epilepsie is echter vaak niet bekend.
- Epilepsie kan op iedere leeftijd voorkomen en ontstaan, maar in 75 procent van de gevallen begint de ziekte voor het 21e levensjaar. Een aantal vormen is leeftijdsgebonden. Dat wil zeggen dat de aanvallen in een bepaalde leeftijdsperiode voorkomen en met het ouder worden weer verdwijnen.
- Aanvallen worden grofweg in twee categorieën onderverdeeld: partiële en gegeneraliseerde aanvallen. Een aanval kan zich op verschillende manieren uiten. Dit is afhankelijk van het gebied van de hersenen waar de overmatige ontlading plaatsvindt en hoe groot dat gebied is. Iemand kan vallen, schokken, vreemde bewegingen maken, iets vreemds ruiken of even afwezig zijn. Er zijn veel verschillende soorten epileptische aanvallen. Wanneer er geen aanval is, functioneren de hersenen van iemand met epilepsie meestal net zoals die van ieder ander. Er is dan dus niets aan hem of haar te merken.
- De aard van de aanvallen is van persoon tot persoon verschillend. Daarom verdient iedere sporter met epilepsie een individueel advies, voordat hij of zij overgaat tot sportbeoefening.

- Aanvallen treden zelden op tijdens sport. Doorgaans ontstaan epilepsieaanvallen na fysieke inspanning (vijftien minuten tot drie uur erna), tijdens rust of in de slaap!
- Angst, voorzichtigheid en overbezorgdheid zorgen vaak voor een verminderde fitheid bij deze patiëntengroep. Dit leidt gemakkelijk tot meer gespannenheid. Reden temeer om deze spanningen te verminderen door sport, zodat de fitheid verbetert, wat het zelfvertrouwen vergroot.
- Sommige anti-epileptica dragen bij aan een slechte fysieke fitheid.
- Welke sporttakken brengen een verhoogd risico met zich mee?
- Welke sportgebonden en persoonsgebonden factoren kunnen een aanval uitlokken?
- Moet ik nog aanvullende diagnostiek verrichten?
- Welke adviezen geef ik deze (jeugdige of oudere) sporter?
- De uiteindelijke beslissing om te sporten ligt bij de patiënt; de huisarts kan slechts advies geven.

Wat vraagt de dokter?

- Hebt u ooit een of andere vorm van hersenletsel of hersenbeschadiging opgelopen?
- Komt er epilepsie voor in de familie?
- Wanneer had u de laatste aanval?
- Welke medicijnen kreeg u voorgeschreven van de (kinder)neuroloog?
- Welke sporten vindt u leuk om te doen en waarom?

Wat doet de dokter?

- Lichamelijk onderzoek: dit geeft overigens zelden aanvullende informatie, tenzij een vermoeden van comorbiditeit bestaat.
- Aanvullend onderzoek:
  - bloedanalyse kan nuttig zijn om uitlokkende factoren van een epileptische aanval te achterhalen, zoals een infectie, hypoglykemie, hyper- en hyponatriëmie of hypocalciëmie;
  - aanvullende diagnostiek (standaard- of slaap-EEG, neuro-imaging i.c. CT- of MRI-scan van de hersenen) is van beperkte waarde voor de huisarts. Bij verwijzing naar de neuroloog zal dit veelal wel gebeuren om een totaalbeeld te krijgen.

Overwegingen

- Er is slechts één systematische review bekend op het gebied van epilepsie en sport, gebaseerd op één RCT. Hierbij had een speciale vorm van yoga (sahaja yoga) een positief effect op de maandelijkse frequentie en duur van het epileptische insult. Een bepaalde dosisresponsrelatie kon niet worden aangetoond.
- De oorzaak van epilepsie is zelden weg te nemen. De meest gangbare manier om epilepsie te behandelen is met anti-epileptica. Deze genees-

middelen werken echter niet genezend. Wel kunnen de meeste aanvallen met deze medicijnen gelukkig goed worden onderdrukt.
- Sportinspanningen leveren veelal gezondheidswinst op voor patiënten met epilepsie, maar verschillende factoren moeten in ogenschouw worden genomen bij een sportadvies.
- Bijna alle sporttakken zijn toegestaan zolang patiënten overmatige inspanning vermijden en dehydratie en hypoglykemie weten te voorkomen.
- Wedstrijdsport met intensieve training kan te hoog gegrepen zijn, maar hoeft niet bij voorbaat afgeraden te worden. Dit moet individueel beoordeeld worden!
- Mensen met epilepsie hebben geen verhoogde blessurekans tijdens sport vergeleken met niet-epileptici.
- Trainers, ouders en artsen ervaren een zware verantwoordelijkheid bij actieve sportbeoefening van een epilepsiepatiënt en de begeleiding hiervan.
- Door een juiste risicoanalyse kan een adequaat sportadvies verstrekt worden.

Risico's

- Stoten van het hoofd (koppen, worstelen of judo): deze activiteiten hebben geen extra nadelige gevolgen voor mensen met epilepsie.
- Sport op hoogte, zoals deltavliegen, parachutespringen, bergbeklimmen maar ook paardrijden, leveren een verhoogd risico op voor personen met epilepsie.
- Alle gemotoriseerde snelheidssporten (motor- en autoracen), maar ook wielrennen, worden ontraden.
- Wintersporten als alpineskiën, snowboarden, schansspringen en bobsleeën zijn relatief minder gunstig.
- Sport in of op het water (zwemmen, roeien, zeilen, surfen, waterskiën, *scubadiving*): leveren gevaar voor verdrinking op, al is dit zeldzaam. Bij watersporten is altijd een-op-een-begeleiding of supervisie gewenst. Besef dat er meer mensen verdrinken als gevolg van een aanval in een ligbad, door voorover vallen tijdens het vissen of in het water vallen tijdens een aanval!
- Te abrupt stoppen met een intensieve sportactiviteit en niet-gedoseerd afbouwen, kan een aanval uitlokken. Dit wordt mogelijk verklaard door een te lage zuurgraad (pH) in het bloed.

Algemene adviezen

- Ook voor mensen met epilepsie is sport een goede in- en ontspanning, ongeacht oorzaak en aanvalsvorm. Sterker nog: zij rapporteren zelf dat ze door regelmatige sportinspanning hun aanvallen beter kunnen beheersen.
- Voor zover bekend heeft sport geen invloed op de bloedspiegels van antiepileptica.

- Voor mensen die twee jaar aanvalsvrij zijn, gelden over het algemeen geen beperkingen.
- Individueel bepaalde provocaties dienen te worden vermeden. Bekende triggers voor een aanval zijn:
  - overmatig alcoholgebruik;
  - grote spanningen/emoties en hyperventilatie;
  - een tekort aan slaap;
  - de periode voor en tijdens de menstruatie (hormonale veranderingen);
  - sterke wisselingen van temperatuur, zoals bij een koortsstuip bij kinderen;
  - bepaalde geneesmiddelen (amfetamine, largactil, tofranil, enzovoort). Deze triggers kunnen zogenoemde gelegenheidsaanvallen opwekken.
- Het is bij alle sporten van belang de activiteit na het sporten langzaam af te bouwen en niet in één keer van grote inspanning naar rust te gaan. Als iemand ontspannen is na (sport)inspanning is de kans op een aanval groter. Alertheid en concentratie maken de kans op aanvallen kleiner. Daarom is een goede cooldown belangrijk.

Sportadviezen

- Bij het geven van een sportadvies moet rekening worden gehouden met een aantal aspecten:
  - de aanvalsvorm (partiële of gegeneraliseerde aanval);
  - de frequentie van aanvallen (weinig of veel);
  - het tijdstip van de aanvallen (bijv. alleen 's nachts);
  - andere bijzonderheden (bijv. reactie op emoties, spanningen, vermoeidheid, slaapgebrek, alcoholgebruik);
  - of men de aanval van tevoren voelt aankomen (aura) of niet?
- Zweefvliegen en andere vliegsporten worden niet toegestaan (men krijgt geen brevet) vanwege bijkomend gevaar voor derden. Dit laatste gevaar geldt ook voor de schietsport.
- Duiksport wordt afgeraden tenzij men vijf jaar aanvalsvrij is en geen medicatie meer nodig heeft.
- Boksen en snelheidssporten, zoals auto- en motorraces, worden ontraden.
- Zwemmen is zeer goed mogelijk, mits aan een aantal voorwaarden wordt voldaan:
  - nooit alleen zwemmen;
  - individuele begeleiding en toezicht door iemand die zo nodig handelend kan optreden.
  - na een fysieke inspanning niet ontspannen in het water blijven. De verminderde alertheid kan leiden tot een aanval, dus snel uit het water gaan.
- Bij sporten op het water (roeien, zeilen, surfen, kanoën, waterskiën) nooit alleen eropuit trekken en altijd een reddingsvest gebruiken.
- Voor teamsporten en vechtsporten bestaan er geen absolute contra-indicaties; wel altijd melden bij trainer/coach.

- Turnen: bepaalde onderdelen, zoals evenwichtsbalk, ringen of brug vermijden, mocht dit aanvallen uitlokken.
- Bij schaatsen, toerfietsen en paardrijden wordt met klem een helm aangeraden.
- Supervisie is altijd gewenst bij personen die bekend zijn met ongecontroleerde aanvallen, specifiek in relatie tot skiën, bergbeklimmen, watersporten en zwemmen.
- Na een sportinspanning langzaam afbouwen (goede cooldown) om onnodige hyperventilatie (in rust) te voorkomen.
- Goede voorinformatie aan teamgenoten en trainers helpt negatieve reacties van teamgenoten te voorkomen.

Conclusie: Er is dus geen bezwaar tegen de wens van de patiënt om te gaan judoën en hockeyen, mits enkele voorzorgsmaatregelen in acht worden genomen.

Referenties

Jansen H. Epilepsie. In: Hendriks, Backx, Mosterd (red). Leerboek Sportgeneeskunde. Houten: Bohn Stafleu van Loghum, 1992. pp. 441-49.
Jansen JACG, Vries WR de, Backx FJG. Programmeringsstudie Chronische ziek(t)en en sport en bewegen. Den Haag: ZonMw, 2006.
Linschoten R van, et al. Epilepsy and sports. Sports Med 1990;10(1):9-19.
McCrory P. The athlete with epilepsy. In: Bruckner, Kahn (eds). Clinical sports medicine (3rd edition). Sydney: McGraw-Hill, 2007. pp. 850-53.

Leesadvies

Brochure Vol in het Leven met Epilepsie; een gids voor mensen met epilepsie. Breda: UCB Pharma, 2008.
Backx FJG. Epilepsie en sport. Modern Medicine 2008; 32(9): 305-07.
Folder Epilepsie en Sport. Houten: Nationaal Epilepsiefonds, 2006.

Websites

www.epilepsie.nl
www.epilepsievereniging.nl

12 Dementie

Dr. R. Oudega

Wat vraagt de patiënt?

- Mijn vader leed aan dementie; kan ik door mijn *lifestyle* aan te passen mijn eigen risico op dementie beperken? Kan sport daarbij een rol spelen?
- Familieleden brengen tijdens het spreekuurcontact hun vader ter sprake die steeds vergeetachtiger wordt. Kan hij blijven sporten?

Wat denkt de dokter?

- Welke voorzorgsmaatregelen kan ik als huisarts adviseren als dementerende ouderen hun sportieve activiteiten willen voortzetten?
- Dementie komt vaak voor en zal toenemen door de vergrijzing. Propageren van een gezonde levenswijze is ook voor deze bevolkingsgroep gewenst.
- Onderscheid tussen de ziekte van Alzheimer en vasculaire dementie is voor de huisarts wat beleid betreft niet van belang.
- Regelmatig bewegen heeft een gunstige invloed op spierkracht en coördinatie. Ook de zintuigen worden aangesproken (horen, zien en voelen).
- Sociale contacten worden gestimuleerd door deelname aan bewegingsprogramma's.

Wat vraagt de dokter?

- Met welke bewegingsvormen hebt u ervaring?
- Welke activiteiten vindt u leuk om te doen en waarom?
- Is er belangrijke, beperkende comorbiditeit?
- Wat is de eigen inschatting van familieleden of begeleiders?

Wat doet de dokter?

- De huisarts stelt zelf de diagnose dementie of verwijst de betrokkene daarvoor. Onderzoek naar beperkende comorbiditeit is niet afhankelijk van deelname aan bewegingsprogramma's.
- De huisarts onderscheidt geheugenstoornissen, andere cognitieve stoornissen en verminderd dagelijks functioneren.

Overwegingen

- Het voortzetten van sportactiviteiten voordat dementie optreedt, kan het manifest worden daarvan jaren vertragen.
- Effectieve preventie verbetert de *quality of Life*, verlengt de onafhankelijke levenssituatie en beperkt sociale en economische belasting van de maatschappij.
- Regelmatige lichaamsbeweging is een belangrijk onderdeel van gezondheidsbevordering. Wetenschappelijk onderzoek naar de waarde van preventie bij dementie komt op gang en lijkt veelbelovend.
- Bij het geven van een sportadvies moet rekening worden gehouden met een aantal aspecten:
  - de ervaring met bewegingsvormen van betrokkene;
  - de aanwezigheid van stimulering door mensen uit de omgeving in verband met afname van initiatief, somberheid en depressie in de beginfase van dementie;
  - dagelijks ritme en herkenbaarheid van de activiteiten.

Risico's

- Afname van alertheid, coördinatie en spierkracht treedt op ruim voordat beperkingen van ADL-activiteiten waarneembaar zijn. Gecompliceerde sportvormen en risicosporten zijn daarom af te raden.

Algemene adviezen

- Zorg voor begeleiding bij activiteiten buitenshuis. Het dragen van een SOS-medaillon of armband met naam en adres kan nuttig zijn bij eventueel verdwalen.
- Deelname aan groepsactiviteiten heeft het voordeel van deskundige begeleiding.
- Herhaling bevordert herkenning.
- Het zo lang mogelijk voortzetten van tuinwerk, huishoudelijke activiteiten en dagelijkse wandelingetjes of fietstochtjes is van belang.

Sportadviezen

- Dagelijks ochtendgymnastiek gedurende 15 minuten is meestal eenvoudig te realiseren (Zorgmap Dementie). De nadruk moet liggen op laagintensieve arbeid.
- Wandelen, fietsen, fitness en zwemmen zijn veilige bewegingsvormen die lang kunnen worden volgehouden.
- Meer Bewegen voor Ouderen (MBvO) realiseert in nagenoeg iedere gemeente gevarieerde bewegingsprogramma's met speelse elementen.
- Bij verder gevorderde dementie is training van kracht, flexibiliteit en balans mogelijk door stoelgymnastiek.

Referenties

Eggermont LH, Swaab DF, Luiten PG, Scherder EJ (2007). Exercise cognition and Alzheimer's disease: More is not necessarily better. Neurosci Biobehav Rev 2006;30:562-75.

Larson EB, Wang L, Bowen D, et al. Exercise is associated with reduced risk for incident dementia among persons 65 year of age and older. Ann Intern Med 2006;144:73-81.

Rolland Y, Pillard F, Klapouszczak A, Reynish E, Thomas D, Andrieu S, et al. Exercise program for nursing home residents with Alzheimer's disease: a 1-year randomized, controlled trial. J Am Geriatr Soc 2007 Feb;55(2):158-65.

Wind AW, Gussekloo J, Vernooij-Dassen MJFJ, et al. NHG-Standaard Dementie. Huisarts Wet 2003;46(13):754-67.

Websites

www.alzheimer-ned.nl

13 Hart- en vaatziekten: congenitale hartziekten

Drs. H.J.W. Dijkstra

Wat vraagt de patiënt?

- Ik ben nu twintig jaar en ik wil graag aan intensieve sportbeoefening doen. Ik ben van plan om mijn talent voor het wielrennen verder uit te werken; ik ben namelijk geselecteerd voor de amateurs. Heb ik een verhoogd risico om te overlijden aan plotse hartdood?
- Is aanvullend onderzoek of een sportmedische analyse nodig?

Wat denkt de dokter?

- Wie lopen er eigenlijk een verhoogd risico op plotse hartdood?
- Welke sporttakken brengen een verhoogd risico met zich mee?
- Moet ik aanvullende diagnostiek verrichten of verwijzen naar een sportarts of sportcardioloog?
- Bestaan er voor dit soort sporters verplichte sportmedische analyses?
- Welke adviezen geef ik deze sporter?

Wat vraagt de dokter?

- Bent u aangesloten bij een wielervereniging?
- Hebt u zelf ooit inspanningsgebonden klachten op de borst gehad?
- Bent u wel eens duizelig bij inspanning?
- Hebt u wel eens een onregelmatige hartslag bij inspanning?
- Bent u wel eens vermoeid, kortademig of zijn er andere klachten die niet horen bij wat verwacht mag worden ten opzichte van leeftijdgenoten?
- Zijn er onder uw familieleden jonger dan vijftig jaar (met name vóór 35-jarige leeftijd) personen die plotseling zijn overleden of een myocardinfarct hebben gehad?
- Zijn er familieleden met hartspierziekten, de ziekte van Marfan, ritmestoornissen (lange-QT-syndroom, wolff-parkinson-white-syndroom) met/zonder pacemakers?

Wat doet de dokter?

- De huisarts neemt een gerichte anamnese af op hart- en vaatziekten en de risicofactoren daarvoor.
- De dokter stelt vast welke onderzoeken verricht moeten worden. Dit is in de eerste plaats fysische diagnostiek (criteria belast lichamelijk onderzoek), gericht op uitsluiten dan wel aantonen van mogelijk afwijkende bevindingen verdacht voor congenitale hartziekten.
- Algeheel: zijn er klinische kenmerken van Marfan: hypermobiliteit en hyperlaxiteit gewrichten, scoliose, spondylolyse?
- Pols: is deze irregulair en/of inequaal?
- Bloeddruk: is er sprake van hypertensie (bloeddruk > 140/90 mmHg)?
- Auscultatie van het hart:
  - is er een niet of wijd gespleten tweede toon?
  - zijn er niet-functionele hartgeruisen (= niet verdwijnend bij valsalvatest of rechtop zitten)?
  - zijn er mid- of eindsystolische clicks?
  - zijn er verminderde perifere pulsaties?

Aanvullende diagnostiek

- Laboratoriumonderzoek bestaande uit minimaal een hemoglobinebepaling.
- Een rustelektrocardiogram (ECG) (zie figuur 13.2 voor een voorbeeld van een afwijkend rust-ECG, zie ook figuur 13.3 voor het grijsgebied tussen sporthart en cardiomyopathie). In tabel 13.1 zijn de afwijkende ECG-criteria weergegeven.

Overwegingen

- Een jonge atleet is een sporter jonger dan 35 jaar.
- Plotse dood bij een jonge atleet is veelal erfelijk of genetisch bepaald. Zie tabel 13.2 en 13.3, waarin cardiale oorzaken van plotse dood en cardiale oorzaken van diskwalificatie ten aanzien van de (wedstrijd)sportbeoefening worden weergegeven.
- Het is van belang hier nog eens te benadrukken dat de anamnese specifiek ook op sport gericht dient te zijn.
- De dokter dient zich te realiseren dat vanuit de sportspecifieke bondsorganisaties sportmedische keuringen veelal verplicht zijn gesteld als voorwaarde voor deelname. Deze verplichte sportmedische keuringen worden, met op indicatie eventueel inspanningsdiagnostiek, verricht door sportartsen werkzaam in een erkende sportmedische instelling (al of niet in een ziekenhuis).
- Preventieve cardiale screening dient plaats te vinden door daartoe gekwalificeerde clinici met kennis van cardiologie, sport en inspanning.
- In Nederland is het aantal plotse doden bij sportbeoefening 150-200 per jaar ongeacht de leeftijd. Bij een sportende bevolking van circa 25 procent

Tabel 13.1	Criteria voor een afwijkend ECG
P-top	- vergroting linkeratrium (P in V1> 0,1 mV diep en > 0,04 s)
	- vergroting rechteratrium (P in II, -III-V1 > 0,25 mV)
QRS-complex	- rechter- of linker asdeviatie
	- toegenomen voltages (R of S in extremiteitsafleiding > 2 mV, S in V1-2 > 3 mV, of R in V5-6 > 3 mV
	- abnormale Q (> 0,04 s of > 25% van de hoogte van bijbehorend R of QS in twee of meer afleidingen
	- rechter of linker bundeltakblok
ST-segment, T-top, QT-tijd	- ST-depressie of T-topafvlakking of -inversie in twee of meer afleidingen
	- verlenging van gecorrigeerde QT-tijd (man > 0,44 s, vrouw > 0,46 s)
ritme en geleiding	- ventriculaire extrasystolie of kamerritmestoornis
	- supraventriculaire tachycardie
	- atriumflutter of fibrilleren
	- kort PR (< 0,12 s) met of zonder deltagolf
	- sinusbradycardie met rustfrequentie < 40 sl/min
	- eerstegraads (PR > 0,20), tweedegraads of derdegraads AV-blok

komt dit neer op 3,3 plotse doden per 100.000 atleten per jaar. Circa 80 procent hiervan is cardiaal. Mannen hebben een tien keer groter risico op plotse dood in de sport dan vrouwen. Uit Nederlands onderzoek blijkt dat relatief eenvoudige onderzoeken zoals het rust- en/of inspannings-ECG uiterst waardevol zijn bij het opsporen van personen met een verhoogd risico op plotse dood (Panhuyzen et al., 2005).
– Er bestaat een Europees pleidooi (Study Group of Sports Cardiology van de European Society of Cardiology (ESC)) ten behoeve van preventieve cardiale screening bij iedere competitiesporter. De screening bestaat uit anamnese, lichamelijk onderzoek en een twaalfkanaals rust-ECG door een daartoe gekwalificeerde persoon. Bij afwijkende bevindingen dient nadere cardiale evaluatie plaats te vinden (holter, echocardiogram, inspannings-ECG)

Tabel 13.2 Cardiale oorzaken van plotse dood tijdens sportbeoefening (n=49) (Panhuyzen et al., 2005).	
aritmogene rechterventrikeldysplasie (ARVD)	11
atherosclerotisch coronair lijden	9
anomalie van de coronairarterie	6
mitralisprolaps	5
geleidingsstoornissen	4
myocarditis	3
myocardial bridging	2
hypertrofische cardiomyopathie*	1
longembolie	1
aorta dissecans	1
gedilateerde cardiomyopathie	1
overige	5

De getallen wijzen naar Italiaanse gegevens. * In de VS is hypertrofische cardiomyopathie doodsoorzaak nummer 1

Tabel 13.3 Cardiale oorzaken van diskwalificatie (Panhuyzen et al. 2005).	
ritme- en geleidingsstoornissen (zie figuur 13.1 en 13.2)	38% (incl. wolff-parkinson-white-syndroom, lange-QT-syndroom, syndroom van Brugada)
hypertensie	27%
kleplijden (incl. mitralisklepprolaps)	21%
hypertrofische cardiomyopathie	4%
overige - gedilateerde cardiomyopathie - congenitale hartziekten - reumatische hartziekte - pericarditis	10%

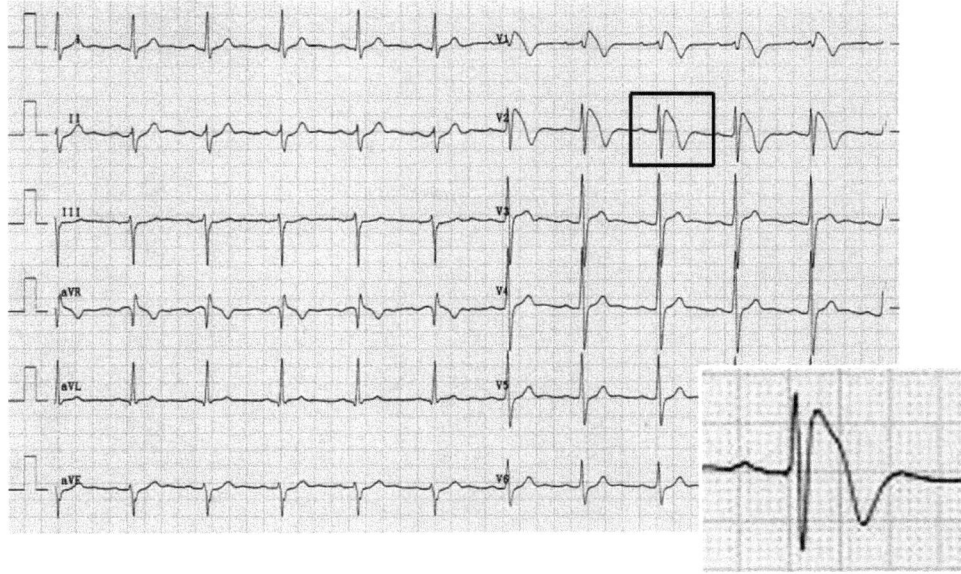

Figuur 13.1
ECG van iemand met Brugada met karakteristiek patroon in V1-V2.

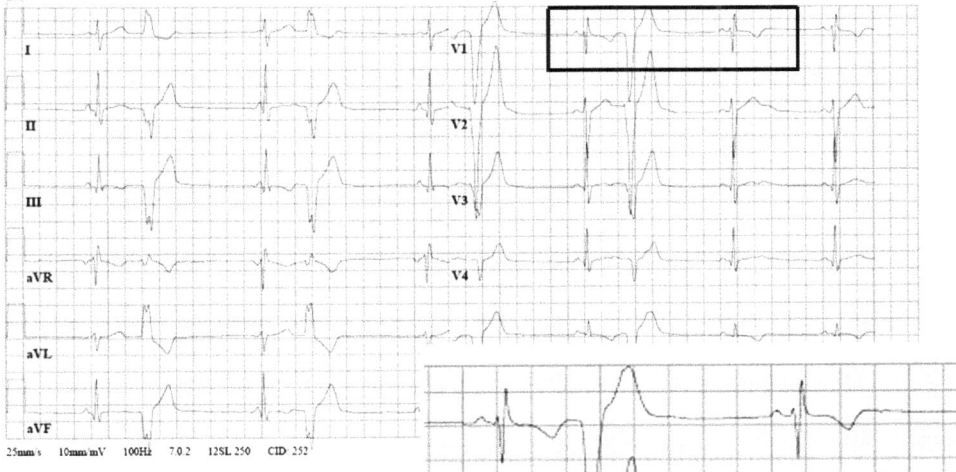

Figuur 13.2
Jonge sporter van 15 jaar bij wie recent naar aanleiding van een afwijkend ECG bij een sportkeuring een aritmogene rechterventrikel-cardiomyopathie (ARVC) is vastgesteld met echo. Het ECG is echter niet geheel typisch. Er zijn wel een (licht) verlengde QRS-duur en extrasystolen, maar geen epsilongolf.

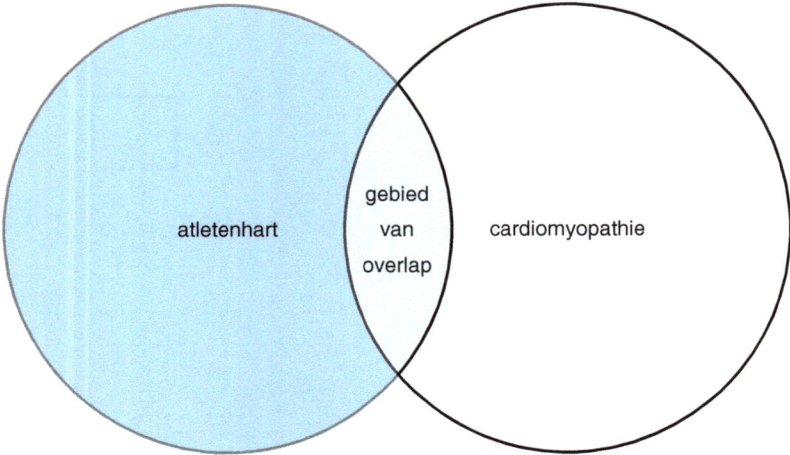

Figuur 13.3
De overlap tussen het hart van een atleet en cardiomyopathie.

— Iedereen kan via www.sportzorg.nl anoniem een vragenlijst invullen waarna het advies 'goedkeuring' of 'cardiale keuring bij een sportarts' kan volgen.

Risico's

— Dit is geheel afhankelijk van de aard van de gevonden afwijking die leidt tot een vergroot risico op acute hartdood.
— Bij sportbeoefening wordt een onderscheid gemaakt tussen statische (isometrische) en dynamische (isotone) inspanning. Deze hebben een verschillend effect op de circulatie (zie tabel 13.5 en 13.6; zie voor een zeer gespecificeerde tabel de aanbevolen literatuur, 36e Bethesda-conferentie). De meeste sporten zijn een mengvorm van statische en dynamische belasting. Bij sportadvisering geeft deze onderverdeling te weinig houvast. De patiënt dient onderwezen te worden in wat statische en dynamische spiercontracties zijn.

Algemene adviezen (zie ook tabel 13.4)

— Identificatie van een sporter met een verhoogd risico op plotse dood door een cardiovasculaire ziekte leidt tot een negatief advies voor intensieve sportbeoefening en een afkeuring voor wedstrijdsport.
— Het is discutabel of een specifieke sport een hoger risico op plotse dood met zich meebrengt. Wel lijkt Amerikaans onderzoek bij militairen erop te wijzen dat er een toename optreedt van plotse hartdood bij incidentele zware fysieke inspanning, terwijl regelmatige zware fysieke inspanning juist een beschermend effect had (Hosey et al., 2003).

Tabel 13.4	Indeling adviezen omtrent sportbeoefening aan personen met hart- en vaatziekten (Pool & Rohmer, 1989).		
diagnose	advies		opmerkingen
	recreatiegerichte sport	prestatiegerichte sport	
cardiomyopathie	p.a.	nee	
infarct, geen AP*, goede LVF**	ja	p.a.	
infarct, geen AP, matige LVF	p.a.	nee	
AP	p.a.	nee	
bypassoperatie	ja	p.a.	
derdegraads AV-blok	ja	p.a.	eventueel pacemaker
tachycardie	p.a.	p.a.	eventueel eerst behandelen
extrasystolie	ja of p.a.	ja of p.a.	eventueel eerst behandelen
lichte hypertensie	ja	p.a.	
matige hypertensie	p.a.	p.a.	eventueel eerst behandelen
ernstige hypertensie	p.a.	nee	
lichte klepafwijking	ja	p.a.	
matige klepafwijking	p.a.	nee	eventueel eerst opereren
ernstige klepafwijking	nee	nee	eventueel eerst opereren
kunstklepoperatie in voorgeschiedenis	p.a.	p.a.	

*AP = angina pectoris; **LVF = linkerventrikelfunctie. p.a. = persoonlijk advies; ja = toestaan; nee = ontraden.

Tabel 13.5	Effecten van inspanning op hemodynamische variabelen.	
	inspanning	
	dynamisch	statisch
zuurstofconsumptie	+++	+
hartminuutvolume	++	+
systolische bloeddruk	+	++
diastolische bloeddruk	-	++
perifere weerstand	-	+
hartfrequentie	+++	+
belasting linkerkamer	'volume'	'druk'

- Bij sportbeoefening wordt een onderscheid gemaakt tussen statische (isometrische) en dynamische (isotone) inspanning. Deze hebben een verschillend effect op de circulatie (zie tabel 13.5 en 13.6). Statische inspanning geeft meer drukbelasting op het linkerventrikel, dynamische inspanning meer volumebelasting.
- De stabiliteit van de hart-vaatziekte zal bepalen wat de termijn is voor heradvisering.
- Optimale sportadvisering en begeleiding van personen met hart- en vaatziekten berusten op teamwork. De sportarts kan hierin een centrale en coördinerende rol spelen. De sportarts werkt samen met de huisarts, cardioloog, inspanningsfysioloog en sportfysiotherapeut.
- Begeleiding van een topsporter vergt een sterk individueel gerichte benadering. Deze laat zich niet in enkele regels vastleggen, maar dient gebaseerd te zijn op zeer specifieke sportmedische en sporttechnische kennis.

Sportadviezen

- Dit is geheel afhankelijk van de aard van de afwijking die gevonden wordt.
- Bij personen met hart- en vaatziekten bevindt de optimale trainingsintensiteit van de belasting zich tussen 65-85 procent van de gemeten (symptoombeperkte) maximale hartfrequentie. Dit is niet met een formule te berekenen; er dient voor goede sportmedische begeleiding dan ook een (symptoombeperkte) inspanningstest plaats te vinden door een sportarts in een sportmedische instelling, of door een in sportcardiologie bekwaam geachte cardioloog.

Tabel 13.6	Classificatie van sporten naar (dynamisch en statisch) karakter van de inspanning (Pool & Rohmer, 1989)		
matige tot zware dynamische en statische inspanning	matige tot zware dynamische en geringe statische inspanning	geringe dynamische en matige tot zware statische inspanning	geringe dynamische en statische inspanning
alpineskiën	hardlopen(lange afstand)	gymnastiek	bowling
hardlopen	hockey	judo/karate	cricket
langlaufen	tafeltennis	waterskiën	curling
roeien	tennis	zeilen	golf
schaatsen	voetbal	boogschieten	schieten
wielrennen	volleybal	windsurfen	wandelen
boksen	korfbal	atletiek (springen en werpen)	biljarten
rugby	badminton	autoracen	
schermen	basketbal	bodybuilding	
waterpolo	honkbal	schoonspringen	
worstelen	snelwandelen	gewichtheffen	
ijshockey	squash	motorracen	
	zwemmen	paardrijden	
		duiksport	

Referenties

Panhuyzen-Goedkoop NM, Pluim BM, Senden PJ, Hoogsteen J, Bennekers H, Inklaar H, et al. Consensusdocument: Preventie van plotse dood in de sport bij jonge atleten in Nederland. Geneeskunde en Sport 2005;4:107-12.

Hosey RG, Armsey TD. Sudden cardiac death. Clin Sports Med 2003;22:51-66.

Eligibility Recommendations for Competitive Athletes with Cardiovascular Abnormalities, 36th Bethesda conference, JACC 2005;45(8):7-64.

Pool J, Rohmer J. Consensus hart- en vaatziekten en sportbeoefening. Ned Tijdschr Geneeskd 989;133:1501-05.

Leesadvies

ACSM's Guidelines for Exercise Testing and Prescription 7th edition. Indianapolis: American College of Sports Medicine, 2005.
Brukner P, Khan K (eds). Clinical sports medicine 3rd edition. Sydney: Mc Graw-Hill, 2007.
Kahn MG. Rapid ECG Interpretation, 3rd edition. Totowa: Humana Press Inc., 2008.

Websites

www.sportzorg.nl
www.nvvc.nl (consensus document sportcardiology 2005)

14 Hart- en vaatziekten: coronaire hartziekten

Drs. H.J.W. Dijkstra

Wat vraagt de patiënt?

– Ik ben een man van 55 jaar en heb een hartinfarct achter de rug. Zo wil ik niet verder en dus wil ik gaan sporten om een tweede hartinfarct te voorkomen. Ik denk aan hardlopen (met als doel de marathon van New York), kan dat?
– Hoe groot is het risico op een tweede hartinfarct tijdens het hardlopen?
– Maakt het uit of ik recreatief of wedstrijden wil lopen?
– Ik wil op vakantie ook gaan scubadiven; kunt u de medische keuring verzorgen?

Wat denkt de dokter?

– Dat zijn veel vragen voor het tijdsbestek van één consult, maar ze zijn wel relevant. Desnoods moet ik overleg plegen met een sportarts of (sport-)cardioloog.
– Zijn er sporten die in zichzelf een verhoogd risico op manifestatie van coronaire hartziekten met zich meebrengen bij bekend dan wel latent coronairlijden?
– Moet ik nog aanvullende diagnostiek aanvragen?
– Welke medicatie gebruikt de patiënt (bètablokkers)? Moet er eventueel nog een aanpassing getroffen worden in de voorgeschreven medicatie? Welke adviezen kan ik meegeven?
– Wat zijn eigenlijk de absolute en relatieve contra-indicaties ten aanzien van sportbeoefening?
– Hoe groot is de cardiale restfunctie na het doorgemaakte myocardinfarct?

Wat vraagt de dokter?

– Wanneer is de laatste cardiologische controle geweest?
– Is er sprake van inspanningsgebonden pijn op de borst, kortademigheid, duizeligheid, hartkloppingen, moeheid?

Tevens dient een inventarisatie gemaakt te worden van de actuele risicofactoren voor coronaire hartziekten.

Wat doet de dokter?

Dezelfde onderzoeken die genoemd zijn in hoofdstuk 13, Hart- en vaatziekten: congenitale hartziekten, komen ook hier in aanmerking, te weten: polsfrequentie en bloeddrukmeting in rust en auscultatie van hart en longen.

Aanvullende diagnostiek

- Laboratoriumonderzoek gericht op de risicofactoren voor hart- en vaatziekten.
- De linkerventrikelfunctie (ejectiefractie; normaal 50-60%) dient bekend te zijn. Deze kan met echocardiografie worden beoordeeld. De linkerventrikelfunctie is een maat voor de pompfunctie van het hart. Met deze beoordeling kan direct het risico op hartfalen bij sportbeoefening worden ingeschat. Het is raadzaam om de behandelend cardioloog te raadplegen.
- Het American College of Sports Medicine beveelt een inspannings-ECG aan bij de volgende cardiale ziektebeelden of verdenkingen daarop:
  - een matig verhoogde kans op angiografisch significante afwijkingen;
  - mannen boven de 45 jaar en vrouwen boven de 55 jaar met als doel sportbeoefening met een intensiteit van meer dan 60% van hun maximale zuurstofopname (VO_2max);
  - post-myocardinfarct ten behoeve van prognose en sportadvisering;
  - asymptomatische personen met twee of meer risicofactoren (hypertensie, roken, obesitas, dyslipidemie, diabetes mellitus, inactieve levenstijl en positieve familieanamnese voor het voorkomen van coronaire hartziekten op een leeftijd jonger dan 60 jaar);
- Een inspannings-ECG, zo mogelijk aangevuld met een ademgasanalyse, kan ook worden gemaakt ter detectie van functionele capaciteit van patiënten met longziekten of metabole ziekten (symptoomgelimiteerde maximale-inspanningstest).

Overwegingen

- Een preparticipatiescreening is aangewezen bij een voorgeschiedenis van coronairlijden. Deze dient erop gericht te zijn eventuele risico's te reduceren en de positieve effecten van sportbeoefening te optimaliseren. Deze screening dient te bestaan uit een grondige anamnese, een lichamelijk onderzoek en rust-ECG, aangevuld met, onder voorwaarden, een inspannings-ECG (zie aanvullende diagnostiek).
- Bevolkingsonderzoeken laten zien dat het sterftecijfer tijdens sportbeoefening fors stijgt met de leeftijd, omdat ook de incidentie van coronaire hartziekten met de leeftijd stijgt.

- Sportbeoefening zal in ieder geval een verhoogd risico geven op plotse hartdood als gevolg van (latente) toename van coronairlijden met de leeftijd. Daartegenover staat dat regelmatige aerobe inspanning het algemene risico op coronaire aandoeningen vermindert.
- Zowel de duur van de inspanning als de piekintensiteit is van invloed op het risico op plotse dood.
- Adequaat opgebouwde aerobe training zal bij patiënten met coronairlijden leiden tot een verhoogde belastbaarheid, waarbij ischemie pas bij een zwaardere belasting zal optreden. Bij sommigen zullen de angineuze klachten zelfs geheel verdwijnen.
- Absolute en relatieve contra-indicaties voor sportbeoefening zijn weergegeven in tabel 13.4 (hoofdstuk 13).
- Ook niet-significant coronairlijden (stenose < 50% van de vaatdiameter) kan door acute plaqueruptuur en trombose leiden tot een acuut infarct en draagt dus ook bij aan het risico op een *event*, hoewel dit niet waarneembaar is bij niet-invasieve tests zoals een inspannings-ECG (36e Bethesda-conferentie, 2005).
- Om te beoordelen of een patiënt mag duiken, is een verwijzing naar een sportarts of gecertificeerd duikerarts noodzakelijk. Keurend arts en behandelend arts mogen niet dezelfde zijn. Scubadiven is een sport waarbij een inspanning wordt geleverd in hyperbare omgeving. Daarbij treden als gevolg van dalen en stijgen grote drukschommelingen op. Ook het zich verplaatsen in een (warmte-isolerend) duikpak en het zich al dan niet zwemmend verplaatsen met persluchtflessen in vaak warme en/of vochtige omgevingen, kan leiden tot grote piekbelastingen. Bovendien is duiken, ook al wil de keurling zelf het risico nemen, een sport waarbij ook de verantwoordelijkheid voor de buddy (= partner onder water) een belangrijke plaats inneemt. Buddy's dienen elkaar in noodgevallen te kunnen helpen en elkaar zeker niet in gevaar te brengen. Beoordeling van duikmedische geschiktheid is gezien de complexiteit van de specifieke belasting dan ook een aangelegenheid voor sportartsen en duikmedisch geschoolde (huis)artsen. Overleg met de behandelend cardioloog is daarbij van belang.

Risico's

- Er is altijd sprake van een licht verhoogd risico op plotse hartdood bij sportbeoefening, maar daar staan grote voordelen tegenover.
- Sporten waarbij verdrinking (watersporten) of een ernstig tot dodelijk trauma (rugby, wielrennen, autoracen, motorrijden, zweefvliegen) kan optreden in geval van acuut coronair syndroom en/of circulatiestilstand zijn niet aan te bevelen.
- Het is nog onduidelijk in hoeverre statische spierarbeid voor personen met coronairlijden een verhoogd risico inhoudt. Statische inspanningen dienen alleen vermeden te worden als ze gepaard gaan met zeer grote krachtsuitoefening.

Algemene adviezen

- De ernst van de cardiale afwijkingen (indien bekend) bepaalt wat de meest geschikte activiteit is. Van belang zijn een al of niet gestoorde linkerventrikelfunctie, de ernst van het coronairlijden en het al of niet voorkomen van inspanningsgebonden hartritmestoornissen.
- Als bovengrens van de bloeddrukrespons in rust wordt 190/110 mmHg aangegeven.
- Personen met een ongecompliceerde en goed ingestelde hypertensie kunnen zonder bezwaar sport beoefenen waarbij dynamische belasting op de voorgrond staat. Bovendien heeft regelmatige dynamische inspanning een heilzaam effect op hypertensie.
- Sportadviezen worden onder meer gegeven in percentages van de gemeten (symptoombeperkte) maximale hartfrequentie (zie hieronder). Daarom is het van belang een symptoombeperkte maximale-inspanningstest te verrichten om zodoende de maximale hartfrequentie te bepalen. Schatting aan de hand van de leeftijd heeft een standaarddeviatie van tien slagen per minuut. Bovendien kunnen veel patiënten al bij een veel lagere hartfrequentie symptomen krijgen.
- De stabiliteit van de hart-vaatziekte zal bepalen wat de termijn is voor heradvisering. Bij een instabiele fase moet een interval van één tot zes maanden worden aangehouden, bij een stabiele fase één tot vijf jaar. Bij wijziging van de omstandigheden is directe heradvisering aangewezen.
- Optimale sportadvisering en begeleiding van personen met hart- en vaatziekten berusten op teamwork. De sportarts kan hierin een centrale en coördinerende rol spelen. De sportarts werkt samen met de huisarts, cardioloog, inspanningsfysioloog en sportfysiotherapeut.
- Begeleiding van een topsporter met een coronaire hartziekte vergt een sterk individueel gerichte benadering. Deze laat zich niet in enkele regels vastleggen, maar dient gebaseerd te zijn op zeer specifieke sportmedische en sporttechnische kennis.
- Voor coronaire hartziekten en scubadiven kan gesteld worden dat er sprake is van een relatieve contra-indicatie voor de beoefening van voorgenoemde sport. Na een coronair event (ook PTCA/CABG) moet een wachttijd van twaalf maanden in acht worden genomen. Goedkeuring kan ook dan alleen plaatsvinden bij een stabiele cardiale situatie waarbij de keurling in staat is tot het leveren van een behoorlijke fysieke inspanning. Orale anticoagulantia vormen een absolute contra-indicatie ten aanzien van duiken, daar de veranderde hematologische omstandigheden en de antistolling in combinatie met het ontstaan van *silent bubbles* grotere kans geven op bloedingen in het myelum en *in cerebro*. Ook bètablokkers en scubadiven vormen geen goede combinatie.

Sportadviezen

- Zie ook tabel 13.4 in het vorige hoofdstuk.

- De huisarts kan alleen adviseren, de patiënt maakt zelf zijn keuze. Goede informatieverstrekking is dus van belang.
- Een goede warming-up is nodig. Circulatiestoornissen treden eerder op bij forse fysieke inspanning zonder voorafgaande warming-up (denk aan collaterale bloedvatvorming bij coronairsclerose).
- Sportactiviteiten die activiteit van grote spiergroepen vragen, die lang kunnen worden volgehouden en ritmisch en aeroob gericht zijn, zijn optimaal voor cardiovasculaire conditieverbetering. Voorbeeld: fietsen, hardlopen, zwemmen, crosstraining. De keuze is persoonlijk.
- Ook krachttraining (fitness) draagt door toename van de spierkracht bij aan een toename van de fitheid. Daarbij dient wel submaximaal getraind te worden. Krachttraining draagt een grote statische belastingscomponent in zich.
- Om conditionele verbetering te verkrijgen dient er minimaal drie keer per week gedurende 20-60 minuten te worden getraind met een intensiteit van 40-85 procent van de maximale functionele capaciteit (VO_2max) of 50-90 procent van de maximale hartfrequentie, voorafgegaan door een tien minuten durende warming-up en afgesloten met een tien minuten durende cooldown. Hierbij geldt het uitgangspunt om te beginnen op een niveau ver onder de grens waarbij klachten optreden en de training met niet meer dan 10 procent per week (per keer) uit te breiden, te verzwaren totdat het gewenste niveau bereikt is.
- Als comorbiditeit in de zin van diabetes mellitus aanwezig is, dienen niet-gewichtdragende sportactiviteiten geadviseerd te worden, gezien de kans op verwondingen met als gevolg diabetische ulcera bij het al dan niet aanwezig zijn van perifere neuropathie.
- Er zijn enkele categorieën patiënten waarbij, gezien de ernst van het onderliggende cardiale lijden, de voorkeur gegeven dient te worden aan alleen trainen onder deskundige supervisie. Het gaat daarbij om de volgende kenmerken: een ernstig verminderde linkerventrikelfunctie (ejectiefractie < 30%), ventriculaire ritmestoornissen die optreden bij milde of matige intensiteit, drievatslijden of een hoofdstamstenose, afwijkingen bij de inspanningstest anders dan door ischemie, cardiomyopathie en kleplijden (vooral aortaklepstenose), status na een circulatiestilstand en bij slechte prognose van coronairlijden.
- Bij personen met hart- en vaatziekten bevindt de optimale trainingsintensiteit van de belasting zich tussen 65-85 procent van de gemeten (symptoombeperkte) maximale hartfrequentie.

Referenties

Armen J, Smith BW. Exercise considerations in coronary artery disease, peripheral vascular disease and diabetes mellitus. Clin Sports Med 2003;22:123-33.

Eligibility Recommendations for Competetive Athletes With Cardiovascular Abnormalities, 36th Bethesda conference, JACC 2005;45(8):7-64.

Geurts J, Visser GH. Keuringsrichtlijnen Sportduiken (1e druk). Utrecht: NELOS-NOB, 2001.

Pool J, Rohmer J. Consensus hart- en vaatziekten en sportbeoefening. Ned Tijdschr Geneeskd 1989;133:1501-05.

Tunstall Pedoe DS (vertaald door Panhuyzen-Goedkoop NM, Pluim BM). Risico van plotse dood bij oudere atleten: het vergroten van de noemer. Geneeskunde en Sport 2005;4:113-15. Oorspr. artikel: Br J Sports Med 2004;38(6):671-72.

Leesadvies

ACSM's Guidelines for Exercise Testing and Prescription 7th edition. Indianapolis: American College of Sports Medicine, 2005.

Bruckner P, Khan K (eds). Clinical sports medicine 3rd edition. Sydney: Mc Graw-Hill, 2007.

Kahn MG. Rapid ECG Interpretation, 3rd edition. Totowa: Humana Press Inc., 2008.

Websites

www.sportzorg.nl
www.sportgeneeskunde.com
www.nvvc.nl (consensus document sportcardiology 2005)

15 Hart- en vaatziekten: perifeer vaatlijden

Drs. H.J.W. Dijkstra

Wat vraagt de patiënt?

Een man van 65 jaar met perifeer vaatlijden komt op het spreekuur en vraagt:
- Zijn beweging en sport goed voor de doorbloeding van mijn benen?
- Heb ik een verhoogd risico om een hartstilstand te krijgen op het voetbalveld?
- Moet ik me nog laten testen, voordat ik wat meer kan gaan sporten? Zo ja, waar kan ik dat laten doen en waar dient dat onderzoek uit te bestaan?
- Waar moet ik voor oppassen bij sportbeoefening?
- Wat is de beste tak van sport voor mij met mijn ziekte?
- Kan ik door looptraining helemaal genezen?

Wat denkt de dokter?

- Moet ik nog aanvullende diagnostiek (laten) verrichten?
- Wat weet ik van het cardiovasculair risico van de patiënt?
- Is het zinvol om deze patiënt sportmedisch onderzoek (plus inspanningstest) te laten doen?
- Wat kan de sportarts in dit geval doen?
- Loopsporten werken op zichzelf bevorderend op de perifere circulatie; het principe van looptraining, dat leidt tot nieuwvorming van collaterale bloedvaten, is hierop gebaseerd.
- Welke sporten brengen een verhoogd risico met zich mee?

Wat vraagt de dokter?

- Anamnese gericht op cardiovasculaire belastbaarheid.
  - Is er sprake van inspanningsgebonden pijn op de borst, kortademigheid, duizeligheid, hartkloppingen of moeheid?
  - Een inventarisatie van de actuele risicofactoren voor coronaire hartziekten.

- Wat is de huidige loopafstand van de patiënt?
- Zijn er wondjes aan de benen en zo ja, hoe genezen die?
- Welke sporten vindt de patiënt leuk?

Wat doet de dokter?

- Onderzoek op risicofactoren voor coronaire hartziekten; perifeer vaatlijden moet worden beschouwd als een symptoom van gegeneraliseerd vaatlijden, met dus ook een verhoogd risico op een acuut coronair syndroom.
- Lichamelijk onderzoek bestaande uit: polsfrequentie- en bloeddrukmeting, auscultatie van hart en longen, beoordeling abdominale en perifere circulatie (pulsaties, souffles, capillaire refill). Specifieke aandacht dient besteed te worden aan de inspectie van de benen ten aanzien van het voorkomen van open defecten aan de voeten.
- Bij twijfel over de diagnose op basis van anamnese en lichamelijk onderzoek is een enkel-armindex (EAI) in rust (normaal > 1) en eventueel na inspanning aangewezen. Perifeer vaatlijden is vrijwel zeker (> 95%) aanwezig bij een eenmalige EAI < 0,8 of bij een gemiddelde van drie EAI-metingen < 0,9 (CBO, 1997). Het aantal foutnegatieve testuitslagen bij de EAI-meting in rust kan worden verminderd door een EAI-meting na inspanning.

Aanvullende diagnostiek

- Bij een voorgeschiedenis van perifeer vaatlijden is een cardiovasculaire screening aan te bevelen. Het risico op bestaan van (latent) aanwezig coronairlijden is verhoogd bij een dergelijke patiënt. Deze screening is erop gericht risico's te reduceren en de positieve effecten van sportbeoefening te optimaliseren. Gezien het verhoogde risico op het voorkomen van coronairsclerose luidt het advies om alvorens te beginnen met sportactiviteiten een rust- en inspannings-ECG te laten verrichten (Balady e.a., 2000). Dit onderzoek kan worden aangevraagd bij de sportarts, meestal werkzaam in een erkende sportmedische instelling in de regio.

Overwegingen

- De stabiliteit van de hart-vaatziekte zal bepalen wat de termijn is voor heradvisering.
- De sportarts kan inspanningsonderzoek verrichten gericht op ischemiedetectie, bloeddrukverlaging, EAI-inspanning en sportmedisch advies op maat.
- Optimale sportadvisering en begeleiding van personen met hart- en vaatziekten berusten op teamwork van huisarts, sportarts, cardioloog, inspanningsfysioloog en sportfysiotherapeut.
- Een warming-up van minimaal tien minuten geeft verbetering van de doorbloeding van de beenvaten.
- Benadruk nog eens het advies om te stoppen met roken.

- Looptraining heeft geen effect op de enkeldrukken. Voor de klinische praktijk is de subjectieve verbetering van de patiënt belangrijker dan de uitslag van een test.
- Sportbeoefening zal in ieder geval een verhoogd risico geven op plotse hartdood als gevolg van (latente) toename van coronairlijden met de leeftijd. Daartegenover staat dat regelmatige aerobe inspanning het algemene risico op coronaire aandoeningen vermindert.
- Patiënten met perifeer vaatlijden hebben ten opzichte van gezonde personen een wel drie tot vier keer hogere kans op het krijgen van een cardio- of cerebrovasculaire ziekte (CBO, 1997).
- De meeste mensen met perifeer arterieel vaatlijden overlijden aan de gevolgen van atherosclerose van de coronairvaten (50 procent), van de cerebrale vaten (15 procent), of van de aorta abdominalis (10 procent) (CBO, 1997).
- Aerobe training zal bij patiënten met coronairlijden leiden tot een verhoogde belastbaarheid, waarbij ischemie pas bij een zwaardere belasting zal optreden. Bij sommigen zullen de angineuze klachten zelfs geheel verdwijnen. Een parallel kan worden getrokken met het effect van aerobe training op het perifere vaatstelsel. Ook hier zal door looptraining de ischemie pas bij een zwaardere belasting optreden, wat de klachten van claudicatie zal doen afnemen en de loopafstand doen toenemen.
- Looptraining heeft een positieve invloed op de functionele capaciteit (lees: loopafstand) bij patiënten met perifeer vaatlijden.
- Voetbal is een contactsport met een sterk verhoogd risico op sportblessures maar ook op wekedelenverwondingen van de onderste extremiteiten. De slechte wondgenezingstendens met risico op ischemische ulcera moet meegenomen worden in de advisering.

Risico's

- Explosieve (interval)inspanningen zoals voetbal, basketbal, tennis, badminton, zullen moeilijker worden verdragen dan geleidelijk opgebouwde cyclische sportactiviteiten zoals fietsen, zwemmen, roeien, wandelen en hardlopen.
- Contactsporten waaronder enkele balsporten zoals rugby, voetbal, handbal en anderzijds vechtsporten zijn gezien het risico op wekedelenverwondingen niet de sportsoorten van eerste keus.
- Open defecten van de voeten zijn een absolute contra-indicatie voor sportbeoefening.

Sportadviezen

- Sportactiviteiten die activiteit van grote spiergroepen betreffen, die ritmisch en aeroob gericht zijn en die lang kunnen worden volgehouden zijn optimaal voor cardiovasculaire conditieverbetering. Voorbeeld: fietsen, hardlopen, zwemmen, crosstraining. De keuze is persoonlijk.
- Gewichtsdragende sportactiviteiten (wandelen, hardlopen) verbeteren de functionele capaciteit het meest. Echter niet-gewichtsdragende sportacti-

viteiten zullen langer kunnen worden volgehouden en op een hogere intensiteit (percentage van de VO$_2$max of maximale hartfrequentie) kunnen worden uitgevoerd.
- Ook krachttraining (fitness) draagt door toename van de spierkracht bij aan een toename van de fitheid.
- Om conditionele verbetering te bereiken dient er minimaal driemaal per week gedurende 20-60 minuten te worden getraind, met een intensiteit van 40-85 procent van de maximale functionele capaciteit (VO$_2$max) of 50-90 procent van de maximale hartfrequentie, voorafgegaan door een tien minuten durende warming-up en afgesloten met een tien minuten durende cooldown
- Indien comorbiditeit in de zin van diabetes mellitus aanwezig is, dienen niet-gewichtsdragende sportactiviteiten geadviseerd te worden, gezien de kans op verwondingen met als gevolg diabetische ulcera bij het al dan niet aanwezig zijn van perifere neuropathie.

Referenties

Armen J, Smith BW. Exercise considerations in coronary artery disease, peripheral vascular disease and diabetes mellitus. Clin Sports Med 2003;22:123-33.
Balady G, Berra K, Golding L, et al. Clinical exercise testing. In: Franklin B, Whaley M, Howley E, editors. ACSM's guidelines for exercise testing and prescription. 6th edition. Baltimore: Lippincott Williams and Wilkins, 2000. p. 91-95.
CBO-consensus Diagnostiek en behandeling van arteriële claudicatio intermittens, Utrecht: CBO, 1997.
Eligibility recommendations for competetive athletes with cardiovascular abnormalities, 36th Bethesda conference, JACC 2005;45(8):7-64.
Pool J, Rohmer J. Consensus hart- en vaatziekten en sportbeoefening. Ned Tijdschr Geneeskd 1989;133:1501-05.
Schep G. Functional vascular problems in the iliac arteries in endurance athletes; a new concept to explain flow limitations: diagnosis and treatment. Thesis. Utrecht, 2000.

Leesadvies

ACSM's Guidelines for Exercise Testing and Prescription 7th edition. Indianapolis: American College of Sports Medicine, 2005.
Brukner P, Khan K (eds). Clinical sports medicine 3rd edition. Sydney: Mc Graw-Hill, 2007.
Kahn MG. Rapid ECG Interpretation, 3rd edition. Totowa: Humana Press Inc., 2008.

Websites

www.sportzorg.nl
www.sportgeneeskunde.com
www.nvvc.com (consensus document sportcardiology 2005)

16 Hypertensie

Drs. L.P. Heere

Wat vraagt de patiënt?

- Kan ik met mijn hoge bloeddruk wel sporten?
- Wat zijn de risico's voor mijn gezondheid als ik sport?
- Ik gebruik een medicijn voor mijn bloeddruk. Mag ik hiermee sporten?

Wat vraagt de dokter?

- Welke sporten hebt u in het verleden beoefend en waarom bent u daarmee gestopt?
- Denkt u aan krachtsporten of aan duursporten?
- Hoeveel tijd wilt u aan het sporten besteden?
- Zijn er klachten bij sportieve inspanning: hoofdpijn, misselijkheid, duizeligheid, hartritmestoornissen?

Wat denkt de dokter?

- De bloeddruk wordt door inspanning verhoogd, zeker bij intensieve inspanning en persbewegingen, maar naderhand is de bloeddruk vaak lager.
- Loopt de bloeddruk niet te hoog op, waardoor de pompfunctie van het hart te zwaar belast wordt?
- Is er kans op bloedingen, bijvoorbeeld in de hersenen, door intensieve inspanning bij hypertensie?
- Hoe hoog is de bloeddruk bij de metingen in de praktijk en in het dagelijks leven?
- Sportief bewegen heeft een ontspannend effect, waardoor de bloeddruk kan dalen.
- Belangrijk is te beoordelen of er ernstige risicofactoren voor hart- en vaatziekten zijn.
- Zijn er risicofactoren aanwezig, zoals roken, overgewicht, alcoholmisbruik, nierafwijkingen?
- Bewegen kan helpen overgewicht te bestrijden.

- Hebben antihypertensiva invloed op het prestatievermogen?
- Welke sporten zijn te prefereren bij mensen met hypertensie?
- Antihypertensiva hebben soms negatieve effecten op het prestatievermogen.

Wat doet de dokter?

- De dokter meet de bloeddruk in rust en tijdens een inspanningstest om het verloop van de bloeddruk bij en na inspanning te meten.
- Algemeen lichamelijk onderzoek gericht op risicofactoren voor hart- en vaatziekten zoals oedeem, hart- en vaatsouffles, vaatvernauwingen.
- Bloedonderzoek voorafgaand aan de opbouw van de training: hemoglobine, hematocriet, serumkalium, creatinine, urinezuur, plasmaglucose, serumcholesterol en triglyceriden.
- Urineonderzoek gericht op de nierfunctie.
- Bij intensieve sport en bij benauwdheidsklachten bij inspanning of palpitaties: een rust- en inspannings-ECG, om het effect van de inspanning op het hart en de circulatie te beoordelen
- Zo nodig echo-onderzoek, vooral bij afwijkingen tijdens inspanningsonderzoek

Overwegingen

- Linkerventrikelhypertrofie kan tot ventriculaire ritmestoornissen leiden en bij intensieve sportbeoefening een risico inhouden.
- De bloeddruk stijgt tijdens acute dynamische en statische inspanning, afhankelijk van de intensiteit van de inspanning, vooral systolisch en vooral bij ouderen.
- Acute heftige en langdurige inspanning wordt meestal gevolgd door een daling van de bloeddruk, vooral bij mensen met hypertensie.
- Regelmatige dynamische training van matige intensiteit leidt op termijn tot een significante daling van de bloeddruk (normotensief: 2 mmHg, hypertensief: 6-7 mmHg).
- Bij de beoordeling welke takken van sport geadviseerd kunnen worden, spelen de algemene cardiovasculaire risicofactoren een belangrijke rol.

Risico's

Algemene adviezen

- Beperken van de risicofactoren voor hart- en vaatziekten is belangrijk: matigen van het zoutgebruik, meer groente- en fruitconsumptie, minder consumptie van verzadigd vet, beperken alcoholgebruik, stoppen met roken, afvallen.
- Wanneer met deze maatregelen de bloeddruk tot boven 140/90 mmHg en bij diabeten 130/80 mmHg blijft, zijn antihypertensiva geïndiceerd.

Tabel 16.1 Indeling in typen sport naar mate van statische en dynamische inspanning	A. laagdynamisch	B. gemiddeld dynamisch	C. hoogdynamisch
I. laagstatisch	- bowlen - cricket - golf - schieten	- schermen - tafeltennis - tennis (dubbel) - volleybal - baseball/softbal	- badminton - snelwandelen - hardlopen (marathon) - crosscountry skiën - squash
II. gemiddeld statisch	- autoracen - duiken - paardrijden - motorcross - turnen - karate/judo - zeilen - boogschieten	- technische evenementen (springen) - kunstschaatsen - lacrosse - hardlopen (sprint)	- basketbal - biatlon - ijshockey - hockey - rugby - voetbal - crosscountry skiën (schaatsen) - hardlopen (mid/lang) - zwemmen - tennis (single) - handbal
III. hoogstatisch	- bobsleeën - technische evenementen (werpen) - rodelen - bergbeklimmen - waterskiën - gewichtheffen - windsurfen	- bodybuilding - alpineskiën - worstelen - snowboarden	- boksen - kanoën, kajakken - fietsen - atletiek-tienkamp - roeien - hardrijden (schaats) - triatlon

Bewerkt naar Mitchell et al., 1994.

- Diuretica en bètablokkers dienen vermeden te worden bij competitieve en intensieve sportbeoefening door vocht- en elektrolytenverlies bij diuretica en door afname van de maximale hartfrequentie en de maximale zuurstofopname bij het gebruik van bètablokkers.

Tabel 16.2 Aanbevelingen voor competitiesport bij hypertensie (en andere risicofactoren) in relatie tot het cardiovasculaire risicoprofiel. Bron: Consensusdocument ESC, 2005.

laesie	evaluatie	geschiktheidscriteria	aanbevelingen	follow-up
laag toegevoegd risico	geschiedenis, LO, ECG, IT, echo	goede bloeddrukcontrole	alle sporten	jaarlijks
gemiddeld toegevoegd risico	geschiedenis, LO, ECG, IT, echo	goede bloeddrukcontrole en risicofactoren	alle sporten, met uitzondering van hoog-statische en hoogdynamische sporten (III C)	jaarlijks
hoog toegevoegd risico	geschiedenis, LO, ECG, IT, echo	goede bloeddrukcontrole en risicofactoren	alle sporten, met uitzondering van hoog-statische sporten (III A-C)	jaarlijks
zeer hoog toegevoegd risico	geschiedenis, LO, ECG, IT, echo	goede bloeddrukcontrole en risicofactoren, geen geassocieerde klinische aandoeningen	slechts laag-gemiddeld dynamische, laagstatische sporten (I A-B)	zes maanden

LO = lichamelijk onderzoek; IT = inspanningstest.

– Diuretica en bètablokkers staan op de dopinglijst, zodat een aanvraag voor een TUE (Therapeutic Use Exemption) nodig is bij kans op dopingcontroles.

Sportadviezen

– Recreatieve sportactiviteiten hebben meestal een lage intensiteit en zijn toegestaan voor mensen met hypertensie.
– Bij hypertensie en een zeer groot cardiovasculair risico zijn rustige, duurgerichte sporten zonder statisch element mogelijk zoals wandelen en fietsen.
– Bij een groot cardiovasculair risico zijn alle sportvormen toegestaan behalve intensieve statische sportbeoefening.
– Bij een matig cardiovasculair risico dient intensieve sportbeoefening met een hoge statische component afgeraden te worden.
– Rustige, duurgerichte training met een laag weerstandselement zijn niet schadelijk voor de gezondheid, ook niet bij mensen met hypertensie.

Referenties

Fagard R. ESC Recommendations for participation in leisure-time physical activities and competitive sports for patients with hypertension. Eur J Cardiovasc Prev Rehabil 2005: 12:327-31.
NHG-Standaard Hypertensie (eerste herziening). Huisarts Wet 1997:40:598-604.
Mitchell et al. Classification of sports. J Am Coll Cardiology 1994;24:864-66.
Wallace JP. Exercise in hypertension. A clinical review. Sports Med. 2003;33(8):585-98. Review.

Websites

www.cardiologie.nl
www.escardio.org

17 Diabetes mellitus type 1

Drs. L.P. Heere

Wat vraagt de patiënt?

- Ik wil graag aan sport gaan doen. Zijn alle sporten mogelijk?
- Krijg ik meer blessures nu ik diabetes heb?
- Is mijn conditie door de diabetes slechter?
- Loop ik een grotere kans op hypo's bij het sporten?
- Moet ik anders gaan eten of moet ik minder insuline spuiten als ik ga sporten?

Wat vraagt de dokter?

- Welke sporten hebt u eerder beoefend?
- Wilt u intensief gaan sporten of rustig, recreatief?
- Hoe vaak hebt u hypo's en wat doet t daaraan?
- Hoe vaak meet u de bloedglucose per dag en past u de insuline aan bij hoge waarden?
- Welke insulinesoorten gebruikt u, of hebt u een insulinepomp?

Wat denkt de dokter?

- Door sporten gaan patiënten bewuster om met de bloedglucoseregulatie.
- Een goede diabetesregulatie met behulp van insuline via de insulinespuit of de pomp maakt de kans op het ontstaan van complicaties van langer bestaande diabetes mellitus type 1 kleiner.
- Zelfcontrole en zelfregulatie zijn essentieel om de bloedglucosewaarden te reguleren tijdens en na inspanning.
- Verhoogde bloedglucosewaarden hebben op termijn een negatief effect op het aerobe prestatievermogen door de binding van de glucose aan hemoglobine (HbA1c).
- Hoge bloedglucosewaarden kunnen op termijn leiden tot coronairaandoeningen, retinopathie, nefropathie en hypertensie.

- Bij diabetescomplicaties, zoals atherosclerose, zijn er grotere risico's op hart-vaataandoeningen tijdens inspanning.
- Door regelmatige sport en inspanning vermindert de insulinebehoefte soms met 30-50 procent.
- De plaats van de insuline-injectie en de doorbloeding van het subcutane insulinedepot, samen met de verminderde insulinebehoefte tijdens sport en inspanning, maken de kans op een ontregeling van de bloedglucosewaarden groter.
- De verminderde insulinebehoefte tijdens sporten kan ook worden gereguleerd door de insulinepomp af te koppelen, waardoor minder hypo's optreden.
- De patiënt moet kennis hebben van de aanpassingen in soort en hoeveelheid insuline in relatie tot de duur en de intensiteit van de sportbeoefening. Met een insulinepomp is de insulinedosering beter aan te passen.
- Door een verbeterde regulatie van de bloedglucosewaarden en door de effecten op de bloeddruk, het lichaamsgewicht, de botdichtheid, het lipidenspectrum en de toegenomen fitheid, neemt de kans op complicaties af.
- De kans op blessures bij diabetes neemt toe op latere leeftijd en dan vooral van de handen, schouders en voeten.

Wat doet de dokter?

Welk onderzoek moet worden verricht?
- De test gericht op cardiovasculaire complicaties (inspannings-ECG), kan ook gebruikt worden om het conditieniveau en het omslagpunt (aerobe drempel) te bepalen om de trainingsintensiteit te kunnen bewaken via een hartslagmeter.
- HbA1c bepalen om de diabetesinstelling te beoordelen.
- Beoordelen van complicaties, zoals hypertensie, retinopathie, nefropathie en neuropathie.

Overwegingen

- Te sterke wisselingen in bloedglucosewaarden remmen de deelname aan sport af.
- Bij hypoglykemie neemt de coördinatie van bewegingen af, evenals het prestatievermogen.
- Signalen als zweten, bleekheid, trillen en een verminderde alertheid zijn ook bij sport soms aanwezig, zodat hypoglykemie minder snel wordt opgemerkt en behandeld.
- Hoge bloedglucosewaarden vergroten de urineproductie, zodat uitdroging bij duurprestaties sneller kan optreden.
- Bij wedstrijdsport zal door het effect van stresshormonen een daling van de bloedglucosewaarden niet of nauwelijks optreden.
- Bij sporten voor kinderen moeten de ouders het kind ondersteunen bij het leren omgaan met de relatie sport-voeding-insuline.

Risico's

- Zelfstandig zweefvliegen of deltavliegen is voor diabetici bij wet verboden, net als parachutespringen en autoracen.
- Duiken met persluchtmasker is onder voorwaarden toegestaan: er mogen geen diabetescomplicaties aanwezig zijn en men moet hypoglykemie kunnen voorkomen of behandelen.
- Individueel intensief sporten zonder toezicht is risicovol door de kans op hypoglykemie.

Algemene adviezen

- Extra koolhydraten en een aangepaste insulinetoediening zijn nodig om de kans op hypoglykemie tijdens en na inspanning te verkleinen (zie tabel 17.1).
- Informeer medesporters en trainers over de signalen van hypoglykemie en wat te doen als dit optreedt.
- Gebruik bij hypoglykemie snelwerkende koolhydraten (druivensuiker, jus d'orange).
- Informeer huisgenoten over de plaats en het tijdstip van het sporten.
- Draag medische gegevens mee (SOS-bandje) tijdens sport.
- Begin niet te sporten met lage bloedglucosewaarden (< 5 mmol) en vermijd of behandel hoge waarden (> 16-25 mmol).
- Sporten bij veel werkzame insuline maakt de kans op hypoglykemie veel groter, zelfs bij hoge bloedglucosewaarden (tot 30 mmol/l).
- Injecteer geen insuline onder de huid van bij het sporten veelgebruikte spiergroepen.

Tabel 17.1 Preventie van hypoglykemie bij lichamelijke inspanning

duur en type van de inspanning	glucosewaarde voor aanvang	extra koolhydraten
30 minuten of minder; lichte inspanning	< 5 mmol/l	10-15 gram
	> 5 mmol/l	geen
30-60 minuten; matige inspanning	< 5 mmol/l	30-45 gram
	5-10 mmol/l	15 gram
	10-16 mmol/l	geen
1 uur of langer; matige inspanning	< 5 mmol/l	45 gram per uur
	5-10 mmol/l	30-45 gram per uur
	10-16 mmol/l	15 gram per uur

- Ga niet sporten tijdens de piekwerking van geïnjecteerde insuline.
- Een insulinepomp kan maximaal drie tot vier uur worden afgekoppeld, voordat de bloedglucosewaarden bij intensieve sportbeoefening zonder koolhydraatinname gaan stijgen.
- Sporten met stress (wedstrijd) heeft een bloedglucoseverhogend effect.
- Meet de bloedglucosewaarden vóór inspanning en zo nodig na afloop.

Sportadviezen

- Elke sportvorm afgezien van de sporten genoemd onder *Risico's* is mogelijk, passend binnen de animo van de persoon en mits men ontregelingen zo veel mogelijk kan vermijden. Dit vraagt aanpassingen, zoals zelfcontrole, insulineaanpassingen en extra koolhydraten vóór, tijdens of na de inspanning.
- Sporten met meerdere pauzemomenten, zoals tennis, badminton, squash, volleybal, handbal, judo en atletiek, hebben het voordeel dat de bloedglucose kan worden gecontroleerd.
- Intensieve sportbeoefening (met een hoge hartfrequentie) vraagt meer koolhydraten, zodat de kans op hypoglykemie toeneemt.
- Duursport maakt deels gebruik van de vetstofwisseling en beperkt de daling van de bloedglucosewaarde door inspanning.

Referenties

Nederlandse Diabetes Federatie. Richtlijnen en adviezen voor goede diabeteszorg (hoofdstuk 7). Leusden: NDF, 2000.

Zinman B, Ruderman N, Campaigne BN, Devlin JT, Schneider SH; American Diabetes Association. Physical activity, exercise and diabetes. Diabetes Care 2004;27 Suppl 1: S58-62.

Leesadvies

Barnes D; ACSM Series. Action plan for diabetes. Champaign Il.: Human Kinetics, 2004.

Websites

www.dvn.nl
www.basvandegoorfoundation.org

18 Diabetes mellitus type 2

Drs. L.P. Heere

Wat vraagt de patiënt?

- Ik heb diabetes type 2 en ik wil graag aan sport doen. Is sporten mogelijk en zijn alle sporten mogelijk?
- Loop ik een grotere kans op hypo's bij het sporten?
- Moet ik eerst afvallen vóór ik ga beginnen met bewegen?

Wat vraagt de dokter?

- Hoe lang hebt u al diabetes en zijn er complicaties?
- Welke medicijnen gebruikt u nu?
- Hebt u eerder aan sport gedaan?
- Welke sport wilt u graag gaan doen?

Wat denkt de dokter?

- Ik moet vragen naar hart-vaatklachten: benauwdheid, pijn op de borst, hartritmestoornissen.
- Heeft de patiënt overgewicht?
- Hoe bouwen we de training op bij een slechte conditie?
- Welke orale antidiabetica geven een vergroot risico op hypoglykemie?
- Zijn er andere medicijnen in gebruik, die het prestatievermogen negatief beïnvloeden (bètablokkers)?

Wat doet de dokter?

- Bepaling HbA1c en vetstofwisseling (cholesterol en triglyceriden).
- Lichamelijk onderzoek gericht op lichaamsgewicht, vetpercentage, bloeddruk en diabetescomplicaties.
- Beoordeling van het prestatievermogen en tekenen van hartischemie bij intensieve sport en complicaties met behulp van een inspannings-ECG.

Overwegingen

- Type-2-diabetes wordt vooral veroorzaakt door een verminderde insulinegevoeligheid; sport en bewegen kunnen deze gevoeligheid verbeteren.
- Afvallen lukt ook beter door beweging.
- Rustig beginnen met sporten is van groot belang om blessures en spierpijn te vermijden. Bovendien maakt het de kans op stoppen wegens klachten of blessures kleiner.
- Een omgeving die het bewegen stimuleert (familie, sportfaciliteiten, (para)medici, sportclubs voor ouderen), maakt de kans op continuering van de sport- en beweegactiviteiten groter.
- Bij type-2-diabetes zijn vaak al complicaties aanwezig, vooral van hart en bloedvaten.
- Aanpassing van de medicatie is bij regelmatige inspanning nodig, zelfs zonder afvallen.
- De kans op optredende hypo's is bij gebruik van orale antidiabetica kleiner dan bij insuline-injecties.
- Zelfcontrole is sterk aan te raden, ondanks de beperkte beschikbaarheid van glucosestrips via de zorgverzekeraar.

Risico's

- Zonder insulinegebruik of een recent cardiovasculair incident zijn zweefvliegen en andere vliegsporten toegestaan.
- Intensieve sportbeoefening zoals hardlopen, met forse belasting van de benen, leidt snel tot blessures, vooral bij overgewicht.
- Beperk persbewegingen door geen maximale krachtoefeningen te doen wegens het risico van forse belasting van het hart en de kans op bloeddrukverhoging.
- Voorkom vooral in de opbouwfase van de training maximale fysieke belasting in verband met de extra belasting van het hart.

Algemene adviezen

- Bouw de training geleidelijk op, via drie trainingen per week, om de dag, met spelelementen en liefst samen met anderen.
- Kies trainingsvormen met (sub)maximale hartbelasting (hartfrequentie 120-140/min), beginnend met een half uur per keer.
- Kies bewegingsvormen die de benen qua schokbelasting ontzien: zwemmen, fietsen, (cardio)fitness, volleybal, sportinstuiven.
- Meet de bloedglucosewaarden vóór de training en na afloop.
- Verminder de medicatie bij optredende hypoglykemie.
- Vooral bij sulfonylureumderivaten kan door de lange werkingsduur hypoglykemie optreden tijdens sport. De dosering van metformine kan geleidelijk worden verminderd.
- Vul het vochtverlies na training aan met water; vermijd koolhydraatrijke drankjes.

- Laat het lichaamsgewicht en de bloeddruk controleren na enkele weken sporten en blijf regelmatig de bloedglucosewaarden meten.

Sportadviezen

- De trainingen kunnen op geleide van de toegenomen conditie worden geïntensiveerd.
- Er zijn geen beperkingen in takken van sport, maar sportvormen waarbij de (duur)conditie wordt opgebouwd en veel energie wordt verbruikt verdienen de voorkeur: fietsen, joggen, cardiofitness, teamsporten.
- Koop schoeisel dat rekening houdt met het lichaamsgewicht, de sportondergrond en de bewegingsvorm.
- Doe lenigheidsoefeningen bij stijve gewrichten en rekoefeningen bij verkorte spieren.
- Neem snel oplosbare koolhydraten mee om hypo's te kunnen bestrijden.

Referenties

Nederlandse Diabetes Federatie. Richtlijnen en adviezen voor goede diabeteszorg (hoofdstuk 7). Leusden: NDF, 2000.

Sigal RJ, Kenny GP, Wasserman DH, Castaneda-Sceppa C, White RD. Physical activity/exercise and type 2 diabetes: a consensus statement from the American Diabetes Association. Diabetes Care 2006 Jun;29(6):1433-8.

Tuomilehto J. Counterpoint: Evidence-based prevention of type 2 diabetes: The power of lifestyle management. Diabetes Care 2007;30(2):435-38.

Leesadvies

Diabetes Vereniging Nederland. Bewegen voor mensen met diabetes type 2. Adviesgroep Diabetes en bewegen. Leusden: Diabetes Vereniging Nederland, oktober 2004.

Praet SFE. Exercise therapy in type 2 diabetes. Maarssen: Elsevier gezondheidszorg, 2007.

Rutten G. NHG-Standaard Diabetes mellitus type 2. Huisarts Wet 2006;49:137-52.

Websites

www.dvn.nl

www.diabetesfederatie.nl. (richtlijnen diabeteszorg)

19 Astma

Drs. H.B.A. van de Sande

Wat vraagt de patiënt?

- Mag ik sporten met astma?
- Welke sporten hebben een positief effect op mijn astma en welke sporten zijn af te raden?
- Kan ik mijn prestaties met medicatie verbeteren en is alle medicatie toegestaan in verband met dopinggebruik?
- Moet ik nog speciale voorzorgsmaatregelen treffen?

Wat denkt de dokter?

- Hoe lang heeft deze patiënt al astma?
- Is er sprake van hyperreactiviteit?
- Heeft de astma een allergische oorzaak?
- Is er tevens een allergische rinitis?
- Is er sprake van inspanningsastma?
- Is er bij deze patiënt misschien een mengbeeld met COPD?
- Rookt de patiënt?
- Is de astma goed ingesteld?
- Is er bij deze patiënt sprake van reversibiliteit, of van astma met persisterende bronchusobstructie?
- Wanneer is de laatste keer een spirometrie verricht?
- Kan een astmapatiënt alle sporten beoefenen?
- Welke adviezen geef ik deze sporter?
- Kan sport de longfunctie bij astma gunstig beïnvloeden?
- Heb ik te maken met een topsporter, die onder een dopingreglement valt?

Wat vraagt de dokter?

- Over de aard en de ernst van de klachten:
  - Is er productieve (ochtend)hoest, piepende ademhaling, of (nachtelijke) dyspnoe? Hoe ernstig is de dyspnoe?

- Hoe is het inspanningsvermogen?
- Hoe is het dagelijks functioneren?
- Is er een goede nachtrust?
- Wat is de frequentie van de klachten?
- Zijn er symptoomvrije intervallen?
- Is er sprake van hyperreactiviteit? Wat is bijvoorbeeld de invloed van koude lucht, mist, smog, chloordampen en (tabaks)rook?
- Is er een relatie met inspanning? Ontstaan de klachten (uitsluitend) tijdens of na lichamelijke inspanning?
- Zijn er aanwijzingen voor een allergische oorzaak? Is er een verergering van klachten:
  - in een stoffige of vochtige omgeving (huisstofmijt)?
  - in voorjaar (boompollen) of zomer (graspollen)?
  - in contact met kat, hond of een ander dier?
- Rookt de patiënt?
  - hoe is het huidig rookgedrag?
  - hoeveel pakjaren heeft de patiënt?
- Is er een voorgeschiedenis wat betreft de luchtwegklachten?
  - Waren er frequent luchtweginfecties, periodes met hoesten en/of piepen?
  - Was bij de patiënt sprake van constitutioneel eczeem?
  - Wat was het resultaat van eerder allergie- of longfunctieonderzoek?
  - Wat was het effect van luchtwegmedicatie en preventieve maatregelen?
- Zijn er luchtwegproblemen of atopische aandoeningen in de naaste familie?
- Zijn er klachten bij beroep en hobby?

Wat doet de dokter?

- Lichamelijk onderzoek: let op de mate van dyspnoe/piepen en op het bestaan van een rinitis. Kijk ook naar het gebruik van hulpademhalingsspieren en de inspiratiestand.
- Ausculteer de longen: let op een eventueel verlengd expirium en expiratoir piepen en bepaal bij ernstige dyspnoe de ademhalings- en hartfrequentie.
- Spirometrie met reversibiliteitstest.
- Overweeg een screeningstest op inhalatieallergenen.

Overwegingen

- De streefdoelen van de behandeling bij astma zijn:
  - geen of weinig klachten;
  - een acceptabele nachtrust;
  - (vrijwel) normale dagelijkse activiteiten, waaronder werk en sport;
  - zo min mogelijk hinder van interventies;
  - weinig of geen bijwerkingen van de medicatie;
  - voorkómen of tijdig behandelen van exacerbaties;
  - optimale longfunctie.

- Adviseer de patiënt om niet te roken.
- Neem bij allergie maatregelen om oorzakelijke prikkels zo veel mogelijk te vermijden.
- Behandel volgens het stappenplan van de NHG-standaard (zie kader).

Stappenplan bij de behandeling van astma

Stap 1
   Intermitterend astma (symptomen minder dan twee keer per week):
   - bij een 'nieuwe' patiënt: kortwerkend bèta-2-sympathicomimeticum (> 60 jaar ipratropiumbromide), gebruik 'zo nodig';
   - bij inspanningsastma: kortwerkend bèta-2-sympathicomimeticum, 1-2 inhalaties 15 minuten vóór de inspanning;
   - als in de loop der tijd twee of meer inhalaties per dag gedurende 2-4 weken nodig zijn: stap 2.

Stap 2
   Mild persisterend astma (symptomen vaker dan éénmaal per week):
   - bij een 'nieuwe' patiënt: lage of matige dosis inhalatiecorticosteroïd;
   - bij niet-bereiken streefdoel na drie maanden met matige dosis inhalatiecorticosteroïd: heroverweeg diagnose en beleid, overweeg consultatieve verwijzing naar longarts.

Stap 3
   Matig persisterend astma (niet-bereiken streefdoel ondanks drie maanden matige dosis inhalatiecorticosteroïd):
   - bij adequate diagnostiek en beleid:
     - matige dosis inhalatiecorticosteroïd plus langwerkend bèta-2-sympathicomimeticum, óf
     - hoge dosis inhalatiecorticosteroïd.
   - bij niet-bereiken streefdoel na drie maanden: heroverweeg diagnose en beleid en verwijs.

Stap 4
   Ernstig persisterend astma:
   - indicatie voor medebehandeling door longarts;
   - medicamenteuze mogelijkheden:
     - hoge dosis inhalatiecorticosteroïd gecombineerd met langwerkend bètasympathicomimeticum of ipratropiumbromide of een combinatie van beide middelen;
     - onderhoudsbehandeling met orale corticosteroïden.

Risico's

Bij *scubadiving* kan *airtrapping* optreden bij astmapatiënten met persisterende bronchusobstructie. Tijdens het opstijgen naar de oppervlakte zet de lucht in de longen uit volgens de wet van Boyle ($P \times V = C$). Er kan dan een barotrauma optreden ten gevolge van airtrapping.

Sportadvies

- Patiënten met astma kunnen alle sporten beoefenen, met uitzondering van *scubadiving*. In uitzonderlijke gevallen kan scubadiving wel worden toegestaan na advies van een sportarts.
- Sporters die aan wedstrijden doen, hebben vaak een verklaring van de longarts nodig, waarin wordt aangegeven dat zij astmamedicatie gebruiken. Dit om problemen te voorkomen met het dopingreglement.
- Regelmatig sporten met flinke intensiteit kan de longfunctie verbeteren.
- Bij allergie en/of hyperreactiviteit van de luchtwegen wordt aangeraden uitlokking te vermijden (niet zwemmen in een zwembad als chloordampen benauwdheid geven; niet sporten op een grasveld bij allergie voor graspollen; niet paardrijden bij allergie voor paarden, enzovoort)
- Adviseer bij inspanningsastma het doen van een warming-up en het inhaleren van een bètasympathicomimeticum 15 minuten vóór de inspanning.
- Adviseer de astmapatiënt sporten te kiezen zoals zwemmen, wandelen, fietsen, langlaufen, joggen, dansen, zeilen of tennissen.
- Sporten die minder geschikt zijn voor astmapatiënten zijn intensieve balsporten zoals rugby en basketbal en paardrijden in verband met het risico op allergie.
- Laat de patiënt rekening houden met de weersomstandigheden (pollenseizoen).
- Laat astmapatiënten de volgende omstandigheden vermijden:
  - grote hoogten;
  - stoffige sporthallen en kleedkamers;
  - wind, mist, koude en droge lucht;
  - door industrie en verkeer verontreinigde lucht.
- De astmapatiënt dient de tijd te nemen voor een warming-up.
- De inspanning dient geleidelijk opgevoerd te worden. Niet te hard van start gaan en niet plotseling stoppen (cooldown).
- Bedenk dat er sporters met astma zijn die in hun sport tot de absolute top behoren. In vrijwel elke tak van sport komt men topsporters tegen die astma hebben.
- Adviseer de astmapatiënt om altijd een rescuemedicatie (bètasympathicomimeticum en/of anticholinergicum) bij zich te hebben tijdens het sporten.

Leesadvies

Bindels PJ, Lammers JWJ (red). Praktische huisartsgeneeskunde: Longziekten. Houten: Bohn Stafleu van Loghum, 2008. pp. 5-238.
Brandt Cortius JJ, Dermout SM, Feenstra L. Duikgeneeskunde, theorie en praktijk. 1e druk. Maarssen: Elsevier gezondheidszorg, 2006.
Bruckner P, Khan K (eds.) Clinical sports medicine, 3rd ed. Sydney: McGraw-Hill 2007.
NHG-Standaarden M24 en M26/27 Astma bij kinderen en Astma bij volwassenen, 2006 en 2007.

Websites

www.artsennet.nl
www.astmafonds.nl
www.astmakids.nl
www.gezondheidsplein.nl
www.ginasthma.com
www.sportzorg.nl

20 Inspanningsastma

Drs. H.B.A. van de Sande

Wat vraagt de patiënt?

- Waarom krijg ik als ik sport klachten van benauwdheid, hoesten, piepen en moeilijkheden met ademen?
- Waarom ben ik moe na sporten?
- Waarom presteer ik minder en kan ik hier iets aan doen?
- Kan ik elke sport beoefenen die ik wil?

Wat denkt de dokter?

- Bij deze patiënt kan sprake zijn van inspanningsastma (*excercise-induced asthma*).
- Als de klachten vrijwel uitsluitend met inspanning samenhangen, is de kans op inspanningsastma groot.
- Inspanningsastma komt echter ook frequent voor bij mensen met astma (bij 80 procent van de astmapatiënten die geen inhalatiecorticosteroïden gebruiken en bij 50 procent van de astmapatiënten die dit wel doen).
- De diagnose wordt vooral op de anamnese gesteld. Hierbij is echter zowel sprake van onderdiagnostiek als overdiagnostiek. Een histamineprovocatietest kan een inspanningsastma aantonen.

Wat vraagt de dokter?

- Is er sprake van hyperreactiviteit van de luchtwegen, bijvoorbeeld invloeden van koude lucht, chemische reagentia, zoals chloor of luchtweginfecties?
- Zijn er aanwijzingen voor een allergische oorzaak? Zijn er allergenen die de klachten vergeren, zoals graspollen, boompollen, huisdieren?
- Is er sprake van klachten uitsluitend door inspanning, of ook door stress?
- Rookt de patiënt?

Wat doet de dokter?

De diagnose wordt gesteld op basis van de anamnese. Hierbij dient vooral gevraagd te worden of de patiënt ook klachten heeft ná de sportinspanning; dit is typisch voor inspanningsastma. Alleen kortademigheid bij inspanning komt namelijk ook voor bij patiënten met hooikoorts en patiënten met cystische fibrose.

Om een (persisterende) bronchiale obstructie uit te sluiten kan een spirometrie worden verricht. Bij twijfel kan een bronchiale provocatietest met bijvoorbeeld histamine of metacholine gedaan worden.

Als differentiaaldiagnose dient verder nog aan inspanningsgebonden hyperventilatie gedacht te worden. Ook kan sprake zijn van een combinatie van deze aandoening met inspanningsastma.

Overwegingen

- Astma wordt gedefinieerd als een chronische inflammatie van de luchtwegen, waarbij veel soorten ontstekingscellen een rol spelen, zoals mestcellen, eosinofielen, T-lymfocyten, macrofagen, neutrofielen en epitheelcellen.
- Bij patiënten met alleen inspanningsastma is de pathofysiologie nog niet geheel opgehelderd. In de meeste gevallen begint de bronchoconstrictie pas na enkele minuten sporten, soms ook pas gedurende de eerste minuten in de herstelfase ná de sportinspanning. In de rustsituatie zal ademen door de neus de buitenlucht verwarmen en bevochtigen. Om inspanningsastma te verklaren zijn er twee theorieën, die beide uitgaan van een toegenomen verdamping van vocht in de luchtwegen:
  - het afkoelen van de luchtwegen tijdens inspanning leidt tot een reactieve hyperemie van de luchtwegen;
  - de osmotische hypothese stelt dat door vochtverlies in de luchtwegen de osmolariteit van extracellulair vocht in het longweefsel toeneemt, waardoor mestcellen degenereren en bronchoconstrictie optreedt. De hyperosmolariteit zal tevens leiden tot een verdikking van de mucosa en daardoor toename van de bronchoconstrictie.
- Bekend is dat een warming-up bij inspanningsastma een positief effect heeft. Hierna verloopt de inspanning beter.
- Een bètasympathicomimeticum een half uur tot een kwartier vóór de inspanning is zinvol.
- Sporten waarbij minder inspanningsastma optreedt, zijn bijvoorbeeld zwemmen, wandelen, fietsen, tennis en voetbal.

Risico's

- Inspanningsastma is een absolute contra-indicatie voor duiken. *Airtrapping* geeft een verhoogde kans op barotraumata.
- Afhankelijk van de triggers bij de betrokken patiënt, kan sporten in de kou (bergsporten) een risico zijn.

Algemene adviezen

- Als de patiënt rookt dient dit te worden gestopt.
- Bij een verkeerde ademhalingstechniek, of als aan inspanningsgebonden hyperventilatie gedacht wordt, kan verwijzing naar de fysiotherapeut zinvol zijn.
- Probeer de patiënt vooral aan te moedigen om te blijven sporten.
- Adviseer altijd een goede warming-up te doen.
- Behandel de inspanningsastma optimaal. Geef een bètasympathicomimeticum vóór aanvang van het sporten. Voeg eventueel een inhalatiecorticosteroïd toe bij onvoldoende resultaat.

Leesadvies

Brandt Cortius JJ, Dermout SM, Feenstra L. Duikgeneeskunde, theorie en praktijk. 1e druk. Maarssen: Elsevier gezondheidszorg, 2006.
Bruckner P, Khan K (eds.) Clinical sports medicine, 3rd ed. Sydney: McGraw-Hill 2007.
NHG-Standaarden M24 en M26/27 Astma bij kinderen en Astma bij volwassenen, 2001.
Rambow CM. Wirksamkeit von Cromoglycinsäure und Reproterol im Vergleich zu Montelukast auf das Anstrengungsasthma von Kindern und Jugendlichen. [Dissertatie] Freiburg im Breisgau: Albert-Ludwigs-Universität, 2005.

Websites

www.artsennet.nl
www.astmafonds.nl
www.astmakids.nl
www.gezondheidsplein.nl
www.ginasthma.com
www.sportzorg.nl

21 COPD

Drs. H.B.A. van de Sande

Wat vraagt de patiënt?

- Mijn lichamelijke fitheid gaat erg achteruit. Kan sport mij helpen mijn conditie te verbeteren?
- Welke sporten hebben een positief effect op mijn conditie?
- Welke sporten kan ik beter niet doen bij COPD?
- Ik gebruik inhalatiemedicatie, wat moet ik doen als ik ga sporten?

Wat denkt de dokter?

- Als een patiënt zelf een sportadvies komt vragen, is dat zeer verheugend. Hij wil misschien zijn leefstijl veranderen, waarbij meer bewegen c.q. sport een hulpmiddel kan zijn. Maar kan bewegen de longfunctie verbeteren?
- Welke sporttakken brengen een verhoogd risico mee en wat zijn die risico's?
- Moet ik nog aanvullende diagnostiek (laten) verrichten?
- Is bij deze patiënt op dit moment ook sprake van hartfalen?
- Welke adviezen geef ik deze sporter?
- Moet ik nog iets aan zijn medicatie veranderen of toevoegen?

Wat vraagt de dokter?

- Welke medicijnen gebruikt de patiënt op dit moment?
- Rookt de patiënt (nog) en zo ja, hoeveel per dag?
- Welke symptomen heeft de patiënt op dit moment van zijn Chronic Obstructive Pulmonary Disease (COPD)?
  - Is er chronisch hoesten, slijm opgeven, benauwdheid, nachtelijke benauwdheid, benauwdheid bij inspanning, en zo ja, bij welke inspanning?
  - Hoe is het dagelijks functioneren?

- Zijn er vaak luchtweginfecties of periodes met koorts en welke invloed hebben infecties op de symptomen van de patiënt?
- Welke sporten zou de patiënt leuk vinden om te (gaan) doen? (Met deze vraag kan de huisarts ook vaststellen of de patiënt een reëel beeld heeft van zichzelf).

Wat doet de dokter?

- De dokter probeert een indruk van de inspanningstolerantie van de COPD-patiënt te krijgen. Een praktisch hulpmiddel hierbij is de Medical Research Council Dyspnoe Scale. Deze score bestaat uit vijf vragen waarmee de ernst van de klachten kan worden gemeten:
  - Graad 0: ik ben uitsluitend kortademig na flinke inspanning.
  - Graad 1: ik word kortademig wanneer ik me haast of een helling oploop.
  - Graad 2: ik loop langzamer dan mijn leeftijdgenoten, of ik moet af en toe stoppen om op adem te komen als ik in mijn eigen tempo loop.
  - Graad 3: ik moet stoppen om op adem te komen na honderd meter of na een paar minuten lopen.
  - Graad 4: ik ben te kortademig om naar buiten te gaan of ik ben kortademig bij aan- en uitkleden.
- Voor de patiënt zelf is de Clinical COPD Questionnaire ontwikkeld. Via de website www.ccq.nl kan de patiënt zelf een test doen. Deze geeft meer informatie dan de Medical Research Council Dyspnoe Scale en is gevoeliger voor veranderingen. Dit werkt motiverend voor de COPD-patiënt.
- Naast het goed uitvragen van het optreden van kortademigheid kan de inspanningstolerantie van de patiënt ook in de huisartspraktijk worden gemeten. Hierbij wordt gekeken hoeveel meter de patiënt kan lopen binnen een vast tijdsbestek voordat hij of zij moet stilstaan. De meest betrouwbare test is de *6 minutes walking distance*, die in samenwerking met een fysiotherapeut kan worden afgenomen.
- De inspanningstolerantie is verder te beoordelen met fietsergometrie of looptests afgenomen door de longarts of sportarts.

Aandachtspunten bij onderzoek

- Let bij lichamelijk onderzoek en bij het ontkleden vooral op de mate van dyspnoe.
- Verricht spirometrie met een reversibiliteitstest (in eigen beheer of via diagnostische verwijzing), flow-volumecurve, FEV_1 en (F)VC.
- Let ook op het lichaamsgewicht.
- Overgewicht kan optreden door lichamelijke inactiviteit en/of door corticosteroïden; een en ander leidt tot een toename van de vetmassa.
- Ondergewicht kan worden veroorzaakt door een verhoogd rustmetabolisme en inefficiënt energieverbruik in de (ademhalings)spieren bij inspanning. De vetvrije (spier)massa neemt bij COPD-patiënten af. Door afname

van de spierkracht gaat de patiënt nog minder bewegen en komt aldus in een neerwaartse spiraal terecht. Een lage *body-mass index* is een sterke voorspeller voor mortaliteit.
- Als vermoed wordt dat ook hartfalen een rol kan spelen (bij 25 procent van de COPD-patiënten!), kan een BNP of NT-pro-BNP worden bepaald en eventueel een echografie van het hart.

Overwegingen

- Mensen met COPD zijn vaak pessimistisch over hun mogelijkheden en moeilijk te motiveren tot bewegen. De negatieve spiraal veroorzaakt door kortademigheid, somberheid, inactiviteit, roken enzovoort is vaak moeilijk te doorbreken.
- Begonnen kan worden met een longrevalidatieprogramma. Hierin zijn opgenomen:
  - ademhalingsoefeningen;
  - een trainingsprogramma met geleidelijk opvoeren van lichamelijke inspanning;
  - ontspanningsoefeningen;
  - het leren omgaan met somberheid en boosheid;
  - een programma om te stoppen met roken;
- De effecten van longrevalidatieprogramma's zijn goed. Het percentage uitval is echter vrij groot (tot 80% is gemeld).
- De uiteindelijke beslissing om te (gaan) sporten ligt bij de patiënt; de huisarts kan slechts advies geven.
- Stoppen met roken moet bij elk contact met de patiënt worden besproken.
- Er moet aandacht zijn voor een goede, uitgebalanceerde voeding. Schakel hierbij de hulp van een diëtiste in.
- COPD kenmerkt zich per definitie door een vertraagde lediging van de longen gedurende een geforceerde uitademing.
- Dynamische longfunctieparameters (FEV_1) zijn meestal slechte voorspellers van de door de patiënt ervaren beperkingen.
- Vertraagde longlediging betekent dat bij eenzelfde uitademingstijd bij een patiënt met COPD een grotere hoeveelheid lucht achterblijft in de long dan onder normale omstandigheden (*air trapping*). Dit beeld wordt dynamische hyperinflatie genoemd.
- Bij inspanning neemt de hyperinflatie toe, waardoor de ademhaling minder efficiënt wordt.

Beleid en prognose

- Uit onderzoek blijkt dat bij de COPD-patiënt krachttraining tot een grotere verbetering van de kwaliteit van leven leidt dan duurtraining.
- Intervaltraining blijkt even effectief als duurtraining.

- Training met hoge intensiteit blijkt niet effectiever dan training met lage intensiteit.
- Sport leidt niet tot verbetering van de longfunctie, wel tot verbetering van de kwaliteit van leven en gezondheidstoestand.
- Zowel wandelen als fietsen kan worden aanbevolen, in combinatie met krachttraining op een sportschool onder deskundige leiding.
- Voor het gaan sporten of voor de aanvang van de longrevalidatie, dient de longfunctie te worden geoptimaliseerd door inhalatie van bronchusverwijders en zo nodig extra zuurstof.
- Adviseer om bij een exacerbatie van de COPD-klachten en/of bij koorts een training over te slaan en een arts te raadplegen.

Risico's

- Individueel sporten en sporten samen met andere COPD-patiënten wordt aanbevolen.
- Voor patiënten met ernstiger kortademigheid (GOLD-criteria stadium III en IV) is longrevalidatie aangewezen.
- Duiken is voor patiënten met COPD gecontra-indiceerd wegens het optreden van *air trapping* tijdens de opstijging.
- Delta- of zweefvliegen, parachutespringen en bergbeklimmen worden ontraden vanwege de lagere zuurstofspanning op grote hoogte (> 1000 m).
- Bij hyperreactiviteit van de luchtwegen wordt aangeraden uitlokking te vermijden. (Niet zwemmen in een zwembad als chloordampen benauwdheid geven; niet sporten op een grasveld bij allergie voor graspollen, enzovoort.)

Longrevalidatie Van longrevalidatie is aangetoond dat er een verbetering optreedt van inspanningstolerantie, spierkracht en overleving. De kwaliteit van leven wordt verhoogd, er is een vermindering van angst en depressie en de kans op ziekenhuisopname wegens exacerbatie is verminderd. Longrevalidatie bestaat meestal uit een multidisciplinair, individueel programma, met onder andere conditie- en krachttraining, ademhalingstraining, voorlichting over de ziekte en voedingsaspecten en psychosociale begeleiding.

Sportadviezen

- Het is voor aanvang van sporten nodig om (langwerkende) luchtwegverwijders te geven. Deze geven symptoomverlichting door farmacologische longvolumereductie.
- Gebruik medicatie op het juiste moment en op de goede manier, juist ook op de dagen dat u extra inspanning levert.
- Doe eerst een warming-up door voorzichtig een aantal rekoefeningen te doen.
- Adem een paar keer diep in en uit voordat u aan de activiteit begint.
- Bouw duur en frequentie van de inspanning geleidelijk op.

- Let op uw houding tijdens de activiteit. Probeer, afhankelijk van de oefening, zo veel mogelijk rechtop te staan.
- Doe regelmatig ademhalingsoefeningen: adem diep door uw neus in en adem door uw mond uit terwijl u de lippen tuit.
- Probeer de activiteit zo uit te voeren dat u merkt dat u extra inspanning levert.
- Rust even uit als het te inspannend wordt.
- Zorg dat u niet te veel afkoelt: ga na het sporten niet bezweet naar buiten.
- Na de sportinspanning de intensiteit langzaam verminderen (d.w.z. een goede cooldown) om onnodige hyperventilatie (in rust) te voorkomen.
- Beweeg op zo veel mogelijk dagen van de week (zie hoofdstuk 2, Nederlandse Norm Gezond Bewegen (NNGB)).

Leesadvies

Bindels PJ, Lammers JWJ (red). Praktische huisartsgeneeskunde: Longziekten. Houten: Bohn Stafleu van Loghum, 2008.
Mannino DM. Chronic obstructive pulmonary disease: Epidemiology and evaluation. Hospital Physician 2001;Oct:22-31.
NHG-Standaard COPD, 2007.
Puhan MA, Schünemann HJ, Frey M, Scharplatz M, Bachmann LM. How should COPD patients exercise during respiratory rehabilitation? Comparison of exercise modalities and intensities to treat skeletal muscle dysfunction. Thorax 2005;60:367-75.

Websites

GOLD-criteria: http://ctc.ucsd.edu/gold%20criteria%20for%20COPD.pdf
www.astmafonds.nl
www.ccq.nl
www.luchtpunt.nl

22 Artrose: degeneratieve lumbale afwijkingen

Drs. H.J.W. Dijkstra

Wat vraagt de patiënt?

- Ik ben nu 50 jaar oud en leid een actief leven. Ik hoor om me heen zoveel verschillende meningen. Is het nu wel of niet verstandig om te gaan sporten bij slijtage van de lage rug (lumbale wervelkolom)?
- Kan ik een hernia krijgen door het sporten en door welke sporten dan in het bijzonder?
- Kan ik door sport ook juist de kans op klachten van mijn onderrug verminderen of verergering voorkomen?
- Welke sporten zijn goed en welke zijn niet goed ten aanzien van lage rugbelasting?

Wat denkt de dokter?

- Hoe moet ik differentiëren tussen discusdegeneratie, spondylose-spondylartrose, hernia nuclei pulposi (HNP), stenosesyndroom en/of (post)-traumatische situaties?
- Bij ongeveer 85 procent van de mensen met nieuw ontstane lage rugklachten worden geen specifieke somatische afwijkingen gevonden.
- Is aanvullende diagnostiek nodig?
- Welke sporttakken brengen een verhoogd risico met zich mee?
- Bij lage rugklachten is het voorkomen of verminderen van disfunctioneren, zowel lichamelijk als psychisch, en het beperken van werkverzuim van belang.

Wat vraagt de dokter?

- Hoe is de klacht ontstaan, acuut of geleidelijk?
- Hoe lang bestaan de klachten al?
- Waar is de pijn gelokaliseerd?
- Is de pijn afhankelijk van de houding of lichamelijke activiteit c.q. specifieke beweging?

- Is er sprake van uitstraling van de pijn en waar naartoe dan precies?
- Heeft hoesten, niezen of persen invloed op de klachten?
- Welke sporttak geniet de voorkeur van de patiënt?

Wat doet de dokter?

- Bij het lichamelijk onderzoek wordt vooral gelet op een eventueel beenlengteverschil, een afwijkende stand van het bekken door bijvoorbeeld scoliose of lordose van de lendenen.
- Bij palpatie van de processi spinosi is er lokale drukpijn vertebraal of paravertebraal; ook de tonus van de rugmusculatuur wordt beoordeeld.
- Bij het functieonderzoek wordt de *range of motion* beoordeeld: flexie (volgens Schobert), extensie (kurkentrekkerfenomeen bij lumbosacraal radiculair syndroom), rotaties, laterale flexie beiderzijds; testen van het SI-gewricht met de vorlauftest, gappingtest, dorsolaterale provocatietest.
- Oriënterend neurologisch onderzoek: proef volgens Lasègue (*straight leg raising*), test volgens Bragard en/of Neri, sensibiliteit, motoriek, reflexen.
- Ter aanvullende diagnostiek dient een röntgenfoto van de lumbale wervelkolom gemaakt te worden in zowel anteroposterieure als laterale richting.

Overwegingen

- Lage rugpijn is een veelvoorkomende klacht met een piek tussen de 35 en 55 jaar.
- Degeneratieve afwijkingen manifesteren zich vooral ter plaatse van de segmenten waar de meeste beweeglijkheid in de wervelkolom zich voordoet: in de laagcervicale en laaglumbale regionen.
- In de acute fase zijn fysiotherapie, oefentherapie en manuele therapie niet zinvol. Wel is het van belang actief te blijven. Heeft de behandeling succes, dan dienen recidieven voorkomen te worden door maatregelen die gericht zijn op optimalisatie van de spierkracht van de romp (buik- en rugmusculatuur).
- Corrigeer een beenlengteverschil met een inlay met hakverhoging in alle schoeisel, met een maximum van 1 centimeter.
- Patiënten met een scoliose hebben een verhoogd risico op rugklachten bij het ouder worden, doordat de kans op het ontstaan van lokaal degeneratieve veranderingen hierdoor verhoogd is.
- Discopathie als gevolg van veroudering betekent ook dat de gedegenereerde discus uitdroogt en daardoor veel stugger zal zijn dan op jongere leeftijd. Daarom is een discusprolaps of hernia nuclei pulposi minder waarschijnlijk dan op jongere leeftijd (zie figuur 22.1).
- Bij spondylose of spondylartrose is er geen relatie tussen de ernst van röntgenologische afwijkingen en de ernst van de klachten als het gaat om artrose van de wervelkolom. Er is zelfs een sterke discrepantie (zie figuur 22.2).

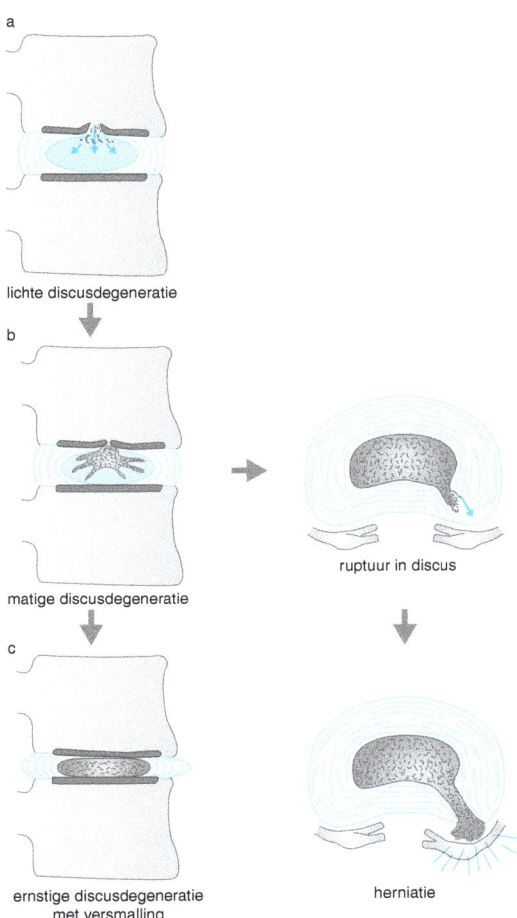

Figuur 22.1
Discopathie als gevolg van veroudering.

- Bij klachten van discopathie (meestal als gevolg van discusdegeneratie) is het van belang zich te realiseren dat de scheuren die ontstaan in de anulus fibrosis als gevolg van degeneratieve processen kunnen worden uitgelokt door grote en ongunstige belastingen zonder adequate bescherming van de musculatuur, vooral flexie-rotatiebelastingen. Sporten die deze beweging in zich dragen zoals balsporten, roeien, schaatsen, skeeleren of skiën hebben niet de voorkeur bij de opbouw van sportactiviteiten.
- Rompspiertraining (*core stability*) door de patiënt zelf, meermalen per week (in opbouwfase > 4×/week, in onderhoudsfase 2×/week) uitgevoerd op therapeutisch advies van een sportarts en/of fysiotherapeut, verdient een plaats als ondersteuning van de benige structuur van het skelet.

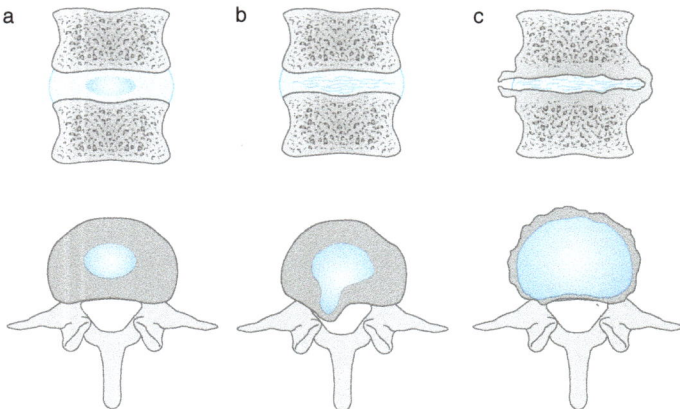

Figuur 22.2
Spondylartrose. a normale discus zonder osteofyten. b De discus versmalt, de nucleus pulposus is niet meer rond en door een scheur in de anulus fibrosus kan uitpuiling van de discus optreden. c de discus is extreem versmald en er is een uitgebreide ossale reactie zichtbaar door vorming van bot-'spurs' en sclerose bij de eindplaten en ook van de intervertebrale gewrichten.

Risico's

- Er is een verhoogd risico op discusproblematiek bij sporten die gepaard gaan met verhoogde flexie-rotatiebelasting van de lumbale wervelkolom (zie Overwegingen).
- High-impactsporten zoals hardlopen, balsporten en specifieke rugbelastende sporten als roeien, windsurfen, schaatsen, skeeleren, tennis en golf kunnen in intensieve vorm klachten provoceren dan wel leiden tot versnelde progressie van de aandoening.

Sportadviezen

- Belangrijk is een gefaseerde opbouw op geleide van klachten, waarbij wandelen de eerste keus is, gevolgd door hardlopen, fietsen en zwemmen (crawl-vormen).
- Aandacht voor wekelijkse buik- en rugspiertraining, zo nodig aangevuld met een core-stabilityprogramma op recept van een sportarts en/of onder begeleiding van een sportfysiotherapeut, verdient sterke aanbeveling ter primaire en secundaire preventie.
- Minder favoriet zijn balsporten zoals hockey, tennis, volleybal en korfbal, doordat er bij deze sporten sprake is van grote gecombineerde flexie-rotatiekrachten en belastingen op de lage rug.
- Tot slot: een actieve sporter met lage rugklachten, al of niet met een specifieke diagnose, verdient op zijn minst eenmalig een op zijn/haar

individuele (sport)situatie afgestemd sportmedisch advies bij een door de Federatie van Sportmedische Instellingen (FSMI) erkende sportmedische instelling. Zo kan hij of zij maximaal profiteren van positieve gezondheidseffecten van sportbeoefening.

Referenties

CBO-Richtlijn Aspecifieke lage rugklachten. Utrecht: CBO, 2003.
Hendriks ERHA. Preventief medisch onderzoek bij sport en bewegen. Utrecht: Uitgeverij Lemma, 1995.
Rens ThJG, Horn JR van. Handleiding bij orthopaedisch onderzoek. 2e herziene druk. Houten: Bohn Stafleu van Loghum, 1992.
Verhaar JAN, Linden AJ van der. Orthopedie. Houten: Bohn Stafleu Van Loghum, 2001.

Leesadvies

Tulder MW van, Koes BW. Evidence-based handelen bij lage rugpijn. Houten: Bohn Stafleu van Loghum, 2004.

Websites

www.sportzorg.nl

23 Artrose: coxartrose

Drs. H.J.W. Dijkstra

Wat vraagt de patiënt?

- Ik moet afvallen, dus ik wil meer gaan sporten. Kan dat met mijn versleten heup?
- Wat zijn de voordelen van sport en wat zijn de nadelen?
- Zijn er sporten die ik zeker niet moet doen?
- Loop ik kans op verergering van de klachten bij sportbeoefening?
- Kan ik na een heupvervanging (totale heup) nog wel sporten?

Wat denkt de dokter?

- Is hier sprake van primaire dan wel secundaire artrose of mag ik dat eigenlijk niet meer zo stellen?
- In welk klinisch stadium bevindt de patiënt zich, ofwel, hoe ernstig is de artrose?
- Welke sporten brengen hoge axiale piekbelastingen met zich mee? Zijn er dus sporten die ik beter kan ontraden?
- Is er aanvullende diagnostiek aangewezen om de vragen van deze patiënt te kunnen beantwoorden?

Wat vraagt de dokter?

Om de ernst van de artroseklachten in beeld te brengen, zijn de volgende factoren van belang:
- aard en lokalisatie van de pijn;
- aard en omvang van de uitstraling;
- relatie met fysieke inspanning;
- aanwezigheid van nachtpijn of startpijn;
- maximale loopafstand;
- problemen in de ADL-sfeer (atrofie, reactieve hypertonie);
- voorgeschiedenis met M. Perthes, congenitale heupdysplasie, epifysiolyse capitis femoris of een fractuur in het heupgebied.

Wat doet de dokter?

- Bij het onderzoek in staande houding wordt vooral gelet op een eventueel beenlengteverschil en aanwezigheid van een trendelenburg-gang (functie gluteus medius). Daarnaast vindt palpatie van de spina iliaca anterior superior (SIAS) en spina iliaca posterior superior (SIPS) plaats.
- Het looppatroon kan antalgisch zijn, dat wil zeggen met verkorte paslengte aan de aangedane zijde, of er is sprake van het trendelenburg-fenomeen (tijdens het lopen zakt het bekken naar de aangedane zijde door), of een duchenne-gang (heen en weer zwaaien van de romp tijdens lopen).
- Het onderzoek in liggende houding bestaat uit inspectie, palpatie, letten op contracturen (vooral flexie (handgreep van Thomas)).
- Beweeglijkheid van de heup. Bij artrose is er meestal een capsulair patroon (van Cyriax) dat de bewegingsuitslagen beperkt. In geval van coxartrose is een bewegingsbeperking gekenmerkt door met name endorotatiebeperking, gevolgd door exorotatie-, abductie- en extensiebeperking.

Aanvullende diagnostiek

- Bij discrepantie tussen anamnese en lichamelijk onderzoek kan aanvullend radiologisch onderzoek relevant zijn. De behandelend arts dient zich te realiseren dat er geen directe relatie is tussen de ernst van de klachten en de ernst van het röntgenologisch beeld. De eerste stap is dan een anteroposterieure (AP) bekkenopname in combinatie met een axiale dan wel laterale opname ter beoordeling van de voor- en achterzijde van het acetabulum.
- Als een andere diagnose dan artrose niet kan worden uitgesloten, is aanvullende diagnostiek (bloedonderzoek, MRI, botscan, gewrichtspunctie, artroscopie) aangewezen.
- Bij patiënten met pijn in de heup kan een aantal klinische factoren de aanwezigheid en ernst van radiologisch aangetoonde artrose voorspellen. Dit zijn: leeftijd > 60 jaar, meer dan drie maanden pijnklachten, geen verergering van de pijn bij zitten, pijn bij palpatie over het ligamentum inguinale, verminderde exorotatie, verminderde endorotatie, verminderde adductie, een benig eindgevoel en spierkrachtverlies van abductie van de heup.
- Wanneer op grond van gegevens uit anamnese en lichamelijk onderzoek de aanwezigheid van artrose van de heup aannemelijk is, zal aanvullend radiologisch onderzoek vooral nuttig zijn om eventueel het verloop in de tijd te beoordelen.

Overwegingen

- Coxartrose en de progressie ervan zijn multifactorieel bepaald, waarbij zowel systemische als lokaal mechanische factoren van belang zijn (CBO, 2007). Systemische factoren bepalen de individuele gevoeligheid van het

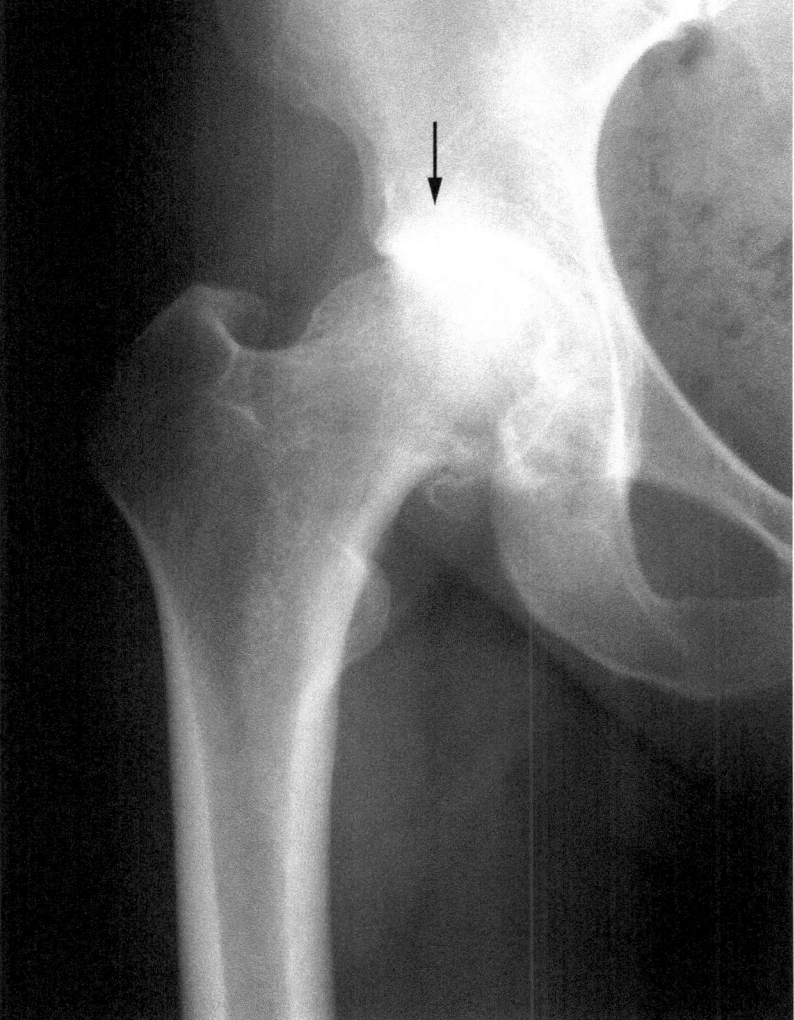

Figuur 23.1
Röntgenfoto, rechterheup, vooraanzicht. Coxartrose. Versmalde gewrichtsspleet met sclerose van het acetabulumdak (pijl).

gewricht voor lokale biochemische factoren, met als resultaat artrose van een bepaalde ernst in een bepaald gewricht. In dit concept vervalt de indeling in primaire en secundaire artrose.
- Het totale aantal personen tussen de 20 en 65 jaar dat de huisarts consulteert voor klachten van perifere artrose wordt geschat op 200.000 per jaar (CBO, 2007).
- De belangrijkste extrinsieke lokale factor is overgewicht, vooral voor artrose in de knie en in mindere mate voor artrose in de heup (zie figuur

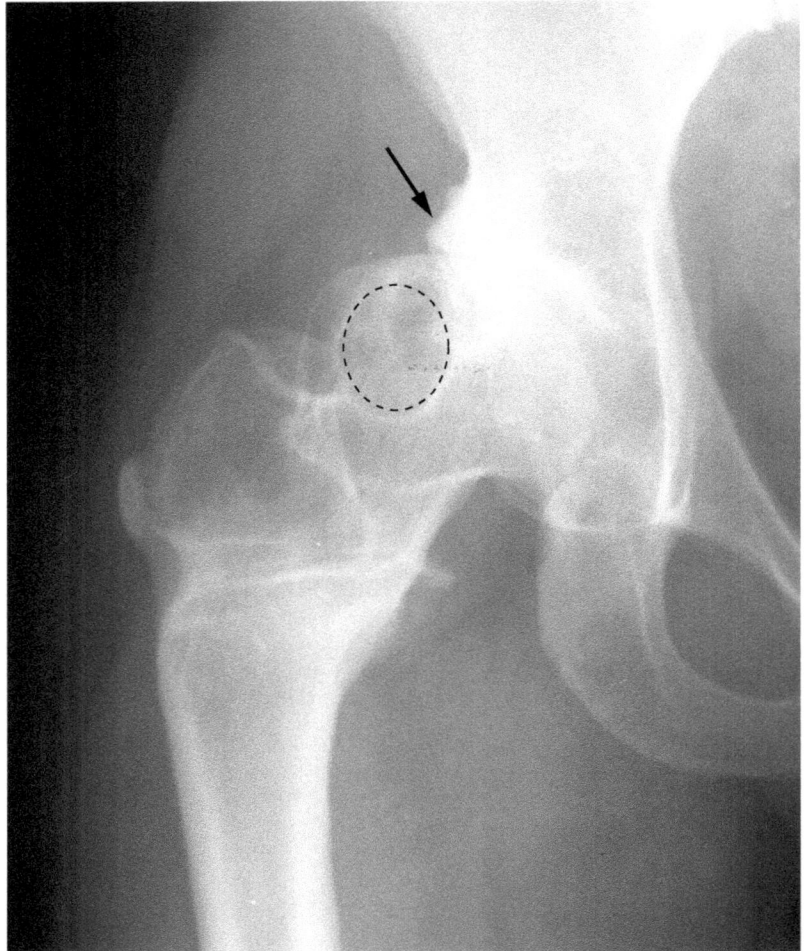

Figuur 23.2
Röntgenfoto, rechterheup, vooraanzicht. Heupdysplasie op volwassen leeftijd (pijl) met subchondrale cyste (cirkel).

23.1). Op basis van gevonden associaties en het ontstaan van artrose is berekend dat het wegnemen van de risicofactor overgewicht de incidentie van knieartrose met 25-50 procent zou verminderen (Wolf, 2005). Beroepen met veel zwaar tillen, hurken en knielen leveren een risico op voor knie- en heupartrose. Er zijn schattingen gedaan dat 8-20 procent van de symptomatische knieartrose met dergelijke beroepen samenhangt. Overbelasting door sportactiviteiten als risicofactor voor knie- en heupartrose is vooral belangrijk bij topsporters. De hurkhouding die in Aziatische landen heel geliefd is, is ook geassocieerd met knieartrose.
— De invloed van genetische risicofactoren op het ontstaan van artrose komt tot uiting in familiaire vormen van gegeneraliseerde artrose op zeer jonge

Tabel 23.1	Overzicht multifactoriële bepaling artrose	
systemisch	hormonaal	
	raciaal	
	genetisch	
lokaal mechanisch	intrinsiek	extrinsiek
	– (partiële) meniscectomie – ligamentaire insufficiëntie – septische artritis – reactieve artritis – kristalartritis (jicht) – congenitale factoren (heupdysplasie) – verminderde spierkracht	– overgewicht – fysieke (werk)belasting – intensieve sportbeoefening (topsport)

leeftijd (20-40 jaar). Bijkerk (1999) toonde een erfelijke predispositie aan voor artrose die op middelbare leeftijd ontstaat, zoals nodale handartrose en gegeneraliseerde radiologische artrose. In later onderzoek met tweelingen en families werd een erfelijke invloed aangetoond voor vooral wervelkolom-, hand- en heupartrose, en in mindere mate voor knieartrose. Naast risicofactoren die belangrijk zijn bij het ontstaan van artrose, zijn er ook risicofactoren van belang bij de progressie van artrose. Risicofactoren die de progressie van artrose beïnvloeden zijn overgewicht, varus- en valgusstandsafwijkingen in de knie, gegeneraliseerde artrose en tekenen van ontsteking, zoals een verhoogd CRP (*C-reactief proteïne*; Doherty, 2001).

– Coxartrose kan ook secundair ontstaan ten gevolge van aangeboren afwijkingen zoals congenitale heupdysplasie en congenitale heupluxatie, of als gevolg van verworven heupaandoeningen zoals M. Perthes, epifysiolyse van de femurkop, bacteriële artritis, reumatoïde artritis, fracturen in het heupgebied, avasculaire femurkopnecrose, of tumoren.

– Beweging is in het algemeen goed bij artrose, maar te veel beweging, vooral high-impactbelasting, kan juist leiden tot progressie van het ziektebeeld en klachten. Hoge stootbelasting (high impact) door axiale piekbelasting treedt ten aanzien van de benen vooral op bij alle vormen van loopsport, waartoe hardlopen en de diverse balsporten mogen worden gerekend. De behandelend arts dient zich te realiseren dat, wanneer er geen sprake is van lokale gewrichtsletsels of aangeboren aandoeningen, overbelasting *alleen* in veel gevallen van topsportbeoefening leidt tot artrose (Clifford en Mallon, 2005). Een hoge mate van artrose van heup- en kniegewricht wordt gezien in beroepen waar sprake is van grote repetitieve flexiebelasting door zware tilwerkzaamheden, knielen en squatten.

- Bij gewrichtsfunctioneren staat dus ook algemeen functioneren op het spel.
- Overgewicht leidt tot versnelde progressie van de artrose en dient dan ook zo veel mogelijk te worden bestreden door een combinatie van dieetaanpassing en een beweegprogramma.
- Pijnmedicatie (paracetamol en NSAID) is geschikt ter onderdrukking van klachten, maar daardoor zijn ook de waarschuwingssignalen onderdrukt bij potentieel schadelijke sportactiviteiten.
- Aanvullend kan er gedurende een proefperiode van drie maanden glucosaminesulfaat geadviseerd worden om de pijn te verlichten. De patiënt dient geïnformeerd te worden dat de werking pas na enkele weken zal optreden. Als er na drie maanden geen effecten merkbaar zijn, dient te behandeling te worden gestaakt (CBO, 2007). De internationale literatuur geeft anno 2007 nog geen definitief uitsluitsel over de precieze te verwachten effecten van glucosaminesulfaat.
- Na een totale heupvervanging (THP) zijn bij de wens tot sporthervatting van belang het type sport, de frequentie en de intensiteit van beoefening. De belangrijkste factoren zijn de frequentie van repeterende bewegingen, de zwaarte van de piekbelastingen en het risico ten aanzien van direct contact (contactsporten), gecombineerd met het valrisico, gezien het daarbij behorende gevaar voor (sub)luxatie van de prothese en/of fracturering van het bot of implantaat.
- Heup *resurfacing* is de snelst groeiende heupprocedure ter wereld. Er worden momenteel aan deze techniek veelbelovende resultaten toegeschreven, met name voor de jongere patiënt. Voordelen ten opzichte van de klassieke totale heupprocedure zouden zijn, anatomisch: behoud van beenlengte, behoud van proximale femur, minimaal invasief ten aanzien van de bal. Nadelen zijn verder ook beschreven in de zin van een verhoogd risico op femurhalsfractuur. Toekomstig onderzoek zal uitmaken wat de precieze plaats wordt van deze heupvervangende techniek.

Risico's

- Een totale heupvervanging (THP) geeft een verhoogd risico ten aanzien van sportbeoefening.
- Het advies voor high-impactbelasting ((hard)loopsporten) is relatief negatief, gezien het risico op progressie van de artrose (zie tabel 23.2 voor de modificatietabel van Clifford en Mallon, die de mate van impact van diverse sporten aangeeft).

Algemene adviezen

- Als principe geldt dat belasting en belastbaarheid met elkaar in evenwicht dienen te zijn. Fietsen (hometrainer) is een goede belastingsvorm voor het behoud van een goede flexiefunctie van de heup. Dit geldt ook voor zwemmen, waarbij ook spreid- en rotatiebewegingen worden geoefend.

Tabel 23.2	Mate van impact van de diverse sportbelastingen (Bron: Clifford en Mallon, 2005).
geringe impact	- normaal fietsen - golf - licht skiën - zwemmen - wandelen - stijldansen - aquafitness
potentieel geringe impact	- bowlen - roeien - isokinetisch gewichtheffen - zeilen - snelwandelen - langlaufen - tafeltennis - jazzdans en ballet - fietsen
matige impact	- gewichtheffen - hiken - paardrijden - schaatsen - bergsport - low-impact aerobics - tennis - inlineskaten - skiën
forse impact	- honkbal/softbal - basketbal/volleybal - voetbal - handbal, badminton - hardlopen - waterskiën - karate

- Gerichte oefentherapie ter optimalisatie van kracht en ter bestrijding van contracturen en atrofieën, eventueel onder begeleiding van een (sport)fysiotherapeut, is een belangrijk onderdeel van het sportadvies.
- De vermeende relatie tussen hardlopen en het ontstaan van artrose van het heupgewricht is nog controversieel. In de studies waar wel een oorzakelijke factor wordt toegedicht aan hardlopen voor het ontstaan van artrose, lijkt dit samen te hangen met het aantal loopkilometers per week en de leeftijd (Wolf, 2005).

Sportadviezen

- Zorg voor optimalisatie van de spierkracht in de heup/bovenbeenregio ten behoeve van secundaire stabilisatie en reductie van de gewrichtsbelasting.
- Vermijd high-impactsporten zoals voetbal, basketbal, handbal, racketsporten, volleybal, hardlopen, waterskiën, karate (geldt ook voor THP).
- Low-impactsporten zoals fietsen, zwemmen, aquafitness, golf, wandelen (nb: lange-afstandwandelen (hiken) geeft een gemiddeld zware belasting) zijn relatief gunstig (geldt ook voor THP).

Referenties

Bijkerk C. Genetic epidemiology of osteoarthritis. Studies of familial aggregation and candidate genes. Thesis. Rotterdam: Erasmus Universiteit, 1999.

CBO-Conceptrichtlijn Diagnostiek en behandeling heup- en kniearthrose. Utrecht: CBO, 2007.

Clifford PE, Mallon JM. Sports after total joint replacement. Clin Sports Med 2005;24:175-86.

Doherty M. Risk factors for knee osteoarthritis. Lancet 2001;358:775-6.

Hendriks ERHA. Preventief medisch onderzoek bij sport en bewegen. Utrecht: Uitgeverij Lemma, 1995.

Verhaar JAN, Mourik JBA van. Orthopedie. Houten: Bohn Stafleu van Loghum 2008. pp. 361-67.

Wolf BR, Amendola A. Impact of osteoarthritis on sports careers. Clin Sports Med 2005;24: 187-98.

Websites

www.sportzorg.nl
www.orthopeden.org (richtlijn artrose heup en knie, 2007)

24 Artrose: gonartrose

Drs. H.J.W. Dijkstra

Wat vraagt de patiënt?

- Ik ben nu 40 jaar en wil weer gaan voetballen, maar ik heb in het verleden een voorste kruisbandruptuur en een meniscusoperatie gehad. Heb ik als gevolg daarvan nu een verhoogd risico op artrose? Kan ik sporten en zo ja, welke sporten kan ik wel en welke moet ik liever niet kiezen?
- Kan ik maatregelen nemen die de kans op artrosevorming kunnen verkleinen?
- Loop ik bij sportbeoefening een verhoogd risico op artrose van een knie?
- Als er te zijner tijd een knieprothese (totale knie?) geplaatst moet worden, is het dan over met het sporten?

Wat denkt de dokter?

- Welke sporttakken brengen een verhoogd risico met zich mee ten aanzien van artrosevorming?
- Heb ik aanvullende diagnostiek nodig om een uitspraak te kunnen doen en zo ja, welke?
- Wat zijn de risico's ten aanzien van het ontstaan van artrose bij een (partiële) meniscectomie of een voorste kruisbandruptuur?
- Welke adviezen geef ik aan de patiënt?

Wat vraagt de dokter?

- Hoe lang geleden is de knie geopereerd, welke meniscus was aangedaan en hoeveel meniscus is destijds verwijderd? Hoe lang bestaat de voorste kruisbandruptuur al?
- Zijn er klachten van instabiliteit? Zo ja, wanneer, hoe vaak: bij ADL of alleen bij sportactiviteiten?
- Is er sprake van lokale pijn, ochtendstijfheid, startpijn, nachtelijke pijn?
- Om welke soort sport gaat het: een high-impactbelastingsvorm (grote axiale stootkrachten bij neerzetten van voeten in landingsfase), zoals bij

hardlopen, of bijvoorbeeld een pivoterende sport (met veel torsiekrachten: balsporten, skiën, snowboarden enz.)?
- Hoe groot is de totale omvang van de belasting, dat wil zeggen hoe vaak en hoe lang wilt u gaan trainen per week?

Dit alles geeft een indruk van de totale sportbelasting (al dan niet *high impact*).

Wat doet de dokter?

Bij het lichamelijk onderzoek komen aan de orde:
- vetpercentage ter bepaling van de mate van overgewicht;
- standsafwijkingen (genua valga/vara);
- is er sprake van hydrops?
- patellofemoraal onderzoek (*signe du rabot?*);
- *range of motion*; is er sprake van een capsulair patroon, dat wil zeggen beperking bij de knie van flexie, extensie en rotaties?
- stabiliteitsonderzoek (valgus/varustests/Lachmann/voorste en achterste schuiflade in 90 graden flexie, pivot-shifttest);
- meniscustests (Mc Murray, Appley grinding).

De meeste van de bovengenoemde stabiliteitstests en meniscustests hebben een beperkte betrouwbaarheid. Test altijd tweezijdig, eerst de gezonde (= referentie) en daarna de aangedane knie, om zodoende eventuele verschillen vast te stellen. Het verschil in testopbrengst tussen de aangedane en de niet-aangedane knie kan de behandelaar gebruiken om een diagnose op het spoor te komen, dan wel de ernst van het letsel te evalueren.

Aanvullende diagnostiek

- Voor het vaststellen van artrose gaat de voorkeur uit naar een belaste opname. Voor het patellofemorale compartiment dient een skyline- of laterale opname vervaardigd te worden.
- Als een andere diagnose dan artrose niet kan worden uitgesloten, is aanvullend onderzoek (MRI, bloedonderzoek, gewrichtspunctie, botscan en artroscopie) aangewezen.
- Let wel: er is geen duidelijke relatie tussen de afwijkingen die gezien worden op een MRI van de knie en de klinische klachten (Kornaat, 2006). Zanetti (2006) waarschuwt voor de hoge prevalentie (63 procent meniscusscheuren) van afwijkingen bij asymptomatische knieën.

Overwegingen

- Ook hier geldt dat de progressie van artrose multifactorieel wordt bepaald (zie hoofdstuk 23, Coxartrose), waarbij zowel systemische als lokaal mechanische factoren van belang zijn (CBO-richtlijn, 2007).
- Gonartrose is multifactorieel bepaald (zie tabel 23.1 en figuur 24.1). Acht tot twaalf jaar na partiële meniscectomie is er in 50 procent van de gevallen

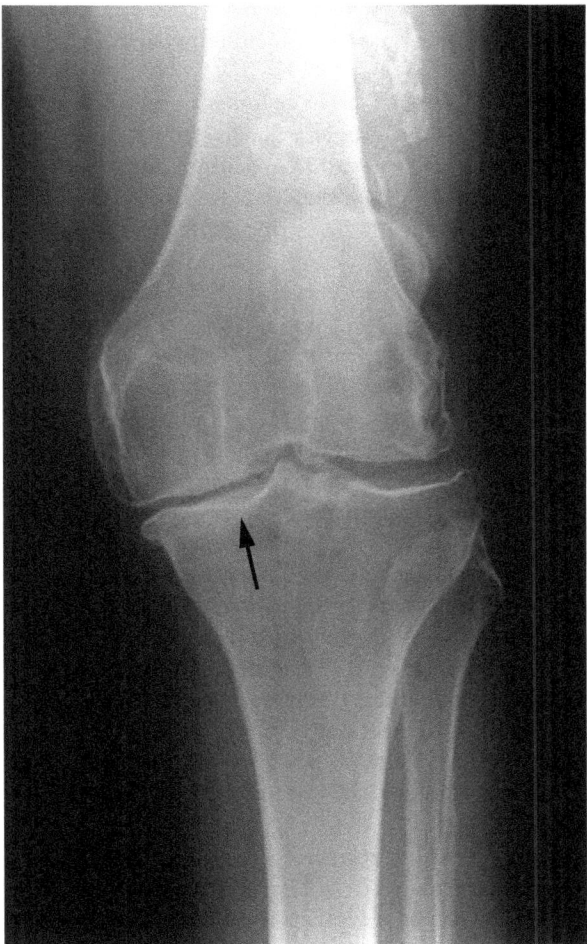

Figuur 24.1
Röntgenfoto, linkerknie, vooraanzicht. Versmalling van de mediale gewrichtsspleet met haakvorming van het tibia plateau (pijl).

radiologisch sprake van artrose. Ditzelfde percentage treedt op na een voorste kruisbandruptuur, onafhankelijk van het feit of er een voorste kruisbandreconstructie had plaatsgehad. Ook een factor als verminderde spierkracht is geassocieerd met het optreden van artrose. De belangrijkste extrinsieke lokale factor is overgewicht, vooral voor artrose in de knie. Op basis van gevonden associaties tussen de BMI en het ontstaan van artrose is berekend dat het wegnemen van de risicofactor overgewicht de incidentie van knieartrose met 25-50 procent zou verminderen. Beroepen met veel zwaar tillen, hurken en knielen leveren een risico op voor knieartrose. Er zijn schattingen gedaan dat 8-20 procent van de symptomatische knieartrose met dergelijke beroepen samenhangt. Overbelasting door sportacti-

viteiten als risicofactor voor knieartrose is vooral belangrijk bij topsporters. Ook de hurkhouding die in Aziatische landen heel geliefd is, is geassocieerd met knieartrose.
- Net als bij coxartrose kan ook bij artrose van de knie gesteld worden dat het beeld zowel qua ontstaan als qua progressie beïnvloed wordt door een scala van risicofactoren zoals genetische factoren, lichaamsbouw (varus- en valgusstandsafwijkingen in de knie), gegeneraliseerde artrose, tekenen van ontsteking zoals een verhoogde CRP (*C-reactive protein*) en niet in de laatste plaats overgewicht.
- Beweging is in het algemeen goed bij artrose, maar te veel beweging, vooral high-impactbelasting kan juist leiden tot progressie van het ziektebeeld en klachten. Men dient zich te realiseren dat overbelasting alleen, zonder dat er sprake is van lokale gewrichtsletsels of aangeboren aandoeningen, in veel gevallen van topsportbeoefening leidt tot artrose (Clifford e.a., 2005). Een hoge mate van artrose van heup- en kniegewricht wordt gezien in beroepen waar sprake is van grote repetitieve flexiebelasting als gevolg van zware tilwerkzaamheden, knielen en squatten.
- Pijnmedicatie (paracetamol en NSAID) is geschikt ter onderdrukking van klachten, echter daardoor worden ook de waarschuwingssignalen onderdrukt bij potentieel schadelijke sportactiviteiten. Voorzichtigheid is dus geboden bij analgeticagebruik bij de diagnose artrose en pijn bij sportbeoefening. De vraag is dan of er niet een betere belastingsvorm denkbaar is.
- Hoewel er enig (niveau 2) bewijs (slechts één studie) beschikbaar is ten aanzien van positieve effecten van een valgiserende brace bij mediale gonartrose, is er op dit moment onvoldoende bewijs om braces of inlegzooltjes voor te schrijven ter verbetering van pijn en/of functie bij artrose van het mediale compartiment.
- Aanvullend kan er gedurende een proefperiode van drie maanden glucosaminesulfaat geadviseerd worden om de pijn te verlichten. De patiënt dient geïnformeerd te worden dat de werking hiervan pas na enkele weken merkbaar zal zijn. Als er na drie maanden geen effecten merkbaar zijn, dient de behandeling te worden gestaakt. Over de waarde van het gebruik van chondroïtinesulfaat is veel minder bekend.

Risico's

Zie tabel 23.2 (hoofdstuk 23, Coxartrose).

Algemene adviezen

- Gewichtsverlies, vooral door een gewichtsreducerend dieet in combinatie met oefentherapie, is aan te bevelen bij patiënten met overgewicht en obesitas met knieartrose, ter verbetering van het functioneren. Dat betekent dat sportactiviteiten die gericht zijn op vetverbranding (vooral duursporten langer dan 45 minuten per keer) in de sportadvisering de voorkeur dienen te hebben.

- Er is een relatief negatief advies voor high-impactbelasting ((hard)loopsporten; zie tabel 23.2, hoofdstuk 23, Coxartrose), gezien de risico's op progressie van de artrose.
- Na een totale knievervanging (TKP) is bij de wens tot sporthervatting van belang het type van sport, de frequentie en de intensiteit van beoefening. De belangrijkste factoren zijn de frequentie van 'repetitive motions', de zwaarte van de piekbelastingen en het risico ten aanzien van direct contact (contactsporten) evenals het valrisico, gezien het daarbij behorende risico op (sub)luxatie van de prothese en/of fracturering van het bot of implantaat.
- De relatie tussen hardlopen en het ontstaan van artrose van het kniegewricht is nog controversieel. In de studies waar wel een oorzakelijke factor wordt toegedicht aan het ontstaan van artrose lijkt dit samen te hangen met het aantal gelopen kilometers per week en de leeftijd.

Sportadviezen

- Zorg voor sterke bovenbeenspierfunctie (quadriceps en hamstrings) door regelmatige training (opbouwfase 3-4×/week, onderhoudsfase 2×/week) gericht op krachttoename, coördinatie en stabiliteit.
- Vermijd high-impactsporten zoals voetbal, basketbal, handbal, racketsporten, volleybal, hardlopen, waterskiën, karate (geldt ook bij totale heupprothese (THP)).
- Low-impactsporten zoals fietsen, roeien, zwemmen, aquafitness, golf, wandelen (cave: hiking geeft gemiddeld zware belasting) zijn relatief gunstig qua belasting.
- Bij het toenemen van de leeftijd (> 50-60), waarbij toch al relatief meer artrose voorkomt, verdient een niet-gewichtdragende sportactiviteit (fietsen, zwemmen, roeien, fitness) de voorkeur als het gaat om voorkoming van artrosegerelateerde klachten.
- Ook overgewicht, op welke leeftijd dan ook, is een reden om gewichtdragende sporten te mijden bij het nastreven van gewichtsreductie.

Referenties

CBO-richtlijn Diagnostiek en behandeling heup- en kniearthrose. Utrecht: CBO, 2007.

Clifford PE, Mallon JM. Sports after total joint replacement. Clin Sports Med 2005;24:175-86.

Hendriks ERHA. Preventief medisch onderzoek bij sport en bewegen. Utecht: Uitgeverij Lemma, 1995.

Kornaat, PR, Bloem JL, Ceulemans RYT, Riyazi N, Rosendaal FR, Nelissen RG, et al. Osteoarthritis of the knee: Association between clinical features and MR imaging. Findings. Radiology 2006;239:811-17.

Verhaar JAN, Mourik JBA van. Orthopedie. Houten: Bohn Stafleu van Loghum, 2008.

Wolf BR, Amendola A. Impact of osteoarthritis on sports careers. Clin Sports Med 2005;24: 187-98.

Zanetti M, Pfirrman CW. Pitfalls in magnetic resonance of the knee. Radiology 2006;46(1): 71-77.

Websites

www.sportzorg.nl
www.orthopeden.org (richtlijn artrose heup en knie, 2007)

25 Osteoporose

Dr. R. Oudega

Wat vraagt de patiënt?

- Ik ben nu in de menopauze en wil graag aan een sport gaan doen, maar ik heb osteoporose. Met welke sport loop ik minder kans op een botbreuk?
- Kan ik door sporten mijn osteoporose ook afremmen?
- Mijn dochter van 14 jaar turnt zeer intensief en is nog steeds niet ongesteld. Heeft zij later meer kans op osteoporose?

Wat denkt de dokter?

- Regelmatig bewegen heeft een positieve invloed op de algemene conditie en remt het fysiologische osteoporoseproces.
- Sporten en bewegen zorgen naast vertraging van osteoporose voor een verbeterde motoriek waardoor de kans op vallen afneemt.
- Sporters met een wervelfractuur of een botbreuk op oudere leeftijd hebben mogelijk aanpassing van hun sport nodig in verband met de valkans.
- Sporten is goed voor de piekbotmassaopbouw op jonge leeftijd
- Intensieve sport waardoor amenorroe optreedt, geeft een lagere botmineraaldichtheid (BMD).
- Welke sporttakken brengen een verhoogd risico met zich mee?
- Moet ik nog aanvullende diagnostiek verrichten?
- Welke adviezen geef ik deze (jeugdige of oudere) sporter?

Wat vraagt de dokter?

- Hebt u ooit een wervelfractuur gehad of bij een betrekkelijk gering letsel iets gebroken?
- Hebt u langdurig prednison gebruik?
- Komt osteoporose voor bij een eerstegraads familielid?
- Wanneer trad de menarche op?
- Is er in het verleden sprake geweest van anorexia of langdurige immobilisatie?

– Hoe is de calciuminname (zuivelproducten)?
– Welke sporttakken vindt u leuk om te doen en waarom?

Wat doet de dokter?

– Let op of er klachten zijn ontstaan na het optreden van wervelbreuken zoals rugpijn, lengtevermindering of postuurverandering.
– Let bij het lichamelijk onderzoek op pijn en versterkte thoracale kyfose en lumbale lordose van de wervelkolom. Het uitpuilen van de buikwand en een afgenomen afstand tussen de ribbenboog en de bekkenkam is karakteristiek.
– Aanvullende diagnostiek (DEXA) alleen na wervelbreuk, bij vrouwen boven de vijftig indien zij een botbreuk hebben doorgemaakt, of bij langdurig dagelijks prednisongebruik.

Overwegingen

– 'Jong geleerd, oud gedaan' geldt zeker voor sporten en lichamelijke activiteit.
– Lichaamsbeweging op jonge leeftijd zorgt voor een hogere maximale botmassa tussen het twintigste en dertigste levensjaar.
– Lichaamsbeweging met hoge intensiteit en korte duur is het meest effectief voor verbetering van de botmassa (springen, traplopen).
– Gewichtsdragende lichaamsbeweging (wandelen, traplopen, springen) heeft een groter effect op de botmassa dan gewichtsondersteunde lichaamsbeweging (fietsen, zwemmen).
– Lichaamsbeweging dient van jongs af aan te worden bevorderd en het hele verdere leven te worden volgehouden.
– Bewegen voor ouderen moet op alle mogelijke wijzen gestimuleerd worden met zowel aandacht voor vermindering van osteoporose als vermindering van de kans op vallen.
– Op oudere leeftijd is daadwerkelijk lichamelijk actief zijn belangrijker dan de keuze van de bewegingsvorm. De aanbeveling om gezond te bewegen ter preventie van hart- en vaatziekten, CARA, overgewicht en diabetes geldt ook voor preventie van osteoporose.
– Het risico van vallen door de sportbeoefening moet worden afgewogen.
– Sportvormen dienen bij voorkeur symmetrische bewegingen te bevatten met een gestrekte wervelkolom.
– Een individueel sportadvies geldt vooral bij manifeste osteoporose en bij chronisch corticosteroïdgebruik.

Risico's

– Vechtsporten, turnonderdelen met kans op vallen, springnummers bij atletiek, parachutespringen enzovoort, kortom sporten met kans op botbreuken door vallen, worden afraden.

Algemene adviezen

- Beweeg samen met anderen: dat is leuk en werkt motiverend.
- Bij sportieve bezigheden voor ouderen met osteoporose gaat het voornamelijk om het op aangename wijze aanleren van vaardigheden.
- Bouw duur, intensiteit en frequentie geleidelijk op.
- Vermijd oefeningen waarbij u voorover moet buigen, dit is zeer belastend voor uw rug.

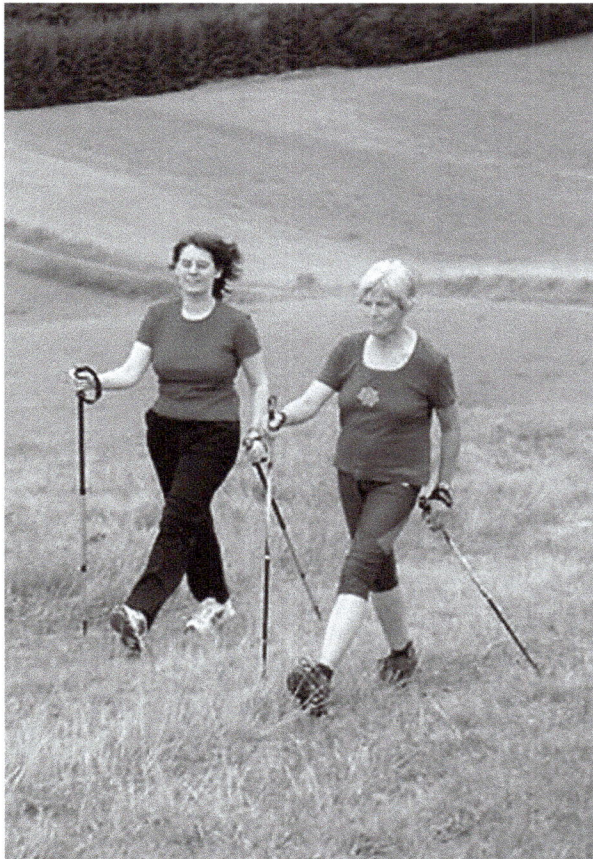

Figuur 25.1
Samen bewegen werkt motiverend.

Sportadviezen

- Het advies is een half uur matig intensieve lichamelijke activiteit, bij voorkeur elke dag.
- Wandelen, fietsen, hardlopen, tennis, golf en roeien zijn aan te raden sporten (zie figuur 25.1).

- Denk bij wandelen en zaalsporten aan schoenen met goede zolen.
- Zwemmen en aquajoggen zijn goede alternatieven wanneer er veel klachten zijn door osteoporose.
- Adviseer ter preventie van osteoporose bij jongeren vooral sport met hoge intensiteit en korte duur van de belasting. Bij ouderen ligt de nadruk op het ontwikkelen en behoud van spierkracht, coördinatie en stabiliteit om veilig te kunnen sporten en om vallen te voorkomen.
- Aandacht is vereist bij jonge, zeer intensief sportende vrouwen bij wie amenorroe optreedt (turnen, duurlopen) en/of bij wie eetstoornissen bestaan.

Referenties

Bonaiuti D, Shea B, Iovine R, et al. Exercise for preventing and treating osteoporosis in postmenopausal women. Cochrane Database Syst Rev 2002;(3):CD000333.

Commissie Aanvullende Diagnostiek. Diagnostisch Kompas 2003. Amstelveen: College voor Zorgverzekeringen, 2003.

Green AD, Colon-Emeric CS, Bastian L, et al. Does this woman have oseoporosis? JAMA 2004;292:2890-900.

Kwaliteitsinstituut voor de Gezondheidszorg CBO. Osteoporose, Tweede herziene richtlijn. Alphen a/d/ Rijn: Van Zuiden Communications, 2002.

Leesadvies

Elders PJM, Leusink GL, Graafmans WC, et al. NHG-standaard Osteoporose Huisarts Wet 2005;48(11):559-70.

Websites

www.osteoporosestichting.nl

26 Kanker en sport

Mw. dr. M.B. van Doorn

Wat vraagt de patiënt?

- Een 40-jarige vrouw met een mammacarcinoom links voelt zich, twee maanden na een lumpectomie gevolgd door chemotherapie, moe. Als zij zich in het verleden, voor de ontdekking van de mammatumor, niet fit voelde, had zij altijd baat bij sporten. Is het verstandig om dit ook nu weer op te pakken, of zal de vermoeidheid dan alleen maar toenemen?
- Als sporten zinvol is, welke sporttakken hebben dan de voorkeur?
- Als patiënte weer gaat sporten, dient ze dan ergens rekening mee te houden, of ergens specifiek op te letten?

Wat denkt de dokter?

- Moeheid is een veelvoorkomende klacht bij kankerpatiënten. Dit kan worden veroorzaakt door de slopende werking van de kanker, maar gezien de fase waar deze patiënte zich in bevindt lijkt dat bij haar niet het geval. Bij haar lijkt de moeheid meer veroorzaakt te worden door de behandeling (operatie, chemotherapie en nu adjuvante hormoontherapie) en door alle stress en emoties rondom diagnose, therapie en prognose.
- Het regelmatig beoefenen van sport heeft zowel bij gezonde als bij zieke mensen een gunstig effect op de fitheid en gezondheid.
- De diagnose kanker brengt veel spanningen met zich mee. Inspanning geeft ontspanning en verbetert daarmee het welbevinden van de patiënt.
- Sport zal een eventueel door de kanker geluxeerde depressie gunstig beïnvloeden.
- De adjuvante hormoontherapie heeft deze patiënte van het ene op het andere moment in de overgang gebracht. Daardoor zal haar lichaamssamenstelling veranderen. Vaak zien we een toename van het gewicht en een toename van de hoeveelheid buikvet. In het buikvet worden oestrogenen aangemaakt die ongunstig zijn voor de prognose van een mammacarcinoom. Het is dus zaak, bijvoorbeeld door sporten, de hoeveelheid buikvet zo min mogelijk te laten toenemen.

- Vrouwen die vervroegd in de menopauze komen, hebben een verhoogd risico op osteoporose. Het is bekend dat sporten daar een beschermend effect op heeft.

Wat vraagt de dokter?

- Is de wond van de operatie goed geheeld?
- Heeft de schouder aan de geopereerde linkerzijde ook na de operatie een onbeperkte en pijnvrije functie?
- Is er sprake van lymfoedeem in de linkerarm?
- Welke sport heeft patiënte in het verleden beoefend, met welke frequentie en intensiteit en tot wanneer? Zijn daar ooit problemen bij opgetreden?
- Met het oog op eventuele racketsporten, is patiënte links- of rechtshandig?
- Op welk percentage schat patiënte haar huidige fitheid in ten opzichte van de periode waarin de diagnose borsttumor nog niet gesteld was?
- Welke sport zou ze nu willen gaan doen en waarom?

Wat doet de dokter?

- Er dient controle plaats te vinden van het operatiegebied, met onderzoek van het litteken en de schouderfunctie en beoordeling op lymfoedeem.
- De preoperatieve screening, inclusief rust-ECG, leverde geen bijzonderheden op. De laboratoriumcontroles na de chemotherapie toonden geen afwijkingen meer, de eerder nog gevonden anemie bijvoorbeeld had zich fraai hersteld.
- Patiënte heeft tot kort voor het stellen van de diagnose mammacarcinoom zonder problemen gesport. Er zijn geen aanwijzingen voor andere aandoeningen nu of in het verleden. Echter, gezien de recente behandelingen in verband met het mammacarcinoom, vallen een inspanningsonderzoek en een longfunctietest toch te overwegen. Daarmee wordt niet alleen een indruk verkregen van de cardiale en pulmonale situatie, maar ook van de huidige inspanningstolerantie.

Overwegingen

- Er bestaan geen contra-indicaties voor het hervatten van sport. Wel moet patiënte er rekening mee houden dat haar fitheid door de recente gebeurtenissen waarschijnlijk fors verminderd is ten opzichte van daarvoor. Daar dient zij haar sportactiviteiten op aan te passen.
- In sommige ziekenhuizen bestaat in het kader van de nazorg de mogelijkheid om te participeren in een revalidatieprogramma voor kankerpatiënten. Een van de onderdelen daarvan is een trainingsprogramma dat onder begeleiding van een fysiotherapeut en in samenwerking met een oncologieverpleegkundige wordt afgewerkt. Gemiddeld duurt een dergelijk trainingsprogramma drie maanden met een frequentie van tweemaal per week. Het bestaat over het algemeen uit een combinatie van cardiotraining, lichte krachttraining voor de grote spiergroepen en grondoefe-

ningen voor lenigheid en ontspanning. Voorafgaand aan het programma vindt een intakegesprek plaats waarin de persoonlijke doelen van de patiënt worden afgesproken. Deze kunnen zeer divers zijn, bijvoorbeeld: verbeteren van de conditie, functieverbetering van de bij de aandoening betrokken gewrichten, gewichtscontrole, herwinnen van vertrouwen in eigen lichaam, ontspanning, lotgenotencontact.
- Elke kankerpatiënt krijgt de voor hem of haar specifiek benodigde behandeling, afhankelijk van patiënteigenschappen – bijvoorbeeld comorbiditeit – en kankereigenschappen. Deze behandeling kan aanleiding geven tot al dan niet blijvende schade. (Bijvoorbeeld: verminderde mobiliteit door een onderbeensamputatie bij een osteosarcoom, verhoogde lokale kwetsbaarheid door een stoma na een darmresectie bij een coloncarcinoom, verminderde longfunctie na een lobectomie in verband met een longcarcinoom, pijn en verminderde armfunctie door fors lymfoedeem na een mammaoperatie met okselkliertoilet). Deze schade vermindert de belastbaarheid. Vanzelfsprekend dient de te kiezen sportbelasting daarop te worden afgestemd.

Algemene adviezen

- Wanneer bij een lage basisconditie direct wordt gekozen voor een zeer specifieke sportbelasting is het blessurerisico groot. Het is beter eerst de algemene conditie diffuus en gevarieerd te trainen alvorens specifiek te gaan belasten.
- Wanneer men overgaat tot sporthervatting is het verstandig om niet alle activiteiten tegelijkertijd op te starten. Als er namelijk problemen ontstaan, weet men tenminste door welke belasting ze worden veroorzaakt en kan men daarop inspelen.
- Bij het hervatten van de sport moet ook tijd worden ingeruimd voor het herstel. Het herstel na inspanning verloopt zeker in het begin waarschijnlijk trager dan men van zichzelf gewend is. Dus bij tweemaal per week sporten moet men niet twee dagen achter elkaar sporten, maar met enkele rustdagen ertussen.
- Bij het hervatten van de sportactiviteiten dient de patiënte attent te zijn op reactiviteit in het operatiegebied, in dit geval borst, schouder en arm.

Referenties

Campbell A, Mutrie N, White F, McGuire F, Kearney N. A pilot study of a supervised group exercise programme as a rehabilitation treatment for women with breast cancer receiving adjuvant treatment. Eur J Oncol Nurs 2005;9(1):56-63.

Dimeo FC, Stieglitz RD, Novelli-Fischer U, Fetscher S, Keul J. Effects of physical activity on the fatigue and psychologic status of cancer patients during chemotherapy. Cancer 1999;85(10);2273-7.

Websites

www.tegenkracht.nl
www.kwfkankerbestrijding.nl

Deel IV Sportblessures

De meest in het oog springende effecten van sport zijn natuurlijk altijd de sportblessures. Toch levert sportbeoefening de maatschappij en dus ook het bedrijfsleven nog altijd meer op dan het aan blessures lijkt te kosten. Daarom moeten ook zorgverleners doorgaan met het bevorderen van sport en sportief bewegen.

Om met een juiste diagnose te komen tot de meest werkzame behandeling en tot het verstrekken van nuttige preventietips, worden in dit deel de meest voorkomende sportletsels per lokalisatie beschreven, waarbij de epidemiologie in de huisartspraktijk als leidraad heeft gediend.

27 Hoofd en nek

Dr. E. Matser, dr. B. English

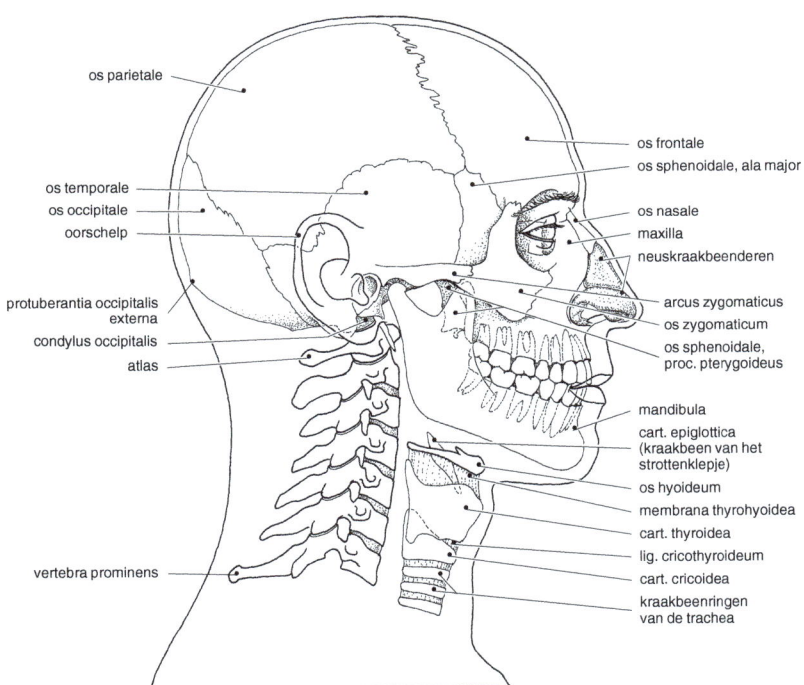

Figuur 27.1
Lateraal aanzicht van schedel, halswervelkolom en strottenhoofd.

1 Commotio cerebri

Een 26-jarige voetbalspeler raakt bewusteloos na een hoofd-hoofdcontact tijdens een kopduel. De huisarts bezoekt de speler, nadat deze naar huis is gebracht.

Wat vraagt de patiënt?

- Kunt u mij uitleggen wat er precies gebeurd is?
- Hoe lang blijf ik klachten houden?
- Wanneer kan ik weer trainen en spelen?

Wat denkt de dokter?

- Zijn er mogelijk neurologische en neuro-endocriene complicaties?
- Moet aanvullende diagnostiek worden verricht?
- Welk beleid moet worden gevolgd?
- Hersenletsel en vooral mild traumatisch hersentrauma heeft veel 'onzichtbare' kenmerken die mensen aanzienlijk en langdurend kunnen beperken.
- Ik weet dat sommige sporters langdurig klachten houden na zo'n botsing.

Wat vraagt de dokter?

- Hoe lang heeft de bewusteloosheid geduurd?
- Zijn er andere klachten opgetreden (hoofdpijn, braken)?
- Is eerder sprake geweest van hoofd-, hersen- of nekletsels?
- Nemen de klachten in ernst toe of af?
- Is er sprake van een afname van denkfuncties?
- Hebt u het idee dat u plotseling het bewustzijn zult verliezen of dat dit langzaam aan het afnemen is?

Wat doet de dokter?

- Bij toename van klachten en afname van bewustzijn direct verwijzen naar spoedeisendehulp-afdeling van een ziekenhuis.
- Bij afname van klachten dient een kortdurend neuropsychologisch onderzoek te worden gedaan.
- Geef een wekadvies.
- Spreek een controlebezoek na één dag af en voer dan een uitgebreid neuropsychologisch onderzoek uit.

Overwegingen

- Toename van klachten en afname van bewustzijn kunnen duiden op een levensbedreigende neurologische situatie.
- Afname van klachten kan omslaan in toename van klachten, wanneer sprake is van oedeemvorming. Daardoor dient altijd een wekadvies te worden gehanteerd.
- Het gebruiken van kortdurende en langdurende neuropsychologische tests kan een beeld geven van de functionele toestand van het brein.
- Wanneer klachten lang aanhouden, kunnen neuro-endocriene stoornissen mogelijk een rol spelen. Onderzoek daarnaar kan aanvullend zijn.

Algemene adviezen

In eerste instantie dient een leefschema opgesteld te worden.

De speler kan, zo lang hij symptomen heeft van een hersenblessure, niet deelnemen aan wedstrijden en trainingen met contactelementen.

Bij professionele sportbeoefening kan voor aanvang van het seizoen of de carrière geadviseerd worden een neuropsychologisch basisscreeningsonderzoek af te (laten) nemen en dit te herhalen wanneer de sporter een hersenblessure heeft opgelopen. Geadviseerd kan worden een selectie te maken van neuropsychologische tests die de volgende cognitieve functies meten: mentale snelheid, aandacht en concentratievermogen en werkgeheugen. De scores op de baselinetests kunnen dan worden vergeleken met de scores behaald op de hertest.

Pas als de vegetatieve verschijnselen verdwenen zijn en de cognitieve status hersteld is, kan weer aan sportbeoefening worden deelgenomen.

Bij het aanwezig zijn van neuro-endocriene stoornissen (groeihormoontekort) moet begeleiding door een endocrinoloog worden geadviseerd.

De Gezondheidsraad (2003) heeft een beleidslijn uitgestippeld hoe te handelen bij hersenblessures. Deze betreft het enkelvoudige hersentrauma.

2 Punch-drunk-syndroom (optellend hersenletsel)

Wat vraagt patiënt?

– Mijn omgeving zegt dat ik vergeetachtig ben, ik maak me daar zorgen over.
– Ik voel me wat dromerig en heb moeite de aandacht vast te houden.
– Ik ben uit vorm en ik weet niet hoe dat komt.
– Wat is er met mij aan de hand?
– Hoe lang kunnen deze klachten aanhouden?

Wat denkt de dokter?

– Speelt chronische stress een rol?
– Zijn er privé- of werkomstandigheden die de speler belasten?
– Is er sprake geweest van (optellende) hersentraumata?
– Spelen infectieprocessen een beperkende rol?
– Is er sprake van een zich ontwikkelende psychologische/psychiatrische stoornis?
– Uit studies is gebleken dat wanneer iemand een tweede hersenschudding oploopt, dit het herstelproces aanzienlijk kan vertragen. Ook kunnen de hoofdpijnsensaties sterk in ernst toenemen evenals cognitieve stoornissen (afgenomen werkgeheugen, vertraging van informatieverwerking en concentratiestoornissen).
– Neurologische complicaties (langdurig bewustzijnsverlies, zeer lange hersteldduur, hersenzwelling, toename van cognitieve stoornissen) kunnen

ontstaan wanneer iemand opnieuw een hersenschudding oploopt terwijl er nog symptomen zijn van een eerder opgelopen hersenschudding.

Wat vraagt de dokter?

- Heeft de speler een infectie doorgemaakt?
- Zijn er stressoren op club- of priveniveau?
- Is er sprake geweest van hoofd-, hersen- of nekletsels?
- Is er sprake van een patroon in de loop van de dag; zijn de klachten 's ochtend of 's avonds erger?
- Zijn er slaapproblemen?
- Is het hongergevoel aanwezig?
- Zijn de spieren strammer en stijver geworden?
- Nemen de klachten sluipenderwijs in ernst toe?
- Is er sprake van een sluipende afname van denkfuncties?

Wat doet de dokter?

De dokter:
- neemt een anamnese af met betrekking tot acute of chronische stressoren;
- verricht onderzoek naar een eventueel psychiatrisch beeld (depressie);
- verricht onderzoek naar een mogelijke infectie (eventueel bloedonderzoek);
- verricht onderzoek naar mogelijke tekenen van parkinsonisme.

Overwegingen

- Bij een klinisch beeld zonder duidelijke stressoren en zonder infectiesignalen kan gedacht worden aan depressie, een angstbeeld of cumulerende neurologische problematiek. Bij de anamnese geeft de speler aan veelvuldig ballen te koppen en enkele hersentrauma's te hebben doorgemaakt. De overweging lijkt in de richting te gaan van optellend triviaal en mild traumatisch hersenletsel.
- Optellend hoofdletsel kan leiden tot dementie. Het verval kenmerkt zich vooral door cognitieve stoornissen, emotionele veranderingen en parkinsonisme. Het verval verloopt gefaseerd. De stoornis op ADL-niveau wordt het punch-drunk-syndroom genoemd.

Algemene adviezen

- Bij aanhoudende klachten zonder duidelijke oorzaak bij anamnese en lichamelijk onderzoek dient verwezen te worden naar een neuroloog (MRI, neuropsychologisch onderzoek).
- Het is van belang om tekenen van cognitief verval en parkinsonisme in een vroeg stadium te detecteren. Cognitief verval alleen is een aanwijzing dat de speler het zogenoemde punch-drunk-syndroom aan het ontwikkelen is; de negatieve cognitieve prestaties zijn dan kenmerkend voor fase 1.

Is er parkinsonisme, dan is er sprake van het punch-drunk-syndroom fase 2 en/of 3.

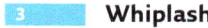 Whiplash

Bij een kopduel is een 28-jarige voetballer met zijn rug hard in botsing gekomen met de heup van de tegenstander, waardoor zijn hoofd een slaande beweging maakte. Hij heeft last van duizeligheid, hoofdpijn en het gevoel dat zijn nek het hoofd niet kan dragen. Ook heeft hij pijn in zijn nek, die doortrekt naar de voorzijde van zijn hoofd tot achter de ogen. Hij heeft geen energie en kan de ondertiteling op de tv niet volgen.

Wat vraagt de patiënt?

- Wat is er met me aan de hand?
- Hoe lang blijf ik last houden van deze klachten?
- Wat kan er aan mijn klachten gedaan worden?
- Wanneer kan ik weer spelen?

Wat denkt de dokter?

- De term whiplash wordt vaak te pas en te onpas gebruikt. Whiplash staat voor niets anders dan een acceleratie-deceleratiebeweging van de nek. De term whiplash zelf zegt niets over de klachten die kunnen ontstaan na te hebben blootgesteld aan de inwerkende kracht van het letsel. Het whiplashletsel kan worden onderverdeeld in:
  - neurologische symptomen (hoofdpijn, pijn in de nek, spierzwakte (schouders en nek; een idee hebben dat de nek het hoofd niet kan dragen) en vreemde gevoelssensaties (tintelingen in handen en vingers);
  - cognitieve functiestoornissen (vertraging van denktempo, concentratiezwakte en geheugenstoornissen);
  - sensorische functiestoornissen (overgevoeligheid voor licht/geluid, hormonale problematiek, verandering in het gevoelsleven (lusteloosheid, depressie).

De universele definitie luidt: 'Whiplash is an acceleration-deceleration mechanism of energy transfer to the neck. It may result from rear-end or side-impact motor-vehicle collisions, but can also occur during diving or other mishaps. The impact may result in bony or soft-tissue injuries (whiplash injury), which in turn may lead to a variety of clinical manifestations (whiplash-associated disorders)' (Quebec Task Force on Whiplash-Associated Disorders (QTF-WAD), Spitzer et al., 1995).
- Zijn er mogelijk neurologische complicaties?
- Moet aanvullende neurologische diagnostiek worden verricht?
- Welk behandelbeleid moet worden gevolgd?

Wat vraagt de dokter?

- Heeft de speler een geluid in zijn nek waargenomen tijdens het contactmoment?
- Zijn er klachten wat betreft de concentratie en het geheugen (cognitieve functies)?
- Zijn er klachten aanwezig zoals misselijkheid en braken (vegetatieve reacties)?
- Zijn er klachten aanwezig van de zintuigen (overgevoeligheid voor fel licht en geluid; foto- en fonofobie)?
- Is er sprake van een slaapstoornis of van energieverlies?

Wat doet de dokter?

- Er wordt een neurologisch en een orthopedisch onderzoek verricht.
- Er worden röntgenfoto's van de nek gemaakt.

Overwegingen

Bij nekletsels zonder morfologische afwijkingen dient een overweging te worden gemaakt betreffende de aard van de aandoening. Hierbij kan het schema van Spitzer e.a. (1995) worden gehanteerd. Dit schema is een verdeling in vier klassen:
- klasse 1: nekpijn en stijfheid zonder lichamelijke afwijkingen;
- klasse 2: nekpijn met bewegingsbeperking door spier- en gewrichtsletsel;
- klasse 3: nekklachten met verschijnselen van zenuwuitval;
- klasse 4: nekklachten met breuken van wervels.

Elke klasse heeft zijn eigen therapiegrond en bepaalt dus ook de therapiekeuze en welk medisch of paramedisch specialisme hierbij wordt ingeschakeld.

Algemene adviezen

- De eerste twaalf uur de nek koelen en de eerste tien uur bedrust.
- Tijdens de bedrust en de eerste weken na het letsel een speciaal kussen gebruiken.
- Bij pijn pijnstillers voorschrijven (alleen de eerste week) en eventueel een halskraag (alleen geadviseerd aan het einde van de dag en niet langer dan een week).
- Via de fysiotherapeut houdingsadviezen laten adviseren.
- Bij langer uitblijven van herstel een specialist naar keuze inschakelen. Dit hangt af van het probleem. Cognitieve stoornissen naar de neuropsycholoog, evenwichtsproblemen naar de kno-heelkunde en pijnstoornissen naar een pijnteam.
- De prognose is dat 70 procent van de whiplashpatiënten binnen enkele weken tot maanden geheel herstelt en dat 30 procent van de populatie

langer dan zes maanden last blijft houden van een cluster van klachten. Gesproken kan dan worden van het post-whiplashsyndroom.
- Opmerkelijk is dat vrouwen gevoeliger zijn voor het ontwikkelen van restklachten na letsels met een whiplashmechaniek. Dit komt mogelijk doordat de nek dunner is en door minder spierweefsel beschermd wordt. Ook lijkt leeftijd een rol te spelen. Kinderen en tieners tonen een vertraging van de geestelijke ontwikkeling na het oplopen van een whiplashtrauma en ouderen tonen een langzamer verlopend genezingsproces. Ook valt op dat mensen die voorheen last hadden van een pijnsyndroom (bijvoorbeeld reuma) een grotere kans hebben op het ontwikkelen van langdurende restklachten.

Referenties

Spitzer W, Skovron M. Quebec Task Force on Whiplash- Associated Disorders: redefining whiplash & its management. Spine 1995:20:8 S.

Leesadvies

Gezondheidsraad. Hersenletsel bij boksen en voetbal. Nr. 2003/19. Den Haag: Gezondheidsraad, 11 november 2003.
Gronwall D, Wrightson P. Cumulative effect of concussion. Lancet 1975;22:995-97.
Jordan B. Boxing. In: Jordan B, Tsairis P, Warren R (eds). Sports neurology, 2nd edition. Philadelphia: Lippincott-Raven, 1998. pp. 351-67.
Kelly JP, Rosenberg JH. Diagnosis and management of concussion in sports. Neurology 1997;48:575-80.

28 Schouder

Drs. M.P.J. van der List, mw. S. Westerweel-Holtslag

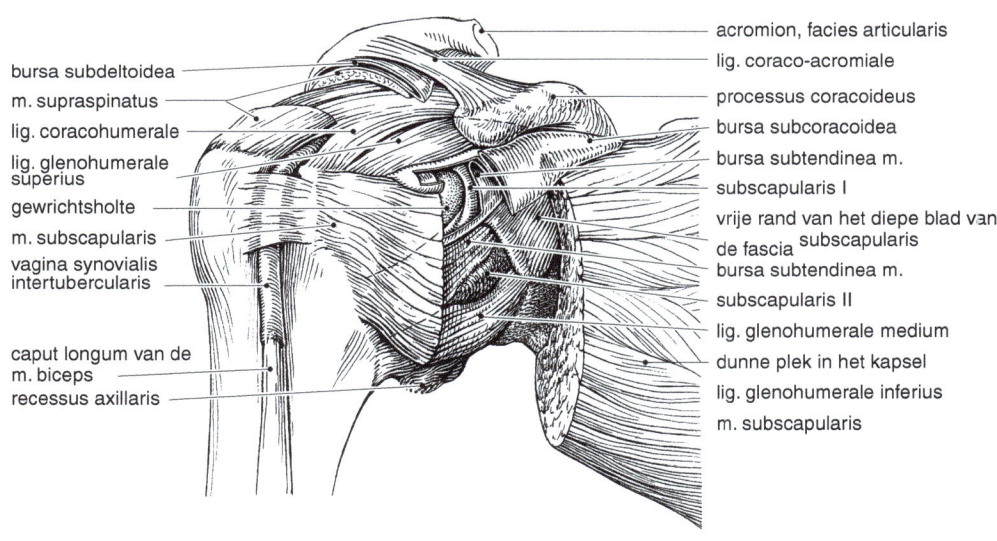

Figuur 28.1
Ligamenten van het schoudergewricht.

1 Traumatische instabiliteit glenohumeraal gewricht

Andere benamingen voor deze aandoening: (sub)luxatie glenohumeraal, hyperlaxiteit, multidirectionele laxiteit.

Wat vraagt/zegt de patiënt?

- Ik voel acute pijn als ik met iets gooi.
- Als ik mijn arm beweeg, voelt het instabiel; het is alsof mijn schouder wegschiet.
- Ik durf mijn arm niet goed naar buiten te draaien.
- Soms is mijn schouder stijf.

Wat denkt de dokter?

- Dit komt vaker voor bij directe contactsporten, waarbij de arm beklemd is geweest of verdraaid.
- De arm is gevoelig direct na het trauma; de pijn vermindert in de loop van de tijd.
- Pijn kan bestaan in het dagelijks leven bij rust, soms zijn er alleen klachten na inspanning.
- Het zou een kapsel- en/of labrumscheur door uitrekking kunnen zijn.
- Welke sportgebonden, persoonsgebonden en werkgebonden factoren zijn van invloed op deze sportblessure?
- Zijn er meerdere oorzaken voor de instabiliteit, bijvoorbeeld laxiteit?
- Welke aanvullende diagnostiek is belangrijk?
- Welke adviezen geef ik aan de actieve sporter?

Wat vraagt de dokter?

- Waar doet het pijn?
- Was er een acuut moment aanwijsbaar, bijvoorbeeld een val op de grond met acute pijn waarbij u iets voelde wegschieten?
- Welke specifieke beweging is gevoelig of provocatief?
- Was dit de eerste keer of hebt u al eerder een (sub)luxatie gehad?

Wat doet de dokter?

- Verkrijg zekerheid over de stand van de kop in de kom, zeker na een eerste luxatie.
- Bij kapsellengte-tests wordt een normaal beweeglijke schouder gevonden, met een links-rechtsverschil in (hyper)mobiliteit.
- Verricht laxiteitsonderzoek van de andere schouder en van andere gewrichten.
- De krachttests van de cuffspieren, supraspinatus, infraspinatus, subscapularis en deltoideus zijn normaal.
- Er is geen specifieke drukpijn bij palpatie. Wel is er vaak *referred pain*, maar geen pijn te provoceren op de plek waar de patiënt de pijn voelt.
- De *apprehension test* is positief wanneer er bij volledige abductie en exorotatie gevoelens van luxatie geprovoceerd worden. Wanneer alleen pijn wordt aangegeven, is de apprehension test niet positief.

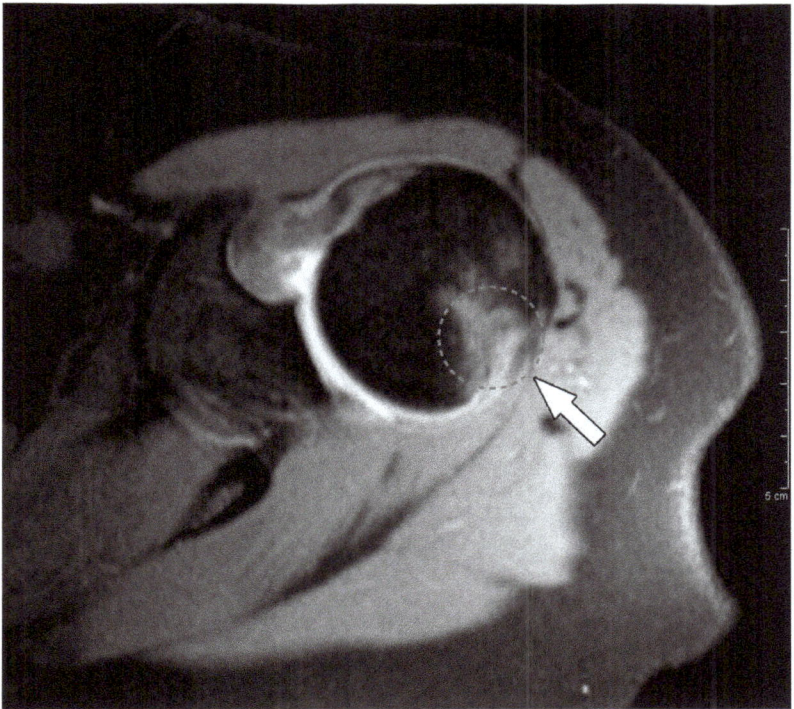

Figuur 28.2
MRI-scan, linkerschouder, bovenaanzicht. Indeuking en 'bone bruise' (cirkel) van de humeruskop (Hill-Sachs) passend bij instabiliteit van het glenohumerale gewricht na luxatie (pijl).

Na een eerste luxatie is het belangrijk om met een röntgenfoto vast te stellen of de kop in de kom zit en er geen fracturen zijn. Na een tweede (sub)luxatie is er alleen een indicatie voor een röntgenfoto wanneer de functie van de arm duidelijk veranderd is.

Overwegingen

Differentiaaldiagnose

De differentiaaldiagnose luidt:
– Avulsiefractuur glenoïd;
– avulsiefractuur tuberculum majus;
– cuffruptuur supraspinatuspees;
– hyperlaxiteit van het hele lichaam met of zonder trauma;
– (sub)luxatie acromion claviculare;
– partiële of gedeeltelijke kapselbeperking.

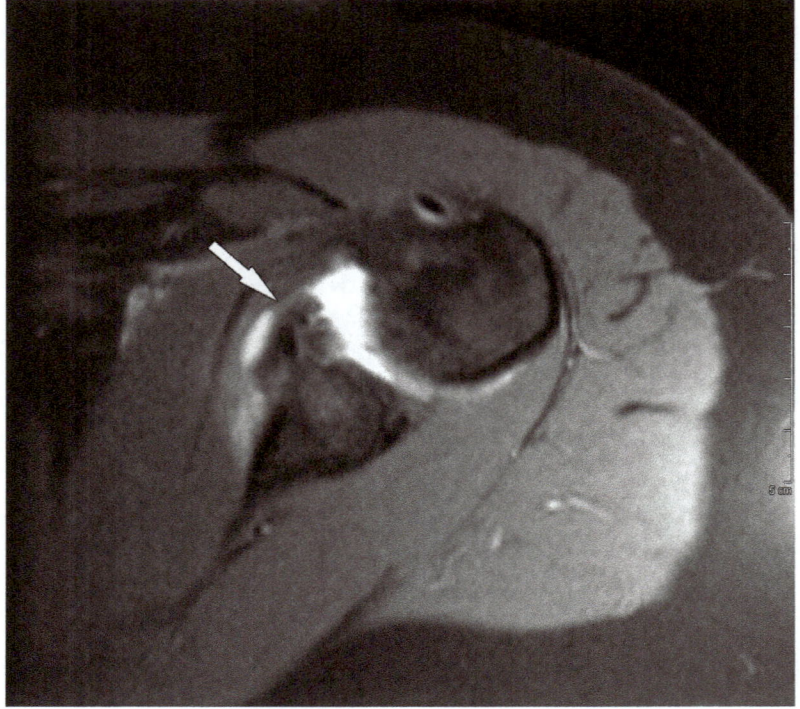

Figuur 28.3
MRI-scan, linkerschouder, bovenaanzicht. Afscheuring labrum en avulsie glenoïd aan de voorzijde (bankartlaesie, zie pijl) door luxatie met op termijn instabiliteit als gevolg.

Diagnose

Instabiliteit van het glenohumerale gewricht door een kapselverlenging of een labrumruptuur (dit is de bindweefselring rond het glenoïd). Door de instabiliteit kan de schouderkop tijdens bewegingen in uiterste standen niet of moeilijk door de cuff- en scapulaspieren in de kom worden gehouden.

Beleid

- De schouderkop moet in de kom zijn.
- Bij een eerste luxatie wordt de arm gefixeerd en functioneel in een mitella nabehandeld. Er is geen duidelijke tijdsindicatie.
- Bij een tweede luxatie wordt de mitella gedragen naar behoefte van de sporter.
- Er wordt geadviseerd de provocatieve beweging te vermijden, zowel tijdens sport als in het dagelijks leven.

- Tijdens de nacht, wanneer slapen met de armen boven het hoofd luxatie provoceert, kan er een mitella met buikband worden gedragen of de arm onder een t-shirt.
- De sporter wordt verwezen naar een sportfysiotherapeut. Bij de training moet gelet worden op de scapulabeweging en aansturing van de spieren naar het scapula vanuit de lumbale en thoracale wervelkolom. Daarnaast moet de glenohumerale stabiliteit getraind worden. De compressie van de kop in de kom kan verbeterd worden door trainen van de cuffspieren samen met de deltoideus en de spieren naar de humeruskop vanuit de wervelkolom en de thorax.
- De sporter wordt geadviseerd de eerste weken tot maanden contactsporten en bovenhandse sporten te vermijden.

Prognose

- Na een eerste luxatie bij iemand jonger dan 22 jaar is er 70 procent kans op recidief. Vanaf het vijftigste jaar is de recidiefkans 30 procent (R. te Slaa).
- Bij een luxatie na het veertigste jaar is er een grote kans op een ruptuur van de supraspinatuspees. Bij aanhoudende klachten dient men aanvullende diagnostiek in de vorm van een echo of MRI aan te vragen.
- Bij traumatische instabiliteit heeft conservatieve behandeling met fysiotherapie minder vaak succes en is een operatieve behandeling vaker nodig.
- Wanneer er sprake is van een hyperlaxiteit, is langdurige spiercorsettraining noodzakelijk.
- Wanneer er alleen provocatie is bij sport, is het van belang om het niveau van de sport en de sportwens mee te nemen in de beslissing. Mogelijk moet worden overwogen om uit te kijken naar een andere sport.
- Wanneer er klachten blijven van pijn of recidiverende luxaties, moet een operatieve behandeling overwogen worden.
- Een operatieve correctie van de kapsellengte (reven) geeft in 80-90 procent van de gevallen een goed resultaat. In de eerste zes maanden postoperatief mogen geen contactsporten of bovenhandse sporten beoefend worden.

2   Peesruptuur van de supraspinatus

Andere benamingen voor deze aandoening: spierruptuur, smalle tot totale *full thickness* supraspinatusruptuur.

Wat vraagt/zegt de patiënt?

- Ik heb een vage pijn in mijn bovenarm.
- Ik heb een pijnlijke val gemaakt direct op mijn schouder.
- De pijn neemt toe na inspanning.
- Bij bewegingen van mijn arm op schouderhoogte heb ik minder kracht.

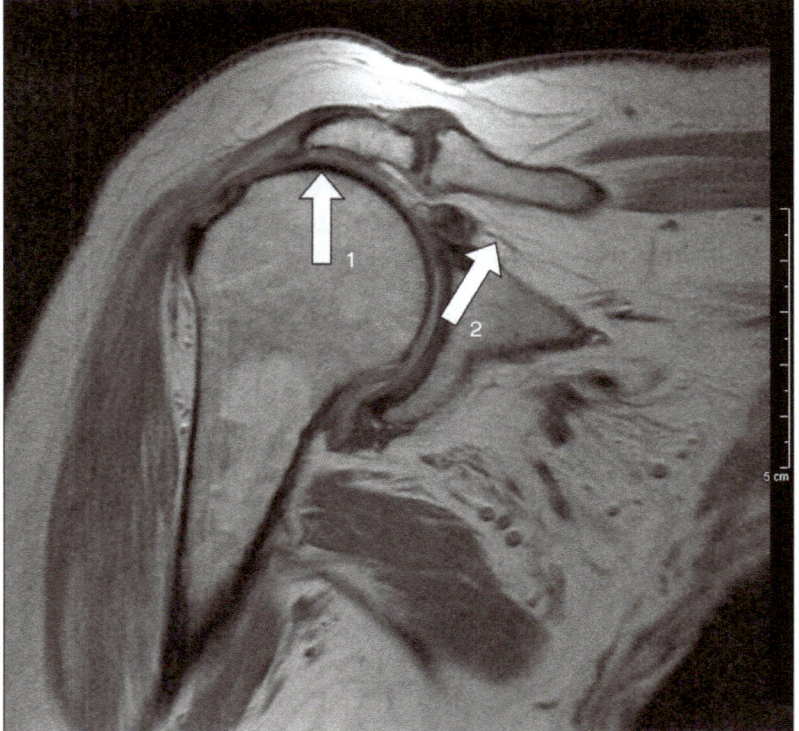

Figuur 28.4
MRI-scan, rechterschouder, vooraanzicht. Humeruskop maakt vrijwel contact met het acromion. Het peesblad van de musculus supraspinatus daartussen is verdwenen (pijl 1). Atrofie van de musculus supraspinatus (pijl 2).

Wat denkt de dokter?

- Mogelijk is er een overbelastingstrauma door veelvuldig bovenhands sporten.
- Bij een acuut trauma met een luxatie bij een patiënt boven de veertig jaar is er meer kans op een cuffruptuur.
- Bij oudere sporters die bovenhandse sporten beoefenen, zoals tennis, volleybal en badminton, ontstaat de ruptuur geleidelijk in de loop van jaren.
- Welke sportgebonden, persoonsgebonden en werkgebonden factoren zijn van invloed op deze multicausaal ontstane sportblessure?
- Moet ik aanvullende diagnostiek verrichten?
- Wat ga ik adviseren en in hoeverre is de sport belangrijk voor een actieve sporter?

Wat vraagt de dokter?

- Waar doet het pijn en bij welke beweging?
- Wanneer doen de klachten zich voor en hoe lang hebt u deze klachten al (en is er een toe- dan wel afname)?
- Zijn de klachten ontstaan na een trauma en zo ja, hoe lang geleden is dat? Hoe verliep het trauma en hoe was het verloop van de klachten?

Wat doet de dokter?

- De glenohumerale functie moet passief gemeten worden. Er kan een beperking zijn, gedeeltelijk of volledig, van de exorotatie of glenohumerale abductie.
- De kracht van de m. supraspinatus moet getest worden met de gestrekte arm in endorotatie en 90° abductie, met de arm in het verlengde van de scapula. Bij een functiebeperking van het kapsel en veel pijn is de krachtmeting van de supraspinatus onbetrouwbaar.
- Vaak is er lokale drukpijn op de bursa en supraspinatus. Dit is aspecifiek, omdat veel pijn in de schouder naar de arm *referred pain* is.
- Andere oorzaken van pijn dienen te worden uitgesloten, zoals distorsie dan wel (sub)luxatie van het acromioclaviculaire gewricht, een bicepspeesprobleem of een humeruskopfractuur.
- Meet de laxiteit met behulp van kapsellengte-tests, zoals de HAT-test (O'Gagey). Het gaat hierbij vooral om een links-rechtverschil.

Overwegingen

Differentiaaldiagnose

De differentiaaldiagnose luidt:
- tendinose, tendinitis, partiële ruptuur van de supraspinatuspees, bursitis van de supraspinatuspees;
- bicepspeesproblematiek;
- traumatische laxiteit, instabiliteit;
- posterieur *impingement*;
- avulsie fractuur van het tuberculum majus;
- fractuur humeruskop;
- acromioclaviculaire distorsie, (sub)luxatie;
- functiebeperking van het glenohumerale kapsel met of zonder capsulitis; de functiebeperking kan gedeeltelijk of volledig zijn. Deze aandoening kan ook naast de cuffruptuur bestaan.

Diagnose

Krachtsvermindering door een ruptuur van de supraspinatuspees.

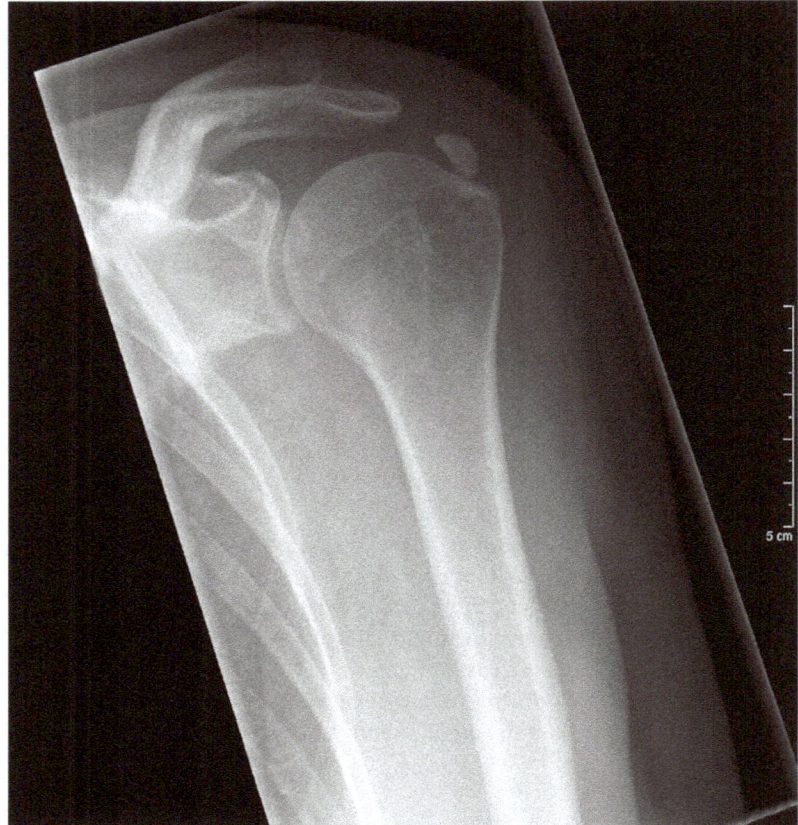

Figuur 28.5
Röntgenfoto, linkerschouder, vooraanzicht. Verkalking in de pees van de musculus supraspinatus, een restsituatie na een tendinose (chronisch).

Beleid

- De diagnose dient te worden vastgesteld met behulp van een diagnostische injectie intrabursaal. Indien bij hertesten (na 10 minuten) de kracht van de supraspinatus beiderzijds gelijk is, is de pees intact en is er sprake van een tendinose van de pees/bursa.
- Bij duidelijke krachtsvermindering zonder een voorafgaand trauma wordt zes tot acht weken conservatief getraind met fysiotherapie om de kracht terug te krijgen.
- Bij duidelijke krachtsvermindering na een doorgemaakt trauma, dat minimaal zes weken eerder heeft plaatsgevonden, moet aanvullende diagnostiek worden aangevraagd in de vorm van een echo (uitgevoerd door een ervaren persoon in verband met betrouwbaarheid) of een MRI.
- De fysiotherapie moet allereerst geconcentreerd zijn op het verkrijgen van een normale kapsellengte en bewegingspatroon. Daarna moet geanaly-

seerd worden of de deficiëntie van de supraspinatus kan worden opgevangen.
- Operatieve behandeling met hechten van de gerupteerde pees is afhankelijk van de leeftijd en het klachtenpatroon.

Prognose

- Bij klachten ontstaan na een trauma bij een sporter onder de zestig jaar, moet operatief ingrijpen overwogen worden indien er een normale passieve bewegelijkheid is.
- Boven de zestig jaar is operatief ingrijpen afhankelijk van wat de patiënt wil.
- De keuze voor een operatieve behandeling is afhankelijk van de conditie/kwaliteit van de spier en pees, die goed te beoordelen zijn met een MRI.
- Bij atraumatisch letsel is er een grote kans op recidief bij het beoefenen van dezelfde sport, zowel na operatieve als niet-operatieve behandeling.
- De revalidatie na een operatieve ingreep is langdurig (6 tot 8 maanden). Het herstel van de kracht is niet zeker, maar er is vaak een goede vermindering van de pijn. Bij een scopische *cuff repair* is er een sneller postoperatief herstel dan bij een *open repair*.

3   Tendinose van de supraspinatuspees

Wat vraagt/zegt de patiënt?

- Ik heb last van vage pijn aan de voor- en zijkant van mijn schouder die uitstraalt in mijn bovenarm.
- De pijn is geleidelijk ontstaan en komt meestal nadat ik me heb ingespannen. Er is geen trauma aan voorafgegaan.
- 's Nachts wordt de pijn erger, waardoor ik slecht slaap.
- De arm naar buiten bewegen en draaien is pijnlijk.

Wat denkt de dokter?

- De patiënten zijn vaak jonger dan veertig.
- Bij diffuse vage pijn aan de voorzijde van de schouder is er mogelijk een overbelastingsblessure.
- Dit soort klachten zie je vaak bij bovenhandse sporten, zoals tennis, volleybal en handbal.
- Welke sportgebonden, persoonsgebonden en werkgebonden activiteiten zijn van invloed op deze multicausale ontstane sportblessure?
- Moet ik aanvullende diagnostiek verrichten?
- Welke adviezen geef ik deze sporter?

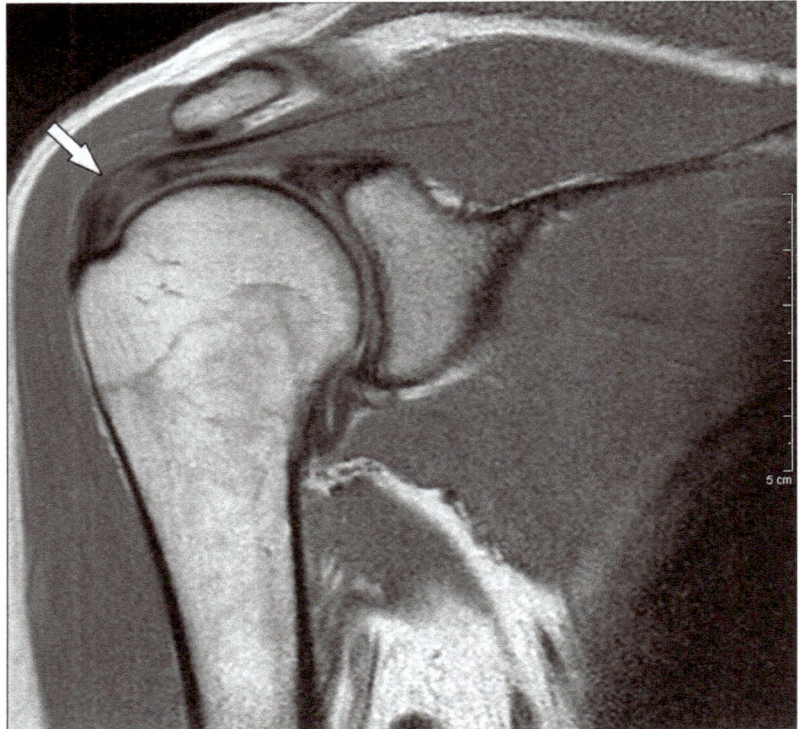

Figuur 28.6
MRI-scan, rechterschouder, vooraanzicht. Verbreding van de pees van de musculus supraspinatus met tendinose (pijl).

Wat vraagt de dokter?

- Kunt u de regio van de pijn aanwijzen?
- Wanneer treedt de pijnklacht op?
- Is er pijn in rust of bij inspanning, waarbij klachten ingedeeld kunnen worden naar ernst (stadia opklimmend van 1-4)?
- Tijdens welke fase in de bovenhandse activiteit treedt de pijn op? Smash? Backhand? Heffen?

Differentiaaldiagnose

De differentiaaldiagnose luidt:
- subacromiaal *impingement*;
- gedeeltelijke tot volledige functiebeperking van het glenohumerale kapsel met of zonder capsulitis;
- partiële tot *full thickness* cuffruptuur;
- acromioclaviculaire distorsie tot artrose;
- bicepspees tendinosus tot partiële ruptuur en subluxatie;

- posterieur *impingement*;
- glenohumerale laxiteit;
- tendinosus calcarea.

Onderzoek

- De lengte van het kapsel is niet beperkt; dit geldt zowel voor het voorste, het onderste als het achterste kapsel.
- Bij meten van de kapsellengte is er normale laxiteit van zowel de linker- als de rechterschouder.
- Er is een *painfull arc*.
- Het acromioclaviculaire gewricht is pijnvrij.
- Er is drukpijn aan de voorzijde van de bursa en bij de supraspinatuspees. Deze pijn is niet specifiek, meestal is er *referred pain*.
- De kracht van de supraspinatus is normaal.

Diagnose

- Er is een relatief nauwe ruimte tussen het acromion en de humeruskop. Vooral tijdens de elevatie tussen 70° en 120° treedt er vernauwing op en inklemming van de supraspinatuspees.
- De klacht ontstaat meestal na het 35e-40e jaar, door een anatomische verandering van het acromion.
- Door ontsteking treedt er verdikking op van de supraspinatuspees.
- Soms bestaan de klachten secundair door geringe instabiliteit van het glenohumerale gewricht.
- De klachten kunnen ook bestaan secundair aan een foutieve scapulastand waardoor bij anteflexie de scapula niet geheel mee kan roteren en zo *impingement* veroorzaakt. Dit wordt bijvoorbeeld gezien bij een toegenomen thoracale kyfose of een scapula alata.

Beleid

- Het maken van een röntgenfoto valt te overwegen, waarop de anatomische variant van het acromion en een kalkhaard te zien zijn (zie figuur 28.5). Bij impingement met een kalkhaard moet de kalkhaard groot zijn om klinisch relevant te zijn.
- Om overbelasting te verminderen, moet de training aangepast worden, mogelijk onder begeleiding van een sportfysiotherapeut.
- Lokale behandeling van de tendinitis en houdingscorrectie zijn aangewezen.
- Bovenhandse activiteiten dienen enige tijd te worden verminderd.
- Medicamenteuze behandeling: NSAID's, lokale injectie in de bursa met pijnstilling (zonder glucocorticosteroïd) is te overwegen om de diagnose te bevestigen. Bij langdurige klachten kan een injectie in de bursa gegeven worden (niet in de pees) met een glucocorticosteroïd.

- Extracorporale shockwave-therapie (ESWT) valt niet aan te raden; deze heeft weinig effect. Bij therapieresistente gevallen kan een (artro-)MRI gemaakt worden om andere pathologie uit te sluiten, zoals een peesruptuur, en de mogelijkheden van een operatieve nettoyage te bekijken.

Prognose

- Het gaat hier om een hardnekkige chronische aandoening die niet snel overgaat met rust en verandering van de sportbelasting.
- Gedoseerde inspanning (sport-, ADL- en werkactiviteiten samen) in combinatie met versterking van de rug- en scapulaspieren moet na vier tot zes maanden leiden tot vermindering van de klachten.
- De veelal langdurige revalidatie eist specifieke kennis van de fysiotherapeut.
- Een operatieve ingreep met vooraf een uitvoerige analyse van echo of artro-MRI leidt tot een langdurig revalidatie en men keert niet altijd terug tot het oorspronkelijke sportniveau. Zeker niet als men dezelfde sporttechniek hanteert, want dan is er een recidief van klachten te verwachten.

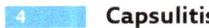 **Capsulitis**

Andere benamingen voor deze aandoening: kapselbeperking, *frozen shoulder*, actieve capsulitis.

Wat vraagt/zegt de patiënt?

- Ik heb pijn in mijn schouder, die erger wordt als ik bovenhands actief ben. Wat kan ik daartegen doen?
- Ik kan me niet duidelijk herinneren dat er iets gebeurd is waardoor het komt.

Wat denkt de dokter?

- Een ontsteking van het kapsel kan bij sporters spontaan optreden, maar ontstaat soms na een trauma. Wanneer de klachten spontaan ontstaan, gebeurt dit meestal rond het veertigste jaar. De diagnose is dan een *frozen shoulder*.
- Bij het merendeel van de patiënten is de oorzaak idiopathisch. Patiënten met een endocriene stoornis zoals diabetes mellitus of een schildklieraandoening lopen een hoger risico op het ontstaan van een frozen shoulder.
- Bij sporters kan een trauma een scheuring van het glenohumerale kapsel veroorzaken met als gevolg een capsulitis.

Wat vraagt de dokter?

- Hoe lang zijn de klachten al aanwezig?
- Is er een toename van de pijn bij bovenhandse activiteiten?
- Is er sprake van een bewegingsbeperking?
- Is er pijn in het eindtraject van de beweging?

Wat doet de dokter?

- Er wordt functieonderzoek van de schouder verricht.
- Gelet moet worden op een passieve functiebeperking van de exorotatie en abductie van het glenohumerale gewricht.
- Aanvullende diagnostiek: een röntgenfoto kan vervaardigd worden om artrose uit te sluiten. Wanneer de klachten ontstaan zijn na een trauma moet een axiale röntgenfoto gemaakt worden om een (chronische) posterieure luxatie uit te sluiten.

Overwegingen

- Er is sprake van een actieve capsulitis wanneer het pijnlijk is om het kapsel te rekken bij het testen van de passieve functie. Wanneer deze rekpijn verdwenen is, is de actieve capsulitis voorbij.
- De bursa kan secundaire pijn geven wanneer deze ingeklemd raakt door een veranderde artrokinetische beweging als gevolg van de kapselbeperking.

Wat is het beleid en de prognose?

- Bij een klachtenduur tot zes weken kan een NSAID gegeven worden.
- Na twee tot vier weken kan fysiotherapie worden overwogen, wanneer de fysiotherapeut functioneert als coach bij de *supervised neglect*. Vooral bij de actieve sporter kan dit belangrijk zijn. Wanneer er meer en langdurig pijn is na de behandeling, moet men zich afvragen of voor de juiste therapie is gekozen.
- Als er na zes weken geen verbetering is en klachten onveranderd blijven bestaan, kan een injectie intra-articulair en intrabursaal gegeven worden om de capsulitis te verminderen.
- Na de injectie kan fysiotherapie voorgeschreven worden om het kapsel te mobiliseren. Zeker wanneer de rekpijn van het kapsel verdwenen is, heeft fysiotherapie een goed resultaat.
- Het zelfstandig oefenen is bij de meeste patiënten, maar zeker bij sporters niet aan te raden, omdat zij vaak te ver gaan en door herhaalde microtraumata de capsulitis onderhouden.

Leesadvies

Carette S, Moffet H, Tardiff J, Besette L, Morin F, Fremont P, et al. Intraarticular corticosteroids, supervised physiotheraphy, or a combination of the two in the treatment of adhesive capsulitis of the shoulder: a placebo-controlled trial. Arthritis Rheum 2003; 48(3):829-38.

Diercks RL, Stevens M. Gentle thawing of the frozen shoulders: a prospective study of supervised neglect versus intensive physical therapy in seventy-seven patients with frozen shoulder syndrome followed up for two years. J Shoulder Elbow Surg 2004 Sep; 13(5):499-502.

Griggs SM, Ahn A, Green A. Idiopathic adhesive capsulitis. A prospective functional outcome study of nonoperative treatment. J Bone Joint Surg Am 2000 Oct; 82-A(10):1398-407

Met dank aan F.J. van Hellemondt sportarts, Meander Medisch Centrum te Baarn.

29 Sleutelbeen (clavicula)

Drs. M.P.J. van der List

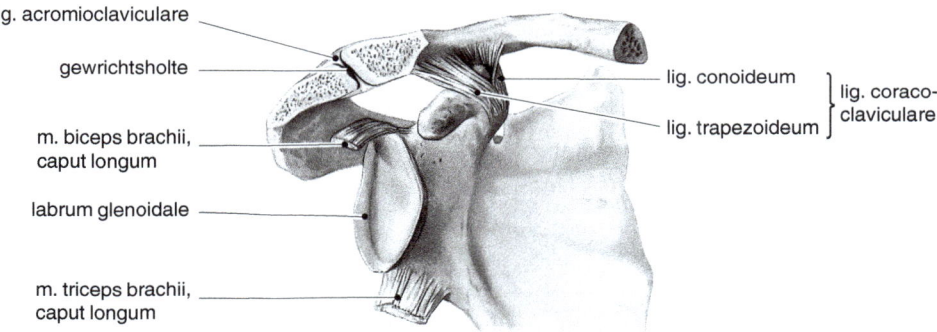

Figuur 29.1
Frontale doorsnede van de acromioclavicularis.

1 Claviculafractuur

Andere benamingen voor deze aandoening: sleutelbeenbreuk, claviculafissuur, fractuur van clavicula met volledige dislocatie en verkorting.

Wat vraagt/zegt de patiënt?

- Ik ben gevallen en heb pijn als ik op mijn sleutelbeen druk.
- Soms voel ik het daar ook knisperen. Is het gebroken?
- Ik ben gevallen op mijn schouder en heb een bloeduitstorting bij mijn sleutelbeen.

Wat denkt de dokter?

Dit kan een claviculafractuur zijn die door een val of direct contact met een tegenstander optreedt.

Meestal staat de fractuur anatomisch, zeker wanneer het een fissuur is. Er kan ook een dislocatie optreden van de fractuurstukken, waarbij een verkorting van de clavicula kan voorkomen. In tweede instantie kan dit problemen veroorzaken door een verandering van de stand van de scapula. Bovendien kan er door de dislocatie of door de toegenomen callusvorming een secundair thoracic-outletsyndroom ontstaan, waarbij er te weinig ruimte onder de clavicula is voor de vaat/zenuwstreng.

Wat vraagt de dokter?

– Hoe bent u precies gevallen?
– Hebt u een standsafwijking geconstateerd?

Wat doet de dokter?

– Drukt op clavicula; in het beginstadium is de fractuur zeer gevoelig. Soms is zelfs het crepiteren op te wekken.
– Aanvullende diagnostiek: een röntgenfoto van de clavicula bevestigt een fractuur.

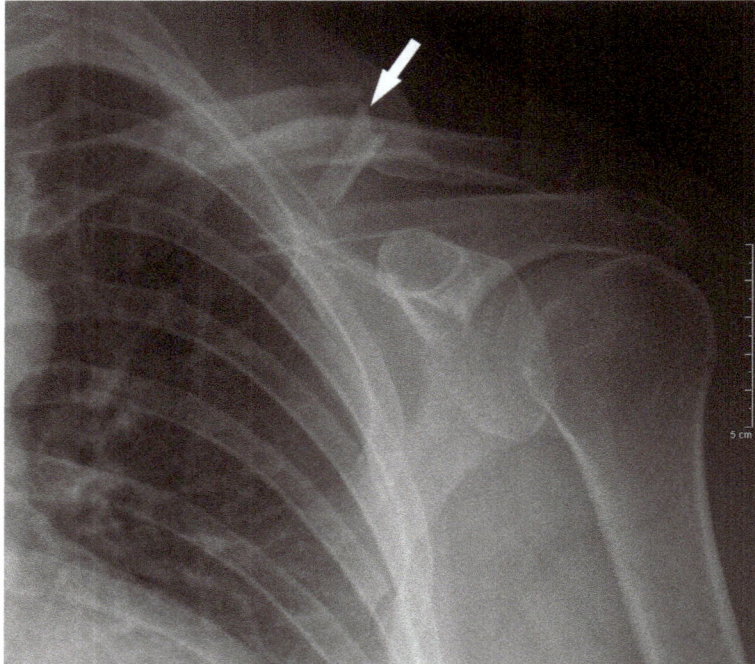

Figuur 29.2
Röntgenfoto, linkersleutelbeen, vooraanzicht. Midschachtfractuur (pijl).

Overwegingen

Distale claviculafracturen zijn soms moeilijk te ontdekken, zeker in het onderscheid met een acromioclaviculaire dislocatie.

Beleid

Geef een mitella of ranselverband. Er moet rust gegeven worden, zodat de fractuur op lengte kan genezen. Bij kinderen onder de 18 jaar is genezing bijna altijd conservatief. Bij ouderen bestaat er een grotere kans op pseudoartrose en verkorting van de clavicula. Als na verloop van tijd het geheel niet wil genezen, kan een operatieve fixatie van de fractuur overwogen worden.

De laatste tijd is er een tendens om bij een forse dislocatie de fractuur vroeger te fixeren. Dit geeft als voordeel dat er een snellere terugkeer is naar de sport en er een goede lengte van de clavicula behouden wordt. Het nadeel is dat er meer kans is op pseudoartrose.

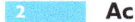 Acromioclaviculaire luxatie

Wat vraagt de patiënt?

– Ik ben gevallen en heb sindsdien veel pijn bovenop mijn schouder. Wat kan dat zijn?

Wat denkt de dokter?

– Een acromioclaviculaire (AC-)luxatie ontstaat na een fors trauma. Meestal is dit een directe val. Er kan een zeer pijnlijke subluxatie bestaan, van graad 1-3, waarbij graad 1 nauwelijks dislocatie geeft maar waarbij wel vaak een discusprobleem bestaat.
– Graad 4-6 geven forse dislocatie of luxatie van de clavicula ten opzichte van het acromion.

Wat vraagt de dokter?

– Hoe bent u gevallen?
– Is er een afwijkende stand van de schouder/het sleutelbeen (geweest)?

Wat doet de dokter?

– Het schoudergewricht en het AC-gewricht worden onderzocht. Dit is veelal pijnlijk.

Aanvullende diagnostiek

- Röntgenonderzoek van het AC-gewricht. Om een betere indruk te krijgen van de mate van dislocatie kan het onderzoek na twee weken herhaald worden.

Overwegingen

Bij een AC-luxatie zijn verschillende gradaties te onderscheiden:
- graad 1-2: pijnlijk met lichte zwelling;
- graad 3-4: pijnlijk met pianotoetsfenomeen (als het gewrichtskapsel aan de buitenste punt van het sleutelbeen gescheurd is komt door de trekkracht van de m. trapezius het uiteinde van het sleutelbeen omhoog te staan);
- graad 5-6: pijnlijk met luxatie.

Differentiaaldiagnose

- distale claviculafractuur;
- glenohumerale luxatie die zichzelf gereponeerd heeft.

Beleid

- In eerste instantie is het beleid conservatief, zeker bij een graad 1 of 2 (sub)luxatie.
- Bij graad 3 tot en met 6 moet er na twee weken herbeoordeeld worden.
- Bij graad 4 tot en met 6 is er een neiging tot operatief ingrijpen. De resultaten kunnen nogal teleurstellend zijn. Zeker bij chronische luxaties.

Prognose

- Bij een klein percentage patiënten met een luxatie graad 1 tot en met 3 kan na een aantal jaren artrose ontstaan.

3   Acromioclaviculaire pijn

(acromio-claviculaire arthrosis, acromio-claviculaire osteolysis)

Wat vraagt de patiënt?

- Ik heb pijn aan de voorkant van mijn schouder. Wat kan dat zijn?
- Als ik mijn arm op mijn rug leg is dat pijnlijk. Hoe komt dat?
- Als ik mijn arm omhoog beweeg is dat pijnlijk. Hoe komt dat?

Wat denkt de dokter?

Door repeterende microtraumata als gevolg van chronische overbelasting kunnen letsels ontstaan tussen het acromion en claviculae. Bij jongere mensen treedt dit vooral op ter plaatse van de discus in het AC-gewricht. Deze letsels geven soms aanleiding tot versnelde artrose of zelfs osteolyse van het AC-gewricht. Dit treedt vooral op bij gewichtheffers.

Wat vraagt de dokter?

– Hoe lang bestaan de klachten al?
– Is er een ontstaansmoment aan te geven?
– Wanneer en bij welke bewegingen treedt de pijn op?

Wat doet de dokter?

– Onderzoek van de schouder en het AC-gewricht. Vooral functieonderzoek is van belang. Er is lokale drukpijn.
– De specifieke tests, zoals de cross-arm-adductietest, voor het acromioclaviculaire gewricht zijn pijnlijk. Het uitvoeren van actieve retroflexie kan pijnlijk zijn. Er is vaak een hoge *painfull arc*.
– Aanvullende diagnostiek: bij een röntgenopname met specifieke uitdraai is een (beginnende) artrose meestal goed te zien. Er kan twijfel zijn in het beginstadium. Dan kan een botscan of een MRI uitsluitsel geven.

Overwegingen

– Een fractuur of een luxatie moet worden uitgesloten.

Beleid

– Training en sporttechniek dienen te worden aangepast. Er kan een lokale injectie met verdoving (Marcaïne 0,5%) gegeven worden. Als dit bij hertesten na tien minuten een goed resultaat geeft, kan op een later tijdstip de injectie herhaald worden met een glucocorticosteroïd.
– Wanneer de klachten recidiveren, kan een operatieve ingreep overwogen worden.

Prognose

– In de meeste gevallen verdwijnt de pijn, maar is het voor een topsporter niet haalbaar om op het oude niveau terug te keren.
– Bij topsporters zoals gewichtheffers zijn de resultaten met de operatieve techniek niet altijd goed. De scopische behandeling, waarbij maar een klein gedeelte van het gewricht verwijderd wordt, lijkt bij deze categorie tot betere resultaten te leiden.

Leesadvies

Verhaar JAN, Mourik JBA van. Orthopedie. Houten: Bohn Stafleu van Loghum, 2008.

30 Elleboog

Mw. dr. D. Eygendaal, mw. dr. B. Pluim

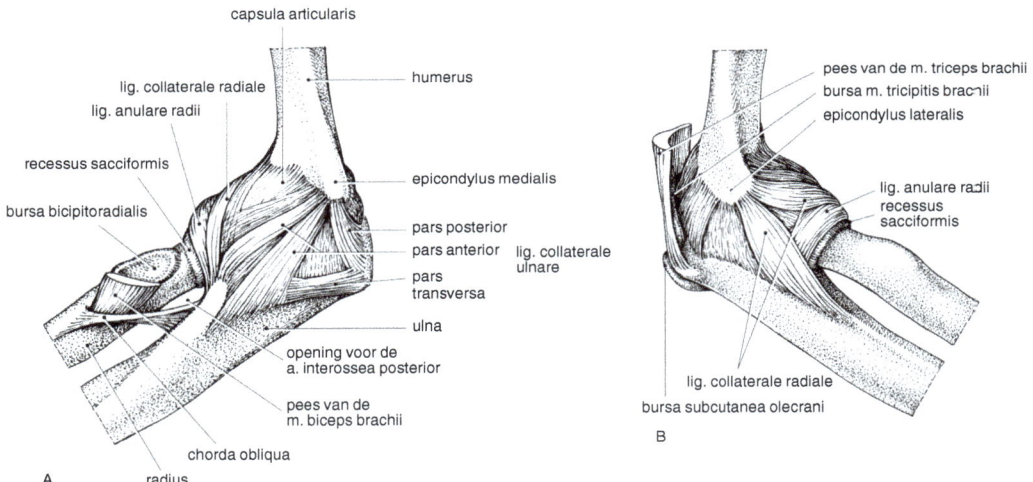

Figuur 30.1
Het ellebooggewricht. a mediaal; b lateraal.

1 De tenniselleboog

Andere benamingen voor deze aandoening: epicondylitis lateralis humeri, tendinose van de extensoren, chronische tendinose van de extensoren, tendinose extensor carpi radialis brevis (ECRB).

Wat vraagt/zegt de patiënt?

- Waar komt de pijn in mijn elleboog vandaan?
- Waar is het door gekomen? De pijn is ontstaan zonder oorzakelijk moment; ik heb geen ongeval of zwaar tilwerk verricht; ik heb geen 'foute slag' of misslag met tennis of andere bovenhandse sporten uitgevoerd.

- Als ik meer doe, krijg ik meer pijn in mijn elleboog, kan dat kwaad?
- De pijn wordt erger door spelen van tennis of het pakken van een tas.
- Het duurt al een aantal maanden en wordt niet beter, klopt dat?
- Als ik rustig aan doe helpt dat niet; moet ik nu rustig aan doen of niet?
- Ik wil er *nu* vanaf, kan ik geen injectie krijgen?

Wat denkt de dokter?

- De patiënt is tussen 30 en 50 jaar; er is geen ongevalsmoment geweest; het kan een tenniselleboog zijn.
- Kan deze patiënt in de algemene dagelijkse levensverrichtingen (ADL) en in het uitoefenen van zijn beroep 'uit de voeten'?
- Hoe hoog liggen de sportieve ambities?
- Ik moet eerst onderliggende pathologie uitsluiten.

Wat vraagt de dokter?

- Wordt de elleboog dik?
- Is er een bewegingsbeperking?
- Zit de elleboog wel eens op slot?
- Kraakt de elleboog?
- Zijn er tintelingen in de hand?
- Waar zit de pijn? Zit de pijn altijd op dezelfde plaats?
- Wanneer treedt de pijn op; na het belasten/sporten of juist bij aanvang van belasten/sporten?
- Zijn er pijnklachten tijdens ADL of bij het uitoefenen van het beroep?
- Zijn er sportgerelateerde factoren die de klachten hebben geïnduceerd?

Wat doet de dokter?

- Bepaal de asstand van de elleboog (een valgus-asstand kan gerelateerd zijn met het ontstaan van een osteochondritis dissecans).
- Stel vast of er een hydrops van het elleboogewricht is.
- Bepaal de bewegingsuitslagen en stel een eventuele bewegingsbeperking vast.
- Bedenk dat er bij sporters een fysiologische flexie- en extensiebeperking van de dominante arm kan bestaan.
- Ga na waar het punctum maximum van de pijn zit; in geval van de tenniselleboog meestal net distaal en net anterieur van de laterale epicondylus (zie figuur 30.1).
- Beoordeel de stabiliteit van de elleboog (door testen van het mediale collaterale ligament en het laterale collaterale ligament).
- Test of passieve palmaire flexie van de pols met de elleboog in extensie pijn doet.
- Test of actieve dorsoflexie in de pols en dorsoflexie van de vingers voor de patiënt herkenbare pijnklachten geven.
- Palpeer het radiohumerale gewricht.

- Controleer of er bewegingsbeperkingen in de schouder bestaan en bedenk dat bij bovenhandse sporters een toegenomen exorotatie met een afname van de endorotatie 'fysiologisch' kan zijn.

Overwegingen

Differentiaaldiagnose

De differentiaaldiagnose luidt:
- tendinose van de extensor carpi radialis brevis (ECRB);
- osteochondritis dissecans van het capitulum;
- posterolateraal *impingement*;
- *entrapment* van de nervus interosseus posterius (tak n. radialis);
- artrose of artritis van het radiohumerale gewricht.

Onderzoek

Is er in de anamnese of bij lichamelijk onderzoek een bevinding die aanleiding geeft tot het verrichten van aanvullend onderzoek?
- Indien er bij lichamelijk onderzoek geen aanwijzingen zijn voor een diagnose anders dan ECRB is aanvullend onderzoek niet geïndiceerd.
- Bij twijfel aan een articulaire component (osteochondritis dissecans, impingement, artrose/artritis) is een standaard röntgenfoto van de elleboog in twee richtingen geïndiceerd, gevolgd door een MRI (zo nodig met artrogram).
- Entrapment van de n. radialis kan worden geobjectiveerd met een elektromyogram, hoewel de sensitiviteit hiervan laag is.

Diagnose

Als er bij anamnese of lichamelijk onderzoek geen aanwijzing wordt gevonden voor onderliggende pathologie, wordt de diagnose tenniselleboog gesteld. Dit is een tendinose ECRB (bij histopathologisch onderzoek van de ECRB wordt een angiofibroblastische tendinose gezien).

De incidentie bij patiënten die tennis spelen bedraagt 50 procent, maar 95 procent van alle patiënten met epicondylitis lateralis speelt geen tennis! De aandoening komt vaker voor bij beginnende tennisspelers dan bij gevorderden.

Beleid

- Reduceer vormen van belasting die veel pijn induceren; in geval van sporters betekent dit een reductie van de trainingsbelasting.
- Bij klachten tijdens ADL of bij het uitoefenen van het beroep kunnen technieken en/of materiaal worden aangepast.
- Start met oefentherapie (excentrische oefeningen, rekoefeningen).
- Gebruik van een elleboogbrace bij het sporten valt te overwegen.
- Injectietherapie is niet geïndiceerd en is waarschijnlijk gerelateerd aan een slechtere *outcome* op lange termijn.

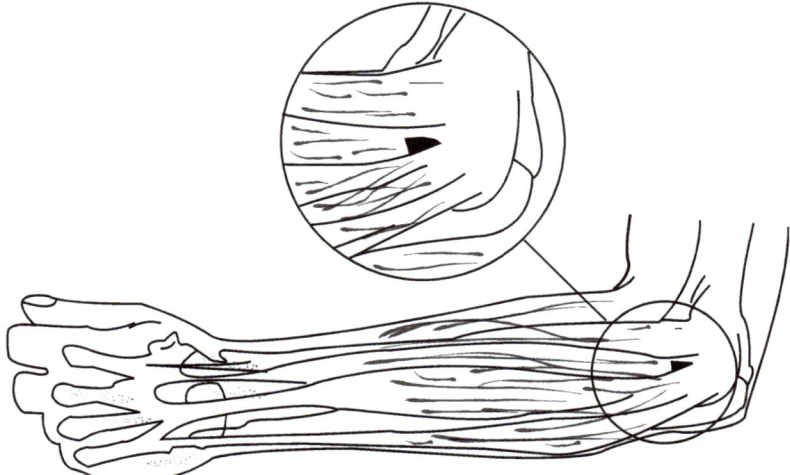

Figuur 30.2
De tenniselleboog.

- Behandeling met extracorporele shockwave-therapie is niet bewezen effectief, evenmin als injectie van lokale groeifactoren.
- Overweeg chirurgie bij therapieresistentie negen tot twaalf maanden na aanvang van de klachten.

Prognose

- Tachtig procent geneest binnen een jaar zonder chirurgie.
- Er is nog niet overtuigend aangetoond welke vorm van therapie het spontane beloop (positief) beïnvloedt.
- Het succespercentage na chirurgie bedraagt tussen de 80 en 90 procent.

Leesadvies

Faro F, Wolf JM. Lateral epicondylitis: review and current concepts. J Hand Surg (Am) 2007;32(8):1271-9.

Pluim B, Safran M. From breakpoint to advantage: A practical guide to optimal tennis health and performance. Vista: Usrsa, 2004.

Smidt N, Windt DA van der, Assendelft WJ, Devillé WL, Korthals-de Bos IB, Bouter LM. Corticosteroid injections, physiotherapy, or a wait-and-see policy for lateral epicondylitis: a randomised controlled trial. Lancet 2002;359(9307):657-62.

Websites

www.knltb.nl/knltb/gezondheid/blessurepreventie

31 Pols

C. Peters-Veluthamaningal, dr. F. Baarveld

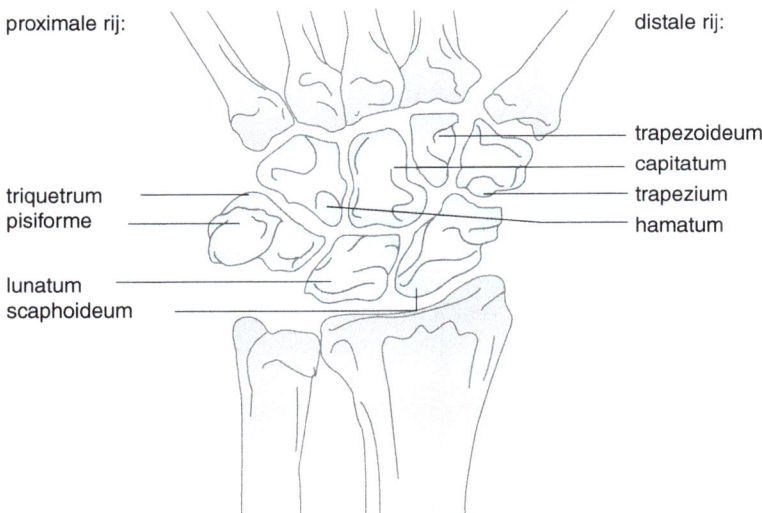

Figuur 31.1
Ossale anatomie van de pols.

1 Scafoïdfractuur

Wat vraagt de patiënt?

– Ik ben gevallen en heb nu een pijnlijke pols. Het is een diepe, zeurende pijn aan de binnenzijde van de pols. Deze wordt erger bij knijpen en als ik voorwerpen vastpak. Wat is er aan de hand?

Wat denkt de dokter?

- Hoe is deze patiënt gevallen?
- Zou de pols gebroken zijn?
- Moet er een foto worden gemaakt?
- Wat te doen bij een negatief röntgenonderzoek?
- Welke behandeling is nodig bij een eventuele fractuur: functioneel, gips of operatie?

Wat vraagt de dokter?

- Wat was het ongevalsmechanisme? Bij een typische anamnese gaat het om een val op de uitgestrekte arm met een naar radiaal gedevieerde hand in hyperextensie.
- Heeft de pols een abnormale stand en is de pols gezwollen? Een abnormale stand, zwelling of blauwe verkleuring van de pols pleit voor een fractuur, maar is niet obligaat.
- Waar zit de pijnlijkste plek? Dit is bij een fractuur meestal aan de radiale zijde van de pols ter plaatse van de anatomische snuifdoos.
- Is het mogelijk om voorwerpen vast te grijpen?

Wat doet de dokter?

- Bij het onderzoek is er drukpijn ter plaatse van de anatomische snuifdoos. Tuberositas en asdrukpijn over de eerste straal (scafoïdcompressietest) hebben elk een sensitiviteit van 100 procent en een specificiteit van respectievelijk 9, 30 en 48 procent. Een verminderde knijpkracht van meer dan 50 procent ten opzichte van de contralaterale zijde pleit voor een fractuur.
- Bij verdenking op een fractuur wordt aanvullend onderzoek verricht (scafoïdröntgenfoto).

Overwegingen

De huisarts in Nederland ziet regelmatig polsklachten op zijn spreekuur. In de tweede Nationale Studie naar verrichtingen in de huisartspraktijk die in 2004 werd uitgevoerd, bleek de prevalentie van polsklachten (ICPC-code L11: polssymptomen/klachten) 6,1 per 1000 patiënten (4,6/1000 voor mannen, 7,5/1000 voor vrouwen) en de incidentie 4,2 per 1000 patiënten (3,5/1000 voor mannen, 5,3/1000 voor vrouwen) te zijn. Er worden jaarlijks 71.000 sportblessures van de bovenste extremiteit door de huisarts behandeld (plotseling ontstane sportblessures 57.000 en geleidelijk ontstane sportblessures 14.000).

Van de anderhalf miljoen sportblessures is ongeveer 3 procent een polsblessure (46.000, 84% daarvan is acuut ontstaan). De helft van deze blessures is medisch behandeld (37% specialist, 36% huisarts, 17% fysiotherapeut). Van alle polsblessures is 37 procent gediagnosticeerd als een contusie en 32 procent als fractuur (OBiN 2000-2005, Consument en Veiligheid).

Differentiaaldiagnose

De differentiaaldiagnose luidt:
- distale radiusfractuur;
- fractuur van een van de andere metacarpalia;
- wekedelenletsel (bijv. *strain* van de m. flexor carpi radialis);
- artritis van het carpometacarpale of radiocarpale gewricht;
- tendinitis van De Quervain (zie paragraaf 2 Tendinitis van De Quervain, pag. 239).

Een scafoïdfractuur komt meestal voor bij 15-30-jarigen (zelden bij jonge kinderen).

Een zogenoemde scafoïdröntgenfoto toont 78 procent van de fracturen aan. Welke afbeeldingstechniek wat betreft een röntgenfoto de grootste opbrengst heeft is onduidelijk. Meestal worden er anterio-posterieure, laterale en enkele scafoïdopnamen gemaakt. De opbrengst van herhaalde röntgenopnamen (bijv. twee weken na eerste evaluatie) is gering.

Traditioneel wordt botscintigrafie als gouden standaard beschouwd bij vermoeden van een occulte scafoïdfractuur, met een sensitiviteit van 95 procent en een specificiteit van 60-95 procent. Dit onderzoek is echter niet in elk ziekenhuis in Nederland beschikbaar en heeft pas 72 uur na ontstaan van het trauma de maximale diagnostische waarde. MRI-onderzoek heeft een sensitiviteit van 95-100 procent en een specificiteit van 100 procent bij vermoeden van een occulte scafoïdfractuur. Er zijn helaas geen gerandomiseerde gecontroleerde studies beschikbaar die verschillende diagnostische strategieën evalueren, waarbij conventionele röntgenfoto's, botscintigrafie en MRI-onderzoek met elkaar worden vergeleken.

Daar de prognose afhankelijk is van het type fractuur, is het van belang om onderscheid te maken tussen proximale, mediale en distale fracturen (resp. 64, 80 en 100% genezingskans). Tevens is het voor de behandeling van belang om onderscheid te maken tussen een stabiele en een gedislokeerde fractuur.

Beleid

- Behandeling is gericht op reductie van pijn, snel functioneel herstel en voorkomen van complicaties als *non-* of *mal-reunion* van de fractuur. Daarnaast moet rekening worden gehouden met specifieke wensen van de patiënt (als bijvoorbeeld snelle terugkeer naar sportbeoefening gewenst is, heeft operatieve behandeling de voorkeur).
- Functionele behandeling: bij een klinische scafoïdfractuur (klinisch vermoeden op scafoïdfractuur en geen afwijkingen bij conventioneel röntgenonderzoek, botscintigrafie en MRI-onderzoek) kan worden volstaan met mobilisatie op geleide van pijn.

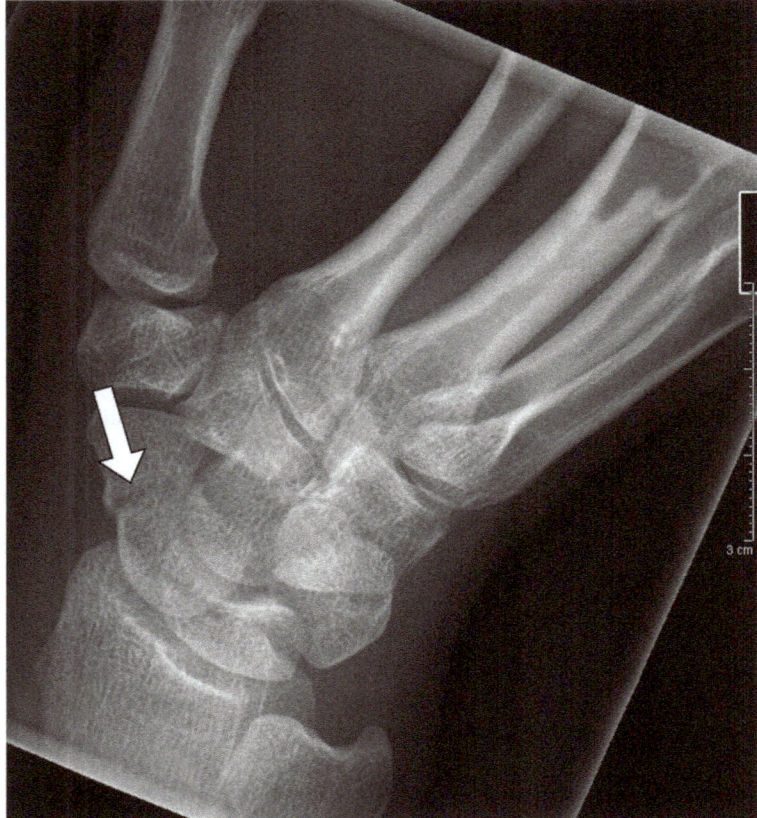

Figuur 31.2
Röntgenfoto, rechterhand, driekwart opname. Scafoïdfractuur (pijl).

- Gipsbehandeling: als er sprake is van een stabiele fractuur (zonder dislocatie).
- Operatie: bij instabiele fracturen (met dislocatie), als snel herstel gewenst is, of als er een grote kans op een recidief bestaat (bijvoorbeeld wielrennen, ijshockey).

Prognose

- Onbehandelde scafoïdfracturen blijven vaak langer klachten geven ten gevolge van *non-union* en *delayed union* (22 weken in tegenstelling tot 12 weken bij *union* bij adequate behandeling) en leiden op lange termijn tot radiocarpale en intercarpale artrose.
- Bij toepassing van gipsbehandeling blijkt er in 10 procent van de niet-gedislokeerde en in 25-50 procent van de gedislokeerde fracturen uiteindelijk sprake van non-union. In Nederland wordt doorgaans een immo-

bilisatieduur variërend van zes tot twaalf weken gehanteerd (gemiddeld elf weken), mede afhankelijk van het type fractuur.
- Operatieve behandeling leidt tot een kleinere kans op non-union en sneller functieherstel; wel is deze therapievorm ingrijpender en duurder. Circa zes weken na operatie kan de sporter meestal zijn/haar sport hervatten, mede afhankelijk van het type sport (eventueel nadien ter bescherming nog een spalk dragen gedurende twee à drie maanden).
- Langetermijngevolgen: tot zeven jaar na genezing van een scafoïdfractuur kunnen patiënten nog restklachten hebben (11% verminderde kracht, 10% pijn bij beweging, 6% verminderde functie, 3% pijn in rust).

Leesadvies

Beeres FJ, Rhemrev SJ, Hogervorst M, Hollander P den, Jukema GN. Scafoïdfracturen: diagnostiek en therapie. Ned Tijdschr Geneeskd 2007;151(13):742-7.
Eekhof JAH, Knuistingh Neven A, Verheij ThJM. Kleine kwalen. Maarssen: Elsevier Gezondheidszorg, 2005.
Strackee SD, Willems WW. Hand- en polsklachten. Practicum Huisartsgeneeskunde. Maarssen: Elsevier Gezondheidszorg, 2007.

Websites

www.orthopedie.nl

 Tendinitis van De Quervain

Wat vraagt de patiënt?

- Ik heb een pijnlijke pols (vooral aan de binnenzijde) bij sportbeoefening. Vooral bij grijpbewegingen van de hand en naar buiten bewegen van de pols (ulnaire deviatie) of krachtig gebruik van de duim (bijv. golf, squash, badminton). Er is geen traumatisch moment. Het komt waarschijnlijk door overbelasting (zgn. *overuse injury*). Wat moet ik hiertegen doen?

Wat denkt de dokter?

- Gaat het om een specifieke diagnose als tendinitis van De Quervain of zou er sprake kunnen zijn van aspecifieke (onder)armklachten (CANS-syndroom: *complaints of arm, neck and shoulder*)?
- Wat voor bewegingsadviezen moet ik de sporter geven: absolute rust of sporten op geleide van pijn?
- Zou een corticosteroïdinjectie kunnen helpen?

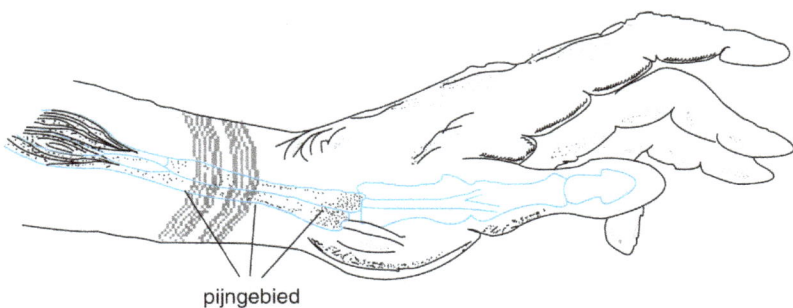

Figuur 31.3
Tendinitis van De Quervain.

Wat vraagt de dokter?

- Kunt u de pijn met één vinger aanwijzen? Deze is doorgaans gelokaliseerd ter plaatse van de processus styloideus radii met soms uitstraling naar duim of proximaal.
- Hoe ernstig en beperkend is de pijn? Is er ook nachtelijke pijn of alleen maar bij het sporten?

Wat doet de dokter?

- Uitvoeren van de test van Finkelstein: hierbij wordt een vuist gemaakt met de duim in de vuist (duimnagel zo ver mogelijk naar de pink), vervolgens wordt de vuist naar ulnair gedevieerd. Deze test lokt bij een tendinitis van De Quervain de specifieke pijn uit en is bij gezonde patiënten (vrijwel) pijnloos.
- Aanvullend onderzoek is niet geïndiceerd.

Overwegingen

- Tendinitis van De Quervain komt vooral voor bij vrouwen tussen 35 en 55 jaar (man/vrouw-ratio 1:10) en komt vaker voor tijdens zwangerschap en borstvoeding.
- De m. abductor pollicis longus en m. extensor pollicis brevis lopen gezamenlijk in het eerste peesvak aan de dorsale zijde van de pols. Door relatieve vernauwing van dit kanaal ontstaat er irritatie van de pezen. Hoewel er gesproken wordt van een tendinitis, worden er bij pathologisch-anatomisch onderzoek geen verschijnselen van inflammatie gevonden.
- Ook is nog steeds onduidelijk of er een daadwerkelijk causale relatie tussen overbelasting en dit ziektebeeld bestaat of dat veelvuldig gebruik van de hand en pols er alleen maar toe leidt dat het ziektebeeld zich eerder en duidelijker manifesteert.

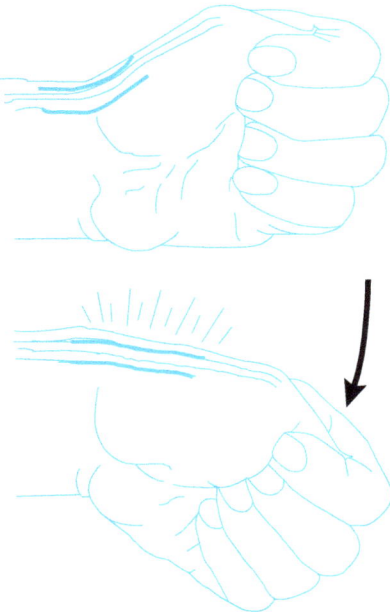

Figuur 31.4
Finkelsteintest.

Differentiaaldiagnose

De differentiaaldiagnose luidt:
- *intersection syndrome*;
- artrose/artritis polsgewricht;
- niet onderkende scafoïdfractuur;
- CANS.

Beleid

Over de effectiviteit en veiligheid van de beschikbare behandelingsvormen is weinig bekend. Er zijn vrijwel geen gecontroleerde studies uitgevoerd en de adviezen met betrekking tot behandeling zijn dan ook meer *authority-based* dan *evidence-based*.

Opties zijn:
- rust +/- NSAID (per os of lokaal te appliceren);
- spalkbehandeling;
- lokale injectie met corticosteroïden;
- operatie: klieven van de peesschede.

Prognose

- Bij niet-behandelen: er is niets bekend over het natuurlijke beloop van dit ziektebeeld en hoe vaak er mogelijk spontaan herstel optreedt.
- Spalkbehandeling lijkt weinig effectief in ongecontroleerde studies.
- Na lokale injectie met corticosteroïden: in een systematisch literatuuroverzicht (van niet-gecontroleerde studies) wordt een genezingspercentage van 83 genoemd. De effectiviteit op lange termijn is onduidelijk. Bijwerkingen van deze behandelingsvorm worden niet gemeld.
- Na operatie: genezingspercentage van 88 volgens ongecontroleerde studies. Er zijn geen meldingen van complicaties.

Leesadvies

Beeres FJ, Rhemrev SJ, Hogervorst M, Hollander P den, Jukema GN. Scafoïdfracturen: diagnostiek en therapie. Ned Tijdschr Geneeskd 2007;151(13):742-7.

Eekhof JAH, Knuistingh Neven A, Verheij ThJM. Kleine kwalen. Maarssen: Elsevier Gezondheidszorg, 2005.

Strackee SD, Willems WW. Hand- en polsklachten. Practicum Huisartsgeneeskunde. Maarssen: Elsevier Gezondheidszorg, 2007.

Websites

www.orthopedie.nl

3   Carpaletunnelsyndroom

Wat vraagt/zegt de patiënt?

- Ik heb tintelingen en doofheid van duim, wijsvinger en (de radiale zijde van de) middelvinger, voornamelijk 's nachts en bij bovenhandse activiteiten. Daarnaast heb ik pijn in mijn hand, pols, en onderarm die soms uitstraalt tot aan de schouder. Soms heb ik minder kracht in en minder controle van de hand. Tijdens de nacht verergeren de klachten. Dat gebeurt ook als ik mijn hand en arm in een bepaalde houding heb en bij herhaalde bewegingen van mijn hand of pols. Verbetering treedt op door wapperen met hand en vingers. Hoe kom ik hiervan af?

Wat denkt de dokter?

- Een carpaletunnelsyndroom (CTS) treedt meestal op bij vrouwen in de leeftijd tussen 55 en 60, maar ook boven de 70 en dan even vaak bij mannen en vrouwen.

- Moet ik wel of niet een elektromyogram (EMG) laten maken (in 7-13% van de gevallen blijkt het EMG vals-negatief)?
- Moet ik deze patiënt verwijzen naar de tweede lijn voor behandeling, of kan ik eerst zelf een spalkbehandeling voorschrijven of behandelen met lokale corticosteroïdinjecties?

Wat vraagt de dokter?

- Waar hebt u precies last van (tintelingen, doofheid, pijn, spierzwakte vingers)?
- Welke vingers zijn betrokken (verzorgingsgebied n. medianus)?
- Hoe is de ernst van de symptomen (alleen incidenteel, 's nachts niet kunnen slapen of zelfs spierzwakte van vingers met atrofie van de thenar)?
- Wat doet u als u veel last hebt (als de patiënt antwoordt: 'wapperen met de handen', spreken we van een positief teken van Flick)?

Wat doet de dokter?

- Klassieke provocatietests zoals de tests van Tinell en Phalen blijken bij analyse slechte testeigenschappen te hebben en lijken daardoor onbetrouwbaar en obsoleet. De flick-test lijkt wel een veelbelovend diagnostisch instrument met een sensitiviteit van 0,93 en een specificiteit van 0,96.
- Het katz-handdiagram kan behulpzaam zijn bij het stellen van de diagnose: de patiënt tekent zijn klachten (tintelingen, doofheid, pijn) in op een diagram van de hand. Het ingetekende diagram wordt door de arts geïnterpreteerd als 1 = CTS onwaarschijnlijk, 2 = CTS mogelijk, of 3 = CTS waarschijnlijk (bij een score van 2 of 3 heeft deze test een sensitiviteit van 0,64 en een specificiteit van 0,73).
- Bij de ernstiger vormen van carpaletunnelsyndroom blijkt er bij inspectie van de hand sprake te zijn van atrofie van de thenar (duimmuis) en daarnaast van een verminderde spierkracht van de musculus abductor pollicis brevis en van de musculus opponens pollicis. De functie van deze spieren is flexie, oppositie en abductie van de duim. De kracht van deze spieren wordt getest door de proefpersoon de duim tegen maximale weerstand te laten flecteren, opponeren en abduceren.

Wanneer op grond van anamnese en lichamelijk onderzoek de diagnose carpaletunnelsyndroom nog onzeker is, kan de patiënt verwezen worden naar een neuroloog voor aanvullend onderzoek (zenuwgeleidingsonderzoek).

Overwegingen

- Pathofysiologie: er is sprake van microvasculaire ischemie van de nervus medianus door drukverhoging in de carpale tunnel. In ernstiger gevallen is er een segmentale demyelinisatie en zelfs beschadiging van axonen.

- Epidemiologie: de prevalentie in de algemene populatie is 9,2 procent van alle vrouwen, 0,6 procent van alle mannen (piekincidentie tussen 40 en 60 jaar).
- Voorkomen in de huisartspraktijk (NS-2): ICPC N93: prevalentie 3,0/1000 (mannen:1,9/1000, vrouwen 4,5/1000) incidentie 1,9/1000 (mannen: 0,3/1000, vrouwen 2,9/1000).
- Wat doet de huisarts met CTS (NS-2)?
  - 6 procent voert diagnostiek uit in de eigen praktijk;
  - 3,4 procent vraagt diagnostiek aan buiten de eigen praktijk;
  - 3,7 procent verwijst binnen de eerste lijn;
  - 23,6 procent verwijst naar de tweede lijn (neurologie).
  - in 24,9% van de consulten voor carpaletunnelsyndroom wordt een geneesmiddel voorgeschreven. Het meest voorgeschreven geneesmiddel is triamcinolon (NS-2).
- Werk en sport als oorzakelijke factor zijn nog niet overtuigend bewezen. Gezien de hoge prevalentie in de bevolking (lifetime-risico 10%) is het, ondanks het ontbreken van getallen hiervoor, wel waarschijnlijk dat veel sporters er hinder van zullen ondervinden.

Differentiaaldiagnose

De differentiaaldiagnose luidt:
- ulnaropathie;
- cervicale radiculopathie;
- syndroom van Raynaud;
- polyneuropathie (bijv. bij diabetes mellitus).

Beleid

- Spalkbehandeling (eventueel alleen 's nachts) brengt verlichting maar geen genezing.
- Injectie met corticosteroïden (1-2×, effectiviteit van meer injecties nog niet duidelijk): vooral bij matig ernstig en mild CTS. Dit helpt enkele maanden, maar de effectiviteit op lange termijn is minder. Er zijn nagenoeg geen bijwerkingen. Een orale kuur met corticosteroïden is mogelijk ook effectief.
- Operatie (endoscopisch of open) is zeer effectief voor symptomen van CTS maar wel ingrijpender. Er is kans op complicaties (littekenpijn: 60%, stijfheid 28%, complex regionaal pijnsyndroom 1%), de patiënt is langer uit de running en de behandeling is duurder. Endoscopisch klieven is beter (minder invasief, minder lang uit de running), mits de operateur over ruime ervaring beschikt.
- Andere behandelingen (diuretica, yoga, acupunctuur, vitamine-B_6-injecties enzovoort) zijn niet effectief.

Prognose

- De aandoening kent vaak een natuurlijk beloop: een derde van de patiënten met lichte tot matig ernstig carpaletunnelsyndroom verbetert spontaan binnen een jaar.
- Injectie geeft zeer goede resultaten op korte termijn (tot een maand na injectie), op de lange termijn blijft de effectiviteit onduidelijk.
- Operatie geeft goede resultaten, ook op lange termijn (tot een jaar na injectie).

Referenties

Bland JD. Carpal tunnel syndrome. BMJ 2007;335(7615):343-6.

Egberts, Eekhof JAH, Knuistingh Neven A. Carpaletunnelsyndroom. Huisarts Wet 2006; 49(11):579-81.

Katz JN, Simmons BP. Clinical practice. Carpal tunnel syndrome. New Eng J Med 2002; 346(23):1807-12.

Marshall S, Tardif G, Ashworth N. Local corticosteroid injection for carpal tunnel syndrome. The Cochrane database of systematic reviews 2007;(2).

O'Connor D, Marshall S, Massy-Westropp N. Non-surgical treatment (other than steroid injection) for carpal tunnel syndrome. The Cochrane database of systematic reviews 2003;(1).

Scholten RJ, Gerritsen AA, Uitdehaag BM, Geldere D van, Vet HC de, Bouter LM. Surgical treatment options for carpal tunnel syndrome. The Cochrane database of systematic reviews 2004;(4).

Verdugo RJ, Salinas RS, Castillo J, Cea JG. Surgical versus non-surgical treatment for carpal tunnel syndrome. The Cochrane database of systematic reviews 2003;(3).

Leesadvies

Beeres FJ, Rhemrev SJ, Hogervorst M, Hollander P den, Jukema GN. Scafoïdfracturen: diagnostiek en therapie. Ned Tijdschr Geneeskd 2007;151(13):742-7.

Eekhof JAH, Knuistingh Neven A, Verheij ThJM. Kleine kwalen. Maarssen: Elsevier Gezondheidszorg, 2005.

Strackee SD, Willems WW. Hand- en polsklachten. Practicum Huisartsgeneeskunde. Maarssen: Elsevier Gezondheidszorg, 2007.

Websites

www.orthopedie.nl

32 Hand en vingers

Prof. dr. M.J.P.F. Ritt

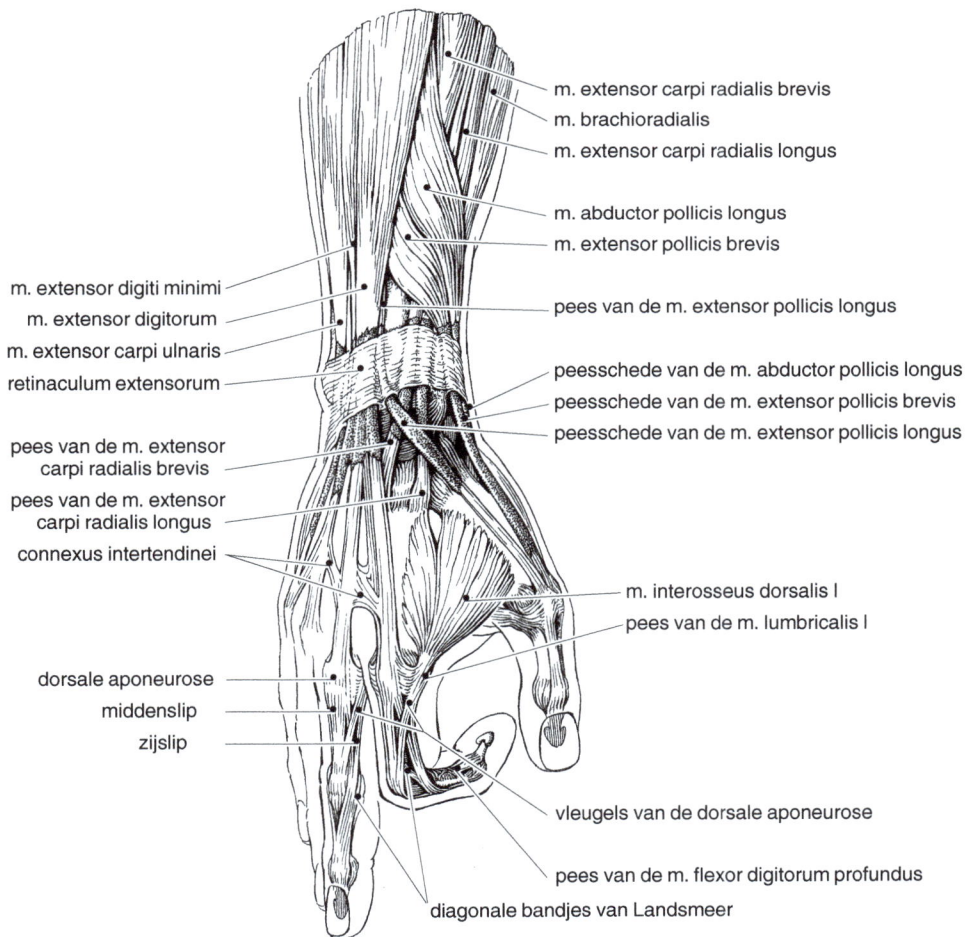

Figuur 32.1
Radiaal aanzicht van de handrug.

1 Mallet finger

Wat vraagt de patiënt?

– Ik kan me geen echt trauma herinneren en het doet ook geen pijn, maar waarom kan ik opeens de top van mijn vinger niet meer volledig strekken?
– Wanneer kan ik weer sporten?

Wat denkt de dokter?

– Hij bedoelt dus een actieve extensiebeperking ter hoogte van het distale interfalangeale (DIP-)gewricht?
– Moet ik nog aanvullende diagnostiek verrichten?
– Moet ik deze patiënt doorverwijzen?
– Is fysiotherapie geïndiceerd?

Wat vraagt de dokter?

– Is er roodheid en zwelling dorsaal ter hoogte van het DIP-gewricht?
– Is passief strekken van het DIP-gewricht nog wel mogelijk?
– Hebt u al eens eerder iets dergelijks aan één van de andere vingers gehad?

Wat doet de dokter?

– Lichamelijk onderzoek: actieve extensie DIP, palpatie, weerstandstest.
– Aanvullend onderzoek: in verreweg de meeste gevallen betreft het een gesloten ruptuur zonder fractuur. Wanneer het DIP-gewricht wel pijnlijk is, kan er sprake zijn van een avulsiefractuur van de eindslip ter hoogte van de insertie. Dus bij verdenking op een avulsiefractuur is een laterale röntgenfoto geïndiceerd.

Overwegingen

Differentiaaldiagnose

De differentiaaldiagnose luidt:
– mucoïde cyste van het DIP-gewricht;
– flexiecontractuur van het DIP-gewricht.

Diagnose

De *mallet finger* is een zone-I-extensorpeesletsel ofwel een posttraumatische, gesloten ruptuur (of avulsiefractuur) van de eindslip van het strekpeesapparaat ter hoogte van de insertie.

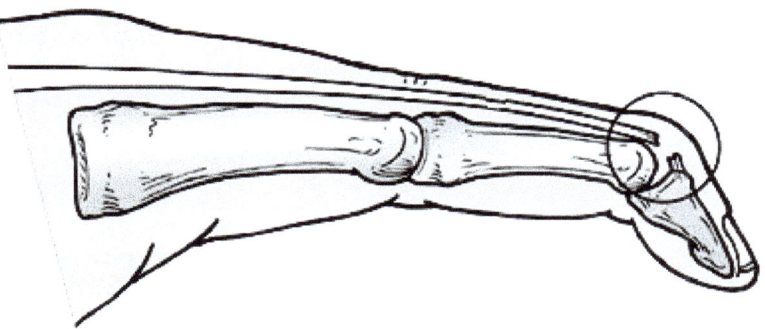

Figuur 32.2
Meest typische vorm van een mallet finger: gesloten ruptuur van de extensorpees ter hoogte van de insertie (er kan tevens sprake zijn van een kleine avulsiefractuur maar deze is niet weergegeven in de figuur).

Beleid

- De behandeling is meestal conservatief, zelfs bij veel avulsiefracturen.
- Conservatieve behandeling bestaat uit zes weken continu spalken (24 uur per dag), gevolgd door twee tot drie weken 's nachts spalken.
- Een speciale mallet- of stackspalk is kant-en-klaar en in diverse maten te koop.
- In deze spalk wordt het DIP-gewricht in extensie gefixeerd en is het PIP-gewricht vrij om te bewegen. Bevestiging aan de vinger gebeurt met tape.
- De spalk mag niet verwijderd worden, ook niet om de vinger of de spalk schoon te maken! Als verwijderen echt noodzakelijk is, dan met de vinger plat op tafel, zodat het DIP-gewricht passief in extensie gehouden wordt en het littekenweefsel, dat inmiddels ontstaan is tussen afgescheurd pees-uiteinde proximaal en insertieplaats distaal, niet oprekt.
- Wanneer het avulsiefragment meer dan een derde van het totale gewrichtsoppervlak bedraagt (op de laterale röntgenfoto) of duidelijk gedisloceerd ligt, is een operatie door een handchirurg geïndiceerd.
- Fysiotherapie is niet nodig.
- Sporten of trainen, voor zover mogelijk met spalk, is toegestaan zolang de spalk maar consequent gedragen wordt.

Prognose

- De prognose is goed, maar valt of staat wel met de discipline van de patiënt om de spalk consequent te dragen zonder deze tussendoor te verwijderen.
- Bij falen van de conservatieve therapie kan een tenodermodese door een handchirurg alsnog een goed eindresultaat met volledige extensie opleveren.

– Soms ontwikkelt zich secundair aan het initiële strekpeesletsel een zogenoemde zwanenhalsdeformiteit: dit is een hyperextensiestand van het proximale interfalangeale (PIP-)gewricht met flexiestand in het DIP-gewricht.

Referenties

Lieshout J van, Ritt MJPF. Sesam atlas van de hand. Baarn: HB Uitgevers 2007. p. 64.
Tuttle HG, Olvey SP, Stern PJ. Tendon avulsion injuries of the distal phalanx. Clin Orthop Relat Res 2006;445:157-68.

Leesadvies

Peterson JJ, Bancroft LW. Injuries of the fingers and thumb in the athlete. Clin Sports Med 2006;25(3):527-42.

Websites

www.handenteam.nl/HTZ%20web%20vragen/mallet/index.htm
www.handenteam.nl/pdf/mallet.pdf

2   Klimvinger

Wat vraagt de patiënt?

– Ik heb tijdens klimmen (of bij plots kracht zetten met de vingertoppen) plotseling een scherpe pijn in de wijs- en/of middelvinger bemerkt. Ik heb daarbij geloof ik ook een knappend geluid gehoord. Het gaat nu eigenlijk wel weer, maar ik blijf zo'n vage pijn aan de palmzijde van de vinger houden en ook wat krachtsverlies. Wat kan dit zijn?
– Wanneer kan ik weer klimmen?

Wat denkt de dokter?

– Wat een vage klacht.
– Zal wel gewoon een overbelasting zijn die met rust overgaat.
– Welke adviezen geef ik deze sporter als hij weer wil gaan klimmen?

Wat vraagt de dokter?

– Hebt u deze klacht al eens eerder gehad?
– Worden de vingers getaped tijdens het klimmen?
– Is het echt tijdens het klimmen gebeurd of ontstaan kort na het klimmen?

- Is het ontstaan tijdens *crimping* (= met de vingertoppen hangen aan een smalle rotsrichel)?
- Is er drukpijn, zwelling of een hematoom over het verloop van de buigpezen in de vinger?
- Is er enige strekbeperking van het proximale interfalangeale (PIP-)gewricht?
- Is er sprake van *bowstringing*: worden de buigpezen bij actief buigen van de vinger niet meer op hun plaats gehouden (= tegen het bot van de falanx) maar zoeken ze de kortste weg, i.e. naar volair tegen de huid aan?

Wat doet de dokter?

- Lichamelijk onderzoek.
- Aanvullend onderzoek:
  - röntgenfoto's zijn nodig om een fractuur uit te sluiten;
  - echografie kan nodig zijn om de juiste therapie te kiezen (zie verder);
  - MRI-onderzoek is niet nodig.

Overwegingen

Differentiaaldiagnose

De differentiaaldiagnose luidt:
- tendinitis (kan in korte tijd ontstaan na intensief klimmen);
- jersey-vinger (gesloten avulsie van de diepe buigpees van een vinger ter hoogte van de insertie);
- tendovaginitis stenosans (*trigger finger*);
- fractuur.

Diagnose

Een klimvinger is een gesloten ruptuur van een deel van het ingewikkelde pulley-systeem, een bindweefselsysteem rondom de buigpezen in de vinger. Het pulley-systeem bestaat uit vijf annulaire en drie cruciforme pulleys (zwakker en minder belangrijk), maar er zijn veel variaties mogelijk. Het letsel kan variëren van een klein scheurtje of uitrekking van een deel van het pulley-steem (graad I) tot een volledige ruptuur van meerdere pulley-onderdelen met letsel van de m. lumbricalis en/of ligamentair letsel van het PIP-gewricht (graad IV). De belangrijkste functie van het pulley-systeem is ervoor te zorgen dat de buigpezen dicht tegen de kootjes blijven verlopen gedurende het gehele bewegingstraject van de vinger. Bij een letsel dicteert simpele biomechanica het optreden van zogenoemd *bowstringing*: de buigpezen zoeken de kortste weg van A naar B en bewegen zich weg van het bot in de richting van de huid, met krachtsverlies en beperkte beweeglijkheid tot gevolg.

Beleid

- Bij graad I (overbelasting of overrekking van een pulley), graad II (complete ruptuur van de A4-pulley óf gedeeltelijke ruptuur van de A2- of A3-pulley) en graad III (complete ruptuur van de A2- of A3-pulley) een conservatief beleid volgen.
- Conservatieve therapie bestaat uit tien tot veertien dagen immobilisatie met een volaire spalk. Dan starten met oefeningen met uitwendige pulleybescherming (tape bij graad I en II en een thermoplastische spalk bij graad III) gedurende twee tot zes weken. Voorzichtig hervatten van sportgerelateerde activiteiten na zes weken (graad I) tot drie maanden (graad III).

Prognose

- Na succesvolle conservatieve behandeling: drie tot zes maanden blijven tapen tijdens het klimmen ter preventie van recidief.
- Een patiënt met een graad-IV-letsel moet operatief behandeld worden en zich voorbereiden op een langdurige revalidatieperiode.
- De prognose is goed voor graad I tot en met III.
- Minder goede, maar toch nog redelijke resultaten worden behaald bij graad IV.
- Preventief tapen (uitwendige pulley-bescherming) is raadzaam bij elke klimmer.

Referenties

Yamaguchi T, Ikuta Y. Climber's finger. Hand Surg 2007;12(2):59-65.

Leesadvies

Bruens ML, Dobbelaar P, Koes BW, Coert JH. Blessures aan de arm bij sportklimmers. Ned Tijdschr Geneeskd 2008;152(33):1813-9.

Websites

www.climbinginjuries.com/Finger.htm
www.medclimb.nl/index.asp?p=medical/injuries/2

3 Gewrichts(sub)luxatie

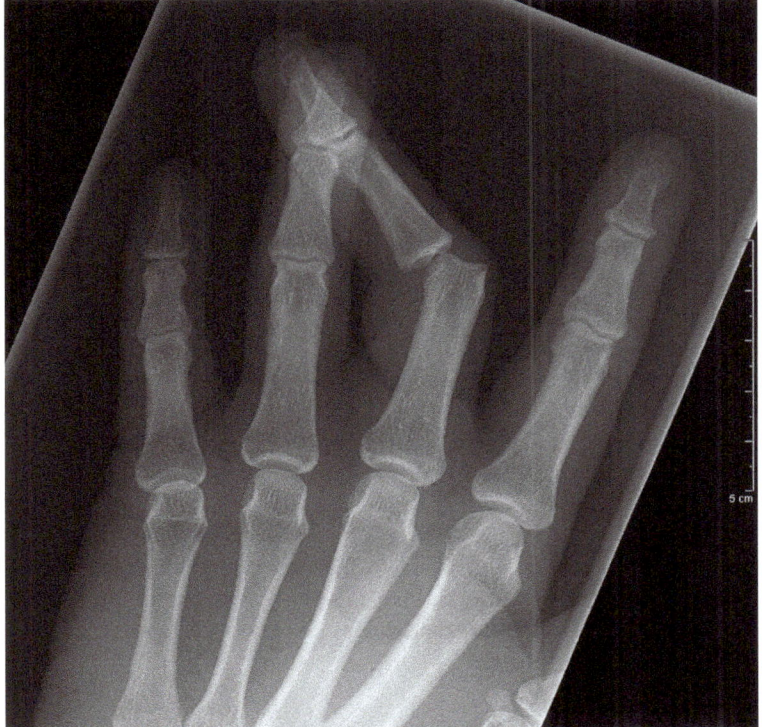

Figuur 32.3
Röntgenfoto, linkerhand, vooraanzicht. Luxatie van het proximale interfalangeale (PIP) gewricht van de middelvinger.

Wat vraagt de patiënt?

– Ik had een heftig trauma tijdens (bal)sport en daarna stond het vingergewricht (meestal het proximaal interfalangeale (PIP-)gewricht) uit de kom. Ik heb het zelf gereponeerd. Sindsdien is het gewricht dik en nog steeds pijnlijk. Is het gewricht nog steeds uit de kom en komt dit ooit nog goed?

Wat denkt de dokter?

– Moet ik nog aanvullend onderzoek verrichten?
– Is nu rust aangewezen of juist fysiotherapie?

Wat vraagt de dokter?

– Er is een beperkte beweeglijkheid van het gewricht, maar kan de vinger nog actief gestrekt en gebogen worden?

Wat doet de dokter?

- Lichamelijk onderzoek: is het gewricht wel stabiel in alle richtingen? Zijwaartse instabiliteit wanneer het gewricht in 90 graden flexie staat, wijst op ruptuur van een collateraal ligament. Zijwaartse instabiliteit met het gewricht in volledige extensie wijst op een combinatieletsel. Hyperextensie-instabiliteit wijst op een volaireplaatavulsie.
- Aanvullend onderzoek: röntgenfoto's zijn nodig om een fractuur uit te sluiten.

Differentiaaldiagnose

De differentiaaldiagnose luidt:
- boutonnièremalformatie;
- volaireplaatletsel van het PIP-gewricht;
- fractuur;
- getraumatiseerde (maar al pre-existente) gewrichtsartrose.

Diagnose

Een gewrichts(sub)luxatie is een ruptuur van een of meer onderdelen van het kapsel (bindweefsel). Uitrekking van het kapsel of een gedeeltelijke ruptuur kan dezelfde symptomen geven, zonder dat er daadwerkelijk sprake is geweest van een volledige luxatie.

Beleid

- Afhankelijk van de ernst van het letsel wordt behandeld met slechts kortdurende immobilisatie (één tot twee weken) in neutrale stand (= met het PIP-gewricht in extensie) en daarna starten met buddytapen en oefenen onder begeleiding van een handtherapeut. Buddytapen (tweelingverband) bestaat uit een tape dat de aangedane vinger fixeert (en daarmee stabiliseert) aan de niet-aangedane belendende vinger. Zo volgt de aangedane vinger alle bewegingen van de ernaast gelegen vinger.
- Verstijving van het gewricht door overmatige fibrosering als reactie op het trauma is een reëel gevaar en hierop dient tijdig door de handtherapeut te worden gereageerd met het gebruik van dynamische spalken.

Prognose

- Wanneer er sprake is van een intra-articulaire luxatiefractuur (röntgenfoto's), dient de behandeling door een handchirurg te worden overgenomen en is meestal een operatie geïndiceerd.
- In principe is een goed herstel mogelijk, maar de behandelaar dient bedacht te zijn op het ontstaan van moeilijk te behandelen contracturen op basis van fibrosering.
- Het is niet uitzonderlijk wanneer een patiënt pas na een jaar pijnvrij is.

– Het betreffende gewricht kan soms jarenlang of zelfs blijvend een restzwelling vertonen.

Referenties

Freiberg A, Pollard BA, Macdonald MR, Duncan MJ. Management of proximal interphalangeal joint injuries. Hand Clin 2006;22(3):235-42.

Vicar AJ. Proximal interphalangeal joint dislocations without fractures. Hand Clin 1988; 4(1):5-13.

Leesadvies

Hodge DK, Safran MR. Sideline management of common dislocations. Curr Sports Med Rep 2002;1(3):149-55.

Ritt MJPF. Ligamentrupturen. In: Mosterd WL, Sitsen JMA, Hermans GPH, Backx FJG, Clingel REH van (red.). Het sport-medisch formularium, een praktische leidraad, 3e ed. Houten: Bohn Stafleu van Loghum, 2005, pp. 24-29.

Websites

www.handclinic.nl/content.asp?id=303

  Skiduim

Wat vraagt de patiënt?

– Bij een val tijdens het skiën ben ik met mijn duim achter de skistok blijven haken (maar kan ook optreden bij andere sporten, zoals zeilen of balsporten). Is dit nu een skiduim?
– Ik heb nog steeds pijn in de duim en moeite met grijpen, dingen beetpakken en schrijven. Wat moet ik hiermee?

Wat denkt de dokter?

– Dit is nu zo'n klassiek skiduim-verhaal!

Wat vraagt de dokter?

– Hebt u nog een knappend geluid gehoord tijdens het trauma (meest typisch)?
– Wijs de pijn eens met één vinger aan. Is de pijn maximaal over de ulnaire zijde van het metacarpofalangeale (MCP-)gewricht van de duim?

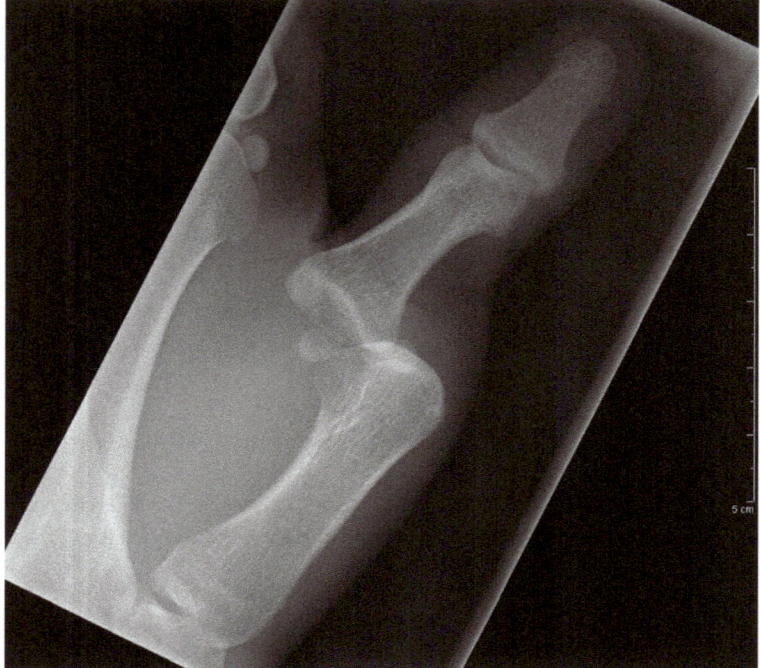

Figuur 32.4
Röntgenfoto, linkerduim, vooraanzicht. Luxatie van het metacarpofalangeale gewricht van de duim.

– Is er een duidelijke zwelling aan de ulnaire zijde van het MCP-gewricht (kan een aanwijzing zijn voor een zogenoemde stener-laesie, zie verder)?

Overwegingen

Differentiaaldiagnose

– Fractuur.

Diagnose

De skiduim wordt meer correct ook wel een ulnair collateraal ligamentletsel (UCL-letsel) van de duim genoemd, of *gamekeepers thumb*, als het gaat om repetitief letsel in plaats van een acuut letsel.

Er is sprake van een afscheuring van het ulnaire collaterale ligament (een onderdeel van het kapsel) van het MCP-gewricht. Dit ligament biedt stabiliteit bij knijpen tussen duim en wijsvinger (pincetgreep en sleutelgreep) en een letsel hiervan kan functioneel zeer beperkend zijn. Er kan sprake zijn van slechts een 'oprekking' van het ligament of een volledige ruptuur. Bij een volledige ruptuur is meestal de distale aanhechting afgescheurd, soms met een avulsiefragmentje vanaf de basis van de proximale falanx. Ten slotte kan bij een volledige ruptuur de aponeurose van de m. adductor pollicis tussen de twee uiteinden van het gerupureerde ligament terechtkomen (stener-laesie). Dit belemmert uiteraard een genezing met conservatieve middelen.

Wat doet de dokter?

Lichamelijk onderzoek:
- Het MCP-gewricht moet op stabiliteit getest worden in neutrale stand en in 30 graden flexiestand. Wanneer meer dan 30 graden passieve radiale deviatie mogelijk is, is er zeer waarschijnlijk sprake van een ulnaire collaterale ligamentruptuur.
- Meer dan 15 graden verschil in passieve radiale deviatiemogelijkheid in vergelijking met de contralaterale zijde is eveneens verdacht voor een totale ruptuur.

Aanvullend onderzoek:
- Röntgenfoto's zijn nodig om een (avulsie)fractuur en/of luxatie uit te sluiten (zie figuur 32.3).
- Echografie kan behulpzaam zijn bij het aantonen van een stener-laesie.
- Er is geen reen reden voor stressröntgenfoto's, MRI of artrogram.

Beleid

- Wanneer tijdens lichamelijk onderzoek bovengenoemde waarden bij de radiale stresstest niet bereikt worden, of wanneer bij testen duidelijk een 'blokkerend eindpunt' wordt bereikt, is er zeer waarschijnlijk sprake van een partiële laesie. Deze kan conservatief behandeld worden met vier weken gipsimmobilisatie. Hierop volgt twee weken spalken met een afneembare thermoplastische spalk met tussendoor voorzichtig oefenen van flexie/extensie.
- Zware activiteiten (met radiale stress op het gewricht) worden gedurende drie maanden ontraden.
- Bij een volledige ruptuur en zeker bij verdenking op een stener-laesie is operatief herstel van het ligament geïndiceerd.

Prognose

- Wanneer na adequaat conservatief beleid of postoperatief uiteindelijk een chronische instabiliteit resteert mét klachten, kan een ligamentreconstructie met behulp van een peestransplantaat of een artrodese van het MCP-gewricht overwogen worden.
- De prognose is goed na adequate conservatieve therapie of primair ligamentherstel.

- Na ligamentreconstructie zijn de resultaten redelijk. Soms is het beter om meteen voor een artrodese te kiezen.
- Op termijn kan een chronische instabiliteit leiden tot vervroegde degeneratieve schade van het desbetreffende MCP-gewricht. Hiervoor kan een artrodese geïndiceerd zijn.

Referenties

Fricker R, Hintermann B. Skier's thumb. Treatment, prevention and recommendations. Sports Med 1995;19(1):73-9.

Websites

www.eatonhand.com/hw/hw016.htm
www.handclinic.nl/content.asp?id=259
www.wikipedia.org/wiki/Skiduim

33 Wervelkolom: thoracaal

Mw. drs. E.J.M. Schoots

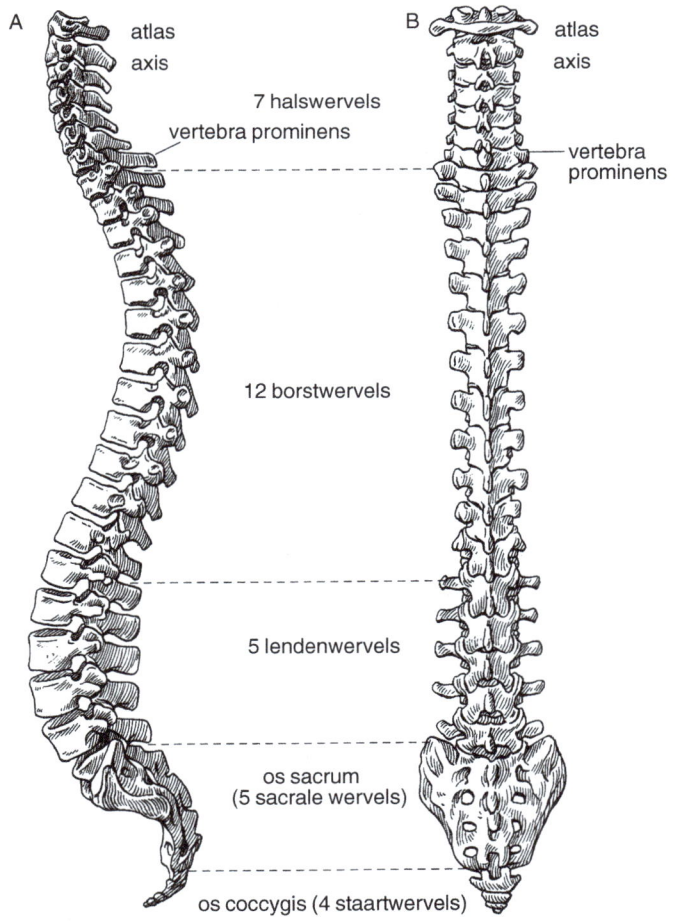

Figuur 33.1
De wervelkolom: a lateraal aanzicht; b dorsaal aanzicht.

De hoofdbenaming van de klacht is M. Scheuermann. Andere benamingen voor deze aandoening: juveniele kyfose; thoracale osteochondrose.

Wat vraagt de patiënt?

– Ik heb een zeurende pijn in het midden van de rug tussen de schouderbladen na afloop van het zwemmen. Ook na lang zitten op school of achter de computer krijg ik hier last van. Ik heb de laatste weken wat meer getraind dan ik gewend ben, ter voorbereiding op een belangrijke wedstrijd. Kan het daarmee te maken hebben of is het iets anders?

Wat denkt de dokter?

– Vermoedelijk is het niets ernstigs, ga gewoon eens recht zitten!
– Zou het een erfelijke kwestie zijn? Vader heeft ook zo'n kromme rug.

Wat vraagt de dokter?

– Hoe lang bestaan de klachten al? Is het acuut begonnen, of geleidelijk ontstaan?
– Hebt u 's nachts pijn in de rug?
– Is de rug pijnlijk tijdens het zwemmen? Bij welke slagen hebt u de meeste last?
– Bent u bij het zwemmen wel eens kortademig geweest?

Wat doet de dokter?

Onderzoek (lichamelijk en röngten) levert het volgende op:
– Bij lichamelijke inspectie valt de matige houding op: protractie van de schouders, een versterkte thoracale kyfose en versterkte lumbale lordose.
– Thoracale rotaties zijn beiderzijds stug; er is een normale functie van de cervicale en lumbale wervelkolom.
– De hamstrings zijn beiderzijds verkort.
– Er zijn geen aanwijzingen voor een radiculair syndroom.
– Röntgenonderzoek van de thoracale wervelkolom toont wigvormige afwijkingen van de wervellichamen, irregulaire dekplaten en schmorl-noduli aan de anterieure zijde van de wervels.

Overwegingen

Differentiaaldiagnose

De differentiaaldiagnose luidt:
– Pijn op basis van verrekking of partiële rupturering van het kapsel van de intervertebrale gewrichten en ribaanhechtingen (*sprain*);
– pijn op basis van hypertonie of verrekking van de paraspinale musculatuur (*strain*);

- ribfractuur;
- discusprolaps;
- (osteoporotische) wervelfractuur;
- oorzaken niet gerelateerd aan het steun- en bewegingsapparaat (cardiale, pulmonale en interne oorzaken).

Diagnose

Bij M. Scheuermann is er sprake van een versterkte thoracale (of thoracolumbale) kyfose, die ontstaat tijdens de puberteitsgroeispurt. Deze aandoening is het gevolg van structurele afwijkingen van de dekplaten, waardoor wigvorming van drie of meer opeenvolgende wervellichamen optreedt. De oorzaak is nog niet volledig opgehelderd. Er is mogelijk sprake van herniatie van de discus door de dekplaat van het wervellichaam.

Beleid

- Behandeling tijdens de puberteitsgroeispurt is erop gericht verdere toename van de kyfosering te voorkomen.
- Adviseer fysiotherapeutische of oefentherapeutische begeleiding bij een bewegingsprogramma, gericht op het verbeteren van de houding en de actieve stabiliteit van de thoracolumbale en lumbale wervelkolom. Daarnaast kan aandacht worden besteed aan het rekken van verkorte musculatuur (hamstrings, gluteae).
- Vaak is tijdelijke aanpassing van provocerende sportactiviteiten noodzakelijk (vlinderslag vermijden, vrije slag afwisselen met rug- en schoolslag).
- Bij onvoldoende verbetering ondanks adequate oefentherapie en bij ernstige kyfosering (> 50°) kan behandeling met een brace worden overwogen.

Prognose

- De prognose is meestal gunstig. Na de puberteitsgroeispurt verdwijnt de pijn doorgaans, maar resteert de kyfotische stand van de wervelkolom.
- Slechts in uitzonderlijke gevallen, bij ernstige kyfosering of te verwachten progressie van de kyfose tijdens de groeispurt, is operatieve behandeling noodzakelijk.

Referenties

Ali RM, Green DW, Patel TC. Scheuermann's kyphosis. Current Opin Pediatr 1999;11(1):70-75.

34 Wervelkolom: lumbaal

Mw. drs. E.J.M. Schoots

1 Hernia nuclei pulposi

Wat vraagt de patiënt?

– Gisteren heb ik tijdens het fitnessen bij het squatten acuut pijn onderin de rug gekregen. Vanmorgen had ik pijnscheuten in mijn linkerbeen uitstralend tot in de enkel. Ik kon nauwelijks mijn bed uitkomen, als ik probeer rechtop te staan schiet de pijn weer in het been. Wat is dit en wat valt eraan te doen?

Wat denkt de dokter?

– Dit zou best eens een radiculair syndroom op basis van een hernia nuclei pulposi kunnen zijn.

Wat vraagt de dokter?

– Waardoor worden uw klachten geprovoceerd?
– Is er een invloed van hoesten of niezen op de pijn?
– Worden de klachten door lang zitten of staan erger?
– Heeft bewegen een effect op de pijn?
– Is er sprake van krachtsverlies van het linkerbeen?
– Zijn er gevoelsstoornissen van het been?
– Zijn er klachten bij het plassen?
– Is het eerder voorgekomen dat u soortgelijke of andere rugklachten had?

Wat doet de dokter?

– Kijk bij het lichamelijk onderzoek naar een eventuele antalgische houding (voorovergebogen, of met de romp naar lateraal gedevieerd).
– Functieonderzoek van de wervelkolom is vanwege de pijn meestal vrijwel onmogelijk.

- Wortelprikkelingsprovocatietests zijn doorgaans positief (Lasègue, gekruiste Lasègue).
- Let op krachtverlies van de beenmusculatuur (quadriceps, m. tibialis anterior, kuitmusculatuur) en sensibiliteitsstoornissen van het been.
- Beoordeel de kniepees- en achillespeesreflexen.

Overwegingen

Differentiaaldiagnose

- lumbosacraal radiculair syndroom op basis van degeneratieve veranderingen van het wervelkanaal of de laterale recessus;
- aspecifieke lage rugpijn met uitstraling niet passend bij een dermatomaal patroon;
- spondylolisthesis;
- (inzakkings)fractuur;
- tumor;
- infectie (discitis, radiculitis);
- oorzaken niet gerelateerd aan het steun- en bewegingsapparaat, waaronder vasculaire oorzaken.

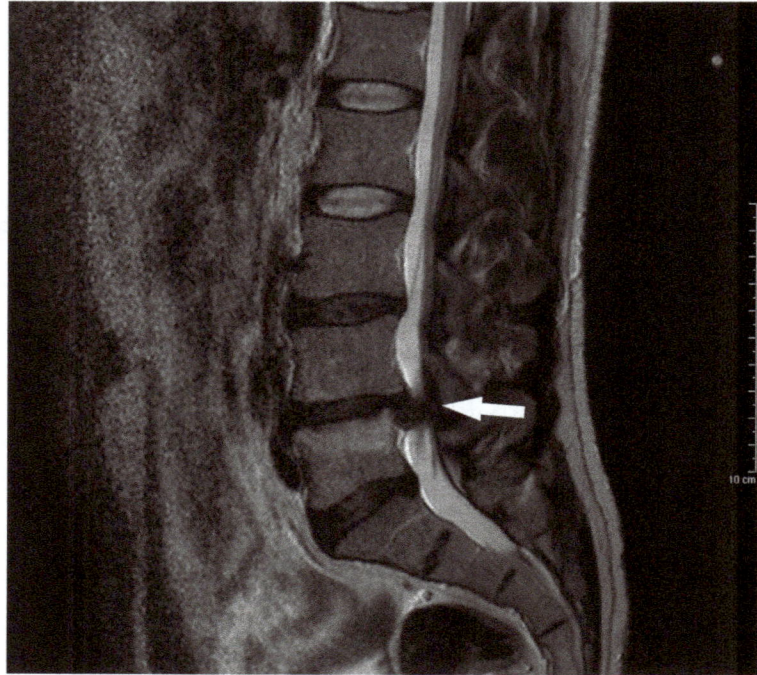

Figuur 34.1
MRI-scan, lumbale wervelkolom, zijaanzicht. Discopathie L3-L4, L4-L5 en L5-S1 met een HNP op niveau L4-5 (pijl).

Diagnose

Lumbosacraal radiculair syndroom, vermoedelijk op basis van een hernia nuclei pulposi. Bij het ontstaan van discuspathologie bij krachttraining spelen vermoedelijk rotatoire bewegingen een rol die optreden in de wervelkolom tijdens de oprichtfase van *squats* en *dead lifts*.

Beleid

Behandeling van een lumboradiculair syndroom is gericht op het verminderen van pijn en herstel van de dagelijkse activiteiten. Voor zover de klachten dat toelaten, is in beweging blijven beter dan rust nemen. Bedrust moet worden beperkt tot die momenten waarop bewegen leidt tot een toename van pijn.

Ter ondersteuning van het activeringsbeleid kan pijnmedicatie worden afgesproken. Frequente controle van het beloop is van belang, zeker als er uitvalsverschijnselen zijn.

Fysiotherapeutische begeleiding is in eerste instantie niet geïndiceerd, maar kan overwogen worden bij onvoldoende verbetering na één of twee weken, bijvoorbeeld bij patiënten met bewegingsangst en bewegingsarmoede, maar ook bij patiënten die fysiek belastend werk verrichten.

Krachtsporters met een lumbosacraal radiculair syndroom hoeven hun sportactiviteiten vaak niet volledig te staken, maar moeten deze wel aanpassen. Niet-discusbelastende schouder- en armoefeningen kunnen meestal worden gecontinueerd. Aandacht voor de correcte uitvoering van de oefeningen en het voorkomen van compensatiebewegingen vanuit de romp zijn hierbij van belang.

Zodra de radiculaire symptomen zijn verdwenen, kan worden gestart met specifieke stabiliserende oefeningen voor de lumbale wervelkolom (zie hoofdstuk 36). Zodra de stabiliteit van de lumbale wervelkolom verbetert, kunnen geleidelijk weer discusbelastende oefeningen worden geïntroduceerd. In deze fase van de revalidatie kan bij het fitnessen een gordel worden gedragen ter ondersteuning van het stabiliserende systeem van de lumbale wervelkolom.

Prognose

De prognose van het lumboradiculair syndroom op basis van een hernia nuclei pulposi is in het algemeen gunstig. Uit onderzoek van Weber (1993) blijkt dat van 208 conservatief behandelde patiënten met een lumbosacraal radiculair syndroom na een jaar 70 procent zonder beperkingen functioneerde in werk en sport. Bijna 20 procent was echter na een jaar nog niet aan het werk. Het aantal patiënten met een lumbosacraal radiculair syndroom bij wie progressieve uitvalsverschijnselen ontstaan, wordt geschat op ongeveer 5 procent (Gezondheidsraad, 1999).

Referenties

Gezondheidsraad. Diagnostiek en behandeling van het lumbosacraal radiculair syndroom. Den Haag: Gezondheidsraad, 1999. Publicatienummer 1999/18.

Mens JMA, Chavannes AW, Koes BW, Lubbers WJ, Ostelo RWJG, Spinnewijn WEM, et al. NHG-Standaard Lumbosacraal radiculair syndroom, eerste herziening. Huisarts Wet 2005;48(4):171-78.

Weber H, Holme I, Amlie E. The natural course of acute sciatica with nerve root symptoms in a double-blind placebo-controlled trial evaluating the effect of piroxicam. Spine 1993; 18(11):1433-8.

Websites

www.physsportsmed.com

2 Spondylolyse

Wat vraagt de patiënt?

– Mijn oudste dochter van tien heeft al enige tijd pijn onderin haar rug als ze thuiskomt van de turntraining. Wat is dit en is het voor haar wel verstandig om door te gaan met turnen?

Wat denkt de dokter?

– Turnen is een rugbelastende sport. Wellicht is dit een ernstige blessure die continuïteit van de sportactiviteiten in gevaar brengt.

Wat vraagt de dokter?

– Is de rug alleen pijnlijk na afloop van het turnen of ook tijdens het turnen? Bij welke bewegingen ontstaat de pijn? Is er sprake van uitstraling van de pijn in de billen, de liezen of de benen?
– Hoeveel train je per week? Train je alleen bij je club of ben je ook geselecteerd voor bonds- of steunpunttrainingen? Wat zijn je sportieve ambities?
– In welke groep/klas zit je? Kun je het sporten goed combineren met je schoolactiviteiten? Heb je nog wel eens tijd om met een vriendinnetje te spelen?

Wat doet de dokter?

Lichamelijk onderzoek:
– Let op de versterkte lumbale lordose en verkorting van de hamstrings.

- De typische pijn wordt geprovoceerd door extensie van de lumbale wervelkolom staand op één been.
- Er is lokale drukpijn over het aangedane segment.
- Een dubbelzijdige spondylolyse kan aanleiding geven tot afglijden van de bovenliggende wervel (spondylolisthesis), waarbij in buiklig soms een 'trapje' kan worden gevoeld op het niveau van de afgegleden wervel.
- De heupfunctie is normaal.
- Er zijn geen radiculaire prikkelingsverschijnselen en er zijn geen neurologische uitvalsverschijnselen.
- Op een röntgenfoto van de lumbale wervelkolom (driekwartopname) kan soms een defect van het pars interarticularis worden aangetoond. Bij klinische verdenking op een actieve spondylolyse bij negatief röntgenonderzoek moet aanvullende diagnostiek in de vorm van een botscintigrafie of CT-scan (SPECT) worden overwogen.

Overwegingen

Differentiaaldiagnose

De differentiaaldiagnose luidt:
- aspecifieke lage rugklachten (tendomyogeen, ligamentair, discogeen);
- spondylolisthesis;
- pathologie van het heupgewricht.

Diagnose

Spondylolyse is een defect van het pars interarticularis van de wervel. De oorzaak kan onder meer gelegen zijn in een aanlegstoornis van de boog. Dit komt bij ongeveer 6 procent van alle mensen voor, en hoeft geen aanleiding te geven tot klachten. Bij sporten waarbij repeterende hyperextensiebewegingen in combinatie met rotaties van de wervelkolom worden gemaakt, zoals turnen, hoogspringen, tennis of zwemmen (vlinderslag), kan een spondylolyse ontstaan op basis van een stressfractuur van het pars interarticularis. Een dubbelzijdige spondylolyse op hetzelfde niveau kan de oorzaak zijn van een spondylolisthesis, waarbij de bovenliggende wervel naar anterieur afglijdt. De ernst van de anterieure verplaatsing wordt uitgedrukt in de classificatie volgens Myerding (graad 1 = < 25%, 2 = 25-50%, 3 = 50-75%, 4 = >75%).

Beleid

Behandeling is gericht op het verminderen van pijn en het verbeteren van de sportspecifieke fysieke belastbaarheid. In veruit de meeste gevallen volstaan conservatieve maatregelen, waarvan een tijdelijk verbod op alle provocerende hyperextensie- en rotatiebewegingen in eerste instantie de belangrijkste is.

Wanneer ondanks aanpassing of stoppen van de sportbelasting geen pijnvermindering optreedt, kan behandeling met een brace worden overwogen.

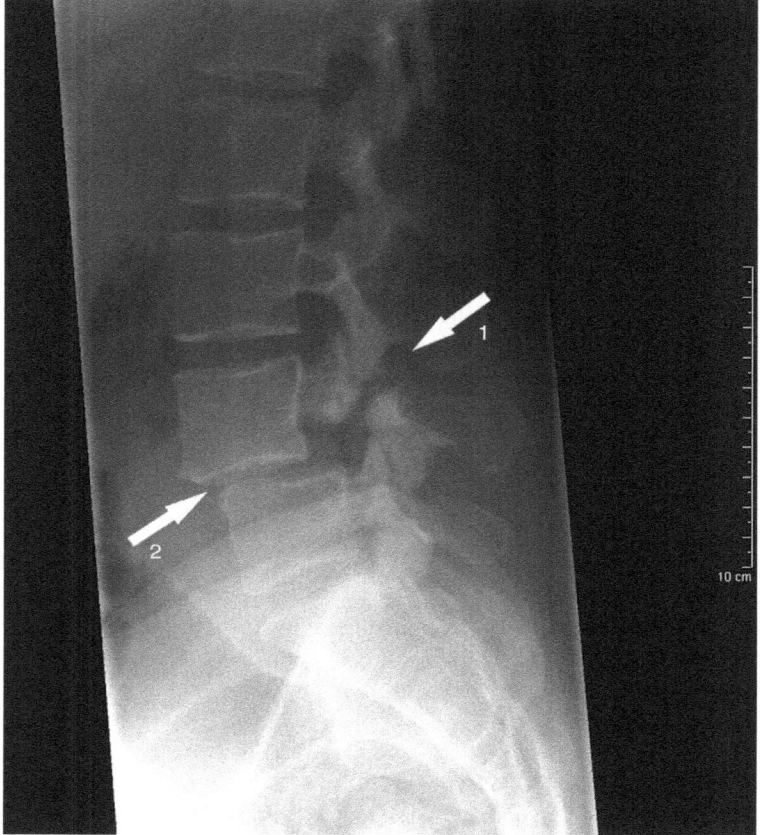

Figuur 34.2
Röntgenfoto, lumbale wervelkolom, zijaanzicht. Spondylolyse L4-L5 (pijl 1). Spondylolisthesis van L4 bij spondylolyse L4-L5 met versmalde tussenwervelruimte (pijl 2).

Er is in de literatuur geen consensus over het gebruik van een brace in de conservatieve behandeling van een spondylolyse. Zowel de soort brace (neutraal, antilordoserend, rigide, soft) als de duur van de behandeling wisselt sterk in verschillende studies. Gebruik van een brace leidt niet in alle gevallen tot radiologisch objectiveerbaar herstel van het wervelboogdefect, echter ook zonder objectiveerbaar benig herstel worden goede klinische resultaten geboekt. In de tweede fase van de revalidatie, wanneer de pijnklachten onder controle zijn, kan worden gestart met een oefenprogramma onder fysiotherapeutische begeleiding gericht op het verbeteren van de actieve stabiliteit van de lumbale wervelkolom en detoniseren en rekken van de hamstrings (zie hoofdstuk 36). In de laatste fase van het revalidatietraject moet ruim aandacht worden besteed aan het technisch correct aanleren van de provocerende hyperextensie- en rotatiebewegingen. Uiteindelijk zal op individuele basis moeten worden bekeken op welk moment de training kan

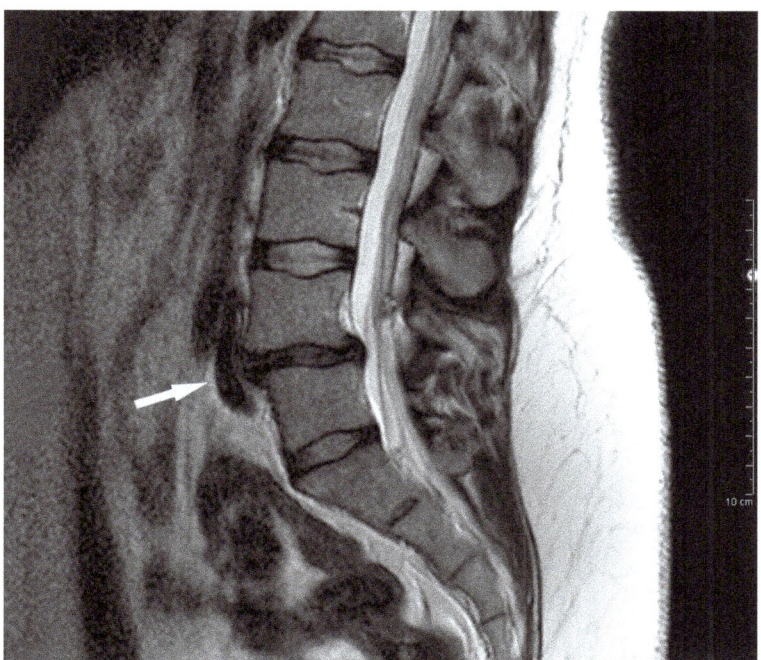

Figuur 34.3
MRI-scan lumbale wervelkolom, zijaanzicht. Spondylolyse L4-L5 met protrusie van de tussenwervelschijf (pijl).

worden hervat. Zorgvuldig doseren van de provocerende bewegingen is in deze fase van belang ter voorkoming van recidiefklachten.

Operatieve behandeling van een spondylolyse is zelden nodig, maar moet worden overwogen in die gevallen waarbij na conservatieve behandeling gedurende minimaal zes maanden de pijnklachten persisteren. Verder worden chirurgische interventies gedaan wanneer er sprake is van een progressieve spondylolisthesis, vooral tijdens de puberteitsgroeispurt, en in geval van neurologische complicaties.

Prognose

De prognose van een spondylolyse ten aanzien van terugkeer op het oude sportniveau is redelijk goed. Steiner en Micheli rapporteren een gunstig beloop ten aanzien van pijnvermindering en sportbeoefening in 78 procent van 67 patiënten die conservatief met een boston-brace werden behandeld in verband met een spondylolyse of laaggradige spondylolisthesis. Blanda meldt zelfs een succespercentage van 97 na conservatieve behandeling met een antilordoserende brace. De duur van de revalidatie is individueel sterk wisselend en kan variëren van zes weken tot meer dan zes maanden, afhankelijk van de ernst en duur van de klachten voordat behandeling werd gestart en van de sportieve ambities na herstel.

Referenties

Bernstein RM, Cozen H. Evaluation of back pain in children and adolescents. Am Fam Phys 2007;76(11):1669-1676.
Kim HJ, Green DW. Adolescent back pain. Curr Opin Pediatr 2008;20(1):37-45.

Leesadvies

Lennard TA, Crabtree HM. Spine in sports. Philadelphia: Elsevier/Mosby, 2005.

35 Romp

Dr. E.R. Hammacher

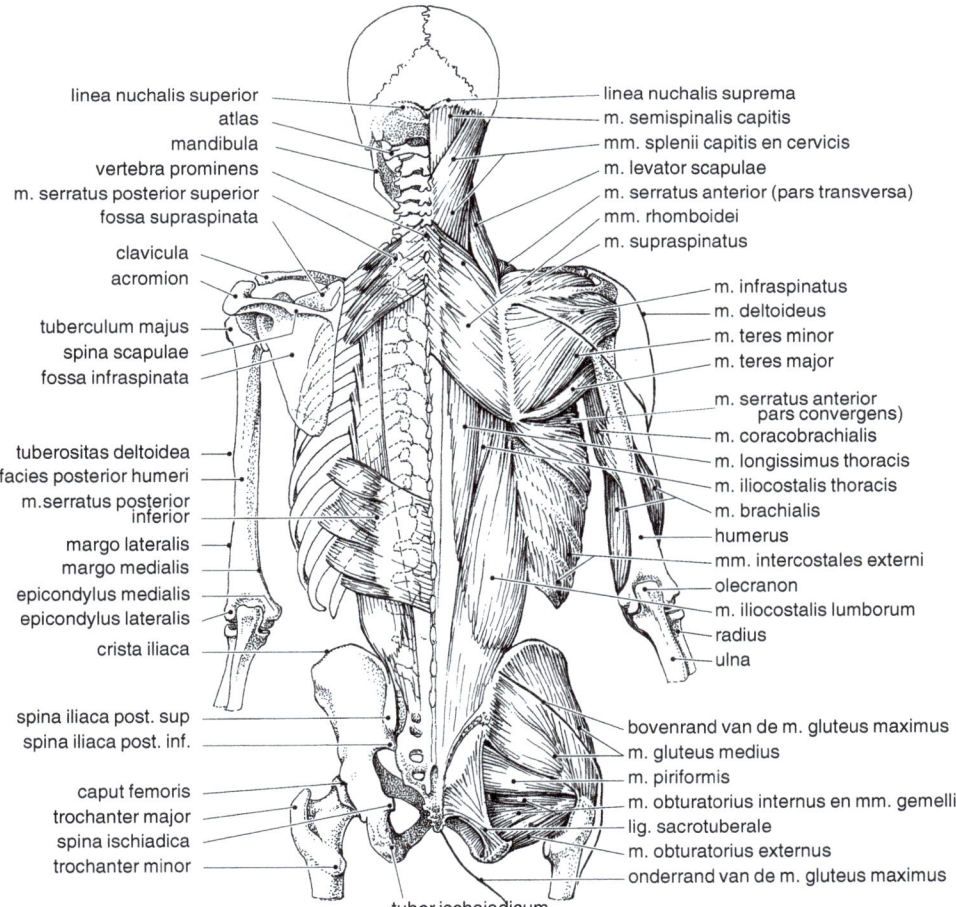

Figuur 35.1
Achteraanzicht van de romp.

1 Ribfractuur

Een 22-jarige rugbyer, die tijdens een competitiewedstrijd in de flank wordt geramd, krijgt acuut heftige pijn en kan niet meer doorspelen vanwege benauwdheid.

Wat vraagt de patiënt?

- Ik heb een stekende pijn in mijn borst bij iedere inademing en heb vannacht niet kunnen slapen.
- Hoe kan het dat deze pijn verergert bij hoesten? Doorademen lukt me niet.
- Ik kan momenteel niet eens bukken; hoe lang zal dat duren?
- Hoeveel pijnstillers mag ik innemen?

Wat denkt de dokter?

- Tot de romp behoren de thorax, het bekken en het abdomen, voor zover zij geen onderdeel zijn van de wervelkolom en de ledematen (zie figuur 35.1).
- De romp is niet gezegend met dezelfde verscheidenheid aan gecompliceerde gewrichten als de ledematen. De romp is bovendien dat deel van het lichaam waaraan de extremiteiten zijn bevestigd. Hierdoor worden aanzienlijke krachten op de romp overgebracht.
- De romp bevat een aantal vitale organen (lever, nier, milt) die bij een letsel beschadigd kunnen worden, met als gevolg tijdelijke of soms blijvende invaliditeit.
- Letsels van de thorax onder het niveau van de tepels kunnen een intra-abdominaal letsel tot gevolg hebben.
- Letsels van het sternum betreffen veelal het sternoclaviculaire gewricht en het sternum zelf.
- Over het algemeen zijn letsels van de romp die bij het sporten ontstaan minder ernstig dan letsels als gevolg van een auto-ongeval bij hoge snelheid. Net als bij een verkeersongeval bij zeer lage snelheid kan ook bij een sportongeval een soms zelfs dodelijk romplesel optreden.
- Een ribfractuur bij een jonge patiënt duidt op een trauma met een aanzienlijke lokale kracht. Daarbij moet rekening worden gehouden met beschadiging van pleura (het longvlies) en long, met als gevolg een hematothorax en/of pneumothorax, dat wil zeggen bloed en/of lucht in de vrije borstholte, die daar onder normale omstandigheden niet aanwezig dienen te zijn. Ribfracturen linksonder gaan bovendien in 20 procent van de gevallen gepaard met een miltletsel, ribfracturen rechtsonder gaan een enkele maal gepaard met een leverletsel (10 procent).

Wat vraagt de dokter?

- Wat was de aanleiding? Een acute of chronische overbelasting?
- Kun je de plaats van het letsel met één vinger aanwijzen?
- Kun je op je zij liggen?

- Kun je maximaal inademen?
- Heb je last van benauwdheid?

Wat doet de dokter?

- Bij lichamelijk onderzoek bestaat:
  - lokale drukpijn op de rib;
  - soms bestaan crepitaties ter plaatse.
- Voor-achterwaartse compressie van de thorax veroorzaakt bovendien pijn ter plaatse en maakt onderscheid mogelijk met een letsel van een tussenribspier, waardoor ook acute pijnklachten kunnen ontstaan. Bij dit laatstgenoemde letsel is er echter geen pijn bij voor-achterwaartse compressie (figuur 35.2). Als gevolg van de pijn zijn aan de zijde van de ribfractuur de ademhalingsexcursies vaak verminderd.
- Aanvullend onderzoek:
  - Bij verdenking op een acromioclaviculaire (AC-)luxatie is een röntgenfoto gewenst.
  - Bij een fors letsel of andere verdenking op een pneumothorax is een röntgenfoto en/of een consult bij de chirurg gewenst.
  - Bij een letsel van de flank is er kans op een niertrauma: controle urinesediment.

Overwegingen

- Letsels van de romp omvatten naar schatting minder dan één procent van alle geregistreerde sportletsels.
- Belangrijk is dat bij een geïsoleerd ribletsel het onderscheid tussen een kneuzing, een barst en een fractuur in feite van weinig betekenis is voor de behandeling, die in alle gevallen uitsluitend symptomatisch zal zijn. Het voornaamste is namelijk een juiste inschatting te maken van de vraag of er sprake is van een bijkomend longletsel.
- Fracturen van het sternum, in het bijzonder ter plaatse van de overgang van het corpus naar het manubrium sterni, worden gezien bij verscheidene contactsporten als gevolg van een direct trauma, bijvoorbeeld door de elleboog van de tegenstander bij basketbal (Kälicke, 2006). Daarbij moet bovendien aan een begeleidend letsel van organen in de borstholte worden gedacht.
- Bij jonge mensen met een geïsoleerde ribfractuur is een afwachtend beleid zonder thoraxfoto verantwoord, mits observatie op longcomplicaties mogelijk is. Bij oudere patiënten, patiënten met de verdenking op verscheidene ribfracturen en patiënten met een pre-ëxistente longaandoening dient wel verder onderzoek met een röntgenfoto van de thorax te worden verricht (Cogbill en Landercasper, 1991).

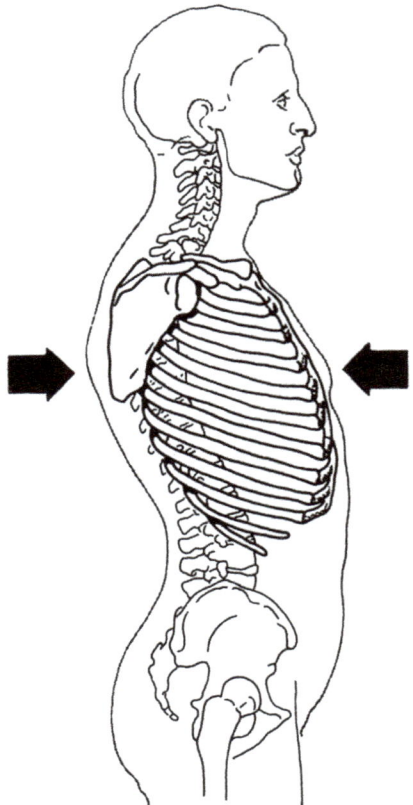

Figuur 35.2
Compressietest van de thorax in voor-achterwaartse richting. Hierbij is één hand op het borstbeen geplaatst en de andere hand op de borstwervelkolom.

Differentiaaldiagnose

De differentiaaldiagnose luidt:
- letsel van de thoraxwand;
- syndroom van Tietze indien geen trauma;
- stressfractuur van een rib; dit is echter zeldzaam. De voorkeurslokalisatie is de anterolaterale zijde van de thorax, waar de m. serratus anterior aanhecht. De oorzaak is herhaalde overbelasting zoals die bijvoorbeeld kan voorkomen bij roeien (Dragoni et al., 2007);
- pneumothorax of een longembolie;
- stomp buikletsel, niercontusie.

Beleid

- De behandeling van een ribfractuur bestaat uit lokaal koelen en pijnstilling.
- Over het nut van tapen, waarbij brede stroken tape dakpansgewijs over de thorax worden aangebracht ter plaatse van de fractuur, wordt erg verschillend gedacht.
- Adequaat aangebrachte tape hindert ongetwijfeld de ademhaling. Bij een aantal sporten zal verder spelen misschien mogelijk zijn.

Prognose

- De sporter is veelal weken uitgeschakeld. Alternatieve bewegingsvormen zijn dan fietsen of fitness met alleen belasting van de onderste extremiteiten.
- Sporthervatting is veelal pas mogelijk na drie tot vier weken, tenzij er complicaties in het spel waren.

Referenties

Cogbill TH, Landercasper J. Injuries to the chest wall. In: Moore EE, Mattox KL, Feliciano DV, eds. Trauma. 2nd edition. Norwalk: Appleton and Lange, 1991. pp. 327-43.

Dragoni S, Giombini A, Di Cesare A, Ripani M, Magliani G. Stress fractures of the ribs in elite competitive rowers: a report of nine cases. Skeletal Radiol 2007;36(10):951-4.

Kälicke T, Frangen TM, Müller EJ, Muhr G, Hopf F. Traumatic manubriosternal dislocation. Arch Orthop Trauma Surg 2006;126(6):411-6.

Leesadvies

Cogbill TH, Landercasper J. Injuries to the chest wall. In: Moore EE, Mattox KL, Feliciano DV, eds. Trauma. 2nd edition. Norwalk: Appleton and Lange, 1991. pp. 327-43.

Websites

www.sportsinjuryclinic.net

2   Buikletsel

Een 27-jarige fietscrosser en mountainbiker heeft pijn in de buik als gevolg van een val, waarbij het stuur van de fiets onder hem terechtkwam.

Wat vraagt de patiënt?

– Ik heb acuut ontstane buikpijn na een val gisteren. Ik kan de pijnplek goed aangeven. Wat is het?

Wat denkt de dokter?

– Acute letsels van de buikwand bij sport komen voor als gevolg van een direct trauma of door acute overbelasting van de buikspieren. Vooral de aanhechtingen van de m. rectus abdominis craniaal ter plaatse van de ribbenboog en caudaal ter hoogte van het os pubis zijn een voorkeurslokalisatie.
– Inwendige letsels van de buikholte kunnen bij alle sporten voorkomen; ze zijn meestal het gevolg van een ongeluk.
– Ook bij een letsel laag op de thorax dient altijd gedacht te worden aan een lever- of miltletsel.

Wat vraagt de dokter?

– Was het een direct inwerkend trauma (fietsstuur, skateboard), of ontstond de pijn acuut bij een krachtsinspanning?
– Wat is de lokalisatie van de pijn (ventraal of flank/rug)?

Wat doet de dokter?

Bij lichamelijk onderzoek dient te worden gezocht naar:
– verschijnselen van inwendig letsel met peritoneale prikkeling. Als deze aanwezig zijn, is verder onderzoek in het ziekenhuis gerechtvaardigd;
– lokalisatie van het letsel. Is dit ventraal, dan is er kans op intra-abdominaal letsel. Betreft het de flank/rug, dan is er kans op letsel van de nieren of wervels.

Aanvullend onderzoek bij verdenking op niercontusie:
– Indien het urinesediment minder dan vijftig erytrocyten per gezichtsveld bevat, kan een afwachtend beleid worden gevoerd met controle van het sediment na één dag.
– Bij een urinesediment met meer dan vijftig erytrocyten per veld of bij persisterende hematurie is verder onderzoek in het ziekenhuis aangewezen.

Overwegingen

Differentiaaldiagnose

De differentiaaldiagnose luidt:
- letsel van de costochondrale overgang;
- stressfractuur van een rib (zie eerder);
- contusie van de lever: dit uit zich door pijn rechtsboven in de buik, die gepaard gaat met een tijdelijke verhoging van de bepaalde leverfunctiewaarden (ALAT, ASAT; Zuidema, 1985);
- lichte niercontusie: deze komen bij sporten als boksen, motorcross en zelfs bij duurlopen frequent voor en uiten zich dan vaak uitsluitend door een geringe, niet met het blote oog waarneembare hoeveelheid bloed in de urine. Zichtbaar bloed in de urine na een sportongeval duidt op een ernstiger nierletsel en wettigt verder onderzoek (Holmes e.a., 2003).

Beleid en prognose

- De behandeling bestaat uit lokale koeling en eenvoudige pijnstilling.
- Sportongevallen die miltletsels met bloeding veroorzaken, gaan in vergelijking met verkeersongevallen meestal met minder geweld gepaard. Daarom zal een conservatieve behandeling, dat wil zeggen niet-operatief, vaker mogelijk zijn. Als een operatie wel noodzakelijk is, zal bij deze veelal laagenergetische letsels vaak een miltsparende ingreep (embolisatie of operatie) mogelijk zijn, waarbij dus het grootste deel van de milt behouden kan worden. Een goede beoordeling van een dergelijk letsel vereist echter wel opname en observatie in het ziekenhuis (Franklin en Casos, 2006).
- Vooral de mannelijke genitalia zijn kwetsbaar en dienen bij een aantal sporten te worden beschermd. Bij letsels die optreden bij bijvoorbeeld fietscross moet soms rekening worden gehouden met ernstige verwondingen zoals scheurwonden aan de balzak of letsels van de urethra (Wan e.a., 2003). Het dragen van een protector of 'tok' is dan ook bij een aantal sporten, zoals cricket, hockey en honkbal, al lang gebruikelijk.
- Urethraprikkeling door wedstrijdfietsen is een al lang bekend verschijnsel (Van Gooswilligen, 1982). Tijdens marathonfietstochten kan door druk op de n. pudendus of n. cavernosus hypesthesie van de penis of zelfs impotentie optreden. Bijstellen van het zadel en tijdelijk terugbrengen van het aantal fietskilometers met voldoende pauzes is meestal afdoende om de klachten te doen verdwijnen (Andersen en Bovim, 1997).

Referenties

Andersen KV, Bovim G. Impotence and nerve entrapment in long distance amateur cyclists. Acta Neurol Scand 1997;95(4):233-40.

Franklin GA, Casós SR. Current advances in the surgical approach to abdominal trauma. Injury 2006;37(12):1143-56.

Galan G, Penalver JC, Pastor J, et al. Blunt chest injuries in 1696 patients. Eur J Cardiothorac Surg 1992;6:284-87.

Gooswilligen JC van. Urethra disorders due to bicycle riding. [Urethra letsels als gevolg van fietsen.] Ned Tijdschr Geneeskd 1982;126(13):565-6.

Holmes FC, Hunt JJ, Sevier TL. Renal injury in sport. Curr Sports Med Rep 2003;2(2):103-9.

Janda DH, Bir CA, Viano DC, Cassatta SJ. Blunt chest impacts: assessing the relative risk. J Trauma 1998;44(2):298-303.

Wan J, Corvino TF, Greenfield SP, DiScala C. Kidney and testicle injuries in team and individual sports: data from the national pediatric trauma registry. J Urol 2003;170(4 Pt 2):1528-3.

Zuidema GD, Rutherford RB, Ballinger WF. The management of trauma. Philadelphia: W.B. Saunders & Co., 1985.

Leesadvies

Franklin GA, Casós SR. Current advances in the surgical approach to abdominal trauma. Injury 2006;37(12):1143-56.

Websites

www.sportsinjuryclinic.net

36 Heup/lies/bovenbeen

Dr. H. Inklaar

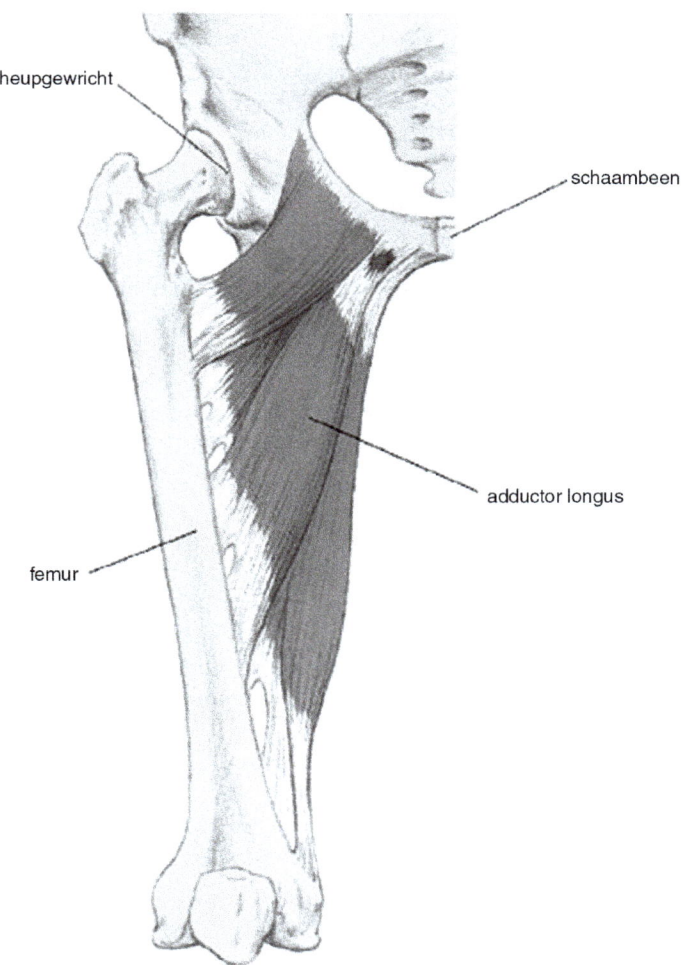

Figuur 36.1
Het heupgewricht.

1 Liesblessure (adductiegerelateerde pijn in de regio inguinalis)

Een 19-jarige rechtsbenige middenvelder uit het eerste elftal van een plaatselijke amateurvoetbalvereniging heeft een sinds twee maanden bestaande liesblessure links. Normaalgesproken traint hij tweemaal per week en speelt hij één wedstrijd per week. Dit is zijn eerste seizoen in het eerste elftal.

Wat vraagt de patiënt?

Ik heb pijn in de linker liesstreek met uitstraling naar de onderbuik. Deze is zeurend, soms stekend van karakter. De pijn wordt opgewekt door aanzetten voor een sprint, vooral vanuit een draaibeweging en door trappen van de bal met de binnenzijde van de voet.

De pijn is aanwezig als ik begin met sporten en wordt vervolgens tijdelijk minder in intensiteit. In de tweede helft van de voetbalwedstrijd wordt de pijn weer erger. Na het sporten zeurt de pijn door tot de volgende dag.
– Wat kan er worden gedaan aan mijn liesblessure, zodat ik weer kan voetballen?
– Hoe lang gaat het herstel van deze blessure duren?

Wat denkt de dokter?

– Weer zo'n moeilijke overbelastingsblessure.
– Welke sport- en/of persoonsgebonden risicofactoren zijn hier van invloed?
– Welk behandelingsbeleid volg ik?
– Moet ik aanvullende diagnostiek verrichten?
– Welke adviezen geef ik deze voetballer?
– Moet ik patiënt in dit stadium al verwijzen naar een sportarts en/of (sport)fysiotherapeut?

Wat vraagt de dokter?

– Zijn er al eens eerder liesklachten geweest?
– Is de pijn acuut of geleidelijk ontstaan?
– Is er ook lage rugpijn en/of bekkenpijn?
– Provoceert hoesten of persen op de ontlasting de pijn?
– Is er sprake van krachtvermindering en/of gevoelsstoornis in het been aan de zijde van de liespijn?
– Is er sprake van een lokale zwelling in de liesstreek?
– Provoceert urineren de pijn in de liesstreek?
– Zijn er verklaringen voor het ontstaan van de liesklachten (zwaardere trainings- en wedstrijdbelasting, veldcondities en dergelijke)?

Wat doet de dokter?

Het lichamelijk onderzoek richt zich op:
- statiek van de lumbale wervelkolom (LWK), het bekken en de onderste extremiteiten;
- buikmusculatuur, bilmusculatuur, beenmusculatuur (tonus, trofiek, L/R (a)symmetrie;
- eventueel lokale zwelling;
- mobiliteit van de LWK, de sacro-iliacale gewrichten en de heupgewrichten;
- functionele stabiliteit van de LWK, het bekken en de onderste extremiteiten;
- weerstands- en lengtetests van de m. psoas, mono- en polyarticulaire adductoren, buikmusculatuur, m. sartorius, m. rectus femoris;
- drukpijnpunten bij palpatie van de spieraanhechtingen op het os pubis, het voorste kapsel van het heupgewricht, de symphysis ossis pubis met bandkapselapparaat, het lieskanaal (anulus inguinalis externus) en de tonus van de musculatuur;
- oriënterend neurologisch onderzoek.

Aanvullend onderzoek kan zijn röntgenonderzoek van het bekken; echografie of MRI, bloed- en/of urineonderzoek op indicatie.

Overwegingen

Bevindingen bij deze casus zijn:
- Bekkentorsie, een asymmetrie tussen linker- en rechterbekkenhelft, waarbij een *anterior tilt* optreedt van de bekkenhelft aan de homolaterale zijde (de zijde van het disfunctionele SI-gewricht) en een *posterior tilt* van de bekkenhelft aan de heterolaterale zijde (Cibulka e.a., 1986);
- erg matige functionele stabiliteit van de LWK en het bekken (*core stability*);
- matige ontwikkeling buik- en gluteale musculatuur;
- mobiliteitsbeperking van de onderste etages van de LWK;
- disfunctie van het linker sacro-iliacale gewricht;
- circa 10 graden endorotatiebeperking van het linkerheupgewricht met lichte capsulaire pijnreactie bij een gecombineerde flexie- en endorotatiestress;
- matige functionele stabiliteit van de lage rug, het bekken en de onderste extremiteiten;
- positieve weerstandstest van de linker m. adductor longus en m. rectus abdominis;
- hypertonie van de m. adductor longus;
- drukpijn op de origo van de m. adductor longus en de insertie van de m. rectus abdominis op het os pubis.
- drukpijn op het voorste kapsel van het heupgewricht.

Provocerende factoren zijn:
- specifieke sportbelasting;

- een ketenfunctiestoornis met mobiliteitsbeperking van de onderste etages van de LWK, disfunctie van het sacro-iliacale gewricht en mobiliteitsbeperking van het heupgewricht;
- een erg matige functionele stabiliteit van de lage rug en het bekken.

Differentiaaldiagnose

De werkdiagnosen luiden:
- insertietendinopathie m. adductor longus;
- insertietendinopathie m. rectus abdominis;
- capsulair pijnpatroon heupgewricht (zie tabel 36.1).

Voor de uitgebreide differentiaaldiagnostiek wordt verwezen naar tabel 36.1.

Beleid

- Tijdelijke reductie van de intensiteit van de voetbalbelasting is aangewezen: explosieve loopvormen en wedstrijden moeten voorlopig worden vermeden en de sportbeoefening moet worden beperkt tot laagintensieve loopvormen en baltechnische oefenvormen.
- De patiënt kan worden verwezen naar een manueel therapeut/(sport)fysiotherapeut voor manuele therapie, waarbij de nadruk ligt op mobilisatie van de onderste etages van de lumbale wervelkolom en het sacro-iliacale gewricht en tractiemobilisatie van het heupgewricht.
- Vervolgens moet veel aandacht worden besteed aan oefentherapie met een combinatie van mobiliserende oefeningen van de lumbale wervelkolom en het sacro-iliacale gewricht en daarnaast functioneel stabiliserende oefeningen voor de lage rug, het bekken en de onderste extremiteiten, versterkende oefeningen voor de gluteale musculatuur, aanspan-ontspan-stretching voor de monoarticulaire adductoren en excentrische krachttraining voor de monoarticulaire adductoren. Na deze voorwaardelijke behandeling kan in een klachtenvrije fase geleidelijk de intensiteit van de looptraining worden opgebouwd, gecombineerd met individuele baltechnische oefeningen. In een later stadium kan worden overgegaan naar de groepstraining. Na enkele weken klachtenvrije groepstraining kan deelname aan wedstrijden worden hervat.
- Medicamenteuze therapie: bij hoge actualiteit van de pijnklachten valt tijdelijk een NSAID-preparaat per os te overwegen.
- Een sportcompressiebroek valt te overwegen.
- Operatieve behandeling is alleen geïndiceerd bij een bomberende achterwand van het lieskanaal, de zogenoemde sporthernia.

Prognose

- Er is hier sprake van een hardnekkige overbelastingsblessure, die in dit stadium zeker twee tot drie maanden herstel vergt, alvorens de patiënt

Tabel 36.1	Differentiaaldiagnostiek van pijn in de regio inguinalis. Bron: Lacroix, 2000.		
heup/bekken	stressfractuur collum femoris*		
	fractuur ramus ossis pubis*		
	osteitis pubis*		
	M. Legg-Calvé-Perthes*		
	epiphysiolysis capitis femoris*		
	avulsiefractuur bekken*		
	*snapping hip**		
	ruptuur labrum acetabulare*		
	bursitis iliopectinea/bursitis trochanterica		
	avasculaire necrose capitis femoris		
	osteoartritis		
	synoviitis of capsulitis		
dijbeen	spierverrekkingen	m. adductor longus*	
		m. rectus femoris*	
		m. iliopsoas*	
		m. sartorius*	
		m. gracilis*	
	hernia femoralis		
	lymfadenopathie		
abdomen	buikwand	verrekking m. rectus abdominis*	
		verrekking *conjoint tendon* m. transversus abdominis/ m. obliquus abdominis externus*	
		hernia inguinalis*	
		entrapment n. ilioinguinalis*	
		sporthernia*	
	buikorganen	aneurysma aortae abdominalis	
		appendicitis	
		diverticulosis/diverticulitis	
		darmontsteking	
		ontstekingsproces bekken	
		ovariumcyste	
		ectopische zwangerschap	
genitalia	prostatitis		
	epididymitis		
	hydrokèle/varicokèle		
	torsio testis		
	neoplasma testis		
	urineweginfectie		
referred pain	hernia nuclei pulposi		
	nierstenen		
	spondylartropathie		

* Vaak sportgerelateerde oorzaken.

weer in staat is de specifieke voetbaltraining in groepsverband te volgen en uiteindelijk wedstrijdfit te worden.
- Mobiliserende oefeningen voor de lage rug en het sacro-iliacale gewricht en functioneel stabiliserende oefeningen voor lage rug en bekken moeten in het vervolg structureel als secundair preventieve oefenvormen in het trainingsprogramma worden opgenomen.
- Periodieke controle van de functie van het sacro-iliacale gewricht door een (sport)fysiotherapeut wordt aanbevolen.

Referenties

Hölmich P, Uhrskou P, Ulnits L, et al. Effectiveness of active physical training as treatment for long-standing adductor-related groin pain in athletes: randomised trial Lancet 1999; 353:439-43.

Lacroix VJ. A complete approach to groin pain. Phys Sportsmed 2000;28(1):66-86.

Maffey L, Emery C. What are the risk factors for groin strain injury in sport? A systematic review of the literature. Sports Med 2007;37(10):881-94.

Leesadvies

Mellion MB, Walsh WM, Shelton GL. The team physician's handbook. 2e editie. Philadelphia: Hanley & Belfus Inc., 1997.

Peterson L, Renström P. Sports injuries, their prevention and treatment. 3e editie. Londen: Martin Dunitz Ltd, 2001.

Websites

www.sportzorg.nl

2 Hamstringblessure

Een 27-jarige rechtsbenige spits uit het tweede elftal van een plaatselijke amateurvoetbalvereniging meldt zich op het spreekuur van de maandagochtend met een hamstringblessure. De blessure werd de vorige dag opgelopen in een sprint in de tweede helft van de wedstrijd. Hij kon niet meer verder spelen, maar kon nog wel wandelend het veld verlaten.

Wat vraagt de patiënt?

- Hoe ernstig is de blessure?
- Ik wil zo snel mogelijk weer kunnen voetballen. Hoe kom ik hier snel weer vanaf?

Wat denkt de dokter?

- Oppassen: dit is een prestatiegerichte sporter, die vermoedelijk niet met zich laat spotten.
- Waarschijnlijk is er een overrekkingsblessure of ruptuur van een van de hamstrings.
- Wat is de ernst van de spierschade?
- Moet ik nog aanvullende diagnostiek laten verrichten?

Wat vraagt de dokter?

- Hebt u wel een (goede) warming-up verricht?
- Is er sprake van een recidief letsel van de hamstring?
- Hebt u een knappende sensatie met krachtsvermindering gevoeld?
- Is er sprake van een lokale zwelling?
- Is er sprake van een bloeduitstorting?
- Was er in de directe voorgeschiedenis sprake van lage rugpijn en/of bekkenpijn?
- Is er sprake van bandletsel van het kniegewricht in de voorgeschiedenis?

Wat doet de dokter?

Bij het lichamelijk onderzoek wordt op de volgende punten gelet:
- Is er een hematoom te zien?
- Is er sprake van een lokale zwelling?
- Is er atrofie van de hamstrings?
- Zijn er statiekafwijkingen van de lumbale wervelkolom, het bekken en/of de onderste extremiteiten?
- Hoe is de mobiliteit van de lumbale wervelkolom en van het sacro-iliacale gewricht?
- Hoe is de functionele stabiliteit van de lumbale wervelkolom en het bekken?
- Hoe is de mobiliteit van het homolaterale heup- en kniegewricht?
- Hoe is de ligamentaire stabiliteit van het homolaterale kniegewricht?
- Weerstandstests van de hamstrings, zowel ten opzichte van het heupgewricht (extensie) als van het kniegewricht (flexie, endorotatie, exorotatie).
- Lengtetest van de hamstrings.
- Waar zit de drukpijn? Laat de patiënt eerst zelf met een vinger de plek van de pijn aangeven/omcirkelen.
- Is er sprake van een lokale delle?
- Is er sprake van hypertonie/hypotonie?

Aanvullende diagnostiek (echografie, MRI) is alleen bij twijfel aangewezen, als mogelijke indicatie voor operatie en voor het doen van een prognose bij topsporters.

Overwegingen

Bevindingen bij deze casus zijn:
- bekkentorsie;
- disfunctie van het homolaterale sacro-iliacale gewricht;
- matige functionele stabiliteit van de LWK en het bekken;
- positieve weerstandstests en lengtetest van de m. biceps femoris;
- duidelijke krachtsvermindering van de hamstrings in vergelijking met de hamstrings van het niet-aangedane been;
- lokale drukpijn en hypertonie op de overgang van het middelste naar het distale eenderde deel van het caput longum van de m. biceps femoris over een lengte van ongeveer 5 cm. Er is geen delle palpabel.

Provocerende factoren zijn:
- sportbeoefening (explosieve hardloopbelasting);
- functionele instabiliteit van de lage rug en het bekken met als gevolg een disfunctie van het sacro-iliacale gewricht en via de gestoorde proprioceptie van het sacro-iliacale gewricht reflectoire inhibitie van de excentrische kracht van de m. biceps femoris (caput longum). NB: het caput longum van de m. biceps femoris heeft een functioneel anatomische relatie met het ligamentum sacrotuberale.

Differentiaaldiagnose

De differentiaaldiagnose luidt:
- hamstringsyndroom;
- posterieur compartimentsyndroom;
- piriformissyndroom;
- bursitis trochanterica;
- frictiesyndroom van de tractus iliotibialis;
- ischialgie van de n. ischiadicus;
- hernia nuclei pulposi;
- sacro-iliitis.

Diagnose

Graad 1-2 *strain* van het caput longum van de m. biceps femoris.

Beleid

De sportbeoefening dient te worden aangepast. In dit stadium hardlopen vermijden.
  Behandeling door een manueel therapeut/(sport)fysiotherapeut bestaat uit:
- alternatieve sportbeoefening voor behoud van restbelastbaarheid (fietsen, zwemmen, aquajoggen);
- mobiliseren van de lage rug en het sacro-iliacale gewricht;

- mobiliserende oefeningen voor het sacro-iliacale gewricht;
- aanspan-ontspan-stretching van de hamstrings binnen de pijngrens, enkele malen per dag;
- krachttraining van de hamstrings binnen de pijngrens. Starten met isometrische krachttraining bij verschillende gewrichtshoeken. In een later stadium overgang naar concentrische krachttraining zowel ten opzichte van het heupgewricht als het kniegewricht. Vervolgens uitbouw naar excentrische krachttraining ten opzichte van beide gewrichten (protocol volgens Askling e.a., 2003);
- functioneel stabiliserende oefeningen voor lage rug en bekken;
- spierversterkende oefeningen voor de gluteale musculatuur;
- herintroductie en geleidelijke opbouw in intensiteit van de looptraining op geleide van het klinisch beeld (functieherstel);
- individuele baltraining met geleidelijke opbouw van afstand en krachtsinzet;
- zodra klachtenvrije sprinttraining mogelijk is, kan weer worden aangesloten bij de groepstraining; na twee weken klachtenvrij trainen weer inzetbaar voor deelname aan wedstrijden.

Prognose

Hervatting van de specifieke sportbeoefening (groepstraining) doorgaans vier tot zes weken na het trauma mogelijk en deelname aan wedstrijden zes tot acht weken na het trauma.

Continueer in de eerste drie maanden na het trauma:
- functioneel stabiliserende oefeningen voor lage rug en bekken;
- excentrische krachttraining van de hamstrings;
- aanspan-ontspan-stretchingtechnieken voor de hamstrings.

Referenties

Askling C, Karlsson J, Thorstensson A. Hamstring injury occurrence in elite soccer players after preseason strength training with eccentric overload. Scand J Med Sci Sports 2003; 13:244-50.

Cibulka MT, Rose SJ, Delitto A, Sinacore DR. Hamstring muscle strain treated by mobilizing the sacroiliac joint. Phys Ther 1986;66(8):1220-23.

Hungerford B, Gilleard W, Hodges P. Evidence of altered lumbopelvic muscle recruitment in the presence of sacroiliac joint pain. Spine 2003;28(14):1593-600.

Kibler WB, Press J, Sciascia A. The role of core stability in athletic function. Sports Med 2006;36(3):189-98.

Leetun DT, Ireland ML, Willson JD, Ballantyne BT, Mcclay Davis I. Core stability measures as risk factors for lower extremity injury in athletes. Med Sci Sports Exerc 2004;36(6): 926-34.

Peterson J, Hölmich P. Evidence based prevention of hamstring injuries in sport. Br J Sports Med 2005;39(6):319-23.

Sherry MA, Best TM. A comparison of 2 rehabilitation programs in the treatment of acute hamstring strains. J Orthop Sports Phys Ther 2004;34:116-25.

Wingerden JP van, Vleeming A, Snijders CJ, Stoeckart R. A functional-anatomical approach to the spine-pelvis mechanism: interaction between the biceps femoris muscle and the sacrotuberous ligament. Eur Spine J 1993;2:140-44.

Witvrouw E, Danneels L, Asselman P, D'Have T, Cambier D. Muscle flexibility as a risk factor for developing muscle injuries in male professional soccer players. A prospecive study. Am J Sports Med 2003;31(1):41-46.

Witvrouw E, Mahieu N, Danneels L, McNair P. Stretching and injury prevention, an obscure relationship. Sports Med 2004 34(7):443-49.

Leesadvies

Mellion MB, Walsh WM, Shelton GL. The team physician's handbook. 2e edition. Philadelphia: Hanley & Belfus Inc., 1997.

Peterson L, Renström P. Sports injuries, their prevention and treatment. 3e edition. Londen: Martin Dunitz Ltd, 2001.

Websites

www.sportzorg.nl

37 Knie

E.R.H.A. Hendriks

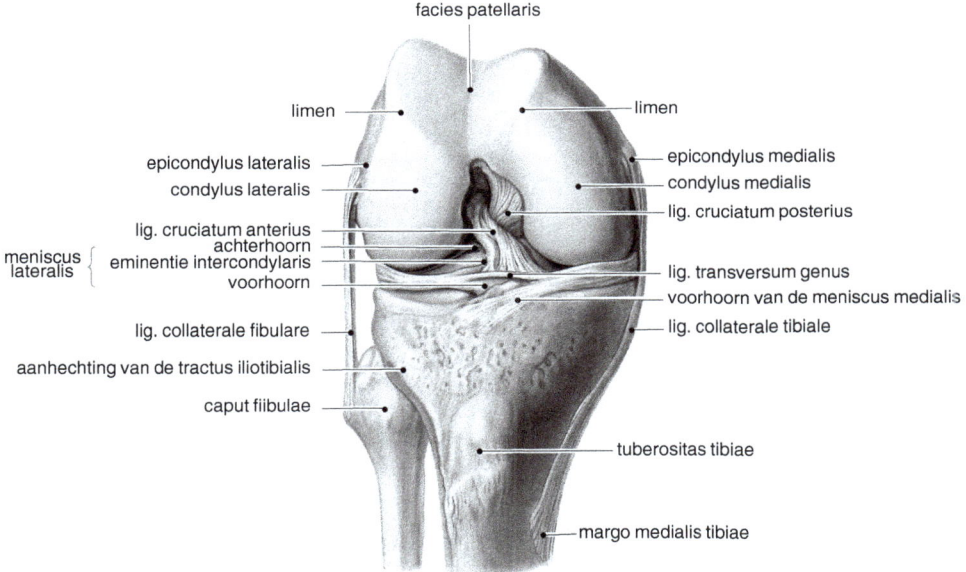

Figuur 37.1
Ventraal aanzicht van het kniegewricht.

1 Mediaal collateraal bandletsel

Wat vraagt de patiënt?

- Ik heb mijn knie verdraaid. Zelfs bij normaal lopen blijft die pijn doen. Hij is (bij geïsoleerd letsel) niet dik en ik kan hem redelijk normaal bewegen. Alleen in uitgestrekte stand en bij maximaal buigen is de knie pijnlijk. Wat kan ik doen om hier gauw weer vanaf te zijn?
- Wanneer kan ik weer sporten?

Wat denkt de dokter?

Indicatief voor een geïsoleerd collateraal letsel zijn de volgende bevindingen: geen evidente hydrops/haemarthros, geen schuiflade, geen *pivot shift*, pijn zuiver op de collaterale band (ofwel de proximale, ofwel de distale insertie).

Wat vraagt de dokter?

- Hoe en wanneer vond het ongeval plaats?
- Was er sprake van persoonlijk contact?
- Hoorde u iets knappen?
- Welke beweging maakte de knie?
- Kon u na het ongeval nog lopen?
- Trad er acute of verlate zwelling op?
- Was de knie (tijdelijk) anders van vorm?
- Is dit de eerste blessure aan deze knie?
- Waar zit de pijn?

Wat doet de dokter?

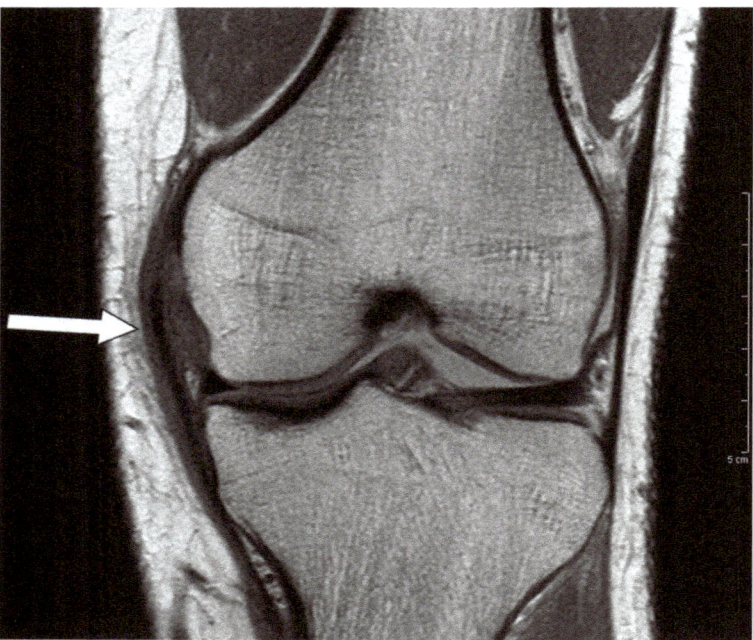

Figuur 37.2
MRI-scan, linkerknie, vooraanzicht. Verdikking van de mediale collaterale band, wijzend op een scheur (pijl).

- Let bij inspectie op eventuele lokale zwelling en verkleuring. Er kan ook hydrops bestaan.
- Bij palpatie is er aan de zijkant van de knie drukpijn boven of onder de gewrichtsspleet.
- Onderzoek de functie van de knie in flexie en extensie met aandacht voor het eindgevoel (weerstand, eindpijn of 'leeg').
- Provocatie: flecteer de knie ongeveer 30 graden. Ondersteun met één hand in de knieholte de knie, met de andere hand wordt het onderbeen omvat net boven de enkel. Fixeer de plaats van de knie en probeer met de andere hand het onderbeen ten opzichte van de knie naar binnen te bewegen (varusstress) en naar buiten (valgusstress). De mate van gewrichtsopening bij varus- en valgusstress is een indicatie voor de ernst van het bandletsel (graad I: < 5 mm (geen tot minimale scheur), graad II: 6-10 mm (partiële scheur) en graad III: meer dan 1 cm en een leeg eindgevoel (complete verscheuring)).
- Overige tests in specifiek knieonderzoek zijn die van het patellofemorale gewricht, de kruisbanden en de meniscus.
- Röntgenonderzoek kan nodig zijn om geassocieerde botletsels (avulsiefracturen) en de ossificatie van Pellegrini-Stieda vast te stellen.

Overwegingen

Differentiaaldiagnose

Een letsel van de mediale collaterale band staat zelden op zich. Let dan ook op verschijnselen van een spierruptuur (m. vastus medialis), kruisbandletsel (VKB) of meniscusletsel (mediaal).

Diagnose

Op basis van lokale pijn, zwelling, verkleuring en laxiteit wordt collateraal bandletsel graad 1, 2 of 3 vastgesteld.

Beleid

- Initiële adviezen zijn koelen, bandageren en hoogleggen.
- Beleid in de eerste lijn: graad-1- en -2-letsels kunnen conservatief worden behandeld. In het verloop van de behandeling kan blijken dat er bijkomend letsel bestaat, dat eventueel aangepaste behandeling vereist.
- Oefentherapie onder begeleiding van een fysiotherapeut:
  - in de eerste week: binnen de pijngrens, gericht op normalisering van de mobiliteit;
  - vanaf de tweede week: geleidelijk toenemend belaste oefeningen gericht op kracht en coördinatie;
  - na drie weken: volledig belaste oefeningen;
  - na vier weken: de revalidatie geleidelijk uitbreiden tot sportspecifieke oefenvormen.

- Beleid in de tweede lijn. Graad-3-letsels kunnen conservatief worden behandeld. Daarbij wordt gedurende twee weken een loopkruk gebruikt. Soms wordt voor een cast gekozen met de knie in 30° flexie gedurende zes weken. Toenemende mobilisatie vanaf twee weken in een brace verdient echter de voorkeur.
- Bijkomend letsel wordt met artroscopie of MRI beoordeeld. Eventueel wordt de behandeling daarop aangepast.

Bij chronische pijnklachten kan het geven van een injectie worden overwogen. In de vroege fase van een Pellegrini-Stieda kan een intralesionale toediening van corticosteroïden worden overwogen.

Prognose

Ongecompliceerde collaterale bandletsels graad 1-2 genezen binnen drie tot vier weken, graad 3 vergt ten minste zes weken. Als de mobiliteit, kracht en coördinatie in die periode volledig zijn hersteld, kan sportbeoefening worden hervat.

In geval van restinstabiliteit kan alsnog operatieve behandeling plaatsvinden en een bandplastiek worden verricht.

Referenties

CBO. Consensus indicatie voor artroscopie bij acute knieklachten. CBO: Utrecht, 1999.
DeBerardino TM, Medial collateral knee ligament injury, Emedicine mei 2006.
Hendriks ERHA. Sportmedische diagnose en therapie. 2e druk. Maarssen: Elsevier gezondheidszorg, 2001.

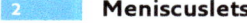 Meniscusletsel

Wat vraagt de patiënt?

- Ik heb mijn knie verdraaid met voetbal. Dat was erg pijnlijk en de knie is flink dik geworden. Ik kan hem niet meer goed buigen en strekken, soms zit hij zelfs op slot. Ik heb pijnlijke steken bij en na belasting van de knie. Is het ernstig?
- Wanneer kan ik weer zonder problemen sporten?

Wat denkt de dokter?

- Een meniscusscheur ontstaat vaak na een draaiende beweging waarbij de voet gefixeerd is. Oudere mensen kunnen echter een degeneratieve scheur in de meniscus hebben als gevolg van een microtrauma.
- Doorzakken en slotverschijnselen zijn voor meniscusletsels kenmerkende klachten.

Wat vraagt de dokter?

- Hoe en wanneer is het ongeval gebeurd?
- Welke beweging maakte de knie?
- Was er sprake van hoge snelheid of contact met een tegenstander?
- Kon u na het ongeval nog lopen?
- Zijn er slotverschijnselen? Is de knie betrouwbaar of zakt u erdoor?
- Is er zwelling opgetreden en zo ja, hoe snel?
- Is de pijn goed te lokaliseren (geïsoleerd letsel), of is deze meer diffuus (gecombineerd letsel)?
- Hebt u tijdens het trauma een scheurend geluid of gevoel waargenomen?

Wat doet de dokter?

- Let bij inspectie en palpatie vooral op aanwezigheid van hydrops en/of atrofie van de m. quadriceps femoris.
- Doe de steinman-tests om te bepalen of er drukpijn is over de gewrichtsspleet.
- Doe de hydropstest, strijk de fossae parapatellares leeg en stel vast of er een *dance patellaire* aanwezig is.
- Let er bij het functieonderzoek op of volledige extensie en extensie mogelijk zijn en of dit pijnlijk is.
- Kijk naar het looppatroon en kijk of de patiënt normaal kan hurken.
- Provocatie: doe de mcmurray-test. Hierbij worden de knie en heup maximaal geflecteerd. Pas valgusstress toe en breng de voet in exorotatie, terwijl de knie passief in extensie wordt gebracht. Een voelbare of hoorbare klik is suggestief voor een mediale meniscusscheur. Test de laterale meniscus door varusstress toe te passen, de voet in endorotatie te brengen en de knie passief te extenderen.
- Overige tests in specifiek knieonderzoek zijn die van de kniebanden en het patellofemorale gewricht, om verdere schade in de knie uit te sluiten.
- Aanvullende diagnostiek kan bestaan uit een röntgenfoto van de knie: bij patiënten met een acuut trauma van de knie worden de Ottawa Knee Rules toegepast om de kans op een fractuur te bepalen.

Ottawa Knee Rules

De Ottawa Knee Rules voor het bepalen van de kans op een kniefractuur zijn:
- leeftijd > 55 jaar;
- geïsoleerde pijn over de patella;
- onmogelijkheid om de knie te flecteren tot 90 graden;
- onmogelijkheid om gedurende vier stappen het lichaamsgewicht te dragen op de knie, direct na het trauma en op de SEH.

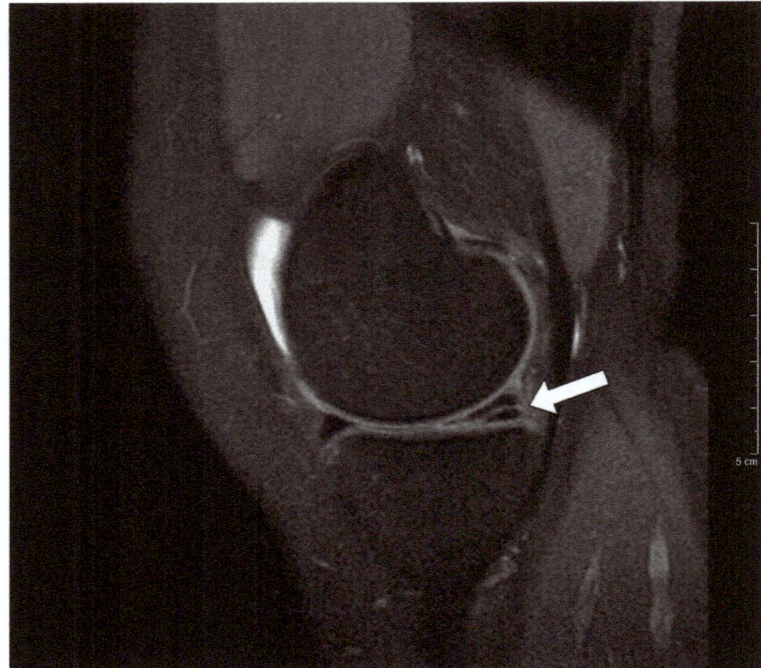

Figuur 37.3
MRI-scan, rechterknie, zijaanzicht. Scheur in de achterhoorn van de mediale meniscus (pijl) met hydrops.

Overwegingen

Differentiaaldiagnose

- Late zwelling past bij een betrekkelijk gering letsel.
- Acute zwelling wijst veelal op ernstiger letsel.
- Slotverschijnselen passen bij meniscusletsel.
- Doorzakken is kenmerkend voor letsel van de voorste kruisband.

Diagnose

Meniscussymptomen zijn: (persisterende) hydrops, atrofie (m. vastus medialis), pijn bij maximale flexie, pijn bij plotselinge (hyper)extensie, pijn bij plotselinge exo- of endorotatie (Steinman I) en verplaatsing van drukpijn bij flexie naar dorsaal over de gewrichtsspleet (Steinman II).

Beleid

- Beleid in de eerste lijn: kleine scheuren in de meniscus die weinig symptomen geven en geen belemmering geven voor de normale kniefunctie

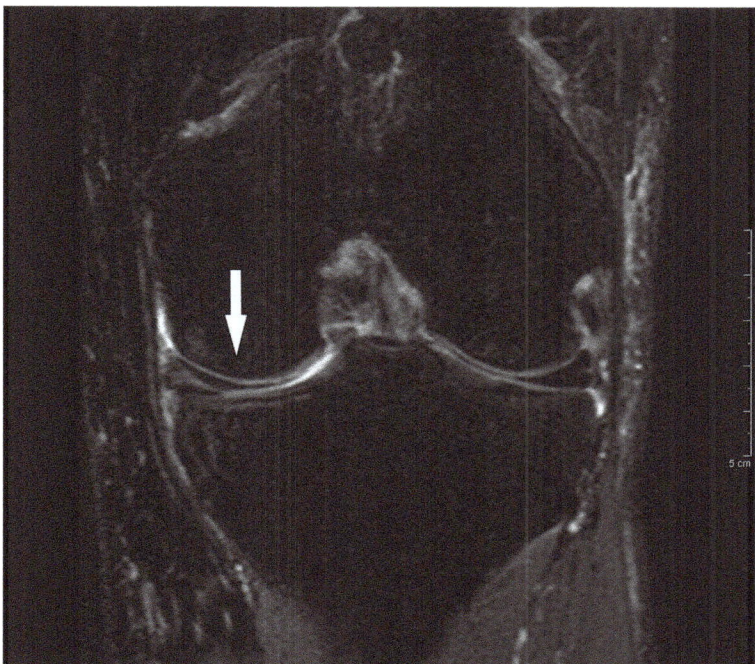

Figuur 37.4
MRI-scan, linkerknie, vooraanzicht. Mediale meniscusscheur (pijl).

kunnen behandeld worden met pijnmedicatie en rust, beperking van activiteiten en oefeningen.
- Adviseer beperking van activiteiten en alle sporten, vooral het vermijden van posities en activiteiten die extreme druk op de knie geven.
- De patiënt kan binnen drie dagen beginnen met het been gestrekt op te tillen zonder gewichten (*straight leg raising*). Met beenliften met gewichten bij gebogen knie kan worden begonnen wanneer het de kniesymptomen niet verergert.
- De fysiotherapeut kan de opbouw van kracht, coördinatie en uithoudingsvermogen verder begeleiden.
- Beleid in de tweede lijn: consultatie door een orthopeed wordt overwogen wanneer hydrops blijft bestaan, de knie vaak op slot schiet en invaliderende symptomen na vier tot zes weken blijven bestaan.
- Een MRI wordt gemaakt wanneer mechanische symptomen en een hydrops blijven bestaan.

Prognose

Conservatieve therapie kan complicaties geven. De kniefunctie kan verslechteren totdat de meniscus verwijderd is. Spieren kunnen atrofiëren doordat ze niet gebruikt worden en het meniscusfragment kan loskomen en kniebewegingen blokkeren of aangrenzend gewrichtskraakbeen beschadigen.

Referenties

Bhagia SM, et al. Meniscal injury. Emedicine, augustus 2006.
Jackson JL, O'Malley PG, Kroenke K. Evaluation of acute knee pain in primary care. Ann Intern Med 2003;139:575.
Zanetti M, Pfiffermann CW, Schmid,MR, et al. Patients with suspected meniscal tears: prevalence of abnormalities seen on MRI of 100 symptomatic and 100 contralateral asymptomatic knees. Am J Roentgenol 2003;181:635.

3 Voorste-kruisbandletsel

Wat vraagt de patiënt?

– Tijdens een wedstrijd heb ik me bij de landing verdraaid. Ik voelde een pijnscheut in de knie en voelde een knap. Daarna kon ik niet meer doorspelen. De knie is vrij snel dik geworden. De knie blijft dik, pijnlijk en voelt niet goed aan. Wat is er aan de hand?

Wat denkt de dokter?

– Wat is de aard van het trauma (snij-, draai- en sprongbeweging, combinatie van flexie en exorotatie waarbij de voet vast staat)?
– De ernst van het trauma is afhankelijk van snelheid, zwaarte en hoogte.
– In 70 procent van de gevallen is er sprake van haemarthros.
– Door adhesie of *entrapment* van een flard kan een letsel van de voorste kruisband slotverschijnselen geven.

Wat vraagt de dokter?

– Hoe en wanneer is het ongeval gebeurd?
– Welke beweging maakte de knie?
– Was er sprake van hoge snelheid of contact met een tegenstander?
– Kon u na het ongeval nog lopen?
– Is er zwelling opgetreden en zo ja, hoe snel?
– Is de knie betrouwbaar of zakt u erdoor (meestal kan de patiënt nog redelijk lopen)?

Wat doet de dokter?

– Bij inspectie is een zwelling te zien, vaak zal de knie in ongeveer 30 graden flexie worden gehouden.

- Bij het functieonderzoek wordt het bereik van de flexie (beperkt door zwelling van de knie) en extensie (beperkt door pijnlijkheid) onderzocht.
- In de acute fase is er een antalgisch looppatroon, later is belasten van de knie, onder andere bij traplopen, niet goed mogelijk.
- Een betrouwbare provocatietest voor voorste-kruisbandletsel is de proef van Lachman: de knie wordt daarbij licht in exorotatie gebracht en ongeveer 20-30 graden geflecteerd. De niet-dominante hand van de onderzoeker stabiliseert het distale femur. De dominante hand ondersteunt het onderbeen net distaal van de knieholte. Het tibiaplateau wordt dan ten opzichte van het bovenbeen naar voren bewogen, door de hand die het onderbeen steunt naar voren te bewegen, terwijl de andere hand het bovenbeen fixeert. De test is positief bij een zacht of slap eindgevoel.
- Bij de schuifladetest (test voor de voorste-kruisband) wordt de heup 45 graden en de knie 70-90 graden geflecteerd. Op de voetrug van de patiënt gaan zitten, met beide handen het onderbeen omvatten en de duimen in de fossae parapatellares leggen. Het tibiaplateau naar voren en naar achteren bewegen.
- Voor het *gravity sign* (test voor de achterste-kruisband) worden de heupen en knieën 90 graden gebogen. De onderzoeker ondersteunt deze positie door de enkels vast te houden. Gekeken wordt of het tibiaplateau wegzakt onder patella; bij te grote wegzakking is de test positief.
- Doe ook andere knietests, om verdere schade in de knie uit te sluiten (zie paragraaf 1 Mediaal collateraal bandletsel en paragraaf 2 Meniscusletsel).

Overwegingen

Differentiaaldiagnose

De differentiaaldiagnose luidt:
- valgiserings/exorotatie/flexietrauma: letsel van dorsomediaal kapsel, voorste kruisband;
- dashboardtrauma: achterste kruisband;
- hyperextensietrauma met endorotatie: geïsoleerd voorste kruisband.

Diagnose

Bij acute zwelling van de knie is de verdenking op een voorste-kruisbandletsel groot. Bijkomend letsel moet eventueel worden uitgesloten. In ervaren handen is de lachman-test een betrouwbaar instrument.

Beleid

- Bij letsels van de voorste kruisband zijn weerstandsoefeningen met distale weerstand van het strekapparaat (open-ketenoefeningen) tussen 90 en 30 graden flexie in de eerste vier maanden verboden. Ook hyperextensiebewegingen, waarbij slotrotatie en belasting van de voorste kruisband op-

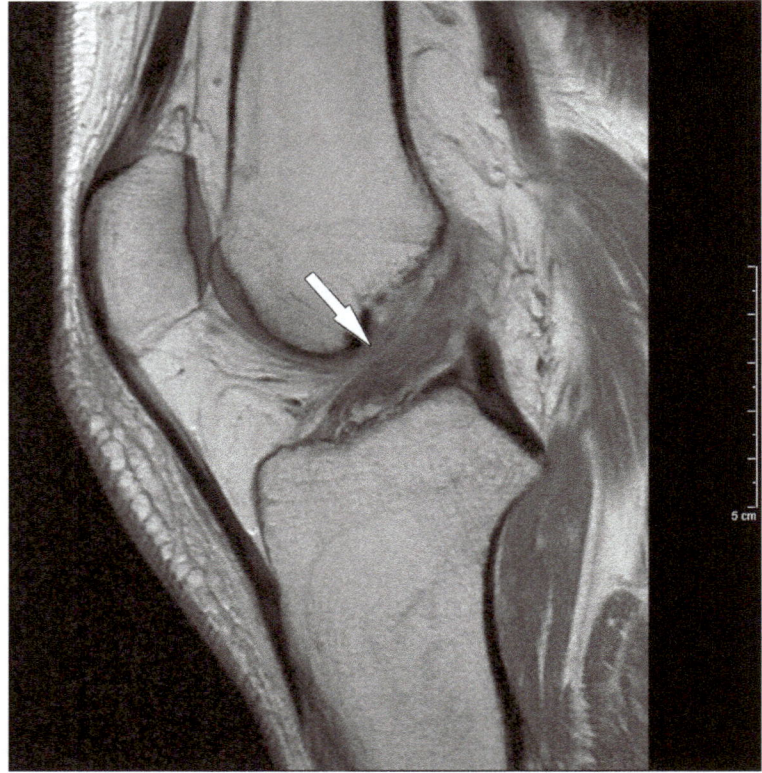

Figuur 37.5
MRI-scan, linkerknie, zijaanzicht. Verbrede geruptureerde voorste kruisband, die slap hangt in plaats van strak staat (pijl).

treden, moeten worden vermeden. Normaal lopen, waarbij geen hyperextensie optreedt, mag dus wel.
– Beleid in de eerste lijn: conservatieve behandeling, zie paragraaf 1.
– Beleid in de tweede lijn: in eerste instantie zal de behandeling gericht zijn op het herstel van de mobiliteit en vermindering van de ontstekingsverschijnselen. In een termijn van drie tot vier weken kan vervolgens worden beslist, voor welke behandeling de patiënt in aanmerking komt.
– Bij operatie worden centrale of perifere plastieken toegepast, of combinaties daarvan. Het meest wordt een reconstructie toegepast met een gesteeld transplantaat en benadering van de knie door het ontstane gat.

Prognose

Bij conservatieve behandeling van een (partieel) voorste-kruisbandletsel kan op langere termijn alsnog blijken, dat de functionele stabiliteit onvoldoende is. Afhankelijk van de wensen en mogelijkheden kan alsnog tot een reconstructie worden besloten, of een functionele kniebrace worden aangemeten. Bij hoge functionele eisen en toenemende instabiliteit moet tijdig worden ingegrepen, omdat een nieuw trauma met secundair letsel van meniscus of kraakbeen de prognose ernstig verslechtert.

Referenties

Buizer A. Onderzoek van voorste kruisbandletsel, scriptie. Utrecht: 2005.
Hendriks ERHA. Sportmedische diagnose en therapie. 2e druk. Maarssen: Elsevier gezondheidszorg, 2001.
Hubbell JD. Anterior cruciate ligament injury. Emedicine, oktober 2006.

4 Patellofemoraal pijnsyndroom

Wat vraagt/zegt de patiënt?

- Ik heb regelmatig pijn in mijn knie. Het is een stekende pijn, stijfheid bij het opstaan, pijn bij traplopen.
- Ik kan niet langdurig met gebogen knie zitten.
- Mijn knieën kraken soms pijnlijk.
- Ik ben onzeker bij staan en lopen en kan daardoor moeilijk sporten. Hoe komt dit en is er iets tegen te doen?

Wat denkt de dokter?

- Knieklachten kunnen berusten op aanleg (hypermobiliteit), overbelasting, of beide kunnen een rol spelen.
- Overbelasting kan ook na artroscopie, operatie of immobilisatie optreden.
- Vaak ontstaan klachten ten gevolge van disbalans van de spieren rondom het bekken.

Wat vraagt de dokter?

- Hebt u de knie gestoten, of is er sprake van (relatieve) druk- of overbelasting (fietsen met zwaar verzet) of explosieve contracties (hurksprong, afsprong)?
- Is er zwelling (hydrops) in rust of recidiverend na belasting? Zijn er ook (pseudo)slotverschijnselen?
- Wat zijn precies de pijnklachten en welke activiteiten lokken de pijn uit?

Wat doet de dokter?

- Inspecteer de (spier)functie bij staan, lopen (antalgische gang), traplopen, opstaan uit een stoel en hurken.

- Let op varus- of valgusstand van de knieën, loensende patellae, kleine hoogstaande patellae (patella alta), knikplatvoet of holvoet.
- Let op de ontwikkeling van de m. quadriceps en de lengte van de m. rectus femoris (verkorting geeft drukverhoging).
- Beoordeel de spierfunctie van de romp met een *one leg squat* en *bridging* op één been. Let op pijnvermijding bij lopen en een diepe kniebuiging.

Overwegingen

Differentiaaldiagnose

De differentiaaldiagnose luidt:
- laterale klachten: irritatie van de tractus iliotibialis (lopersknie);
- anterieure klachten: insertietendinopathie (springersknie);
- intra-articulaire afwijkingen.

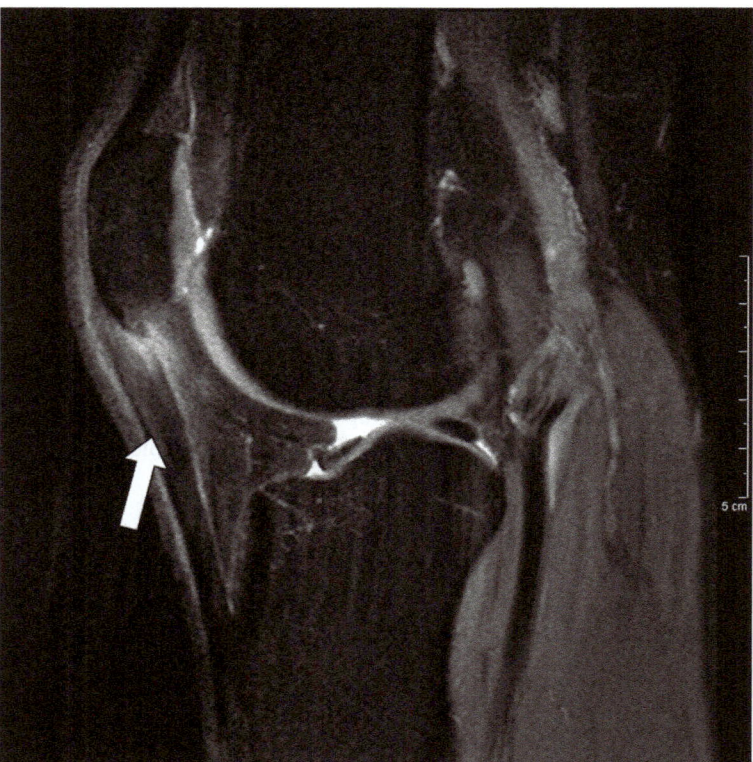

Figuur 37.6
MRI-scan, linkerknie, zijaanzicht. Verbreding van de patellapees met tendinose passend bij een lopersknie (pijl).

Diagnose

In de meeste gevallen berusten de klachten op anatomische en functionele afwijkingen gerelateerd aan een spierdisbalans.

Bij hardnekkige klachten en traumatische etiologie kan er een indicatie bestaan voor standaardopnames van de knie. Ter uitsluiting van een osteochondrosis dissecans komt eventueel een poortopname in aanmerking.

Beleid

- Gericht op vermindering van de synoviale prikkeling en verbetering van de musculaire balans is er plaats voor gedoseerde rust, cyclisch oefenen en relatief korte oefensessies gericht op kracht en coördinatie.
- Naast oefening van de bovenbeenspieren zal gewerkt moeten worden aan de balans van bekken/bil- en rompspieren.
- Ter ondersteuning van de oefentherapie kan een tape rondom de knie worden aangebracht, of bij belasting kan een patellapeesbandje worden gebruikt (alleen continueren indien dit binnen enkele dagen effectief blijkt). Volgens McConnell kan een correctietape in mediale richting, rotatierichting en/of in het sagittale vlak in combinatie met oefentherapie worden toegepast.
- *Belangrijk* zijn kniesparende adviezen, zoals het vermijden van diepe kniebuigingen in sport (squatten, klimmen, springen) en ADL (traplopen), schoolslagzwemmen en fietsen met zwaar verzet. Laat eventueel ook aan gewichtsreductie werken.

Prognose

Alleen wanneer malalignement gepaard gaat met aantoonbare chondromalacie en conservatieve therapie faalt, komt operatieve behandeling in aanmerking, zoals klieven van het laterale retinaculum, medialisatie of ventralisatie van de patellapeesinsertie, of subchondrale foerage.

Referenties

Hendriks ERHA. Sportmedische diagnose en therapie. 2e druk. Maarssen: Elsevier gezondheidszorg, 2001.
Servi JT. Patellofemoral joint syndromes. Emedicine, december 2005.

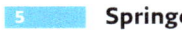 **Springersknie**

Wat vraagt/zegt de patiënt?

Ik heb pijn die steeds langer duurt. Het is hinderlijk omdat de pijnklachten telkens terugkomen bij sport. Nu moet ik soms zelfs stoppen. Na inspanning is de knie pijnlijk en stijf. Moet ik wel doorgaan met sporten? Wat is eraan te doen?

Wat denkt de dokter?

Tot voor kort gebruikten we de term apexitis patellae denkend aan een ontsteking van de patellapees. Zodoende was het ook gebruikelijk ontstekingsremmers voor te schrijven. Uit onderzoek is inmiddels bekend, dat de ontstekingscomponent bij tendinopathie ontbreekt. Dat moet ik de patiënt uitleggen.

Wat vraagt de dokter?

– Waar zit de pijn precies en is er sprake van ochtendstijfheid?
– Is er pijn ter hoogte van de apex patellae bij of na belasting en bij gebogen zit, traplopen en hurken?
– Let op eventueel optreden in combinatie met patellofemorale klachten.

Wat doet de dokter?

– Voer inspectie en een oriënterend onderzoek van de functie en stabiliteit van de knie uit.
– Let bij palpatie op drukpijn en/of zwelling op de apex, eventueel ook in de pees en/of op de tuberositas tibiae. Bij strekken van de knie tegen weerstand kan de pijn verergeren.
– Beoordeel de tonus van de m. quadriceps, vooral van de m. vastus medialis, en let vooral op verkorting van de m. rectus femoris.

Overwegingen

Differentiaaldiagnose

De differentiaaldiagnose luidt:
– bursitis prepatellaris;
– ziekte van Osgood-Schlatter, ziekte van Sinding-Larsen;
– patellofemoraal pijnsyndroom (zie paragraaf 4).

Diagnose

– Met echografie kunnen eventueel de dikte en continuïteit van de pees en eventueel oedeem of infiltraat in beeld worden gebracht.
– Vraag zo nodig aanvullend röntgenonderzoek aan met tangentiële opname (zie figuur 37.8) (let op patella alta, degeneratie of calcificaties).

Beleid

– In het acute stadium is gedoseerde rust nodig.

- De patiënt mag onbelast oefenen en de bovenbeenspieren rekken, maar de knie niet dynamisch belasten tijdens (kracht)trainingsvormen. Kniebuiging moet worden beperkt tot maximaal 90 graden.
- Probeer verder een patellapeesbandje tijdens sport (alleen continueren indien dit binnen enkele dagen effectief blijkt).
- Belangrijk zijn rekoefeningen van de m. rectus femoris. Spierversterkende oefeningen van de m. quadriceps moeten in gesloten keten plaatsvinden, zoals bij de *leg-press*.
- Nieuw in dit opzicht is de toepassing van progressieve excentrische training: squatoefeningen op één been met extra gewicht en gebruik van een aflopende helling van 20 graden. Dergelijke training vergt ten minste twaalf weken en moet deskundig worden begeleid om effect te kunnen geven.
- Trainingsbelasting moet in het acute stadium sterk worden gereduceerd, dan wel gestaakt. Vooral uitlokkende momenten als springen, sprinten, lopen op spikes, piekvormige krachttraining, diepe kniebuigingen, heuveltraining, fietsen met zwaar verzet, diep zitten bij het schaatsen, enzovoort moeten worden vermeden. Wel is er plaats voor alternatieve training met uitgebreide warming-up en lokale warme kleding, zoals fietsen met licht verzet en hoge zadelstand, zwemmen (alleen crawl), of rustige duurloop op vlak terrein.

Prognose

- Vergevorderde degeneratie van de patellapees of de insertie betekent een sterk verminderde belastbaarheid met kans op rupturering.
- Behandeling met extracorporele shockwave-therapie is een optie, ofschoon het effect wetenschappelijk nog niet is bewezen.
- Echografisch geleide injectie en screlosering van de neovascularisatie in de patellapees wordt experimenteel toegepast op basis van veelbelovende trials in Noorwegen.
- Als de conservatieve aanpak faalt, kan er operatieve wigvormige resectie plaatsvinden met eventueel opboren van de apex (subchondrale foerage).
- De toepassing van plaatjesrijke plasma-injecties bij tendinopathie wordt onderzocht.

Referenties

Depalma MJ, Perkins RH. Patellar tendinosis. Acute patellar tendon rupture and jumper's knee. Phys Sportsmed 2004;32(5):41-45.

Hyman G. Jumpers's knee. Emedicine, september 2006.

6 Tractus-iliotibialis-frictiesyndroom

Wat vraagt/zegt de patiënt?

De pijn ontstaat vrijwel altijd alleen tijdens hardlopen (na een aantal kilometers). Dan is doorlopen niet mogelijk. Daarna is er ook pijn bij gewoon lopen en vooral bij een trap aflopen. Ook nachtelijke pijn komt voor. Na belasting is de knie stijf. Ik wil graag blijven hardlopen. Wat adviseert u?

Wat denkt de dokter?

Door lokale wrijving ontstaat er pijn ter hoogte van de laterale femurcondylus, zeurend of stekend van karakter, soms uitstralend naar de voorzijde van de knie, de knieholte en/of de zijkant van het onderbeen. Dat is een veelvoorkomend probleem bij (beginnende) hardlopers, maar het kan ook optreden bij wielrenners.

Wat vraagt de dokter?

– Is de training (plotseling) in omvang toegenomen, van bosgrond naar harde ondergrond verplaatst, of van vlak naar heuvelachtig terrein?
– Kunnen de klachten zijn ontstaan door lopen op een aflopende bermzijde (bolle weg), of door zwakke demping van de (versleten) schoenzolen of verandering van schoentype?

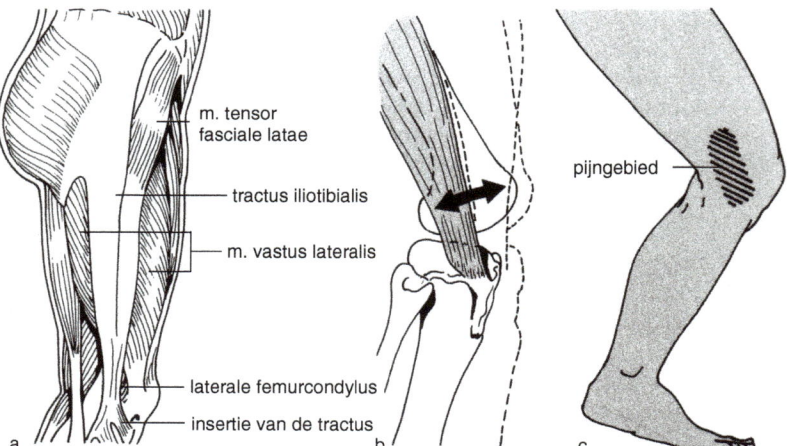

Figuur 37.7
Lopersknie.

Wat doet de dokter?

- Oriënterend onderzoek van functie en stabiliteit levert geen afwijkingen op.
- Er is drukpijn ter hoogte van de laterale femurcondylus, vooral bij flexie/extensiebeweging in ongeveer 30 graden flexie. Test dit staand of liggend onder compressie.
- De tractus kan drukpijnlijk en gezwollen zijn. Soms zijn er crepitaties. De tractus is vaak strak gespannen.
- Let verder op asymmetrische afwijkingen in de statiek.

Overwegingen

Differentiaaldiagnose

De differentiaaldiagnose luidt:
- bursitis tussen tractus en laterale femurcondylus, periostitis van de laterale femurcondylus, exostose van de laterale femurcondylus;

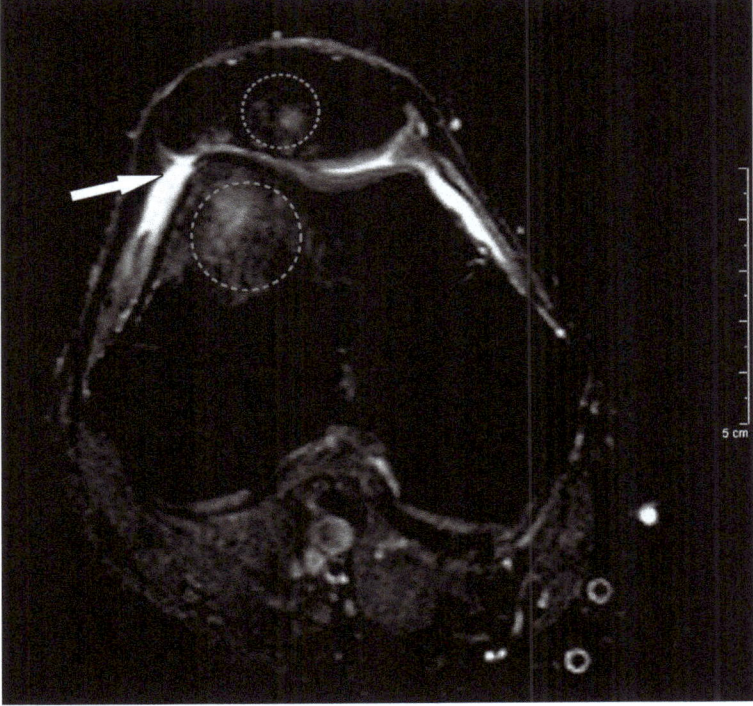

Figuur 37.8
MRI-scan, linkerknie, bovenaanzicht. Beenmergoedeem in de patella en laterale femurcondyl (cirkels). Kraakbeenschade aan de achterzijde van de patella (pijl) met patellofemorale pijnklachten als gevolg.

- tendinopathie van de m. biceps femoris;
- letsel van de laterale band of laterale meniscus.

Diagnose

Bij deze entiteit vaart men op anamnese en lichamelijk onderzoek. Röntgenonderzoek is alleen zinvol bij verdenking op een exostose.

Beleid

- Kies voor zover nodig voor gedoseerde rust.
- Er moet zo nodig mobilisatie van beperkte gewrichten plaatsvinden, onder andere van het proximale tibiofibulaire gewricht.
- Belangrijk zijn rekoefeningen. Hierbij zijn goede instructie en controle nodig, omdat rekken van de tractus vaak moeilijk uitvoerbaar blijkt te zijn.
- Ook de bilspieren moeten worden gerekt en versterkt.
- Aanvankelijk is sterke reductie van de loop- of fietstraining nodig. Alternatieven zijn: met lopen letten op wisselen van wegkant, zwemmen (geen schoolslag) en fietsen met licht verzet.
- Adviseer de schoenen te controleren op beperking van de normale pronatie ofwel supinatie. Laat in de schoen eventueel tijdelijk onder de inlegzool een laterale wig aanbrengen, bijvoorbeeld met een stuk zelfklevend vilt tot halverwege de voet.

Prognose

- Vooral in geval van een bursitis komt infiltratie van een anestheticum in aanmerking, eventueel met corticosteroïd.
- Verder is nog chirurgisch klieven mogelijk van de achterste 2 cm ter hoogte van de laterale femurcondylus of excisie van een driehoekig stuk, dat bij 60 graden flexie de femurcondylus bedekt.

Referenties

Cluett J. Iliotibial band syndrome. About.com: Orthopedics. October 2006. http://orthopedics.about.com/cs/sportsmedicine/a/itbs.htm

Wikipedia encyclopedia, Iliotibial band syndrome. October 2006.

38 Onderbeen

Dr. G.C. van Enst, dr. F. Baarveld

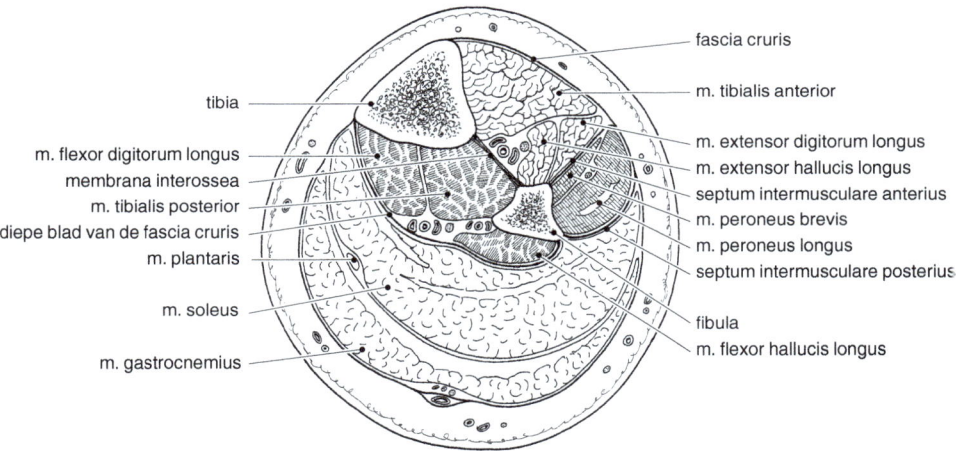

Figuur 38.1
Dwarsdoorsnede door het midden van het onderbeen.

1 Scheenbeenklachten

Wat vraagt de patiënt?

- Dokter, ik heb pijn aan mijn scheenbeen/in mijn scheenbeenspier (m. tibialis anterior). Wat is er aan de hand?

Wat denkt de dokter?

- Waar heeft mijn patiënt eigenlijk klachten? Echt in het scheenbeen of onderbeen, in de spier voor het scheenbeen (voorste loge), of ter plaatse van de tuberositas tibiae?
- Bij pijn in het scheenbeen is het waarschijnlijk een *shin splint*.

- De meeste spierblessures treden acuut op, met uitzondering van het compartimentsyndroom. De overige blessures aan het onderbeen ontstaan overwegend langzaam.
- De scheenbeenspier scheur je nooit. Kramp zou misschien kunnen.
- Onderbeenblessures komen vaak bij lopers voor en meer dan andere blessures in twee benen. Ze recidiveren vaak.
- Rust is voor blessures (aan het onderbeen) meestal niet de goede aanpak. Ik moet mijn patiënt actief houden!
- Blessures in het onderbeen zijn qua lokalisatie in vijf anatomische groepen te verdelen (tabel 38.1): 1) bot en botvlies; 2) spier en pees; 3) zenuw; 4) bloedvat; 5) huid.
- Een *zesde* oorzaak van pijn in het onderbeen moet gezocht worden in een aandoening elders in het lichaam die de pijn positioneert in het onderbeen (hernia, m. piriformis-syndroom, artrogene klachten heup/knie/dysplasie, vaatpathologie in de lies). Deze aandoeningen kunnen van oorsprong sportgerelateerd zijn, maar evengoed autonoom.

Tabel 38.1	Overzicht van structuren, diagnosen en klachten van het onderbeen.	
bot	stressfractuur	pijn voor, tijdens en na inspanning
botvlies	botvliesontsteking	pijn voor inspanning die bij inspanning minder kan worden en na afloop weer erger wordt
spier	spierruptuur	pijn acuut ontstaan, waarbij de voet niet/nauwelijks belast kan worden
	spierkramp	pijn (sub)acuut ontstaan, waarbij de voet wel iets te belasten is
	compartimentsyndroom	pijn die tijdens inspanning toeneemt en snel verdwijnt bij staken van de belasting
pees	peesruptuur	pijn in kuit-achillespeesregio; onvermogen om op de tenen te staan
	peestendinopathie	geleidelijk ontstane pijn in achillespeesregio vooral bij opstaan
zenuw	*entrapment* n. peroneus/ n. suralis	klapvoet, neurogene pijn in scheenbeen/voetrug of achillespeesregio
bloedvat	arteria iliaca of popliteastenose	na uren sport zwaar en verzuurd gevoel in been
huid	ontsteking ter plaatse van de kuit	lokale irritatie/pijn: roeiblessure door sliding

Wat vraagt de dokter?

– Hoe is de blessure ontstaan?
– Kunt u de pijn beschrijven?
– Waar zit de pijn?
– Wanneer doet het pijn?

Wat doet de dokter?

– Inspectie en palpatie van het onderbeen: bij een acuut compartimentsyndroom kan de huid door de toegenomen spanning in het compartiment glanzend zijn en warm aanvoelen. Meestal zijn er geen afwijkingen zichtbaar.
– De tibia aan de ventrale en mediodorsale zijde palperen om vast te stellen of er een klein plekje (stressfractuur) of een groot gebied (periostitis) van het scheenbeen drukpijnlijk is.
– Bij een stressfractuur kan er ook asdrukpijn zijn. Klop daarvoor hard tegen de hiel of laat patiënt staande op zijn tenen op zijn hielen ploffen. De pijn wordt in het onderbeen ervaren, meestal in de buurt van de fractuur of de botvliesontsteking. Specifiek voor de stressfractuur van de distale fibula is pijn 5-7 centimeter boven de malleolus lateralis. De stressfractuur van de tibia kan proximaal en distaal en aan de voorrand en mediale rand zitten. Periostitis wordt meestal in het distale mediale deel van de tibia waargenomen. Vaak gaat een stressfractuur samen met een botvliesontsteking en worden de pijn en het optreden ervan meer diffuus.
– Laat de spieren in de voorste loge tegen weerstand in aanspannen (dorsale flexie van de voet en de laterale rand van de voet). Na tien keer dorsale flexie tegen weerstand kan in ernstige gevallen al pijn worden opgewekt. In lichte gevallen is dit onderzoek te weinig provocerend.
– Denk ook bij deze klacht aan ogenschijnlijke bijzaken als standafwijkingen en abnormale functies (tenen, enkels, knie, heup, rug).
Aanvullend onderzoek:
– Bij een verdenking op een stressfractuur kan in de eerste weken een botscan vervaardigd worden (afwijkingen na 2-3 dagen). Een röntgenfoto vertoont pas na ongeveer zes weken het defect (callusvorming). Een botscan is 100% sensitief.
– Als een compartimentsyndroom wordt overwogen, kan een drukmeting plaatsvinden (katheter in het betreffende compartiment, in rust, tijdens en na inspanning) ter bevestiging van de diagnose.

Overwegingen

– Pijn in het scheenbeen of de voorste loge (o.a. m. tibialis en m. peroneus) komt langzaam. Daarom wordt bijna altijd doorgesport tot het niet meer gaat en dat is vaak maanden later. Per training wordt de pijn erger. Dit wijst op een stressfractuur, een periostitis van de tibia of een inspanningsgebonden compartimentsyndroom.

- Periostitis en stressfracturen ontstaan vooral bij sporten met een stotende belasting. Hardlopen is de sport waarbij de meeste stressfracturen en periostitis (botvliesontsteking) optreden. Soms is het eenmalig sporten op een bijzondere ondergrond voldoende om de klachten te provoceren.
- Een inspanningsgebonden compartimentsyndroom wordt opgewekt door en tijdens sport en alleen door die sporten waarbij die spiergroep gebruikt wordt. Wel bij wandelen, niet bij fietsen, wel bij schaatsen, maar niet als de klapschaats gebruikt wordt.
- De pijn is bij een stressfractuur knagend en al in bed voor het opstaan te voelen, om meteen toe te nemen bij belasten. Hoe meer het been over de dag belast wordt (ook door staan) hoe zwaarder het been en hoe heviger de pijn wordt. De pijn bij een botvliesontsteking is in rust (in bed) meestal afwezig. Bij belasten (sport) neemt de pijn eerst toe om nog tijdens het sporten weer af te nemen. Na afloop van het sporten is de pijn het hevigst, om in de uren daarna weer langzaam af te nemen.
- Bij een compartimentsyndroom ontstaat de pijn specifiek tijdens sport. Na een tijdje is de pijn zo vervelend dat er wordt gestopt. Na even rusten kan de sport weer hervat worden. De pijn komt sneller terug en weer moet gestopt worden. Weer kan de pijn wegzakken om nog sneller terug te komen bij hervatten van de sport.
- Pijn in de voorste loge (o.a. m. tibialis anterior) wijst in de richting van een (inspanningsgebonden) compartimentsyndroom. De pijn wordt alleen in de betreffende spier gevoeld. De pijn kan ook een branderig of doof gevoel opwekken distaal richting de enkel en bovenzijde van de voet. Denk dan aan een inklemming van de n. peroneus in het voorste of laterale (m. peroneus) compartiment.
- Pijn in het scheenbeen wijst op een stressfractuur of periostitis.
- Bij het compartimentsyndroom treedt pijn op tijdens het lopen, steppen of schaatsen, om na afloop weer te verdwijnen.
- Bij een stressfractuur is er pijn in rust (bed) en nog meer tijdens en na inspanning, dus eigenlijk continu.
- Bij periostitis gaat het pijn doen tijdens het lopen, waarna de pijn al sportend weer afzakt, om na afloop weer erger te worden. Hierna neemt de pijn af en verdwijnt tot de volgende belasting.
- Een stressfractuur en periostitis gaan nauwelijks meer pijn doen van fietsen.

Differentiaaldiagnose

De differentiaaldiagnose luidt:
- stressfractuur;
- periostitis;
- compartimentsyndroom.

Diagnose

Pijn in het scheenbeen kan zowel op een stressfractuur als op periostitis en ook nog op de combinatie van die twee berusten. Beide diagnosen worden vaak betiteld met *shin splint* en door elkaar gebruikt.

Een inspanningsgebonden compartimentsyndroom gaat soms samen met een periostitis en/of een stressfractuur. Het compartimentsyndroom is waarschijnlijk oorzakelijk voor de twee andere aandoeningen en dient primair behandeld te worden.

Naast het voorste compartimentsyndroom bestaat het achterste of diepe compartimentsyndroom, waarbij de klachten wel vergelijkbaar zijn met die van een compartimentsyndroom, maar nu mediaal dorsaal gelokaliseerd. Het gebied waar de periostitis het meeste voorkomt grenst daar precies aan.

Beleid

Stoppen met hardlopen, vaak lange tijd (maanden) is noodzakelijk. Fietsen, zwemmen, roeien, schaatsen en de meeste krachtoefeningen zijn bewegingsvormen die absoluut aangeraden moeten worden. Laat de patiënt blijven bewegen en niet zwaarder worden. Deze blessure gaat maanden kosten! Begin niet te vroeg.

Probeer een antwoord te vinden op de vraag waarom de patiënt deze blessure heeft opgelopen. Is hij/zij plotseling op een andere ondergrond gaan sporten? Dan is het afwachten tot de blessure verdwenen is en daarna voorzichtig weer beginnen. Hetzelfde geldt bij het plotseling intensiveren van de training als belangrijkste oorzaak voor deze blessure. Ook dan is een recidief simpel te voorkomen door de training meer geleidelijk op te bouwen. Maar eerst moeten de klachten weg zijn.

Ter preventie kunnen oefeningen geadviseerd worden die spieren in voet, onderbeen, bovenbeen en bil sterker maken. Meer demping geeft minder stootbelasting van het bot. Een aanpassing van schoeisel kan helpen een recidief te voorkomen, maar is geen wondermiddel. Belangrijk is dat de patiënt begrijpt dat de blessure niet door andere schoenen geneest maar dat een recidief daarmee mogelijk wel voorkomen kan worden. Hoewel het gebruik van antiflogistica bij een periostitis voor de hand ligt, is het niet belasten van het onderbeen veel belangrijker. Pubers zijn soms beter uit met krukken, omdat ze zich dan meer als een patiënt gaan gedragen.

Prognose

Inspanningsgebonden pijn in het voorste compartiment is vervelend bij de sport die de patiënt doet en meestal leuk vindt. Stoppen met die tak van sport doet de pijn verdwijnen, maar bij hervatten van de sport komt de pijn meestal terug, ongeacht de duur van de rustperiode. Rust heeft geen zin. Meestal is een operatie nodig. Alternatieven daarvan zijn een andere sport kiezen, de techniek verbeteren (meer ontspanning) en bij schaatsen kiezen voor klapschaatsen. Een operatieve ingreep (vaak tweezijdig) is in meer dan 75% van de gevallen zodanig klachtenreducerend dat de patiënt weer normaal kan sporten.

2 Achillespeestendinose

Wat vraagt de patiënt?

– Ik heb pijn in mijn achillespees. De klachten zijn geleidelijk in een aantal dagen erger geworden. De achillespees is vooral 's morgens bij het opstaan pijnlijk en stijf. Bij het sporten merk ik na enkele minuten dat de pijn minder wordt en aan het einde van het sporten weer toeneemt. Wat is dit?

Wat denkt de dokter?

– Achillespeesblessures zijn vaak langdurig van aard en leiden bij sporters nogal eens tot *medical shopping*.
– Deze blessures treden vaker op bij mannelijke sporters op oudere leeftijd met (neiging tot) overgewicht.
– Is er sprake van een recidief?

Wat vraagt de dokter?

– Hebt u eerder een achillespeestendinose gehad?
– Welke sport beoefent u; hoe intensief en frequent?
– Bent u bekend met operaties aan het onderbeen of met posttraumatische afwijkingen?
– Hoe is de blessure ontstaan?
– Zijn de trainingsomstandigheden veranderd (harde ondergrond, kunstgras)?
– Hebt u ander schoeisel gebruikt?
– Bent u met een ander trainingsschema gestart?
– Waar zit de pijn?
– Pijn in de kuit wijst meer in de richting van een zweepslag of kramp.
– Wanneer doet het pijn? Denk hierbij aan de volgende stadia van klachten:
  • stadium 1: pijn, stijfheid en lokale vermoeidheid na sportactiviteit;
  • stadium 2: pijn bij aanvang van de sportactiviteit, die verdwijnt na enkele minuten, maar opnieuw optreedt aan het einde van het sporten; ochtendstijfheid;
  • stadium 3: pijn tijdens en na het sporten, ook gedurende de dag en nacht;
  • stadium 4: als stadium 3, maar ook is het sporten beperkt.

Wat doet de dokter?

- Kijk naar standsafwijkingen van de onderste extremiteit.
- Beoordeel de gewrichtsmobiliteit van de onderste extremiteit (inclusief heuponderzoek). Door verminderde mobiliteit kan een achillespees extra worden belast.
- Kijk naar eventuele verkleuring en zwelling van de huid (bursitis retrocalcanea).
- Ga bij onderzoek van de achillespees (vergelijking met niet-aangedane zijde) na of er een verdikking aanwezig is (indien ossaal, denken aan haglund-exostose). Meestal is er een pijnlijke, spoelvormige zwelling enkele centimeters proximaal van de achillespeesaanhechting op de calcaneus.
- Ga na of bij palpatie sprake is van pijn en/of crepitaties (peritendinose).
- Is er bij functieonderzoek van de achillespees: rek- en aanspanningspijn? Bij het bewegen van de voet beweegt de zwelling mee in het geval van een achillespeestendinose (onderscheid met peritendinose).
- Laat de patiënt op zijn tenen gaan staan. Bij een achillespeesruptuur is dit niet of nauwelijks mogelijk.

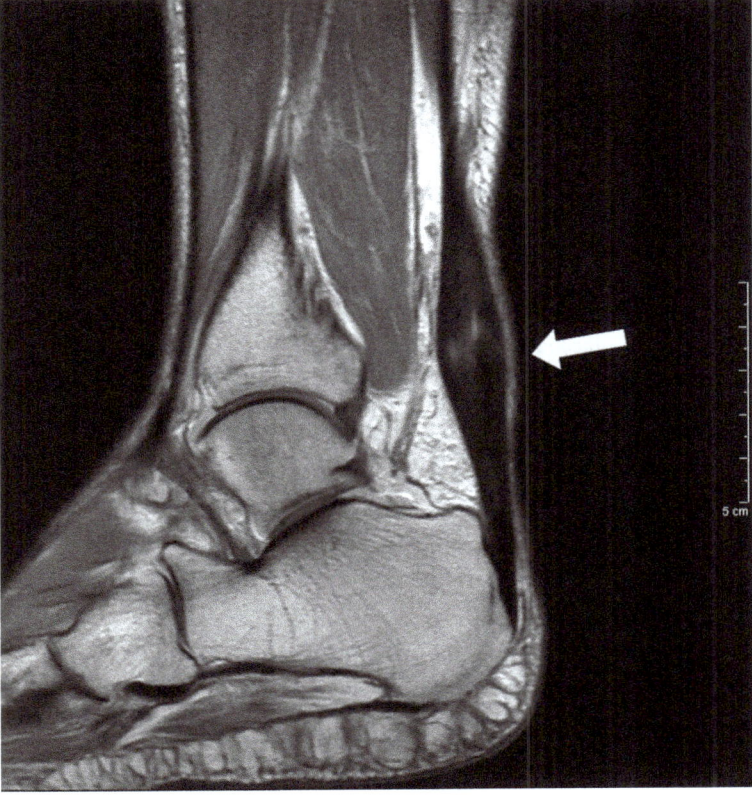

Figuur 38.2
MRI-scan, rechterenkel, zijaanzicht. Verdikking van de achillespees met centrale opheldering wijzend op tendinose (pijl).

Overwegingen

Differentiaaldiagnose

De differentiaaldiagnose luidt:
- bursitis retrocalcanea;
- peritendinose (reactieve ontsteking van het weefsel rondom de pees zelf: crepitaties!);
- haglund-exostose;
- achillespeesruptuur.

Diagnose

In verreweg de meeste gevallen zijn anamnese en lichamelijk onderzoek eenduidig. Bij twijfel kan echografisch onderzoek bijdragend zijn, waarbij een verdikking een bewijs voor een tendinose is. Daarnaast kan bekeken worden of er sprake is van een (partiële) ruptuur en kan de ernst/uitgebreidheid van de afwijking gedocumenteerd worden.

Met een MRI kunnen beter dan met echografie afwijkingen buiten de pees worden vastgesteld.

Beleid

- Een scala van behandelingsadviezen wijst veelal op beperkt wetenschappelijk bewijs.
- Het beleid is in principe conservatief en alleen in zeer hardnekkige situaties operatief (tenotomie).
- Primair moet de behandeling bestaan uit excentrische oefeningen. De behandelduur is daarbij minimaal drie maanden.
- Medicatie (NSAID's en injecties met corticosteroïden) geeft geen betere resultaten dan placebobehandelingen.
- Sclerosering van vaatnieuwvorming en extracorporele shockwave-therapie (ECSW-therapie) moeten nog nader onderzocht worden, maar lijken wel veelbelovend.

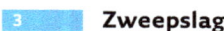 **Zweepslag**

Wat vraagt de patiënt?

- Dokter, ik heb pijn in mijn kuit, die acuut is ontstaan toen ik aan het sporten was. Ik kon daarna niets meer! Is het ernstig?

Wat denkt de dokter?

- Acuut ontstane pijn in de kuit is waarschijnlijk een 'zweepslag'. Dat komt niet voor bij kinderen en adolescenten.

- Heeft deze patiënt dit al vaker gehad?
- Zou het spierkramp kunnen zijn?
- Een achillespeesruptuur moet ik uitsluiten, want die geneest slecht zonder adequate hulp!
- Een zweepslag komt vaak eerst in de ene kuit voor en dan in de andere. Ook kan dezelfde kuit opnieuw (in)scheuren.

Wat vraagt de dokter?

- Hoe is de blessure ontstaan?
- Waar zit de pijn?
- Wanneer doet het pijn?
- Kunt u de pijn omschrijven?

Wat doet de dokter?

- Bij inspectie van het onderbeen is er, zeker in het begin, vaak geen hematoom te zien. Mogelijk is er na een paar dagen een zwelling rond het distale deel van de achillespees.
- Bij functietests kan de patiënt de enkel niet of nauwelijks tegen weerstand in plantaire richting strekken; op de tenen staan is vrijwel onmogelijk; wandelen gaat mankend.
- Knijp in de kuit en controleer of de voet duidelijk in plantaire richting beweegt; denk als dat niet het geval is aan een (partiële) achillespeesruptuur.
- Palpatie kan het beste worden uitgesteld als te verwachten is dat daarmee de diagnose juist is te bevestigen! Palpatie van de kuit is een enkele keer functioneel. Meestal is een delle niet met zekerheid te voelen. Een pijnlijke plek wel: mogelijk is deze het gevolg van een scheur en een lokale contractie. Pijn precies tussen de twee koppen kan het gevolg zijn van een *entrapment*.
- Denk aan ogenschijnlijke bijzaken. Standafwijkingen en abnormale voet-, enkel-, knie- en beenvormen en abnormale functies (tenen, enkels, knie, heup, rug) kunnen een betekenis hebben in de oorzaak van de ruptuur.
- Aanvullend onderzoek: echo-onderzoek differentieert tussen een spierscheur en lokale kramp. Het kan nuttig zijn om dit verschil te maken, vooral als de blessure vaak recidiveert. De hersteltijd is veel en veel korter bij kramp dan bij een ruptuur.

Overwegingen

- Zweepslag treedt vooral op bij explosief gebruik (springen, huppelen, sprinten/starten, dus bij alle sporttakken waarvan lopen een onderdeel is; het treedt niet op bij schaatsen, roeien, zwemmen, fietsen of skiën).
- Pijn in de kuit wijst in de richting van een zweepslag of kramp. Pijn voortkomend uit een *strain* (overrekking) van de kuit zit bijna altijd in de

kuitkoppen. Pijn in de kuit voortkomend uit een storing in de circulatie is niet zo duidelijk lokaal als pijn bij een zweepslag.
- Pijn, (subacuut) tijdens een sprintje in de kuit ontstaan, waarmee bijna nog te sporten was, wijst meer in de richting van spierkramp.
- De pijn treedt op tijdens het afwikkelen van de voet (spierscheur of kramp), maar niet in rust (bed).
- Een zweepslag zal kort na het ontstaan zeker bij fietsen pijn doen, behalve als met de hiel op het pedaal wordt getrapt. Met spierkramp is meestal goed te fietsen.
- Een zweepslag veroorzaakt scherpe (maar niet branderige) pijn op een bijna met één vinger aan te wijzen plaats in een van beide koppen van de bi-articulaire m. gastrocnemius. Er is een plotselinge, heftige pijn alsof er tegen de kuit geslagen wordt met een zweep, de kuit kan niet meer belast worden (dus acuut stoppen met de sportactiviteit!).
- Bij twijfel aan de diagnose kan echografisch onderzoek worden verricht om te differentiëren tussen een spierscheur en een spierkramp.

Beleid

- Het is niet erg als iemand met spierkramp behandeld wordt alsof er sprake is van een spierscheur. Het omgekeerde is wel erg. Bij twijfel over de diagnose behandelen als een zweepslag met een week rust (onbelast), hoogleggen (koelen als het eerste hulp is), een steunend drukkend verband aanleggen met de voet in neutrale stand (geen of zo min mogelijk spitsvoetstand). Na nog een week waarin de rust overgaat in onbelast (op twee krukken) lopen, wordt de voet actief in dorsale flexie bewogen. Voorzichtig kan begonnen worden met fietsen. Hoe minder pijn, hoe meer de voorvoet kan worden belast. Na twee weken moet de kuit op een fiets redelijk goed te belasten zijn en kan steeds meer op de voorvoet getrapt en gestaan worden. Wandelen met netjes afwikkelen kan vaak nog een steek geven en leiden tot een kortere steunfase aan de geblesseerde zijde. De patiënt kan met twee voeten beginnen en bij minder pijn op één voet overgaan met oefeningen op de rand van een traptrede. Houd de leuning vast en laat de hielen zakken zo ver als de spanning of pijn toelaat. Probeer dan op de tenen te gaan staan. Als het met één voet kan, dan om en om drie series van 15 keer zakken en omhoog. Daarvoor kan ook nog het advies gegeven worden om in achterwaartse richting te wandelen. Huppen en hinken (touwtje springen) moeten weer mogelijk zijn voordat de oude sport wordt hervat. Pas hierna (zonder noemenswaardige pijn!) weer gaan hardlopen.
- Bij *entrapment* van een zenuw is soms een enkele injectie met lidocaïne al werkzaam, soms aangevuld met een corticosteroïd.
- Voor spierkramp is geen goed onderbouwde therapie. Aandacht voor vochtopname (al of niet met magnesium), meer oefenen van de kuitspieren, rekken en massage zijn enkele maatregelen die in een dergelijk geval worden geprobeerd.

– Veel patiënten doen alleen hun wekelijks uurtje sport (bijv. hockey of tennis) en doen daar nooit specifieke spierversterkende oefeningen voor. Er zijn op grond van onderzoek naar de therapie bij hamstringrupturen argumenten om de kuiten specifieker te trainen, zeker na een ruptuur.

Referenties

Brukner P, Khan K. Clinical sports medicine. 3e druk. Sydney: McGraw-Hill, 2008.

Linschoten R van, Hoed PT den, Jongh AC de. Richtlijn chronische achillestendinopathie, in het bijzonder de tendinosis, bij sporters. Ned Tijdschr Geneeskd 2007;151:2319-24.

Mosterd WL, Sitsen JMA, Hermans GPH, Backx FJG. Het sportmedisch formularium – een praktische leidraad. Houten: Bohn Stafleu van Loghum, 2005.

39 Enkel

Dr. A.C.M. Pijnenburg

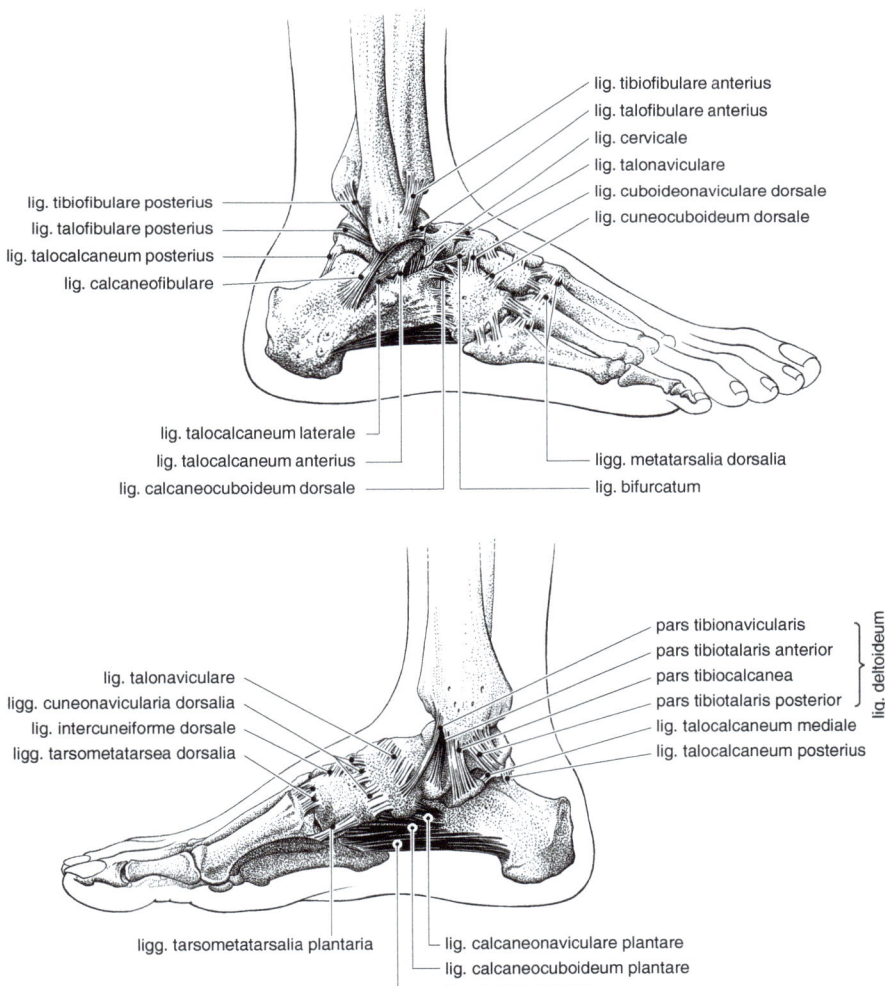

Figuur 39.1
Ligamenten van de voet.

1 Osteochondraal defect van de enkel

Andere benamingen voor deze aandoening: OD-haard, OCD, osteochondritis dissecans.

Wat vraagt de patiënt?

– Ik heb sinds drie maanden pijn diep in mijn enkel. De pijn is ontstaan na een trauma en heeft een zeurend karakter. Vaak is de enkel 's ochtends stijf. Wat kan dit zijn?

Wat denkt de dokter?

– Dergelijke klachten ontstaan vaak na een enkeldistorsie of ander enkelletsel.
– De pijn en zwelling kunnen belastingsafhankelijk zijn maar ook spontaan optreden.
– Enkelblessures zijn lastig te differentiëren.
– Is het een bandprobleem, een inklemmingsprobleem of is er iets met het kraakbeen?
– Moet ik aanvullend onderzoek verrichten?
– Is het gerelateerd aan sport? Diverse sporten zoals voetbal, hockey en korfbal zijn berucht voor het ontstaan van een chronische enkelblessure.
– Moet ik de patiënt doorverwijzen naar de fysiotherapeut, sportarts of orthopeed?

Wat vraagt de dokter?

– Waar is de pijn exact gelokaliseerd? Is het met één vinger aan te wijzen?
– Kunt u de plek aanraken of is de pijn diep in de enkel gelokaliseerd?
– Is het een zeurende of meer stekende pijn?
– Hoe zijn de klachten ontstaan?
– Bent u 'door uw enkel gegaan'? Is de enkel destijds blauw geweest?
– Wat doet de klachten verergeren?

Wat doet de dokter?

– Bij inspectie wordt een milde zwelling aan de anterieure zijde van het gewricht gezien.
– Bij palpatie is de pijn niet goed te vinden.
– Soms is er een beperkte beweeglijkheid van de enkel.
– Aanvullend onderzoek: standaard röntgenonderzoek van de enkel gecombineerd met een opname met hakverhoging voor een betere doorkijk door het gewricht. MRI en spiraal-CT zijn sensitief om tot de diagnose te komen. Bij twijfel over de lokalisatie van de aandoening (bijv. subtalair) kan ook een botscan worden gemaakt.

Overwegingen

Differentiaaldiagnose

De differentiaaldiagnose luidt:
- chondraal enkelletsel, osteochondraal defect;
- anterieur enkel-impingement;
- fracturen;
- tarsale coalitie;
- subtalaire disfunctie;
- sudeck-dystrofie.

Diagnose

Een osteochondraal defect van de talus kan soms samengaan met een *bone bruise*, wat op zichzelf ook tot klachten kan leiden.

De afwijking ontstaat na een trauma waarbij de talus meestal tegen de

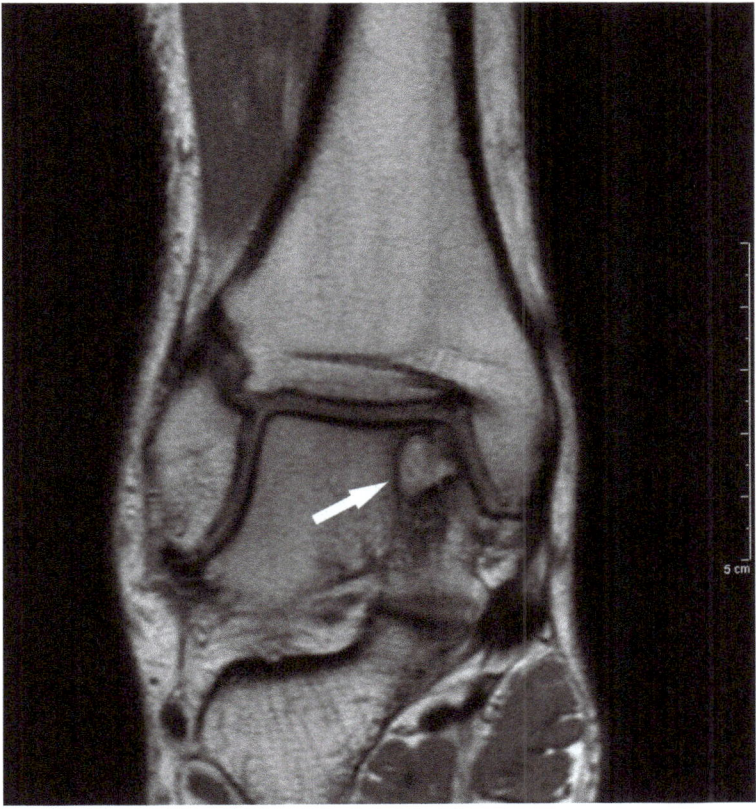

Figuur 39.2
MRI-scan, rechterenkel, vooraanzicht. Osteochondraal defect in de mediale talusrol (pijl).

tibia botst en tot schade aan het kraakbeen van de talus leidt. Dit kan uiteindelijk leiden tot een stukje los kraakbeen (schol) en subchondrale cysten (zie figuur 39.2).

Beleid

- De behandeling van een osteochondraal defect is afhankelijk van de lokalisatie, de grootte en de aanwezigheid van subchondrale cysten. Bij kortdurende klachten kan getracht worden met een aanpassing in de trainingsbelasting de bone bruise te laten verdwijnen.
- Bij persisterende klachten is een artroscopie meestal de aangewezen behandeling. Daarbij is van belang dat de zogenoemde subchondrale plaat wordt doorboord om de doorbloeding te verbeteren en de genezing te stimuleren. Dit kan met de zogeheten micro-fracturemethode, waarbij kleine gaatjes tot in het subchondrale bot worden geprikt. Ook kan er gekozen worden voor kraakbeenautografts uit de knie of opgekweekt kraakbeen. Bij grotere defecten kan een malleolusosteotomie nodig zijn, waarbij het defect met spongiosa wordt opgevuld.
- Bij sporten luidt het advies; minder torsie en minder intensief trainen.

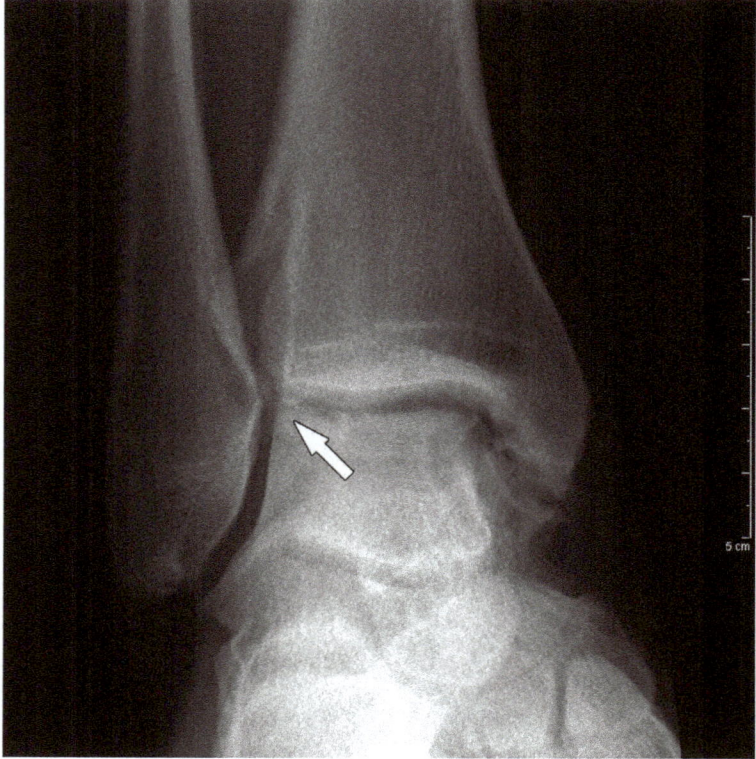

Figuur 39.3
Röntgenopname, rechterenkel, vooraanzicht. Osteochondraal defect in de laterale talusrol (pijl).

Prognose

Zonder behandeling kennen deze klachten een langdurig beloop en zullen zelden spontaan genezen. Na artroscopie is de prognose goed. Bij het gebruik van autografts zijn de resultaten wisselend en ontstaan niet zelden klachten ter plaatse van de donorsite. Het gebruik van opgekweekt kraakbeen is nog onvoldoende onderzocht en is zeer kostbaar.

2   Acuut enkelbandletsel

Andere benamingen voor deze aandoening: enkelbandruptuur, gescheurde enkelbanden, enkeldistorsie, sprain).

Wat vraagt/zegt de patiënt?

- Ik ben een fanatiek sporter en ben acuut 'door de enkel gegaan'.
- Ik hoorde een knapje en voelde iets over elkaar heen schuiven.
- Mijn enkel is erg pijnlijk en fors gezwollen, vooral aan de buitenkant.
- Na een paar dagen is een blauwpaarse verkleuring ontstaan (lateraal, mediaal of beide).
- Ik kan mijn enkel, hoewel met pijn, wel belasten.

Wat denkt de dokter?

- Was het een inversietrauma of een andersoortig enkeltrauma?
- Een acuut enkelletsel zie ik regelmatig.
- Is de enkel van de patiënt nog belastbaar? Een fractuur is dan onwaarschijnlijk.
- Welke adviezen moet ik deze sporter geven?
- Hoe luidt ook alweer de NHG-Standaard?
- Een enkeldistorsie is niet ernstig.

Wat vraagt de dokter?

- Is het gebeurd tijdens het sporten? Was er een tegenstander bij betrokken of gebeurde het spontaan?
- Was de enkel direct gezwollen?
- Had u deze enkel al eens eerder verzwikt (licht-fors)?
- Had u een tape of brace om?
- Waar zit de meest pijnlijke plek? Kunt u die met een vinger aanwijzen?
- Kunt u de voet belasten?

Wat doet de dokter?

- Is er een verschil tussen de linker en rechter enkel?
- Vooral lateraal wordt een forse zwelling, een 'ei', waargenomen.

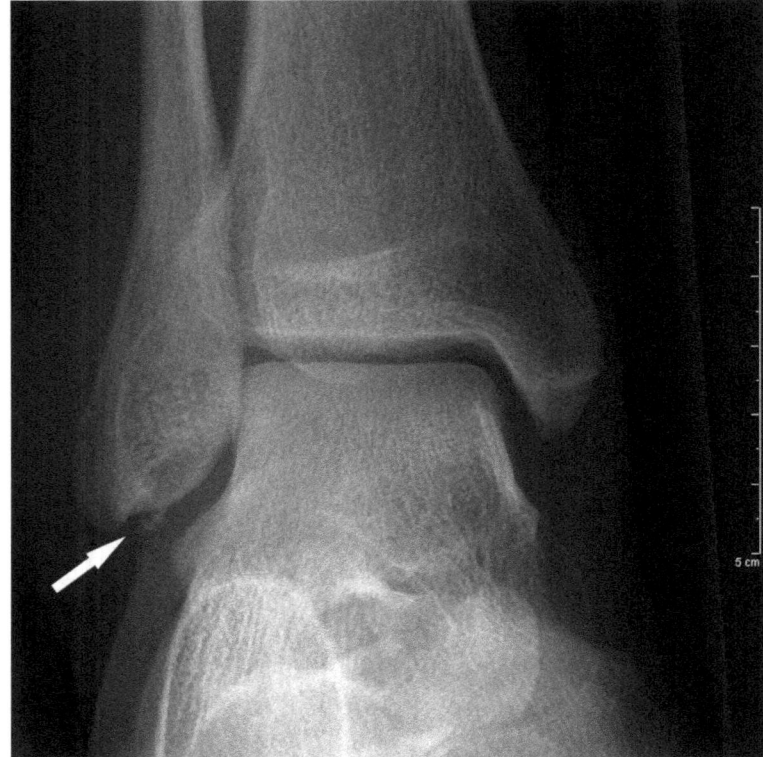

Figuur 39.4
Röntgenfoto, rechterenkel, vooraanzicht. Onder de laterale malleolus is een kleine avulsie zichtbaar als gevolg van een inversietrauma van de enkel (pijl).

- Aan de laterale voetrand is een blauwverkleuring opgetreden. De patiënt kan vier passen lopen.
- Er is geen drukpijn aan de dorsale 6 cm van de tibia en fibula (anders is een röntgenfoto aan te raden: Ottawa-rules).
- De meeste drukpijn is gelokaliseerd rond het ligamentum talofibulare anterius. Is er geen drukpijn, dan is er geen sprake van een bandletsel.
- De voorste schuiflade is toegenomen.
- Een combinatie bij een tweede beoordeling na vijf dagen van hematoom, drukpijn ter hoogte van het ligament en een toegenomen voorste schuiflade heeft een sensitiviteit van bijna 100% op een bandletsel.
- Aanvullend onderzoek is soms nodig om een fractuur uit te sluiten. Echografie of MRI om een bandletsel aan te tonen is niet nodig.

Overwegingen

Differentiaaldiagnose

De differentiaaldiagnose luidt:
- acuut lateraal enkelbandletsel;
- enkelfractuur;
- syndesmoseruptuur;
- distorsie zonder schade aan ligamenten;
- osteochondraal defect.

Diagnose

Lateraal enkelbandletsel door een inversietrauma. Daarbij ruptureert het ligamentum talofibulare anterius bijna altijd als eerste. Ook het ligamentum calcaneofibulare en talofibulare posterius kunnen ruptureren (meervoudige ruptuur). Het ligament maakt onderdeel uit van het anterieure enkelkapsel en is eigenlijk een plaatselijke verdikking. Bij een ruptuur scheuren het ligament en het kapsel, waardoor een hematoom ontstaat.

Beleid

- In de eerste week het zogenoemde RICE-protocol (*r*est, *i*ce, *c*ompression en *e*levation).
- Direct beginnen met oefeningen waarbij vooral de voet op en neer wordt bewogen om de spierpomp actief en het gewricht soepel te houden.
- Wanneer de zwelling het toelaat een brace of tape voor een periode van ten minste zes weken.
- Daarna met fysiotherapeut of zelf oefenen ter verbetering van de kracht en coördinatie rond het gewricht.
- Bij topsporters kan een operatieve behandeling van de enkelbanden worden overwogen.

Prognose

- Behandeling van het acute enkelbandletsel is zeer belangrijk, Het natuurlijke beloop is niet mild. Een onvoldoende of verkeerde behandeling leidt tot significant meer restklachten.
- Ongeveer 30% van de patiënten houdt na een acuut enkelbandletsel restklachten.
- Bij ongeveer 30% van de patiënten ontstaat binnen een jaar een recidief.
- Na een operatie is de kans op *giving way*, recidief en pijnklachten het kleinst, maar de behandeling met een goede brace of tape leidt tot bijna gelijkwaardige resultaten.
- Afhankelijk van de ernst van het letsel duurt het acht weken tot drie maanden voordat een sporter zijn oude niveau weer heeft bereikt.

– Bij onvoldoende revalidatie is de kans op een recidief en functionele instabiliteit (*giving way*) aanzienlijk.

3 Enkelimpingement

Wat vraagt/zegt de patiënt?

– Ik heb pijn in mijn enkel die oppervlakkig gelokaliseerd is.
– De pijn is geleidelijk ontstaan en heeft een stekend karakter.
– De pijn ontstaat vaak na meerdere enkeldistorsies of meerdere zwikmomenten.
– De pijn is belastingsafhankelijk en wordt erger bij afzetten, hardlopen en springen.
– De voet optrekken is pijnlijk en beperkt.

Wat denkt de dokter?

– Enkelblessures zijn lastig te duiden.
– Is het een bandprobleem, een inklemmingsprobleem of is er iets met het kraakbeen?
– Moet ik aanvullend onderzoek verrichten?
– Is de blessure gerelateerd aan sport? Diverse sporten zoals voetbal, hockey en korfbal zijn berucht in verband met het ontstaan van chronisch enkelletsel.
– Moet ik de patiënt doorverwijzen naar fysiotherapeut, sportarts of orthopeed?

Wat vraagt de dokter?

– Waar is de pijn exact gelokaliseerd? Kunt u dat met een vinger aanwijzen?
– Is de pijn diep of oppervlakkig gelokaliseerd? Kunt u de pijnplek aanraken/pakken of is de pijn diep in de enkel gelokaliseerd?
– Is het een zeurende of meer een stekende pijn?
– Hoe zijn de klachten ontstaan?
– Bent u 'door uw enkel gegaan'? Is de enkel destijds blauw geweest?
– Zwikt u regelmatig door uw enkel?
– Waardoor verergeren de klachten?

Wat doet de dokter?

Bij het onderzoek is er soms een geringe zwelling aan de anterieure zijde van het gewricht, in de voorste gewrichtspleet.

Bij palpatie is er pijn anteromediaal of anterolateraal of aan de voorzijde van het gewricht ter plaatse van de neus van de tibia. Soms is er pijn over de syndesmose.

Pijn bij en beperking van dorsaalflexie van de enkel.

Aanvullend onderzoek: standaard röntgenonderzoek van de enkel gecombineerd met een AMI-opname is bij deze diagnose voldoende. Bij twijfel over een osteochondraal defect of subtalaire problematiek kan een MRI, spiraal-CT of botscan worden gemaakt.

Overwegingen

Differentiaaldiagnose

De differentiaaldiagnose luidt:
- anterieur enkelimpingement; benig, weke delen of beide;
- chondraal enkelletsel, osteochondraal defect;
- symptomatische ossicula aan de basis van de malleoli;
- luxatie of ruptuur van de peroneuspees;
- fracturen;
- tarsale coalitie;
- subtalaire disfunctie;
- sudeck-dystrofie.

Diagnose

Anterieur enkelimpingement of voorste inklemmingssyndroom. Het betreft een combinatie van synoviitis en littekenweefsel, hetgeen leidt tot anterieure hypertrofie met chronische enkelpijn. Bij een chronisch letsel kan er sprake zijn van een benig impingement. De chronische enkelpijn kan invloed hebben op de proprioceptie en op de functionele stabiliteit.

Beleid

- Bij kortdurende klachten kan worden volstaan met een tijdelijke aanpassing van de trainingsbelasting.
- Vooral hyperdorsaalflecterende momenten moeten worden vermeden.
- Voorzichtig joggen en fietsen waarbij het anterieure kapsel niet wordt geïrriteerd, kunnen als tijdelijke trainingsvormen dienen.
- Training op vlakke en zachte ondergrond.
- Fysiotherapie met cryotherapie en training van de proprioceptie.
- Tape of brace ter voorkoming van hyperdorsaalflexie.
- Eventueel paslengte beperken.
- Hakverhoging.
- Bij chronische klachten wordt begonnen met een infiltratie anterieur van het punctum maximum van de pijn.
- Bij een goed resultaat (in ongeveer 50% van de gevallen) kan worden volstaan met een expectatief beleid en met maatregelen zoals eerder beschreven.
- Sorteert dit geen of slechts een tijdelijk effect, dan kan worden overgegaan tot artroscopie van de enkel, met een debridement van een eventueel benig impingement, synoviitis en littekenweefsel.

Prognose

- Zonder behandeling hebben deze klachten een langdurig beloop.
- Na infiltratie en de juiste fysiotherapie is de prognose goed.
- Bij een recidief of bij onvoldoende respons op de conservatieve behandeling kan artroscopie worden verricht.
- Na operatie is de prognose goed. Wel moet men rekening houden met een revalidatie van zes weken tot drie maanden voordat sporthervatting verantwoord is.

Referenties

Schuman L, Struijs PAA, Dijk CN van. Arthroscopic treatment for osteochondral defects of the talus: results at follow-up at 2 to 11 years. J Bone Joint Surg Br, Apr 2002; 84-B: 364-68.

Tol JL, Verheyen CPPM, Dijk CN van. Arthroscopic treatment of anterior impingement in the ankle: a prospective study with a five- to eight-year follow-up. J Bone Joint Surg Br, Jan 2001; 83-B: 9-13.

Leesadvies

Tol JL. Chronische klachten na een enkeltrauma, Boerhaavenet.

Websites

www.zorgvoorbeweging.nl (voet-en-enkelartrose.pdf)
www.wheelessonline.com
www.orthopedie.nl

40 Voet

Dr. A.C.M. Pijnenburg

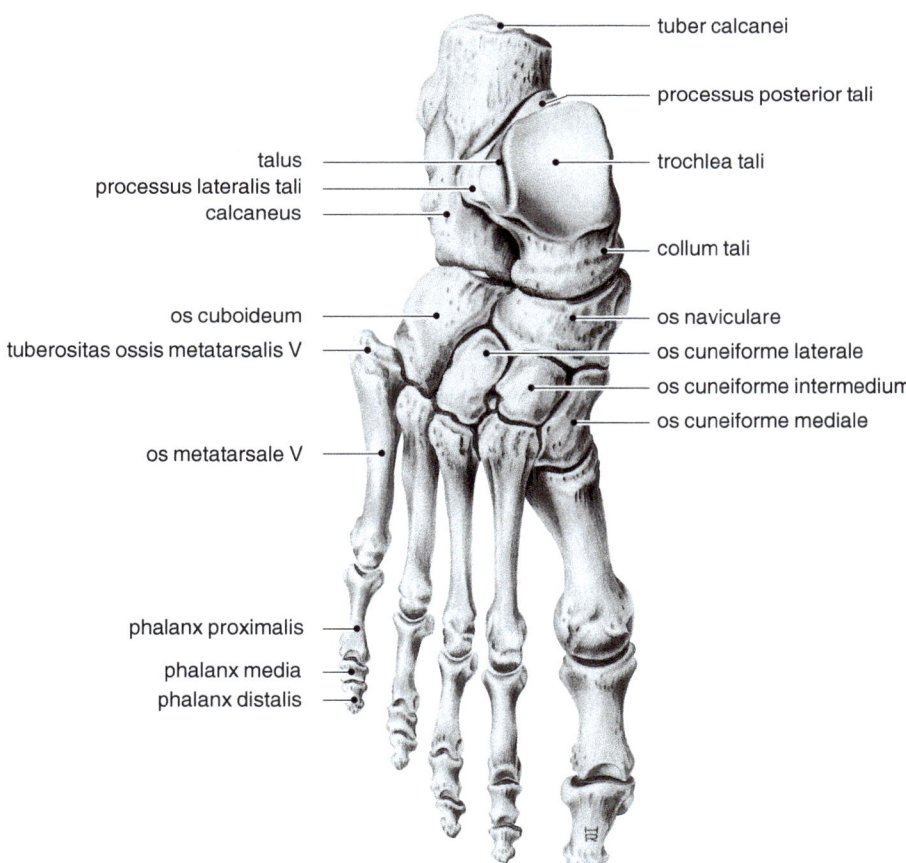

Figuur 40.1
Dorsaal aanzicht van het rechter voetskelet.

1 Hallux valgus

Andere benamingen voor deze aandoening: bunion, knok.

Wat vraagt/zegt de patiënt?

- Ik heb pijn ter hoogte van de bunion (knok) van mijn grote teen.
- De teen is daar regelmatig rood en gezwollen.
- Ik constateer een langzame toename van de scheefstand van de grote teen (hallux).
- Ik vind het geen gezicht; kan hier iets aan gedaan worden?

Wat denkt de dokter?

- Een lastige blessure, waarschijnlijk ontstaan door verkeerd schoeisel.
- Kan dit veroorzaakt worden door overbelasting en sport?
- Welke factoren zijn van invloed op het ontstaan van deze blessure?
- Is aanvullende diagnostiek noodzakelijk?
- Welke adviezen geef ik deze patiënt; is podotherapie voldoende?

Wat vraagt de dokter?

- Waar zit de pijn precies en wanneer treedt deze op?
- Hoe lang bestaat de scheefstand al en is deze progressief?
- Wanneer is er sprake van roodheid en zwelling?
- Is er sprake van ochtendstijfheid?
- Is de scheefstand al op jonge leeftijd ontstaan? Zit het in de familie?
- Ontstaat de pijn na belasting, bijvoorbeeld hardlopen?
- Welke sportgebonden factoren zijn van invloed?

Wat doet de dokter?

- Bij inspectie in stand wordt gelet op de volgende zaken:
  - is er roodheid en/of zwelling? (dd. jicht)
  - is er een neutrale stand van de achtervoet?
  - is er sprake van pes planus en/of een metatarsus primus varus?
  - is er een duidelijke scheefstand van de hallux in stand?
- Hoe is de functie van het metatarsale-I-gewricht (MTP)? (dd. hallux rigidus)
- Is er een osteofytenkrans palpabel rond het MTP-I-gewricht? (dd. hallux rigidus)
- Is de hallux valgus passief redresseerbaar?
- Is er instabiliteit in het eerste tarsometatarsale gewricht (TMT I)?
- Het schoeisel wordt aan inspectie onderworpen.
- Aanvullende diagnostiek: staande opnamen van de voet waarbij diverse hoeken berekend kunnen worden om het verdere beleid te bepalen. Specifiek wordt gelet op degeneratieve veranderingen, congruentie van het

gewricht, positie van de sesamoidea en de lengte van de eerste metatarsaal ten opzichte van de andere metatarsalia.

Overwegingen

Differentiaaldiagnose

De differentiaaldiagnose luidt:
- hallux valgus
- hallux rigidus
- (pseudo)jicht
- sesamoiditis
- pes planus.

Diagnose

Hallux valgus is een afwijking aan de voet met een multicausale etiologie. Een aantal bekende oorzaken is: aangeboren, erfelijk, hypermobiel TMT-I-gewricht, een pes planus valgus en mogelijk ook verkeerd schoeisel.

De hallux rigidus kenmerkt zich door stijfheid en een duidelijk afgenomen beweeglijkheid met vaak osteofytvorming.

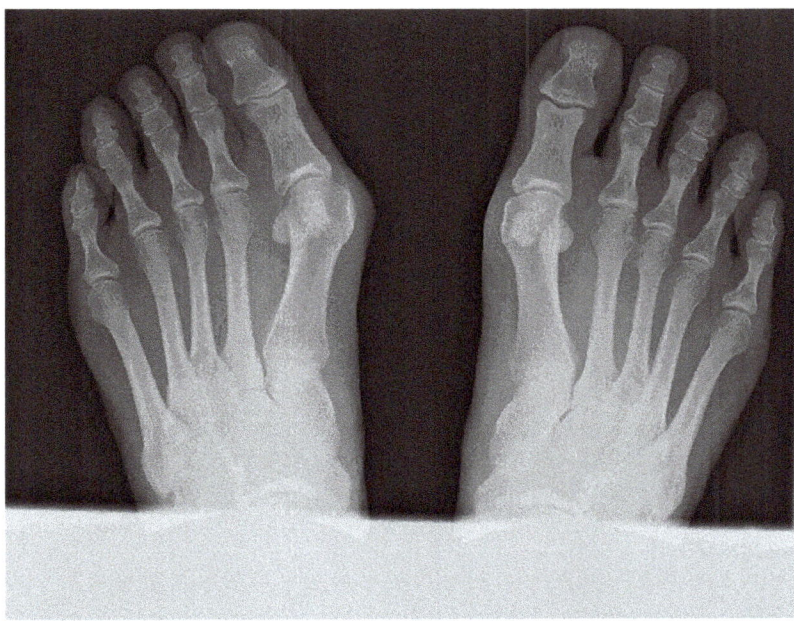

Figuur 40.2
Röntgenfoto; links preoperatief en rechts postoperatief.

Beleid

- Bij (top)sporters wordt een operatie afgeraden
- Een operatie louter op basis van cosmetische bezwaren is niet aangewezen.
- Conservatieve behandeling bestaat uit zool- en schoenaanpassing, waarbij gelet dient te worden op retrocapitale steun, ondersteuning van het mediale voetgewelf en correctie van de valgus in de achtervoet.
- Bij hallux rigidus kan een zool of schoenaanpassing met vervroegde afwikkeling uitkomst bieden (zgn. afwikkelbalkje).
- Wanneer het conservatieve traject onvoldoende soelaas biedt, kan worden gekozen voor een operatieve behandeling waarbij de soort operatie (chevron, hohmann) bepaald kan worden afhankelijk van de afwijking en wensen van de patiënt.

Prognose

- De prognose is afhankelijk van de mate van afwijking goed. Deze operatie dient alleen te worden verricht bij pijn. Bij topsporters wordt deze operatie ten zeerste afgeraden.

Websites

www.orthopedie.nl/content/voet/bunion_inl.asp
www.cwz.nl/folders/orthopedie/documents/G324-J-foldersPDF.pdf

2 Metatarsalgie

Dit is een algemene benaming voor allerlei klachten die gelokaliseerd zijn onder de bal van de voorvoet.

Wat vraagt/zegt de patiënt?

- Ik heb pijn onder de bal van mijn voet.
- De pijn kan scherp en zeurend zijn of een brandend karakter hebben.
- De pijn straalt uit in de tenen, met soms een verdoofd gevoel.
- De klachten nemen af in rust.

Wat denkt de dokter?

- Meestal verergeren de klachten gedurende een langere periode, soms ontstaan ze acuut, bijvoorbeeld na ongetraind hardlopen of excessief wandelen.
- Voetproblemen komen veel voor en zijn moeilijk te behandelen.

- Is er sprake van chronische overbelasting, zoals gezien wordt bij hardlopen, of is er sprake van een sport met forse belasting van de voorvoet, zoals squash, basketbal en volleybal?
- Is er sprake van een lichamelijke oorzaak zoals adipositas of een afwijkende voetvorm?
- Er is geen trauma en dit is niet de typische lokalisatie van een stressfractuur.
- Welke factoren zijn van belang bij deze blessure met een grote differentiaaldiagnose?
- Moet ik aanvullende diagnostiek verrichten of de patiënt doorverwijzen naar een podotherapeut of orthopeed?

Wat vraagt de dokter?

- Waar is de pijn exact gelokaliseerd?
- Wanneer treedt de pijn precies op, hoe is het ontstaan?
- Is er sprake van toegenomen belasting?
- Beoefent u een sport waarbij veel gelopen moet worden op een harde ondergrond, zoals langeafstandwandelen?
- Beoefent u een sport waarbij veel explosiviteit komt kijken?
- Ontstaat de pijn vooral bij de landing in plaats van bij de afzet?
- Draagt u schoenen met voldoende demping en in de juiste maat?

Wat doet de dokter?

Bij het onderzoek wordt op de volgende zaken gelet:
- Is er sprake van een afwijkende voetvorm, pes transversus, pes cavus varus of een hallux valgus die de belasting van de voorvoet doet toenemen?
- Is er sprake van een gegeneraliseerd probleem zoals jicht of een trofische stoornis bij een verminderde doorbloeding?
- Zijn er clavi die wijzen op een verkeerde drukverhouding in de voet (zoals bij een pes transversus), of druk zoals bij een exostose?
- Vindt er correctie van de eventuele pes planus (platvoet) in tenenstand plaats, met andere woorden is de platvoet rigide?
- Is de achillespees verkort?
- Is er drukpijn onder de kopjes van de metatarsalia en herkent de patiënt dit als de klachten? Of bevindt de drukpijn zich vooral tussen de ossa metatarsalia 2 en 3 of 3 en 4?
- Is de sensibiliteit van de voet en in het bijzonder de tenen normaal?
- Is er toename van de pijn en/of tintelingen bij de sqeeuze-test waarbij de metatarsalia tegen elkaar worden gedrukt?

Overwegingen

Differentiaaldiagnose

De differentiaaldiagnose luidt:
- overbelasting;
- afwijkende voetvorm zoals pes transversus, pes cavus varus of overlengte van de tweede tot vierde metatarsaal;
- overgewicht;
- morton-neuroom;
- hamertenen;
- hallux valgus.

Diagnose

Metatarsalgie is eigenlijk een syndroom met diverse oorzaken. De klachten worden geprovoceerd door overbelasting van de voorvoet. Histologisch is waarschijnlijk een inflammatoir proces van de metatarsofalangeale gewrichten I-IV de oorzaak van de pijn. Bij een morton-neuroom is er duidelijk een histopathologische afwijking met verdikking en oedeem van het endoneurium en perineurium en degeneratie van zenuwcellen.

Beleid

- De training dient te worden aangepast, waarbij provocerende momenten worden vermeden. Verander de trainingsarbeid door bijvoorbeeld te zwemmen of te fietsen in plaats van hard te lopen.
- Behandel met een *coldpack* of ijsmassage gedurende 15-20 minuten per keer.
- Behandel zo nodig met NSAID's.
- Draag schokabsorberende schoenen met een goed voetbed.
- Laat eventueel zolen maken met mediaal voetgewelf en retrocapitale steun.
- Bij aanwijzingen voor een morton-neuroom valt een infiltratie met een corticosteroïd op het punctum maximum tussen de metatarsalia te overwegen.
- Bij aanhoudende klachten kan een orthopedisch consult overwogen worden. Bij therapieresistente gevallen kan een morton-neuroom worden geexcideerd. In het geval van metatarsalgie op basis van verkeerde drukbelasting bij bijvoorbeeld een relatieve overlengte kan uiteindelijk gekozen worden voor een inkortingsosteotomie van de metatarsalia (weil-osteotomie). Uiteraard zal hiervoor zelden worden gekozen bij atleten.

Prognose

- Afhankelijk van de duur en oorzaak van de klachten kan dit een hardnekkig probleem zijn. Gedoseerde rust en het gebruik van schoenen met

een goed voetbed en schokabsorberend vermogen is in de meeste gevallen voldoende.
- Bij aanhoudende klachten is, afhankelijk van de oorzaak, een steunzool met mediaal voetgewelf en retrocapitale steun voldoende.
- Operatieve behandeling is bij een morton-neuroom bij falend conservatief beleid noodzakelijk. Het herstel tot volledige sportbeoefening kan zes weken tot drie maanden duren.
- Na een osteotomie van de voorvoet kan het herstel tot volledige sportbeoefening drie tot zes maanden duren.

3 Morton-neuroom

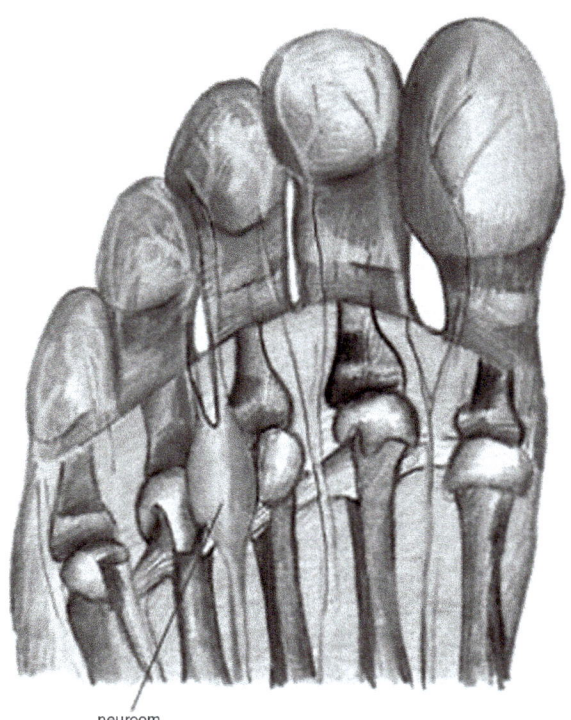

Figuur 40.3
Morton-neuroom.

Andere benamingen voor deze aandoening: neurinoom, neuroma.

Wat vraagt/zegt de patiënt?

- Ik heb pijn ter hoogte van mijn voorvoet.
- De klachten zijn spontaan ontstaan en langzaam verergerd.

- Er is uitstraling naar de derde en vierde teen met een doof gevoel en soms tintelingen.
- Er is geen zwelling waarneembaar hoewel ik soms het gevoel heb op een steentje te lopen.
- De klachten verergeren als ik strakke schoenen draag, zoals spikes.
- De pijn is soms onhoudbaar, kan hier iets aan gedaan worden?

Wat denkt de dokter?

- Een lastige blessure, waarschijnlijk ontstaan door verkeerd schoeisel.
- Kan dit veroorzaakt worden door overbelasting en sport?
- Welke factoren zijn van invloed op het ontstaan van deze blessure?
- Is aanvullende diagnostiek noodzakelijk?
- Welke adviezen geef ik deze patiënt; is podotherapie afdoende?

Wat vraagt de dokter?

- Waar zit de pijn precies, wanneer treedt deze op?
- Hoe lang bestaan de klachten al en zijn deze progressief?
- Is er sprake van tintelingen en/of een dood gevoel aan de tenen?
- Ontstaat de pijn na belasting, bijvoorbeeld hardlopen?
- Welke sportgebonden factoren zijn van invloed?

Wat doet de dokter?

- Bij inspectie in stand wordt gelet op de volgende zaken:
  - is er roodheid en/of zwelling?
  - is er een neutrale stand van de achtervoet?
  - is er sprake van pes planus en/of transversus?
- Is er drukpijn, vooral tussen de derde en vierde metatarsaal?
- Is er compressiepijn van het dwarsgewelf?
- Is er een veranderde sensibiliteit aan de tenen?
- Zijn er andere afwijkingen aan de voet die de kans op het ontstaan van een neuroom vergroten: pes transversus, hallux valgus, hamertenen enzovoort?
- Zowel het dagelijks schoeisel als het sportschoeisel wordt aan inspectie onderworpen.
- Aanvullende diagnostiek: staande opnamen van de voet. Specifiek wordt gelet op de lengte van de eerste metatarsaal ten opzichte van de andere metatarsalia. Een MRI met contrast kan het neuroom soms aantonen en hetzelfde geldt voor een echo.

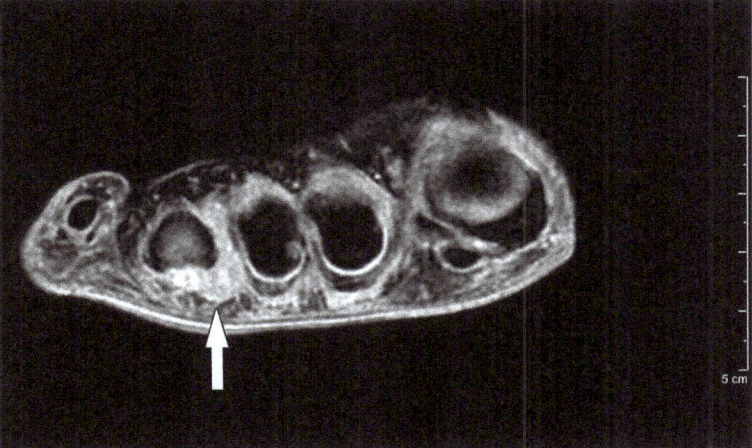

Figuur 40.4
MRI-scan, rechtervoet, vooraanzicht. Tussen de derde en vierde straal en onder de vierde straal zit een verdikking (pijl) passend bij een morton-neuroom met als gevolg metatarsalgie.

Overwegingen

Differentiaaldiagnose

De differentiaaldiagnose luidt:
– morton-neuroom
– metatarsalgie
– marsfractuur
– neuropathie.

Diagnose

Het morton-neuroom is een afwijking aan de voet waarbij een zenuwtakje tussen de metatarsalia verdikt en vergroot raakt als gevolg van chronische druk en irritatie. Het is een langzaam progressieve aandoening die uiteindelijk leidt tot irreversibele beschadiging van de zenuw. De aandoening is meestal tussen de derde en vierde metatarsaal gelokaliseerd maar soms ook op een andere plaats. Zelden is een trauma de oorzaak.

Beleid

– De aandoening moet eigenlijk in een beginstadium behandeld worden. De zenuw is dan nog alleen geïrriteerd en reageert goed op conservatieve behandeling.
– De behandeling kan, afhankelijk van de oorzaak, uit verschillende methoden bestaan.

- Als er sprake is van een platvoet, moet deze gecorrigeerd worden met een zool of *inlay* met retrocapitale steun en mediaal voetgewelf.
- De provocerende momenten dienen tijdelijk vermeden te worden.
- Nauwe schoenen dienen vermeden te worden.
- Aanvankelijk kunnen cryotherapie en NSAID's de behandeling ondersteunen.
- Bij persisteren van de klachten kan een lokale injectie met corticosteroïden afdoende zijn.
- Als conservatieve therapie niet tot een bevredigend resultaat leidt, kan gekozen worden voor een operatieve behandeling waarbij het neuroom operatief verwijderd wordt.
- Geef als sportadvies dat loopsport beter vervangen kan worden door zwemmen/aquajoggen. Een alternatief is om te trainen op een andere ondergrond.

Prognose

De prognose is goed, hoewel bij irreversibele zenuwschade of na een operatie restklachten in de zin van een sensibiliteitsstoornis kunnen blijven bestaan.

Websites

www.footphysicians.com/footankleinfo/mortons-neuroma.htm
www.zorgvoorbeweging.nl/voet_enkel
www.orthopeden.org/uploads/1029/Morton_neuroom.pdf

Deel V Preventie

Uit onderzoek zijn verschillende oorzakelijke factoren van sportblessures aan het licht gekomen die beïnvloedbaar blijken te zijn. Fysiotherapie, training, voeding, doping, sportmateriaal zoals schoeisel en sportgedrag spelen allemaal een rol bij het ontstaan, de genezing en/of de preventie van sportblessures. Deze onderwerpen vormen de inhoud van dit deel.

41 Sportfysiotherapie

Dr. R.E.H. van Cingel, R.E. Ouderland

1 Inleiding

In Nederland komen per jaar ongeveer 1,5 miljoen sportblessures voor. Vijftig procent daarvan wordt medisch dan wel paramedisch behandeld (Schmikli, 2005). Ongeveer 84 procent van deze blessures is plotseling en 16 procent geleidelijk ontstaan. Geleidelijk ontstane blessures, ook wel overbelastingsblessures genoemd, worden meestal slecht geregistreerd. Voorzichtige schattingen laten een hoger percentage overbelastingsblessures zien. Uit een landelijk onderzoek onder geregistreerde sportfysiotherapeuten blijkt dat sportfysiotherapeuten, behalve acute blessures, voor circa 47 procent te maken hebben met overbelastingsblessures (Ooijendijk, 2003). Overbelastingsblessures zijn de gevolgen van herhaalde submaximale belasting in collageenhoudende structuren zoals pezen, inserties, origo's en fasciae. Op microscopisch en submicroscopisch niveau ontstaan dan structurele beschadigingen die door een ontstekingachtige reactie worden gerepareerd. Deze reactie bepaalt het klinische beeld.

Het begrip sportblessure wordt gedefinieerd als een letsel dat ontstaat door een plotselinge gebeurtenis tijdens sportbeoefening of dat geleidelijk ontstaat ten gevolge van het sporten. Deze verengde definitie gaat voorbij aan inspanningsgerelateerde problemen tijdens en/of door sportbeoefening, zoals inspanningsastma, bloedarmoede en maag-darmstoornissen.

Naast preventieve taken als voorlichting en advies, heeft de sportfysiotherapeut een belangrijke curatieve en begeleidende rol bij sportrevalidatie. Sportrevalidatie kan worden omschreven als een vorm van revalidatie gericht op het herstel van een geblesseerde sporter, die meteen na het ontstaan van de blessure begint en als doel heeft de sporter weer terug te brengen op het oude sportniveau. In de sportrevalidatie wordt gewerkt volgens het 'meerdimensionaal belasting-belastbaarheidsmodel' (Edwards e.a., 2004; Jones e.a., 2002). Onvoldoende voorbereid opnieuw beginnen met sportbeoefening leidt nogal eens tot recidiverende blessures en soms uiteindelijk tot het stoppen met sporten. Dit is ongewenst, want sport is in wezen een gezonde bezigheid.

2 Fysiotherapie en sportfysiotherapie

Fysiotherapie is een geheel van activiteiten, gericht op het bewegend functioneren van de mens in relatie tot zichzelf en zijn omgeving. Hierbij staan klachten van het houdings- en bewegingsapparaat en de functioneel daarbij betrokken organen en regelsystemen centraal.

Oorspronkelijk bestaat de curatieve fysiotherapie uit drie hoofdgebieden: massage, oefentherapie en fysiotechniek. Daarnaast is er voor de fysiotherapeut een belangrijke taak weggelegd bij voorlichting, advies en preventie.

Het Koninklijk Nederlands Genootschap voor Fysiotherapie (KNGF) erkent sportfysiotherapie als een specialisme. Onder sportfysiotherapie wordt verstaan het behandelen en begeleiden van (geblesseerde) sporters, aanstaande sporters, sporters met een chronische ziekte en sporters met een verstandelijke en/of lichamelijke handicap. Het beroepscompetentieprofiel sportfysiotherapeut van de Nederlandse Vereniging voor Fysiotherapie in de Sportgezondheidszorg (NVFS) laat zien dat de sportfysiotherapeut verschillende rollen kan vervullen en beschikt over competenties om een sporter met of zonder een blessure te behandelen c.q. te begeleiden (NVFS, 2007).

Zowel binnen de fysiotherapie als de sportfysiotherapie geldt, dat bij veel aandoeningen niet het bestrijden van de pijn met allerlei passieve (met apparaten) behandeltechnieken op de voorgrond moet staan, maar juist reactivering door gericht oefenen. De oefeningen zijn gericht op verbetering van de belastbaarheid, mobiliteit en spierkracht, het uithoudingsvermogen en/of de coördinatie en dienen gericht te zijn op de sportspecifieke eisen die worden gesteld. Er zijn vijf factoren die een leidraad vormen bij de behandeling:
1 pijn
2 zwelling
3 instabiliteit
4 bewegingsbeperking
5 krachtsverlies.

Pijn

Er wordt geprobeerd de belasting te vergroten in het pijnvrije gebied. Belangrijk hierbij is dat pijn niet alleen biologisch maar ook psychologisch en sociaal bepaald is. Beter is het om te spreken van pijnbeleving. Men dient alert te zijn op de aard van de pijn en elke verandering van de pijnklacht, zoals uitbreiding van het pijngebied of het intenser worden van de pijn. Ook ochtendstijfheid, crepitatie en reactieve hypertonie van de musculatuur en reacties van het gewricht zijn belangrijke criteria in het revalidatieproces.

Zwelling

Bij zwelling moet een onderscheid worden gemaakt tussen een lokale en een intra-articulaire zwelling. Aanwezigheid of toename van hydrops (intra-articulaire zwelling) en/of oedeem van periarticulaire structuren is altijd een uiting van (gewrichts)irritatie. De mate van zwelling kan een belangrijke graadmeter zijn voor het te volgen beleid. Een synovitis van het gewricht of een actieve peesontsteking kan naast zwelling ook leiden tot een verhoogde temperatuur van de lokale weefsels (vooral de huid als teken van ontsteking). Dit is een signaal van verminderde belastbaarheid.

Instabiliteit

Er wordt onderscheid gemaakt tussen statische en dynamische instabiliteit. Onder statische of mechanische instabiliteit verstaan we een te grote, niet fysiologische, laxiteit van kapsel en banden rond een gewricht. Dit is een gegeven en is in sommige gevallen door chirurgisch ingrijpen te verbeteren. De dynamische of functionele instabiliteit is een instabiliteit van het gewricht bij een actieve belasting. Deze instabiliteit wordt bepaald door kapsels en banden rond een gewricht, de spierfunctie, de neuromusculaire interactie en de posturele (houdings)balans. De posturele balans wordt bestuurd door informatie uit het visuele, het vestibulaire en het proprioceptieve systeem. Deze vorm van instabiliteit is goed te behandelen met gerichte oefentherapie en training.

Bewegingsbeperking

Er moet een onderscheid worden gemaakt tussen artrogene en wekedelenbeperkingen. In het eerste geval gebruikt de (sport)fysiotherapeut specifieke mobiliserende technieken ter verbetering van de gewrichtsfunctie, bijvoorbeeld het toepassen van tracties en translaties of manuele therapie. In het tweede geval kunnen lenigheidsoefeningen worden toegepast. Bewegingsbeperkingen kunnen een veranderd bewegingsverloop tot gevolg hebben. Het opheffen van deze beperkingen is een voorwaarde voor het technisch goed uitvoeren van (sportspecifieke) bewegingen en optimaal herstel van functies.

Krachtsverlies

Een verminderde spierfunctie kan gepaard gaan met atrofie en/of tonusverlies en een afname van de intramusculaire coördinatie. Spierkracht kan worden getest met behulp van manuele weerstandstests (nogal onnauwkeurig), of bijvoorbeeld met mechanische of elektronische dynamometrie. Bekend is de betrouwbare, maar wel kostbare meting volgens het isokinetische principe. Bij een constante hoeksnelheid wordt het uitwendig geleverde vermogen van een spiergroep op elektronische wijze vastgesteld. Deze apparatuur kan ook worden gebruikt om spierfuncties te trainen. Bovendien is het mogelijk om vast te stellen wat de krachtsverhoudingen zijn tussen agonistische en antagonistische spiergroepen. Bij isokinetische metingen gaat het voornamelijk om het vaststellen van de kwantiteit van de spiercontractie. Er kan geen betrouwbare uitspraak worden gedaan over de kwaliteit van sportspecifieke bewegingspatronen, waar polyarticulaire spieren en de intermusculaire coördinatie een belangrijke taak vervullen. Bekende merknamen van isokinetische apparatuur zijn Biodex, Humac (voorheen Cybex) en ConTrex.

3 Oefentherapie en training

Zeker in de sportfysiotherapie geldt, dat het zwaartepunt van de behandeling meestal ligt bij oefentherapie en training. In het beginstadium van de revalidatie zal de weefselschade in hoge mate bepalend zijn voor de belastbaarheid van de sporter.

Oefentherapeutische technieken

Met behulp van oefentherapeutische technieken worden herstel en functieverbetering van het bewegingsapparaat en/of hiermee samenhangende orgaanfuncties nagestreefd. In de oefentherapie wordt gebruikgemaakt van actieve en passieve oefenvormen en van combinaties van deze oefenvormen. Oefenvormen zijn gericht op verbetering van spier- en peesfunctie (bijv. krachttraining), verbetering van de bewegingsmogelijkheid (bijv. lenigheid of *range of motion*), verbetering van het uithoudingsvermogen of van de snelheid/coördinatie en proprioceptie. Meestal gaat het om een combinatie van bovengenoemde doelstellingen.

Bij functietraining gaat het naast anatomische relaties ook om de neuromusculaire interactie tussen diverse spier(groepen). In geval van pathologie kunnen verschillende disfuncties optreden; selectieve inhibitie, vertraagde reactietijden en veranderingen in rekruteringspatronen van musculatuur. Deze afwijkingen zijn het meest uitgesproken bij complexe motorische activiteiten en vragen om een deskundige toepassing van oefentherapie en gedegen kennis van motorische controle- en leerprincipes. Omdat cognitieve processen de motorische output beïnvloeden, dient de oefentherapie ook zogenoemde 'dubbeltaken' te bevatten. Recent is een oefentherapeutisch programma verschenen dat een beroep doet op het gecombineerd uitvoeren van motorische en cognitieve taken (Cognitrain®, zie figuur 41.1).

Training

Wanneer de patiënt vordert in de revalidatie en de belastbaarheid toeneemt, gaat de fase van oefentherapie steeds meer over in training. Training is het systematisch toedienen van belasting met als doel de sportieve prestatie te verbeteren. In tegenstelling tot de oefentherapie is bij training het verstoren van de homeostase (de biochemische toestand van het interne milieu van het organisme) een belangrijke voorwaarde om de belastbaarheid te verhogen. De motorische grondeigenschappen kracht, snelheid/coördinatie, uithoudingsvermogen en lenigheid vormen de belangrijkste onderdelen binnen de training. Een trainingsbelasting bestaat uit verschillende componenten (zie

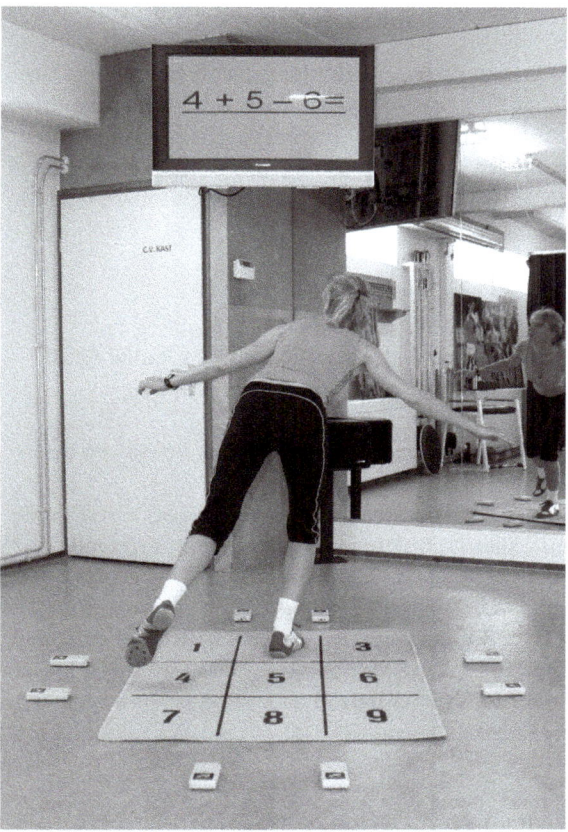

Figuur 41.1
De patiënt staat op een oefenmat en krijgt via een videoscherm rekensommen, taalspelletjes en puzzels opgegeven. Tijdens de oefening moet zij hardop antwoord geven. De antwoorden komen in beeld. Hierdoor wordt zij gedwongen te kijken wat nog meer aandacht vergt en afleidt van de balansoefening.

paragraaf 7, Sportrevalidatie). Binnen de sportfysiotherapie worden deze componenten gerelateerd aan de sportspecifieke bewegingspatronen, behendigheid, flexibiliteit en mentale weerbaarheid.

4 Fysiotechniek en massage

Behandeling met fysiotechnische apparatuur en met massage moet vooral worden gezien als ondersteuning bij de behandeling. Ze spelen vooral een rol in het begin van de revalidatie bij de behandeling van pijn, bij bevordering van de circulatie en bij bestrijding van zwelling. Op de lange termijn kunnen deze passieve maatregelen niet bijdragen aan het verhogen van de belastbaarheid van de patiënt en is gerichte revalidatietraining onontbeerlijk. Het bepalen van de keuze voor een bepaalde applicatie gebeurt op hypothetische gronden.

Vooral bij langdurige peesklachten, al dan niet gepaard gaande met calcificaties, wordt de laatste jaren steeds vaker extracorporele shockwave-therapie (ESWT) toegepast. Buiten het lichaam opgewekte schokgolven worden sinds twintig jaar gebruikt om nierstenen te vergruizen. In de tussentijd heeft de shockwave zich ontwikkeld in de orthopedie en traumatologie. Er zijn vier principes van shockwave-therapie:

1 elektrohydraulisch;
2 elektromagnetisch (bijv. de Sonocur-plus);
3 piëzo-elektrisch;
4 ballistisch via pneumatische energie, ook wel bekend als Radial Shockwave Therapy (bijv. Swiss Dolorclast).

Op dit moment bestaat er onvoldoende wetenschappelijk bewijs om de effectiviteit van ESWT aan te tonen.

Massage kan worden ingedeeld op grond van de volgende doelstellingen: mobiliserend (functiemassage), stimulerend (doorbloeding), sederend (spierontspanning) en dehydrerend (vochtafdrijvend). Zoals al eerder opgemerkt, is massage vooral van belang bij het *ondersteunen van de oefentherapie*, vooral in de (sub)acute fase. Bij acute spierletsels, vooral als een hematoom aanwezig is, is massage de eerste 24-48 uur gecontra-indiceerd. Massage kan wel bijdragen aan bevordering van het herstel na zware inspanning, met hooguit geringe microschade.

5 Relaties tussen belasting en belastbaarheid

Sportbeoefening zorgt voor een belasting die voor iedere tak van sport weer anders is, waardoor we dus spreken over sportspecifieke belasting. De belasting heeft te maken met het sportniveau, de duur, intensiteit en frequentie van sportbeoefening, maar ook met omstandigheden waaronder sport wordt beoefend, zoals de materialen, het weer, de accommodatie en het gedrag. De belastbaarheid is de mate waarin een bepaalde vorm van belasting kan worden gedragen. Belastbaarheid betreft de eigenschappen waarover iemand beschikt om aan eisen die aan het individu worden gesteld te voldoen. Binnen de grenzen van erfelijkheid, leeftijd en geslacht is belastbaarheid een dynamische grootheid en bestaat er een innige relatie tussen belastbaarheid en belasting.

Onder training wordt verstaan het systematisch toedienen van prikkels (belasting) met als doel de prestatie te verbeteren, ofwel de belastbaarheid te vergroten. Een principe dat veel gebruikt wordt bij training en tijdens sportrevalidatie, is dat bij verstoring van het evenwicht tussen belasting en belastbaarheid een fysiologische aanpassing optreedt met als gevolg een nieuw evenwicht. Een voorwaarde voor deze adaptatie is wel dat de toegediende (over)belasting kan worden verwerkt door de orgaansystemen die worden aangesproken. Indien de trainings- of therapieprikkel te intensief is en/of te lang duurt, volgt een omgekeerd effect en neemt de belastbaarheid juist af. Het vinden van optimale belastingsvormen is de kern van training en oefentherapie. Hierbij inbegrepen is het vinden van een optimaal evenwicht tussen gerichte inspanning (training of oefentherapie) en relatieve rust. Absolute rust of immobilisatie heeft doorgaans (uiteraard niet bij fractuurbehandeling en peesrupturen) negatieve gevolgen voor alle orgaanfuncties en weefselkwaliteit. Met de kreten 'use it or loose it' en 'rust roest, bewegen brengt zegen', wordt dit nog eens verduidelijkt.

6 Kenmerken van de sportfysiotherapeut

De sportfysiotherapeut richt zich niet alleen op functieherstel met betrekking tot de algemene dagelijkse levensverrichtingen (ADL), maar daarnaast op het verhogen van het belastbaarheidsniveau van geblesseerde sporters met als doel een medisch verantwoorde sportbeoefening. Hierbij is de belasting in het algemeen hoger dan in het dagelijkse leven.

Naast deze curatieve aspecten adviseert de sportfysiotherapeut ook de aanstaande sporters, de sporters zonder een blessure en de sportvereniging of sportbond waarvoor hij werkzaam is. Sportadvies, trainingsadvies, blessurepreventie en ondersteuning bij sportmedisch beleid zijn hiervan enkele voorbeelden. De sportfysiotherapeut wordt steeds vaker ingezet voor het begeleiden van specifieke doelgroepen (diabetes, hart- en vaatziekten, COPD, artrose enzovoort). Ook het verlenen van eerste hulp bij sportongevallen (EHBSO) en Basic Life Support (reanimatietechnieken en toepassen van de automatische externe defibrillator (AED)) behoren tot het takenpakket.

Voor het samenstellen en begeleiden van diverse behandelprogramma's is specifieke deskundigheid nodig. Niet alleen affiniteit met de sport is belangrijk, ook moet de sportfysiotherapeut beschikken over ervaring, vakinhoudelijke kennis en vaardigheden. De sportfysiotherapeut profileert zich vaak als specialist in orthopedische revalidatie, bijvoorbeeld knie- en schouderrevalidatie.

Na de initiële opleiding fysiotherapie is de sportfysiotherapeut bijgeschoold in belangrijke facetten van de trainingsleer, inspanningsfysiologie, sportspecifieke pathologie en motorische vaardigheden en leerprocessen. Hij of zij kan deze integreren in een revalidatieprogramma. Tevens is hij of zij in staat een biomechanische analyse te maken van sportspecifieke bewegingspatronen, heeft hij of zij kennis van gebruikte sportmaterialen en kan hij of zij sportspecifieke belastingen analyseren en afzetten tegen de belastbaarheid van de sporter. Analyse en advisering ten aanzien van sportschoeisel en sportoppervlak, accommodatie, plyometrische bewegingsvormen (bewegingen waarbij een snelle excentrische fase, gevolgd door een korte overgangsfase, overgaat in een concentrische fase) en belasting van gewrichten en weke delen tijdens de sportactiviteit (lopen, springen, werpen, slaan, enzovoort) zijn hiervan enkele voorbeelden.

Enkele praktische vaardigheden zijn het testen en meten van het (submaximale) cardiorespiratoire systeem, de spierkracht, de sportspecifieke belastbaarheid (functionele tests) en het vetpercentage, en het kunnen toepassen van (preventieve) partiële immobilisaties met behulp van tape of een brace bij zowel gezonde als geblesseerde sporters.

Om te komen tot het oude sportniveau is het ook belangrijk dat de sportfysiotherapeut zich kan verplaatsen in de belevingswereld van de sporter, dat hij of zij de diverse belangen (sporter, club, sponsor, enzovoort) goed kan inschatten en dat hij of zij overleg pleegt met alle andere deskundigen die betrokken zijn bij de sporter of het team. Naast de trainer/coach kunnen dit zijn een (sport)arts, bewegingswetenschapper, diëtist en psycholoog. Kortom, de sportfysiotherapeut is meer dan een fysiotherapeut met slechts interesse voor de sport.

7 Sportrevalidatie

De klassieke indeling in massage, oefentherapie en fysiotechniek biedt onvoldoende houvast voor het realiseren van een optimaal herstel van bewegingsfuncties. Bij sportrevalidatie gaat het om het geheel van behandeling én begeleiding naar het oude sportniveau. De 'oude' driedeling zou daarom vervangen moeten worden door het begrip revalidatie, waaruit blijkt dat het geheel meer is dan de som der delen.

Een goed revalidatieproces begint met een nauwkeurige diagnose van de aard en de ernst van het letsel, onmiddellijk na het ontstaan van de blessure. Vooral bij overbelastingsletsels gaat het om de vraag *waarom* de sporter die blessure heeft opgelopen. Naast klinisch onderzoek speelt de sportanamnese hierbij een sleutelrol. Kennis van techniek, sportbelasting, trainingsleeftijd in relatie tot kalenderleeftijd en sportniveau, trainingsleer, trainingsmethode, trainingsfrequentie, periodisering van training en wedstrijden en gebruikt materiaal, is essentieel voor een goede analyse en behandeling van de geblesseerde sporter.

De sportfysiotherapeut heeft naast de functie van behandelaar ook een belangrijke rol als coach/begeleider van het revalidatieproces, met als doel voorwaarden te creëren voor optimaal herstel, maximale belastbaarheid en het voorkomen van recidief. Het revalidatieproces eindigt wanneer de sporter in staat is tot volledige sportparticipatie in zowel trainingen als wedstrijden.

Gezien de relaties tussen belasting en belastbaarheid, individuele verschillen in de snelheid van herstelprocessen en adaptatie van weefselstructuren, is het niet mogelijk vastomlijnde protocollen te hanteren. Op basis van medische gegevens, wetenschappelijk onderzoek en ervaring is het wel mogelijk een raamwerk van behandelstrategieën op te stellen waarbinnen de sportrevalidatie zich afspeelt. Tevens kan een tijdsindicatie worden gegeven voor de duur en het verloop van het herstel.

Het gemiddelde sportniveau is meestal een hogere belasting voor het bewegingsapparaat dan het gemiddelde ADL-niveau. Dit betekent dat de deskundigheid van de sportfysiotherapeut vanaf het eerste moment gewenst is, maar vooral van groot belang is in de fase tussen ADL en het hervatten van de sportprestatie. Daar fungeert hij of zij als een coach die het revalidatieproces bewaakt en stuurt.

De sportfysiotherapeut is in staat op een verantwoorde wijze sportspecifieke vaardigheden te vertalen naar het revalidatieproces en het behandelplan. Hierbij gaat het vooral om de keuze van de (alternatieve) trainingsvormen en de keuze van de oefenstof, waarbij hij of zij rekening houdt met de fundamentele trainingsleer. Een aantal vaste trainingsprincipes en -variabelen is hierbij essentieel.

Onder *trainingsprincipes* vallen de begrippen overload, specificiteit, reversibiliteit en verminderde meeropbrengst. Deze begrippen worden ook wel samengevat onder de term *biologische wetmatigheden*. Met *trainingsvariabelen* worden de begrippen omvang, intensiteit, prikkelduur, prikkeldichtheid en trainingsfrequentie bedoeld (zie het kader). Bij het samenstellen van (alternatieve) trainingsprogramma's zal de sportfysiotherapeut ervoor moeten zorgen dat het programma zo veel mogelijk aansluit bij de tak van sport die de patiënt beoefent en de daarbij behorende bewegingen, grondmotorische eigenschappen, spiercontracties en energiesystemen. Dit geheel moet worden beoordeeld in relatie tot de algehele gezondheid en belastbaarheid van de sporter.

Overzicht van trainingsprincipes en trainingsvariabelen

Trainingsprincipes
- *Overload.* Onder overload wordt verstaan een toenemende belasting. Bij een juiste trainingsprikkel reageert het lichaam normaalgesproken met een aanpassing waardoor de belastbaarheid toeneemt. Na enige tijd is de aanpassing maximaal en wordt door toediening van die belasting geen trainingswinst meer geboekt. Voor een vooruitgang in prestatie is een geleidelijke toename in de belasting (overload) dus noodzakelijk.
- *Specificiteit.* Datgene wat je traint, verbetert. De soort belasting moet afgestemd zijn op de specifieke sport. Door het lopen van duurlopen gaat een kogelstoter niet verder stoten. Ook moet de trainingsbelasting overeenkomen met de wedstrijdbelasting, wil het rendement toenemen.
- *Reversibiliteit.* Het trainingsresultaat is omkeerbaar, stilstand betekent meestal achteruitgang. Een eenmaal opgebouwd niveau blijft niet vanzelf gehandhaafd. Blessures en ziekten kunnen dus vrij snel een afname in de belastbaarheid veroorzaken.
- *Verminderde meeropbrengst.* Hoe meer er getraind wordt, hoe moeilijker het is om nog vooruitgang te boeken. In het begin treden de trainingsresultaten snel op, maar geleidelijk aan kost dit steeds meer moeite en treedt de wet van de 'verminderde meeropbrengst' in werking.

Trainingsvariabelen
- *Frequentie.* Hoe vaak wordt er getraind: dagelijks, driemaal per week, enzovoort.

- *Omvang*. Hierbij gaat het om de omvang van de trainingsbelasting (bijv. per week), ofwel frequentie × duur. Bijvoorbeeld tweemaal per week tien kilometer hardlopen of de som van series en herhalingen, bijvoorbeeld vijf series van twintig herhalingen.
- *Intensiteit*. Hierbij gaat het om de zwaarte van de opgelegde belasting. Bijvoorbeeld lopen met een snelheid van 12 km/uur, met een hartfrequentie van 160 slagen/minuut of twintig herhalingen met 75 kg.
- *Prikkelduur*. Hieronder wordt verstaan de totale oefentijd (40 minuten lopen) of de som van meerdere belastingen (3×3 minuten tempoloop).
- *Prikkeldichtheid*. Hoe snel volgen de herhalingen elkaar op, ofwel hoe lang is de pauzeduur. De lengte van de pauze is afhankelijk van de intensiteit van de belasting.

De sportrevalidatie kenmerkt zich door een hoge behandelfrequentie (3× per week of meer). Hierbij dient een onderscheid te worden gemaakt tussen de behandeling van het primaire letsel enerzijds en de trainingsvervangende arbeid anderzijds, waarbij de aangedane structuren worden ontzien of minder worden belast. Een combinatie van beide leidt al snel tot een hoge behandelfrequentie. Men moet zich realiseren dat een hoge behandelfrequentie van alleen het primaire letsel averechts kan werken. Een goede balans tussen het toedienen van een therapeutische prikkel en de hersteltijd daarvan is een voorwaarde voor een optimale functie. Om geen vertraging op te lopen in het herstel is het soms juist nodig de behandelfrequentie te verminderen, zodat de toegediende therapeutische prikkel beter verwerkt kan worden door de aangedane weefselstructuren.

8 Multidisciplinair overleg

Vooral in de topsport vindt er regelmatig multidisciplinair overleg plaats. Het letsel bepaalt in hoge mate de eerste fase van het behandelplan. In deze fase is overleg met de behandelend (huis)arts gewenst. De (huis)arts kan informatie geven over de medische status van de sporter, waaronder eerdere blessures of operaties, medicatie en de psychologische belastbaarheid. Zodra de oefentherapie start, is ook het alternatieve trainingsschema van belang. Als toenemende belasting mogelijk is, gaan sportspecifieke bewegingspatronen een essentiële rol spelen, waarbij overleg met de trainer/coach zinvol is. In geval van een recidief is het zinvol dat de sporter via de (huis)arts contact zoekt met de sportfysiotherapeut. Dit kan zijn voor een eenmalig advies of voor een aantal vervolgbehandelingen.

Referenties

NVFS. Beroepscompetentieprofiel sportfysiotherapeut. Amersfoort: NVFS, 2007.
Cingel REH van. Sportfysiotherapie. In: Mosterd WL, Sitsen JMA, Hermans GPH, Backx FJG, Cingel R van (red). Het Sport-medisch formularium. Houten: Bohn Stafleu van Loghum, 2005. pp. 233-50.
Edwards I, Jones M, Carr J, et al. Clinical reasoning strategies in physical therapy. Phys Ther 2004;84(4):312-30; discussion 331-35.
Jones M, Edwards I, Gifford L. Conceptual models for implementing biopsychosocial theory in clinical practise. Man Ther 2002;7(1):2-9.
Ooijendijk WTM, Vries SI de, Stiggelbout M, Hespen ATH van. Sportfysiotherapie in de praktijk. Leiden: TNO Preventie en Gezondheid, 2003.
Schmikli S. Sporten: meestal gezond, soms riskant. In: Vriend I, Kampen B van, Schmikli S, et al. (red). Ongevallen en Bewegen in Nederland 2000-2003: ongevalsletsels en sportblessures in kaart gebracht. Amsterdam: Consument en Veiligheid, 2005. pp. 30-39.

Leesadvies

Mosterd WL, Sitsen JMA, Hermans GPH, Backx FJG, Cingel R van (red). Het Sport-medisch formularium. Houten: Bohn Stafleu van Loghum, 2005.

Websites

www.cognitrain.nl
www.ifsp.nl
www.kngf.nl
www.nvfs.nl

42 Preventie van sportblessures

Mw. drs. I. Vriend, mw. H. Goossens

1 Waarom blessurepreventie?

Sport en bewegen leveren een positieve bijdrage aan de gezondheidsbevordering en de preventie van ziekten. Door de overheid wordt dan ook gestimuleerd dat meer mensen op een gezonde en verantwoorde wijze gaan sporten en bewegen (Ministerie van VWS, 2005). In 2007 is de campagne '30 minuten bewegen' gestart om meer Nederlanders te motiveren (meer) te gaan bewegen (www.30minutenbewegen.nl). De laatste jaren zijn wel meer Nederlanders gaan sporten, maar slechts 56 procent voldoet aan de Nederlandse Norm Gezond Bewegen (in 2005) (Ooijendijk e.a., 2007). Bij het bevorderen van sport en bewegen moet ook aandacht worden besteed aan de preventie van sportblessures en andere negatieve effecten van sport om de te bereiken gezondheidswinst verder te vergroten. Het gaat hierbij om (Ministerie van VWS, 2001):
- sportblessures;
- sportgerelateerde aandoeningen, bijvoorbeeld eet- en groeistoornissen, inspanningsastma, maag- en darmstoornissen en hartritmestoornissen;
- gezondheidsrisico's door dopinggebruik in de sport;
- verergering van al aanwezige ziekten;
- plotse dood.

Sportblessures zijn een groot probleem. In de periode 2000-2005 hebben jaarlijks gemiddeld 1,5 miljoen mensen een sportblessure opgelopen, waarvan er 760.000 medisch zijn behandeld (Consument en Veiligheid, 2007).

Sportblessures nemen daarmee een derde plek in als het gaat om ziekten en aandoeningen met de hoogste incidentie in Nederland in 2003. Op de eerste en tweede plek staan respectievelijk infecties van de bovenste luchtwegen en nek- en rugklachten (De Hollander e.a., 2006). Sportblessures kunnen gepaard gaan met persoonlijk leed voor de sporter, kosten van medische behandeling en zorg, het tijdelijk of gedurende lange tijd niet (volledig) kunnen sporten en verzuim van school of werk.

Blessurepreventie: gezondheidsbevorderend en kostenbesparend

De afgelopen jaren zijn in Nederland enkele onderzoeken uitgevoerd naar de gezondheidseffecten van sport en bewegen. Hierin is vastgesteld dat de door sport en beweging behaalde gezondheidswinst opweegt tegen de gezondheidsrisico's. Ook leveren sport en beweging economische winst op door een besparing op de gezondheidszorgkosten en verzuimen sporters minder dan niet-sporters (Stam e.a., 1996; Proper e.a., 2004).

De gezondheidswinst kan verder vergroot worden door het aantal sportblessures zo veel mogelijk te beperken. Hiermee kunnen ook aanzienlijke kosten bespaard worden. De totale kosten van sportblessures in Nederland zijn berekend op gemiddeld 600 miljoen euro per jaar en bestaan uit de volgende twee kostenposten (Consument en Veiligheid, 2007):
– gemiddeld 220 miljoen euro per jaar aan kosten van gezondheidszorgconsumptie (directe medische kosten);
– gemiddeld 380 miljoen euro per jaar aan indirecte kosten (productieverlies uitgedrukt in arbeidsverzuim).

Als slechts 1 procent van het totale aantal medisch behandelde sportblessures voorkomen kan worden, zou dat bijna zes miljoen euro per jaar winst aan directe medische kosten en verzuimkosten opleveren (Consument en Veiligheid, 2006; Kloet, 2007).

Doel blessurepreventie

Belangrijk doel van blessurepreventie is de sporter in staat te stellen om te sporten, te blijven sporten en na herstel van een blessure weer te gaan sporten. Blessures vormen een bedreiging voor de sportdeelname van mensen en het plezier dat zij beleven aan hun sportbeoefening. Tevens is blessurepreventie gericht op het minimaliseren van (de kosten van) arbeidsverzuim en medische behandeling door sportblessures. In het algemeen worden drie niveaus van preventie onderscheiden, ieder met een eigen doelstelling, namelijk primaire, secundaire en tertiaire blessurepreventie (Vriend e.a., 2001; 2002).

Preventie van sportblessures richt zich op het terugdringen van het aantal sportblessures en het verlagen van de ernst van sportblessures door:
– het verlagen van het risico op een nieuwe sportblessure en daarmee het verlagen van de blessure-incidentie (primaire preventie);
– het zo snel mogelijk opsporen en behandelen van blessures om de gevolgen ervan (ernst en duur) te verminderen (secundaire preventie);
– het voorkomen van herhaling van eenzelfde sportblessure (recidieven; tertiaire preventie);
– het verminderen en het voorkomen van blijvend letsel en beperkingen door de blessure (tertiaire preventie).

2 Aangrijpingspunten voor blessurepreventie

Voor een effectieve preventie van sportblessures moeten maatregelen ingezet worden die (Vriend e.a., 2001):
- aangrijpen op de risicofactoren voor en het ontstaansmechanisme van sportblessures. Hierbij moet rekening worden gehouden met het gedrag van de sporter;
- de kans op het ontstaan van een blessure en/of de ernst ook daadwerkelijk verminderen. De maatregelen moeten effectief zijn;
- haalbaar zijn om in te voeren. De haalbaarheid van de invoer van preventieve maatregelen is belangrijk voor het onderbouwen en prioriteren van interventies. Dit betreft bijvoorbeeld de kosten ervan, de mate waarin risico's daadwerkelijk ontweken kunnen worden en het draagvlak of de weerstand vanuit het veld en de doelgroep.

Risicofactoren voor een sportblessure

Risicofactoren voor een sportblessure zijn divers en staan schematisch weergegeven in figuur 3.1. Ze worden onderverdeeld in persoonsgebonden (interne) en omgevingsgebonden (externe) factoren. Persoonsgebonden risicofactoren betreffen de lichamelijke en psychische eigenschappen van de sporter en bepalen diens belastbaarheid. De omgevingsgebonden risicofactoren bepalen de werkelijk optredende belasting op de sporter. Deze risicofactoren beïnvloeden de kans op het ontstaan van een sportblessure, maar bepalen ook mede het (preventieve) sportgedrag van de sporter. Een sportblessure zal optreden zodra de belasting van de sporter groter wordt dan zijn belastbaarheid. Om de kans op een sportblessure zo klein mogelijk te houden, moet de sporter preventief gedrag vertonen (Van Mechelen e.a., 1992).

Algemene blessurepreventieve maatregelen

In tabel 42.1 staan maatregelen die genomen kunnen worden om blessures te voorkomen, ingedeeld naar het niveau van preventie waarop ze aangrijpen. Deze maatregelen zijn in principe toepasbaar voor alle takken van sport en voor iedere sporter (Van Mechelen e.a., 1987). Persoonlijke beschermingsmiddelen, instrumentele sportmaterialen, sportschoenen en sportkleding worden bij (vrijwel) alle sporten gebruikt, maar zijn vaak specifiek voor een bepaalde sporttak (bijvoorbeeld een fietshelm, polsbescherming bij skaten). In dit hoofdstuk worden de blessurepreventieve maatregelen beschreven die algemeen toepasbaar zijn, waaronder persoonlijke beschermingsmiddelen en eigenschappen van sportschoenen en kleding ('packing').

Wat kan de sporter zelf doen?

Bij het ontstaan van sportblessures speelt het gedrag van de sporter een rol. Om de kans op een blessure te verkleinen, moet de sporter preventief gedrag vertonen (Van Mechelen e.a., 1992; 1994). De sporter zelf kan het risico op een

Tabel 42.1 Algemene blessurepreventieve maatregelen (Vriend e.a., 2001; 2002).

preventieve maatregel	niveau van preventie		
	primair	secundair	tertiair
sportkeuring	x	x	x
warming-up en rekoefeningen	x		
cooldown en rekoefeningen	x	x	
persoonlijke beschermingsmiddelen	x		x
instrumentele sportmaterialen	x		
sportschoenen en -kleding	x		
tapen en braces	x	x	x
training van lichamelijke fitheid en vaardigheden (techniek)	x	x	x
begeleiding van sporthervatting	x	x	x
fair-play	x		
spelregels: invoeren, aanpassen, strenger toepassen/naleven	x		
kwaliteit van sportaccommodaties	x		
sportrevalidatie		x	x

sportblessure verkleinen door zelf diverse maatregelen te treffen. De belangrijkste doelgroep voor blessurepreventieve activiteiten is dan ook de sporter zelf. Sportbonden, trainers en aanbieders van sportzorg (huisarts, sportarts, fysiotherapeut) zijn hierbij belangrijke intermediairs om de sporter te bereiken en/of te ondersteunen. Aan het eind van dit hoofdstuk worden de activiteiten in Nederland gericht op de preventie van sportblessures op een rij gezet. Deze activiteiten worden ingezet vanuit het landelijke beleid blessurepreventie en vanuit sportbonden en verenigingen.
Risicofactoren die de sporter zelf kan beïnvloeden zijn:
– Gebruik van geschikt sportmateriaal van goede kwaliteit. Met betrekking tot blessurepreventieve maatregelen wordt sportmateriaal ingedeeld in a) materiaal ter bescherming van de sporter (persoonlijke beschermingsmid-

delen), b) sportmateriaal om mee te handelen (instrumentele sportmaterialen) en c) sportschoenen en sportkleding. Bij veel sporttakken zijn specifieke beschermingsmiddelen voorgeschreven (zie hoofdstuk 48, Sportmaterialen). Persoonlijke beschermingsmiddelen spelen vooral een rol bij het voorkomen van plotseling ontstane blessures.
- Gebruik van braces en tapeverbanden ter ondersteuning en bevordering van de stabiliteit van gewrichten. Het gebruik hiervan wordt sterk aanbevolen om een herhaling van oude blessures te voorkomen (tertiaire preventie).
- Eigen sportgedrag. De sporter kan de kans op een sportblessure verkleinen door het naleven van de spelregels en veilig gedrag (*fair play*). Door het vermijden van ruw spel en overtredingen kan de sport veiliger worden gemaakt.
- Training van een optimale algemene lichamelijke fitheid en het aanleren van de benodigde sportspecifieke vaardigheden en technieken. Onder lichamelijke fitheid vallen het aerobe uithoudingsvermogen, kracht, snelheid, lenigheid, vaardigheid en coördinatie van de sporter. Vanuit het oogpunt van preventie is het belangrijk te weten welke aspecten van lichamelijke fitheid in welke mate voor de betreffende sport van belang zijn. De enige manier om techniek goed onder de knie te krijgen, is door te trainen onder deskundige begeleiding.
- Balanstraining. Dit gebeurt bijvoorbeeld door een training of warming-up met een oefentol. In het algemeen gaat het om spierversterkende oefeningen ter bevordering van de kernstabiliteit (*core stability*) of specifieke stabiliteit van bijvoorbeeld het enkelgewricht (proprioceptieve training) (Verhagen, 2004).
- Het doen van een sportspecifieke warming-up en rekoefeningen met als doel de sporter lichamelijk en geestelijk voor te bereiden op lichamelijke inspanning. Een cooldown wordt uitgevoerd om een optimaal herstel na inspanning te bewerkstelligen en spierpijn te voorkomen.
- Sportkeuring en sportadvies (door een sportarts of SMA). Met een sportkeuring wordt getracht blessures en lichamelijke afwijkingen vroegtijdig te identificeren (zie hoofdstuk 43 Sportkeuring).
- Voldoende herstel en het juiste moment van sporthervatting na een blessure ter preventie van recidief en compensatieletsel. Dit vraagt professionele en goede begeleiding na een eerdere blessure door bijvoorbeeld een sportarts, SMA of fysiotherapeut.

Overige blessurepreventieve maatregelen

Maatregelen die de sporter niet zelf kan nemen, maar die wel invloed kunnen hebben op de kans op sportblessures, zijn:
- het invoeren, veranderen en strenger toepassen van spelregels;
- kwaliteit van sportaccommodaties en ondergrond;
- kwaliteit en eigenschappen van instrumentele materialen die passief aanwezig zijn, bijvoorbeeld het doel en matten voor een landing (zie ook hoofdstuk 48, Sportmaterialen).

Effectieve preventieve maatregelen: welke helpen echt?

Maatregelen worden ingezet om de kans op het ontstaan of herhaling van een blessure en/of de ernst hiervan te verminderen. Het daadwerkelijke effect hiervan wordt geëvalueerd door opnieuw de omvang, ernst en lokalisatie van sportblessures te bepalen. Hierover zijn diverse onderzoeksartikelen gepubliceerd. Om inzicht te krijgen in de mate waarin blessurepreventieve maatregelen al dan niet effectief zijn, is uitgebreid literatuuronderzoek uitgevoerd (Vriend e.a., 2001; 2002). Hierbij werd gekeken naar algemene blessurepreventieve maatregelen, gericht op de primaire preventie van sportblessures (zie tabel 42.1). Als er geen literatuur gevonden kon worden, was een uitspraak over de effectiviteit ervan niet mogelijk. In dat geval kan de maatregel effectief zijn, maar is dat (nog) niet wetenschappelijk aangetoond. Aanvullend zijn experts geraadpleegd (Vriend e.a., 2001). De conclusies en aanbevelingen op basis van dit onderzoek worden hierna beschreven.

Driedeling in de effectiviteit van blessurepreventieve maatregelen

Op basis van het literatuuronderzoek en de mening van geconsulteerde deskundigen is een driedeling gemaakt in de effectiviteit van primair preventieve maatregelen. Deze indeling is gebaseerd op de mate waarin de effectiviteit van de diverse maatregelen kon worden vastgesteld en heeft implicaties voor de aanbevelingen naar de sporter over het gebruik ervan (Vriend e.a., 2001; 2002).

Als eerste worden maatregelen onderscheiden waarvan de effectiviteit op basis van onderzoek vaststaat. Vervolgens betreft het maatregelen waarvan de effectiviteit nog niet geheel vaststaat, maar waarvan het zeer waarschijnlijk is dat deze preventief werken. Meer onderzoek zou dit in de toekomst moeten aantonen. Deze twee categorieën van maatregelen worden sterk aanbevolen. Als derde categorie worden maatregelen onderscheiden die worden aanbevolen, maar waarvan op dit moment onvoldoende bekend is of ze werken. Hierbij geldt 'baat het niet, schaadt het niet'. De onderzoeksresultaten en aanbevelingen zijn onder de doelgroep verspreid via publicaties op internet en een informatiefolder (zie figuur 42.1). Hieronder worden deze conclusies weergegeven.

> Effectiviteit bewezen dus **altijd doen**:
> - fietshelm ter preventie van hoofdletsels; een fietshelm lijkt ook effectief ter preventie van aangezichtsletsels;
> - polsbeschermer bij skaten (van hard materiaal) ter preventie van polsletsel (vooral fracturen); het gebruik leidt mogelijk tot een verschuiving naar meer onderarmletsels;
> - enkelbrace ter preventie van plotseling ontstaan (nieuw en recidief) enkelletsel;
> - enkeltape ter preventie van recidief enkelletsel;

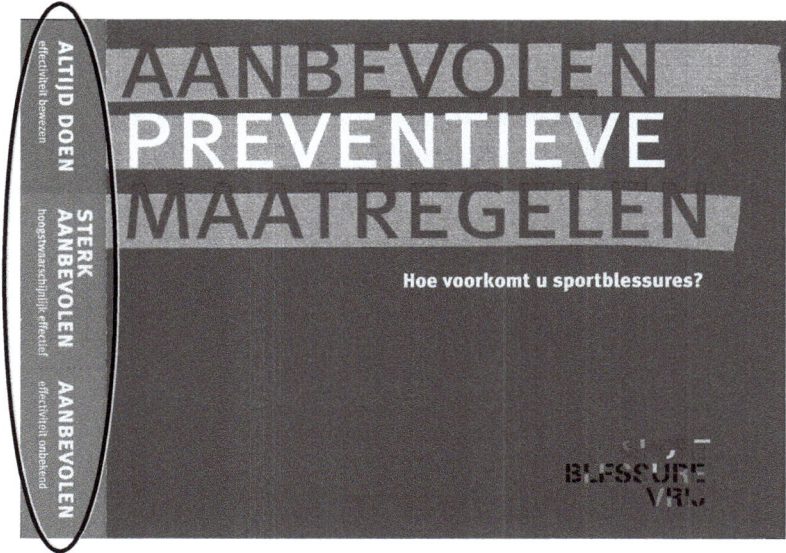

Figuur 42.1
Informatiefolder met aanbevolen blessurepreventieve maatregelen.

- een proprioceptief/neuromusculair trainingsprogramma (oefentol) ter preventie van recidief enkeldistorsies (Verhagen, 2004).

Hoogstwaarschijnlijk effectiefdus **sterk aanbevolen**:
- persoonlijke beschermingsmiddelen:
  - scheenbeschermer van hard materiaal (ter preventie van een impactletsel) en van kevlar (tegen snijwonden bij bijvoorbeeld schaatsen);
  - gebitsbeschermer bij sporten met hoge inwerkende krachten van buitenaf (zoals bij hockey, rugby en boksen);
  - oogbeschermer tegen impactletsels (harde brillen, bijvoorbeeld bij squash);
  - elleboogbeschermer bij skaten (van hard materiaal);
- tapen van gewrichten en dragen van braces:
  - enkeltape bij plotseling ontstaan letsel (niet recidief);
  - patellatape en -brace ter preventie van geleidelijk ontstaan letsel aan de quadricepspees;
- sportschoenen:
  - schokdempende werking van de schoen om verticale krachten te dempen;
- regelgeving:
  - invoeren of aanpassen van regelgeving;
  - strenger toepassen of naleven van bestaande regelgeving.

Effectiviteit onbekend maar wel **aanbevolen** (*experience-based*):
- sportspecifieke warming-up en rekoefeningen;
- cooldown, vooral ter preventie van spierpijn (microtraumata in de spier);
- dragen van persoonlijke beschermingsmiddelen:
  - skatehelm, rugbyhelm;
  - kniebeschermer van hard materiaal (ter preventie van impactletsel en oppervlakkig valletsel, zoals bij skaten) en van zacht materiaal (ter preventie van kneuzingen en oppervlakkig letsel);
  - elleboogbeschermers (van zacht materiaal) ter preventie van kneuzingen en oppervlakkig letsel;
  - opvulstukken, vaak in of onder de kleding (*packing*) ter preventie van kneuzingen en slijmbeursontstekingen;
  - tok;
- tapen van gewrichten en dragen van braces:
  - knietape en -brace, ter preventie van plotseling ontstaan extra-articulair knieletsel (deskundigen zijn van mening dat tapen niet zinvol is om intra-articulair knieletsel te voorkomen, een brace zou iets effectiever kunnen zijn dan tape (Vriend e.a., 2001));
  - duimtape en -brace;
  - vingertape en -brace;
  - elleboogbrace, waarbij een effect wordt verwacht ter preventie van geleidelijk ontstaan letsel;
- sportschoenen:
  - schachthoogte van de schoen ter preventie van plotseling ontstane enkelblessures;
  - stevige contrefort (hielkap) aangeraden ter preventie van plotseling en geleidelijk ontstane blessures aan de kuitspier en achillespees;
  - inlegzolen in een schoen (*inlays*) ter preventie van geleidelijk ontstane blessures;
- training:
  - training van de lichamelijke fitheid: vooral training van spierkracht en lenigheid lijkt te resulteren in een afname van het aantal knieblessures door een toename van de stabiliteit van het gewricht;
  - training van vaardigheden en techniek: vooral het verbeteren van de sprongtechniek lijkt te resulteren in een afname van het aantal knieblessures door een toename van de stabiliteit van het gewricht;
  - het trainingsvolume aanpassen aan de belastbaarheid van de sporter;
  - een proprioceptief (neuromusculair) trainingsprogramma lijkt effectief ter preventie van plotseling ontstane knieblessures;
- sportspecifieke sportkeuring.

Er kon geen opsplitsing worden gemaakt in de effectiviteit van de maatregelen naar factoren als leeftijd, geslacht, niveau en tak van sport. Mogelijk bestaat er een verschil in de mate waarin de maatregelen effectief zijn en aanbevolen moeten worden voor verschillende (groepen van) sporters. Dit zou in de toekomst aangetoond moeten worden door aanvullend onderzoek (Vriend e.a., 2001; 2002).

Doordat sportblessures meestal veroorzaakt worden door een combinatie van risicofactoren, is het belangrijk om bij de preventie van sportblessures niet één risicofactor of preventieve maatregel eruit te lichten, maar steeds de risicofactoren samen. Het gebruik van persoonlijke beschermingsmiddelen kan bijvoorbeeld resulteren in een toename van de kans op een blessure door een verandering in het gedrag van de sporter. Daarnaast kan het gebruik van beschermingsmiddelen voor één gewricht of lichaamsdeel resulteren in een verschuiving van blessures naar andere lichaamsdelen (ketenproblematiek). Of sportschoenen effectief zijn ter preventie van blessures, hangt niet alleen af van de eigenschappen van de schoen, maar ook van de ondergrond en voet, doordat er een continue interactie bestaat tussen schoen, voet en vloer (Vriend e.a., 2001; 2002).

3 Aanbod van blessurepreventieve interventies in Nederland

In Nederland zijn de overheid, landelijke organisaties, sportbonden en sportverenigingen actief om sportblessures te voorkomen. Veel informatie wordt aangeboden via internet, gericht op de georganiseerde dan wel ongeorganiseerde sporter en/of trainer. Ook worden vanuit sportbonden projecten uitgevoerd om blessures te voorkomen, specifiek gericht op een bepaalde tak van sport.

Blessurepreventie via internet

In Nederland wordt vooral door de Vereniging voor Sportgeneeskunde (VSG), TNO Kwaliteit van Leven, Consument en Veiligheid en het NOC*NSF via internet informatie beschikbaar gesteld over blessurepreventie. Door deze organisaties zijn afspraken gemaakt om samen te werken, met als doel de inhoud van hun websites onderling af te stemmen. Ook wordt gewerkt aan de ontwikkeling van een centraal blessureportaal op internet dat verwijst naar betrouwbare en eenduidige informatie op de websites van deze organisaties over de preventie, curatie, registratie en voorlichting op het gebied van sportblessures (www.allesoversportblessures.nl). Dit moet resulteren in een betere informatievoorziening naar de diverse doelgroepen (Kloet e.a., 2006; Kloet, 2007). Tabel 42.2 geeft een overzicht van het huidige aanbod van digitale informatie door deze organisaties, gericht op blessurepreventie. Primaire doelgroepen zijn de sporter en intermediairs als trainers, sportverenigingen en sportbonden, maar ook aanbieders van sportzorg. Huisarts en fysiotherapeut zijn belangrijke intermediairs bij de behandeling en preventie van sportblessures in de eerstelijnszorg (direct benaderbaar voor sporters).

Tabel 42.2	Aanbod van informatie over blessurepreventie in Nederland (Kloet, 2007; Vriend en De Wit, 2006; 2007; Stege e.a., 2005).
website	toelichting
www.voorkomblessures.nl	Voorkomblessures.nl (Consument en Veiligheid) geeft advies-op-maat en sportspecifieke informatie over primaire blessurepreventie via internet bij voetbal, hockey, tennis, hardlopen, fitness, korfbal, volleybal, mountainbiken, wegwielrennen, skateboarden, skaten, skiën en snowboarden. De site wordt aangevuld met andere sporttakken. Doelgroep: georganiseerde en ongeorganiseerde sporters (18-35 jaar).
www.sportblessuremelden.nl (https://bis.pgdata.nl)	Sportblessuremelden.nl (TNO) is vooral gericht op de *webbased* registratie van sportblessures via het Blessure Informatie Systeem (BIS) en geeft ook informatie over optimale zorg en preventie van sportblessures via internet. Doelgroep: sportbonden, sportverenigingen en hun sporters.
www.sportzorg.nl	Sportzorg.nl (VSG) richt zich op verantwoord sporten en gezond bewegen door advisering en begeleiding van sporters en zorg rond een blessure. De website is vooral gericht op secundaire en tertiaire preventie van sportblessures. Doelgroep: sporters en organisaties (afnemers en aanbieders van sportzorg).
www.sport.nl	Sport.nl (NOC*NSF) is vooral gericht op algemene sportblessurepreventie. Doelgroep: sporters, trainers, verenigingen.
www.veiligheid.nl	Veiligheid.nl (Consument en Veiligheid) geeft veiligheidsadviezen over algemene blessurepreventie (sporttakoverstijgend), veilig bewegingsonderwijs en veiligheid van sportaccommodaties.

Sportbonden

Bij sportbonden bestaat een breed draagvlak voor blessurepreventie. De ontwikkeling en implementatie van het landelijk beleid blessurepreventie binnen de georganiseerde sport vindt plaats in overleg met de sportbonden. Dit gebeurt onder andere door samenwerking binnen de landelijke voorlichtingscampagne 'Surfen naar sportblessurepreventie' (www.voorkomblessures.nl) en het Blessure Informatie Systeem (BIS; www.sportblessuremelden.nl).

Ook worden sportspecifieke projecten die voortkomen uit het landelijke actieprogramma 'Sport Blessure Vrij' (SBV) ter preventie van sportblessures in Nederland (uitgevoerd van 1988 tot 2004), nu nog landelijk geïmplementeerd door sportbonden (Vriend en De Wit, 2006; 2007):
– Stichting Veilige Paardensport werkt met het project 'Veilig paardrijden' aan veilige paardensport (www.veiligpaardrijden.nl);

- Skate Bond Nederland voert het project 'Skate Safe!' uit, gericht op het terugdringen van het aantal ongevallen met inline-skates bij kinderen van 9 tot en met 12 jaar (www.skatebond.nl);
- Het project 'Klaar voor daar?' is gericht op de veiligheid van de wintersporter en wordt gevoerd door de Nederlandse Ski Vereniging (www.klaarvoordaar.nl);
- De Nederlandse Volleybal Bond (NeVoBo) en de Koninklijke Nederlandse Lawn Tennis Bond hebben de projecten 'Volleybal Blessure Vrij' (www.volleybal.nl) en 'Tennis Blessure Vrij' (www.knltb.nl) voortgezet.

Ook initiëren sportbonden zelf activiteiten om sportblessures te voorkomen, waarbij ze ondersteuning kunnen krijgen van NOC*NSF. Dit betreft onder andere de implementatie van sportspecifieke blessurepreventieve maatregelen en sportmedische voorzieningen binnen de vereniging. Zij maken hiervoor gebruik van informatie van hun sportbond en worden ondersteund door de Provinciale Sportraad en andere lokale sportloketten (waaronder gemeenten) (Vriend en De Wit, 2006). Ook bonden plaatsen informatie over gezond en veilig sporten voor hun leden op hun website. Door de Koninklijke Nederlandse Hockey Bond (KNHB) zijn bijvoorbeeld begin 2006 in samenwerking met Shell 60.000 prefab mondbeschermers gratis beschikbaar gesteld aan alle jeugdspelers van 6 tot en met 11 jaar (D-, E- en F-leden) ter preventie van gebitsletsel en als stimulans om het gebruik van mondbeschermers bij hockey te bevorderen. Ook is de KNHB bezig de mogelijkheden voor hoofdbescherming voor hockeyspelers te verkennen (www.knhb.nl).

De Koninklijke Nederlandse Voetbal Bond (KNVB) heeft in samenwerking met Hersenstichting Nederland, de Nederlandse Vereniging voor Traumatologie en NOC*NSF het hersenletselkaartje 'Tekenen van hersenschudding en beoordeling van symptomen' ontwikkeld. Begin 2005 zijn 80.000 exemplaren verspreid onder alle voetbalverenigingen in Nederland, bedoeld om (ernstig) hersenletsel, opgelopen tijdens de voetbalwedstrijd of -training, tijdig te herkennen (www.knvb.nl).

Referenties

Consument en Veiligheid. Ex ante KBA (Kosten Baten Analyse) sportblessurepreventie (interne memo). Amsterdam: Consument en Veiligheid, 2006.

Consument en Veiligheid. Factsheet 'Letsel door ongevallen en geweld: Kerncijfers'. Amsterdam: Consument en Veiligheid, 2007.

Hollander AEM de, Hoeymans N, Melse JM, Oers JAM van, Polder JJ (red.). Zorg voor gezondheid - Volksgezondheid Toekomst Verkenning 2006. Houten: Bohn Stafleu van Loghum, 2006.

Kloet SJ, Meijer C, Bastiaans B. Surfen naar Sportblessurepreventie. Meerjarenstrategie voor de periode april 2007 tot en met maart 2009. Amsterdam: Consument en Veiligheid, 2006.

Kloet SJ. Surfen naar sportblessurepreventie. Werkplan ZonMw 2007-2008. Amsterdam: Consument en Veiligheid, 2007.

Mechelen W van, Hlobil H, Kemper HCG. Hoe kunnen sportblessures voorkomen worden? Publicatie nr. 25. Oosterbeek: NISGZ, 1987.

Mechelen W van, Hlobil H, Kemper HCG. Incidence, severity, aetiology and prevention of sports injuries: a review of concepts. Sports Med 1992;14(2):82-99.

Ministerie van Volksgezondheid, Welzijn en Sport. Kabinetsnota 'Tijd voor sport; Bewegen, Meedoen, Presteren'. Den Haag: Ministerie van Volksgezondheid, Welzijn en Sport, 2005.

Ministerie van Volksgezondheid, Welzijn en Sport. Sport, bewegen en gezondheid. Naar een actief kabinetsbeleid ter vergroting van de gezondheid door en bij sport en beweging. Den Haag: Ministerie van Volksgezondheid, Welzijn en Sport, 2001.

Ooijendijk WTM, Hildebrandt VH, Hopman-Rock M. Bewegen in Nederland 2000-2005. In: Hildebrandt VH, Ooijendijk WTM, Hopman-Rock M (red.). Trendrapport Bewegen en Gezondheid 2004/2005. TNO Kwaliteit van Leven. Leiden: Bink, 2007.

Proper KI, Chorus AMJ, Hildebrandt VH. De gezondheidszorgkosten in Nederland door onvoldoende lichamelijke activiteit en sportblessures. In: Hildebrandt VH, Ooijendijk WTM, Stiggelbout M, Hopman-Rock M (red.). Trendrapport Bewegen en Gezondheid 2002/2003. Amsterdam: PlantijnCasparie, 2004.

Stam PJA, Hildebrandt VH, Backx FJG, et al. Sportief bewegen en gezondheidsaspecten: een verkennende studie naar kosten en baten. SEO-rapportnr. 372. Amsterdam: Stichting voor Economisch Onderzoek der Universiteit van Amsterdam, 1996.

Stege L, Stiggelbout M, Ooijendijk WTM. Procesevaluatie Blessure Informatiesysteem (BIS). Leiden: TNO Kwaliteit van Leven, 2005.

Verhagen EALM. Ankle sprains in volleyball; players off balance? EMGO-Instituut, Vrije Universiteit Amsterdam. Wageningen: Posen & Looijen bv, 2004.

Vriend I (Consument en Veiligheid), Wit MJP de (NOC*NSF). Preventie van sportblessures. In: Volksgezondheid Toekomst Verkenning, Nationaal Kompas Volksgezondheid. Bilthoven: RIVM, <www.nationaalkompas.nl> Preventie\ Van ziekten en aandoeningen\ Ongevalsletsels en vergiftigingen\ Sportblessures, 13 september 2006.

Vriend I, Hoofwijk M, Hertog PC den. Effectiviteit van blessurepreventieve maatregelen in de sport. Consument en Veiligheid/ NOC*NSF. Amsterdam: Consument en Veiligheid, 2001.

Vriend I, Hoofwijk M, Mechelen W van. Effectiviteit van blessurepreventieve maatregelen in de sport. In: Ooijendijk WTM, Hildebrandt VH, Stiggelbout M (red.). Trendrapport Bewegen en Gezondheid 2000-2001. TNO Arbeid, TNO PG. Heerhugowaard: Plantijn-Casparie, 2002.

Vriend I, Wit MJP de. Blessurepreventie in Nederland. In: Hildebrandt VH, Ooijendijk WTM, Hopman-Rock M (red.). Trendrapport Bewegen en Gezondheid 2004-2005. TNO Kwaliteit van Leven. Leiden: Brink, 2007.

Websites

www.voorkomblessures.nl
www.sportblessuremelden.nl (https://bis.pgdata.nl)
www.sportzorg.nl
www.sport.nl
www.veiligheid.nl

43 Sportkeuring

Prof. dr. F.J.G. Backx

1 Inleiding

Mensen die met sporten willen beginnen of die meer gaan sporten, doen er verstandig aan om een sportmedisch onderzoek te ondergaan. Zo'n preventief sportmedisch onderzoek (lekenterm: sportkeuring) omvat een beoordeling van de individuele gezondheid en de geschiktheid om te bewegen/sporten. Dit onderzoek wordt veelal uitgevoerd door een gespecialiseerde sportarts op een Sportmedische Instelling (SMI). Doordat *health checks* in de sport, arbo- en fitnesswereld *hot* zijn, gaan ook huisartsen, fysiotherapeuten en bedrijfsartsen door de toegenomen vraag steeds vaker sporters keuren.

De onderzoeksmogelijkheden kunnen, aangepast aan leeftijd en sportintensiteit, bestaan uit een hartfilmpje, longfunctietests, een uitgebreid onderzoek van het houdings- en bewegingsapparaat en een inspanningstest. Met maximale-inspanningsproeven op de fietsergometer of tredmolen worden de gezondheidsrisico's geanalyseerd en aanwijzingen gegeven over het verbeteren van de lichamelijke fitheid. Aan de hand van alle onderzoeksresultaten wordt een persoonlijk, op maat gesneden advies verstrekt op het gebied van bewegen en sporten.

2 Soorten keuringen

Er zijn vier soorten sportmedisch onderzoek:
- basis sportmedisch onderzoek;
- basis-plus sportmedisch onderzoek;
- groot sportmedisch onderzoek;
- topsportmedisch onderzoek.

Daarnaast zijn er enkele sporttakken die een onderzoek verplicht stellen. Hieronder vallen: autosport, motorsport, wielrennen, zweefvliegen, sportduiken, parachutespringen. Ook stellen sportopleidingen, zoals CIOS en ALO, een sportkeuring verplicht, evenals de tennisbond voor hun jeugdige talenten. Op www.sportzorg.nl is een keuringswijzer te raadplegen om te bepalen voor welk type sportmedisch onderzoek men in aanmerking komt en hoe uitgebreid dit onderzoek moet zijn.

Basis sportmedisch onderzoek

Dit is geschikt voor sporters die minder dan zeven uur per week sporten en daarbij geen of weinig problemen hebben. Ook voor jeugdsporters is dit onderzoek geschikt.

De inhoud van het onderzoek bestaat uit meting van lengte, gewicht en vetpercentage, een algemeen intern en orthopedisch onderzoek, een specifiek orthopedisch onderzoek gericht op de sporttak en op eventuele klachten. Tevens wordt een ogentest afgenomen en een urinetest. Het geheel wordt afgesloten met een persoonlijk advies voor de sporter en een standaardrapportage in tweevoud (voor sporter en huisarts).

Basis-plus sportmedisch onderzoek

Dit type onderzoek is bedoeld voor personen die intensief sporten (> 7 uur per week) of dit willen gaan doen, en individueel voorgelicht willen worden, op basis van een gedegen onderzoek en een aantal metingen. Dit type onderzoek is ook geschikt voor sporters met meerdere of steeds terugkerende problemen, of sporters die zelf deze keuring willen.

De inhoud van het onderzoek bestaat uit: meting van lengte, gewicht en vetpercentage, een ogentest, urinetest en kleurentest, een onderzoek van de longfunctie en een elektrocardiogram. Tevens wordt bloedonderzoek verricht naar Hb en cholesterol. Op verzoek, of op indicatie, vindt extra bloedonderzoek plaats. Daarnaast een algemeen intern en algemeen orthopedisch onderzoek en een specifiek orthopedisch onderzoek gericht op sporttak en op eventuele klachten. Ter afronding volgt een persoonlijk sportadvies gericht op de vraag van de sporter en een individuele rapportage in tweevoud (voor sporter en huisarts).

Groot sportmedisch onderzoek

Voor personen die zeer intensief sporten, en/of ouder zijn dan 40 jaar, zeker wanneer ze na een periode van jaren van lichamelijke inactiviteit weer met sporten willen beginnen. Dit (inspannings)onderzoek (zie figuur 43.1) wordt ook gedaan voor ieder ander die dit wil. Conditiemeting en beoordeling van de belastbaarheid van het hart zijn de toegevoegde waarden.

De inhoud is hetzelfde als die van het basis-plus sportmedisch onderzoek, echter inclusief een maximale inspannings(fiets)test met ECG-controle.

Topsportmedisch onderzoek

Dit is bedoeld voor personen die zeer intensief sporten en hun fitheid gemeten willen hebben. Het inspanningsonderzoek is ook nuttig bij condi-

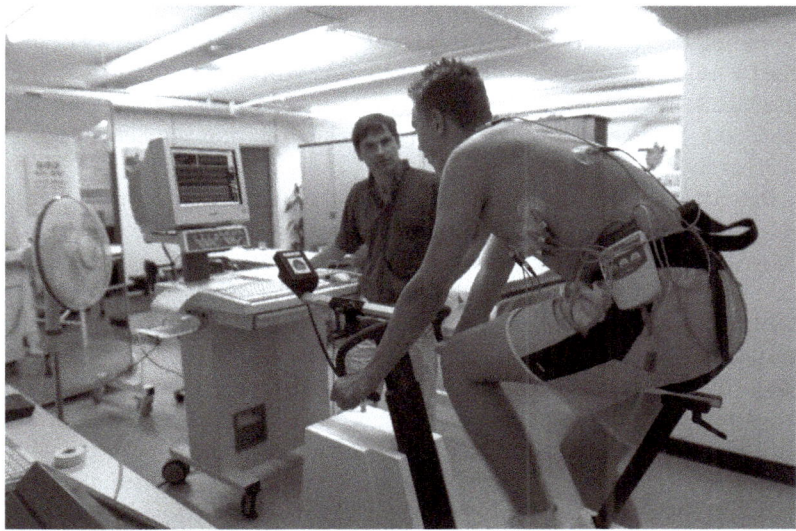

Figuur 43.1
Een inspanningsonderzoek.

tionele problemen. Meting van de zuurstofopname, koolzuurafgifte en beoordeling van de longfunctie tijdens maximale inspanning zijn van toegevoegde waarde.

De inhoud is hetzelfde als die van het groot sportmedisch onderzoek, maar aangevuld met spiro-ergometrie (ademgasanalyse).

3 Lausanne-protocol

Gezien het feit dat incidenteel sporters tijdens of als gevolg van sport overlijden door onderliggende hartaandoeningen, rijst de vraag of deze sporters niet met een screening volgens het zogeheten Lausanne-protocol voortijdig herkend en gered kunnen worden.

In Italië is wetenschappelijk onderzoek gedaan naar plotse dood en sporten. Daar werd een daling van het aantal slachtoffers geconstateerd bij een toename van afkeuringen van sporters door middel van screening. Er vielen dus minder slachtoffers na invoering van het screeningsbeleid.

Deze 'harttest voor wedstrijdsporters' is in ons land door de Gezondheidsraad onder de loep genomen. Ook al is de subjectieve beleving van de keurling na afloop van een preventief sportmedisch onderzoek hoog, toch stelt de Gezondheidsraad dat de waarde en effectiviteit van de sportkeuring c.q. preventief sportmedisch onderzoek met betrekking tot 'stille' hartproblemen nog onvoldoende wetenschappelijk is aangetoond (Gezondheidsraad, 2006). In zijn *Jaarbericht Bevolkingsonderzoek 2006* stelt deze Raad: 'periodiek screenen op "stille" hartproblemen bij wedstrijdsporters is van onbewezen waarde voor de preventie van plotselinge dood, heeft een risico op foutpositieve uitkomsten, overdiagnose en stigmatisering'. De Raad adviseert nader wetenschappelijk onderzoek naar plotse dood aan. Registratie, sectie en DNA-onderzoek van plotse doden bij sport worden in dit verband genoemd. Met registratie is inmiddels gestart in de vorm van het onderzoeksproject SportCor.

Daarnaast heeft de werkgroep Cardiovasculaire screening en Sport, met vertegenwoordigers van onder meer de Vereniging voor Sportgeneeskunde, de Nederlandse Vereniging voor Cardiologie, NOC*NSF en sportbonden, in navolging van een advies van de European Society of Cardiology, geadviseerd het Lausanne-protocol te gebruiken voor tweejaarlijkse screening van alle Nederlandse topsporters. Dit protocol houdt een medische vragenlijst, lichamelijk onderzoek, bloedonderzoek en een hartfilmpje (rust-ECG) in, alles toegespitst op cardiovasculaire risicofactoren. De Wereldvoetbalbond heeft dit Lausanne-protocol verplicht gesteld voor alle voetballers in vertegenwoordigende elftallen. Bij positieve ervaringen valt te verwachten dat deze bepaling ook wordt doorgetrokken naar amateurvoetballers en dat andere takken van sport zullen volgen.

Referenties

Backx FJG. De preventieve taak van de sportarts. Geneeskd Sport 2005;38:240-41.
Gezondheidsraad. Jaarbericht Bevolkingsonderzoek 2006. Publ. 2006/10. Den Haag: Gezondheidsraad, 2006. pp. 113-16.

Websites

www.sportzorg.nl
www.sportgeneeskunde.com/fsmi
www.juliuscenter.com/SportCor/nl-NL/Informatie/Hoe+te+voorkomen/

44 Training: mogelijkheden en grenzen

Prof. dr. H. Kuipers

1 Inleiding

Het doel van training is het verbeteren van het fysieke prestatievermogen en te pieken tijdens belangrijke wedstrijden. Ofschoon het prestatievermogen van ieder mens voor 60-70 procent door aangeboren eigenschappen (talent) wordt bepaald, blijft er 25-30 procent ruimte voor prestatieverbetering door middel van training. Om het volledige potentieel aan verbeteringsmogelijkheden te benutten, is regelmatige training over een langere periode vereist. Daarom maakt een atleet gebruik van een planmatige aanpak (de trainingsopbouw), waarbij zowel de omvang (= totale hoeveelheid verrichte arbeid) als de intensiteit geleidelijk wordt verhoogd. Omdat er bij training een evenwicht moet zijn tussen belasting en herstel, kan de balans bij dagelijkse training en hoge omvang gemakkelijk doorslaan, waardoor herstel in het gedrang komt en de beoogde trainingseffecten uitblijven. Het vinden van een optimale balans tussen training en herstel is echter een van de lastigste opgaven in de sport. Een niet volledig benutten van de trainingsmogelijkheden leidt tot suboptimale prestaties en dat kan het verschil betekenen tussen winnen of verliezen. Dit, omdat het procentuele verschil in prestaties tussen de winnaar en bijvoorbeeld de nummer drie vaak maar een paar tienden van een procent bedraagt. Degelijke minieme verschillen in prestatie onderstrepen het belang van een optimale balans tussen omvang, intensiteit en herstel. Voor het vinden van de optimale hoeveelheid training en een optimale balans tussen training en herstel bestaat helaas weinig wetenschappelijke onderbouwing en deze is vooral op ervaring en intuïtie gebaseerd.

2 Vermoeidheid

Een belangrijk doel van training is het vertragen van vermoeidheid en het beter kunnen verdragen van lichamelijke verschijnselen die bij vermoeidheid optreden.

Vermoeidheid is een algemeen bekend maar lastig te verklaren verschijnsel. Vermoeidheid kan zijn oorsprong hebben in het zenuwstelsel en in de spieren. In het eerste geval wordt van centrale vermoeidheid gesproken en in het tweede geval van perifere vermoeidheid.

De basis voor centrale vermoeidheid is mogelijk 'uitputting' van zenuwcellen en ophoping van stoffen die bij zware arbeid vrijkomen, zoals melkzuur en ammoniak. Bij training en sportprestaties speelt perifere vermoeidheid een dominante rol. Perifere vermoeidheid kan enerzijds door ophoping van stofwisselingsproducten ontstaan en anderzijds door uitputting van essentiële energierijke stoffen. Tijdens zware inspanning treedt er een accumulatie op van bijvoorbeeld melkzuur, H^+-ionen, anorganisch fosfaat en ammoniak. Onderzoek heeft aangetoond dat bijvoorbeeld een ophoping van H^+-ionen interfereert met het contractiemechanisme. Echter mensen met de ziekte van McArdle, die geen melkzuur kunnen vormen, kunnen wel extreem vermoeid zijn. Dit suggereert dat melkzuur bij perifere vermoeidheid geen sleutelrol speelt.

Tijdens inspanning neemt ook de hoeveelheid energierijke fosfaten en glycogeen af. Onvoldoende glycogeen heeft tot gevolg dat er onvoldoende substraat is voor een snelle leverantie van ATP (adenosinetrifosfaat). Dit veroorzaakt vooral bij duurprestaties vermoeidheid. Bij kortere, intensieve inspanningen wordt vermoeidheid niet door gebrek aan glycogeen veroorzaakt, maar kan het voorkomen dat de ATP-productie geen gelijke tred kan houden met het ATP-verbruik. Onderzoek wijst er echter op dat het niet een vermindering van de concentratie van energierijke fosfaten als zodanig (ATP en CP) is die vermoeidheid veroorzaakt. Wat het dan wel precies is, is evenmin bekend. Wat inmiddels wel duidelijk is geworden, is dat aan vermoeidheid een zeer complex en nog maar zeer ten dele ontrafeld mechanisme ten grondslag ligt.

3   Belasting en herstel

Een van de essentiële en fundamentele eigenschappen van levende materie is dat cellen, weefsels en organen zich kunnen aanpassen aan veranderingen in het interne en externe milieu. In de sport wordt van deze eigenschap dankbaar gebruikgemaakt. Door middel van training wordt beoogd fysiologische aanpassingen teweeg te brengen die het prestatieniveau verhogen. Dit principe van adaptatie geldt niet alleen voor sport, maar is ook van toepassing in de revalidatie.

De prikkel voor adaptatie wordt geleverd door een verstoring in de extra- en intracellulaire homeostase. Elke verandering in de homeostase wordt als afwijkend gedetecteerd en het lichaam tracht de verstoorde homeostase te herstellen. Tijdens lichamelijke inspanning wordt er een grote aanslag op de homeostase van het intra- en extracellulaire milieu gepleegd. Zo ontstaan bijvoorbeeld tijdens zware inspanning allerlei afvalproducten, waaronder melkzuur, terwijl energierijke fosfaten en glycogeen in hoog tempo worden gebruikt. Omdat van de hoeveelheid energie die door de stofwisseling wordt omgezet slechts zo'n 25 procent als nuttige arbeid voor lichamelijke inspanning kan worden gebruikt, komt er bij inspanning een grote hoeveelheid warmte vrij. Deze en talrijke andere veranderingen leiden tot een verstoring van de homeostase op verschillende niveaus. Onderzoek geeft aan dat de belangrijkste prikkel voor het verstoren van de homeostase de arbeidsintensiteit is en dat de verstoringen in de homeostase de prikkel vormen voor het tot stand komen van de beoogde adaptaties. Een belangrijke eigenschap van het adaptatieproces is dat de herstelprocessen niet stoppen zodra de oude situatie hersteld is, maar dat het herstel nog doorgaat en voor een zekere overcompensatie zorgt.

Ofschoon verstoring van de homeostase de initiële prikkel voor het in gang zetten van herstel is, spelen hormonen en het autonome zenuwstelsel een belangrijke sturende rol bij het herstelproces. Het effect wordt bepaald door een fijn samenspel van verschillende hormonen. Hormonen die het herstel kunnen beïnvloeden zijn: bijnierhormonen, insuline, groeihormoon, schildklierhormoon en geslachtshormonen. Het hormonale patroon op een gegeven moment bepaalt hoe de cellen reageren. Tijdens inspanning is er vooral sprake van sympathische invloed, terwijl in de herstelfase vooral de parasympathicus overheerst. De coördinatie van het endocriene systeem en het autonome zenuwstelsel vindt plaats in de hypothalamus.

Een eenmalige trainingsprikkel zal leiden tot een geringe overcompensatie die ook weer verdwijnt, wanneer een volgende prikkel ontbreekt. Door iedere volgende trainingsprikkel toe te dienen wanneer er een overcompensatie (adaptatie) van de vorige training heeft plaatsgevonden, kan het prestatievermogen geleidelijk aan worden verhoogd. Het is de kunst om de volgende prikkel toe te dienen, wanneer de adaptatie zijn maximale waarde bereikt heeft. Bovendien moet de prikkel zo sterk zijn dat de homeostase wederom wordt verstoord: dit wordt wel het principe van 'overload' of overbelasting genoemd. De 'overload' moet zodanig gedoseerd worden dat de homeostase weliswaar wordt verstoord, echter zonder dat sprake is van een ontregeling, die de adaptatie zou vertragen.

Kan het herstel versneld worden?

Herstel na een zware training of wedstrijd betreft verschillende organen en orgaansystemen. Zo zullen in de belaste spieren naast uitputting van energievoorraden mogelijk ook beschadigingen van structurele eiwitten zijn ontstaan. Echter ook in botten, banden en gewrichten zijn verstoringen in de homeostase ontstaan. Herstel van energievoorraden in de spieren kan bij goede voeding in 24-36 uur zijn voltooid. In bindweefselachtige structuren als pezen, botten en banden zijn de bloeddoorstroming en stofwisseling lager en kan het herstel langer duren dan in de spieren.

In reclameteksten wordt vaak gesuggereerd dat bepaalde stoffen, voedingsmiddelen, sauna en dergelijke het herstel kunnen versnellen. Onderzoekingen laten zien dat dit meestal niet het geval is. Een van de weinige factoren die het herstel kunnen beïnvloeden is voeding. Tijdens intensieve inspanning wordt een groot beroep gedaan op de koolhydraatvoorraad en na inspanning moet de glycogeenvoorraad zo snel mogelijk weer worden aangevuld. Voor snelle glycogeensynthese is het innemen van koolhydraten direct na de inspanning essentieel. Vooral de inname van vloeibare, snel opneembare koolhydraten in de eerste uren na inspanning is van groot belang om de uitgeputte koolhydraatvoorraden weer aan te vullen. Een optimale hoeveelheid koolhydraten is 75-90 gram koolhydraten per uur, gedurende de eerste drie uren na inspanning. Een bijkomend voordeel van koolhydraatinname is dat orale koolhydraten tot versterkte insulinesecretie leiden, wat bijdraagt aan zowel de synthese van glycogeen als van eiwitten. Daarom kunnen koolhydraten een rol spelen bij het herstel.

Afgezien van koolhydraten moet benadrukt worden dat bij een normale, volwaardige voeding allerlei extra vitamines, fosfaatpreparaten en dergelijke geen invloed op het herstel hebben.

Ook extra slaap geeft geen sneller of beter herstel. Daarom heeft het ook weinig zin om overdag te gaan slapen. Slapen overdag leidt niet tot verbeterd herstel, maar kan bij sommigen tot verstoring van het slaapritme leiden.

Een andere externe factor waarvan een gunstig effect op herstel van de spieren aangetoond is, is massage. Een belangrijk mechanisme van massage is het bevorderen van de doorbloeding van de gemasseerde weefsels. Naast massage van zwaar belaste spieren kan massage ook zinvol zijn op plaatsen waar het herstel traag is, zoals pezen, banden en gewrichten.

4 Verband tussen trainingsomvang en prestatievermogen

Het is een wijdverbreid misverstand dat trainingseffecten evenredig toenemen met de trainingsinspanningen. Wanneer iemand vanuit ongetrainde situatie start, zal weinig training al snel effect hebben. Echter, naarmate de conditie toeneemt, zal niet alleen een sterkere pikkel moeten worden gegeven, maar zal ook de omvang moeten toenemen om een verdere verbetering te realiseren. Dit staat bekend als de wet van de verminderde meeropbrengst. Grotere intensiteit en omvang zullen ook meer tijd voor het herstel vragen. Er bestaat een verband tussen de omvang van de training en de vooruitgang in prestatie. Dit verband is echter niet rechtlijnig, maar verloopt volgens een kromme met de vorm van een omgekeerde U. In het linkerdeel geldt de wet van de verminderde meeropbrengst. Het U-vormige verband betekent ook dat er een bepaalde hoeveelheid training is waarbij het prestatievermogen optimaal wordt bevorderd. Het bepalen van de optimale hoeveelheid training is meteen een van de lastigste opgaven voor de atleet en coach. Helaas kan de wetenschap hier nog steeds geen echt passend antwoord geven.

Een belangrijke factor bij het sturen van de training blijkt het gevoel van de atleet. Vrijwel alle atleten hebben de neiging te veel te willen trainen en dit komt voort uit een voortdurende angst dat ze mogelijk minder doen dan de concurrentie. Daarom moet vooral gelet worden op het rechterdeel van de omgekeerde U-curve en dus op tekenen van overbelasting. Belangrijk zijn daarbij de spieren, want zij moeten uiteindelijk de arbeid leveren. De ervaring heeft geleerd dat de spieren bijna altijd de zwakste schakel zijn en bij onvoldoende herstel ook het eerst tekenen van overbelasting zullen laten zien. Spieren die onvoldoende hersteld zijn voelen vaak wat stijver aan en zijn sneller vermoeid. Ook een snel optredend gevoeld van 'dikke benen' kan een teken zijn van onvoldoende herstel. Andere tekenen van onvolledig herstel zijn: grotere behoefte aan massage, pijnlijke strengen in de spieren en gebrek aan 'macht' bij intensieve inspanning.

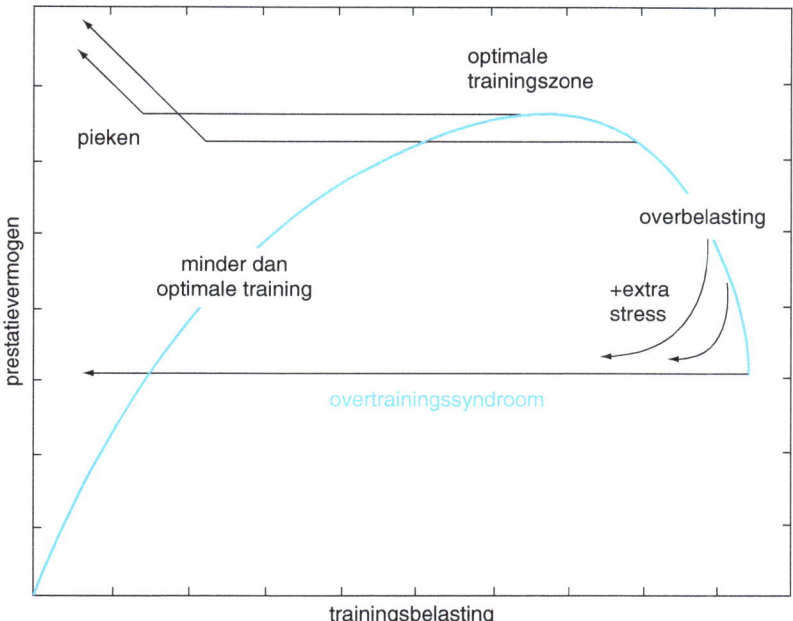

Figuur 44.1
Schematische weergave van het verband tussen trainingsbelasting en verbetering van het prestatievermogen.

De enige manier om bij beginnende verschijnselen van overbelasting de zaak weer in balans te krijgen is de hoeveelheid training te verminderen en meer accent op herstel te leggen. Een vuistregel is dat men de training van de vorige dag niet meer mag voelen. Is dat wel het geval dan is het herstel onvolledig en moet de training (verder) worden aangepast. Omdat de intensiteit de belangrijkste trainingsprikkel is, moet deze zo veel mogelijk worden gehandhaafd. Vertaald in een praktisch advies kan men bij 'zware benen' en snellere vermoeidheid een dag rust met een dag training afwisselen. Wanneer dat na enkele dagen onvoldoende resultaat geeft, kan ook de omvang op de trainingsdagen zelf worden gehalveerd, door bijvoorbeeld het aantal herhalingen bij intervaltraining te verlagen. Geeft dit na een week geen resultaat, dan is nader onderzoek op zijn plaats. Het komt nogal eens voor dat atleten, zodra het na een weekje rustig aan doen beter gaat, de training ineens weer tot het oude niveau opvoeren. Vaak zitten ze dan na een paar weken weer met hetzelfde probleem. Na een trainingsvermindering moet de vermeerdering van de training ook weer geleidelijk gaan. Bijvoorbeeld de eerste week de training van drie naar vier keer opvoeren. Gaat dit zonder probleem, dan kan er nog een keer bij.

Is herstel of onvoldoende herstel te meten?

Er zijn heel wat pogingen ondernomen om op een relatief eenvoudige manier te zware training en onvoldoend herstel op te sporen. Er is daarbij vooral gekeken naar veranderingen in het bloed.

Een van de stoffen waar vaak naar wordt gekeken is melkzuur. Melkzuur wordt echter vrij snel afgebroken en een aantal uren na de zwaarste training is het overtollige melkzuur vrijwel volledig afgebroken en verwerkt. Andere afvalstoffen bij intensieve inspanning zijn ammoniak en urinezuur. Ammoniak is lastig te meten, omdat het vluchtig is en snel uit een bloedmonster in de lucht kan verdwijnen. Voor betrouwbare bepaling van ammoniak moet het bloed direct gekoeld worden en moet binnen enkele minuten worden afgewerkt en snel bij -80°C worden ingevroren. Dat alles maakt het praktisch toepassen lastig, nog afgezien van het goed kunnen interpreteren van ammoniakwaarden.

Urinezuur ontstaat vooral bij intensieve inspanning met een hoge omvang. Een verhoogde concentratie urinezuur in het bloed wijst op belasting waarbij de ATP-splitsing (adenosinetrifosfaat) de vorming flink heeft overtroffen. Dit kan voorkomen bij zware anaerobe training en bij intensieve duurtraining. Vooral als het aantal herhalingen te groot is ontstaat een ophoping van ADP (2 ADP → 1 ATP + 1 AMP). Het AMP (adenosinemonofosfaat) kan door de stofwisseling worden afgebroken, waarbij dan ammoniak en urinezuur worden gevormd. Urinezuur is in het bloed echter bij zware belasting lang niet altijd verhoogd. Vooral als het aantal herhalingen niet groot is geweest, is de totale hoeveelheid urinezuur zo gering dat er maar een geringe toename in het bloed wordt gemeten. Bovendien wordt urinezuur snel door de nieren uitgescheiden. Een normale waarde betekent daarom niet altijd dat er geen sprake van overbelasting kan zijn.

Een andere stof die normaal niet in het bloed voorkomt, zijn enzymen die specifiek in spiercellen voorkomen, zoals creatinekinase (CK). Bij spierarbeid kan er extra CK naar het bloed lekken en een verhoging van de CK-concentratie wordt soms gebruikt als maat voor spierbelasting. Sterke verhogingen wijzen op een zware belasting. CK-bepaling heeft echter beperkingen. In de eerste plaats verschijnt CK vaak pas een dag na de feitelijke overbelasting in het bloed. Bloed dat direct na de inspanning afgenomen is, zegt daarom niet zoveel. Bovendien blijkt de CK-concentratie in het bloed niet altijd gelijk te lopen met de mate van spierbeschadiging. Het bepalen van de CK-concentratie in het bloed heeft daarom slechts beperkte waarde en moet altijd samen met andere zaken worden vergeleken.

Voor het meten van vertraagd herstel is verder gezocht naar stoffen die op een verhoogde eiwitafbraak wijzen. Een stof die bij afbraak van eiwit ontstaat is ureum. Ureum wordt door de lever gemaakt en is een echt afvalproduct van eiwitafbraak. Een verhoogde ureumconcentratie in het bloed kan wijzen op een verhoogde eiwitafbraak. Dit kan voorkomen na een extreem zware inspanning, bij te weinig eten, maar ook bij een eiwitrijk dieet. Bovendien is de uitscheiding door de nieren afhankelijk van de waterhuishouding. Wanneer er bijvoorbeeld te weinig is gedronken, scheiden de nieren minder ureum uit. Sommige onderzoekers stellen als bovengrens een waarde van 8 mmol/l. De ureumconcentratie is echter te sterk afhankelijk van verschillende factoren, waardoor deze niet geschikt is voor trainingssturing. Ureummetingen moeten altijd in samenhang met andere zaken worden gebruikt, zoals een trainingslogboek.

Bij onvoldoende herstel zijn er vaak ook veranderingen in de hormoonhuishouding. Zo is bij onvoldoend herstel cortisol in het bloed vaak verhoogd. Ofschoon het gemakkelijk lijkt om cortisol te gebruiken als richtsnoer, ligt de zaak genuanceerd. Cortisol heeft in de eerste plaats een sterke dagschommeling. Bovendien kan cortisol bovenop deze dagschommelingen nog sterk wisselen. Dit maakt het moeilijk om met eenmalige metingen iets betrouwbaars te zeggen over de mate van herstel of over onvoldoend herstel. Bij zware trainingsinspanning, zware wedstrijden of overtraining worden vreemd genoeg vaak juist lage cortisolwaarden gevonden. Dit maakt het gebruik van cortisol voor de trainingssturing uiterst moeilijk en in zijn algemeenheid niet goed bruikbaar.

Bij onvoldoende herstel is ook de testosteronuitscheiding vaak verlaagd. Testosteron toont ook schommelingen en tussen mensen onderling kunnen grote verschillen worden gemeten. Dit maakt het doen van uitspraken op eenmalige metingen van testosteron lastig. Het moge duidelijk zijn dat verhoudingen in cortisol en testosteron (testosteron-cortisolratio) nog sterker kunnen schommelen en daardoor niet echt praktisch bruikbaar zijn.

Op dit moment is er nog geen betrouwbare variabele waaraan op een gemakkelijke en betrouwbare wijze onvoldoende herstel kan worden afgelezen. Het belangrijkste meetinstrument is nog steeds het lijf van de atleet zelf. Zoals eerder gezegd, zijn tekenen van overbelasting vaak toegenomen spierstijfheid, snellere vermoeidheid en gebrek aan 'macht'.

Het aanvoelen van het lichaam door de sporter is tot nu toe het gevoeligste en meest betrouwbare instrument om overbelasting op te sporen. Wanneer een atleet in staat is zelf aan te voelen wanneer hij of zij onvoldoende hersteld is, kan het lichaamsgevoel een goed kompas zijn waarop kan worden gevaren bij de training. Het is daarom uiterst belangrijk dat elke sporter zijn of haar lijf leert kennen en aanvoelt wanneer er sprake is van onvoldoende herstel. Een trainingslogboek kan hierbij heel behulpzaam zijn. Door het goed bijhouden van verschillende gegevens kan waardevolle informatie worden verkregen die overbelasting snel aan het licht kan brengen.

5 Enkele basisprincipes en -regels bij training

Specificiteit Een belangrijke wetmatigheid bij training is dat een trainingsprikkel altijd specifiek is. Anders gezegd betekent dit dat alleen op die plaatsen waar de homeostase verstoord is, aanpassingen zullen optreden. Zo heeft bijvoorbeeld duurtraining in loopvorm andere effecten dan duurtraining op de fiets. Het verschil berust daarbij vooral op verschillende spiergebruik bij deze twee bewegingsvormen.

De specificiteit van training dicteert hoe de training opgebouwd moet worden. Daarvoor moeten allereerst de specifieke fysiologische factoren, die bepalend zijn voor de prestatie, worden geïdentificeerd en deze moeten vervolgens worden vertaald in praktische training. Zo heeft een all-round schaatser voor goede prestaties naast een goede techniek (= coördinatie) ook sprintvermogen en een goed ontwikkelde anaerobe en aerobe capaciteit nodig. Dat zijn dan ook belangrijke elementen die in de schaatstraining verwerkt moeten worden.

Reversibiliteit Aanpassingen zijn reversibel, wat betekent dat wanneer de training wordt gestopt, de trainingseffecten weer verloren gaan. De consequentie van deze wetmatigheid is dat een topsporter voor het bereiken en onderhouden van het prestatievermogen meerdere keren per week moet trainen. Onderzoek heeft aangetoond dat de trainingstoestand met enkele keren trainen per week gedurende drie tot vier weken kan worden gehandhaafd. Echter voor het verbeteren van het prestatievermogen voldoet een paar keer per week trainen niet.

Wet van de verminderde meeropbrengst en het optimumprincipe Deze wetmatigheid is al genoemd en geeft aan dat het verband tussen trainingsinspanningen en effect niet lineair verloopt en dat bij betere trainingstoestand meer moet worden getraind, terwijl het effect steeds geringer wordt. Het optimumprincipe geeft aan dat een bepaalde hoeveelheid training optimale effecten geeft, maar dat arbeid voorbij het optimum juist tot verminderd presteren en overtraining leidt.

Veranderingen in training moeten geleidelijk gaan Dit basisprincipe van training houdt in dat de opbouw in intensiteit en omvang altijd geleidelijk moet gaan. Een veelgemaakte fout is dat atleten te snel te veel willen doen en dan geblesseerd of overtraind raken.

Wissel zware en lichtere training af Deze regel maakt het mogelijk dat atleten na een zware training ook de dag erop de gelegenheid krijgen het herstellen. Praktisch vertaald kan dit betekenen dat een zware, intensieve intervaltraining wordt gevolgd door een lichte duurtraining.

Voorkom eentonigheid en wissel af Topsport waarbij dagelijks getraind moet worden is mentaal zwaar en vraagt een hoge mate van motivatie. Monotonie kan de motivatie van een atleet ernstig aantasten, waardoor de noodzakelijke inspanningen niet in voldoende mate worden uitgevoerd.

6 Organisatievormen van training; duur versus interval

Welke sport iemand ook kiest, vrijwel altijd is voor het bereiken van topprestaties een grote hoeveelheid intensieve inspanning vereist. Volgens de wetmatigheid van specificiteit zou je kunnen proberen om een marathonloper gewoon marathons te laten lopen. Echter, langdurige, intensieve inspanning leidt tot vermoeidheid en doet een zeer groot beroep op mentale inzet en motivatie. Daardoor is de kans groot dat mentale factoren verhinderen dat de wedstrijdintensiteit gehaald wordt. Omdat intensiteit de belangrijkste trainingsprikkel is, wordt in de topsport veelvuldig intervaltraining toegepast. Intervaltraining is een algemeen begrip en zegt niets meer dan dat intensievere en minder intensieve inspanning in relatief korte tijd afgewisseld worden. Zo zou een 800-meterloper bijvoorbeeld vijf tot tien vierhonderd meters kunnen lopen op het wedstrijdtempo van de 800, afgewisseld met één à twee minuten dribbelen in de herstelfase. Een sprinter zal kortere afstanden (bijv. 50-80 meter) nemen met maximale intensiteit en drie tot vijf minuten herstel tussendoor. Bij krachttraining worden vaak sets van steeds 10 RM (de belasting die de sporter maximaal tien keer achtereen kan verplaatsen) toegepast.

Afhankelijk van het beoogde doel is intervaltraining op oneindig veel manieren te variëren. Intervaltraining wordt vaak afgewisseld met duurtraining, waarbij de intensiteit lager is maar langer wordt volgehouden. Zo kan de marathonloper een aantal keren per week intervaltraining doen op wedstrijdtempo (bijv. 400 of 800 meters op marathontempo), afgewisseld met duurlopen van één à twee uur op een middelmatige intensiteit.

Referenties

Koning, J de. Stilstaan bij bewegen. Beek (L): Natuur en Techniek, 1996.

Viru A, Viru M. Cortisol: essential adaptation hormone in exercise. Int J Sports Med 2004; 25(6):461-4.

Leesadvies

Lehmann M, Foster C, Gastmann U, Keizer H, Steinacker JM. Overload, performance incompetence, and regeneration in sport. Dordrecht: Kluwer Academic/Plenum Publishers, 1999.

Websites

www.streamingsurgeries.com
www.brayfitness.efitnesstracker.com

45 Voeding

Drs. J. Hermans

1 Inleiding

Al sinds jaar en dag wordt er onderzoek gedaan naar de relatie tussen voeding en de sportprestatie. De meeste studies onderzochten vooral de directe relatie die voeding heeft met de prestatie, veelal gerelateerd aan energetische en ergogene effecten. De laatste jaren lijkt er steeds meer aandacht te ontstaan voor de indirecte relatie tussen voeding en het prestatievermogen. Te denken valt aan strategieën om via voeding het lichaamsgewicht en de lichaamssamenstelling te beïnvloeden, of de thermoregulatie.

In dit hoofdstuk zal een aantal facetten van de genoemde relaties aan de orde komen. Eerst wordt aandacht besteed aan de energetische aspecten van voeding en inspanning. Vervolgens zal per sporttype nader worden ingegaan op de voedingsrichtlijnen. Enkele relevante thema's zoals dehydratie, het gebruik van voedingssupplementen en het voorkomen van maag-darmproblemen bij sporters mogen in een hoofdstuk over sportvoeding voor de huisarts niet ontbreken en zullen derhalve worden besproken.

2 Energie en inspanning

De centrale rol bij de energievoorziening tijdens lichamelijke inspanning is weggelegd voor ATP, adenosinetrifosfaat. Uiteindelijk is het de splitsing van ATP die ervoor zorgt dat energie vrijkomt en aangewend kan worden voor verschillende energievragende processen, waaronder spierarbeid. De ATP-voorraad die direct aangewend kan worden voor spierarbeid is gering. Regeneratie van ATP vindt plaats via de anaerobe afbraak van creatinefosfaat en glucose/glycogeen en de aerobe afbraak van hoofdzakelijk glucose/glycogeen, vetten en in mindere mate eiwitten. Naast de duur en intensiteit van de inspanning is ook het dieet bepalend voor het type en de hoeveelheid substraat die wordt verbruikt. Evident is de rol van voeding bij het gebruik en het aanvullen van de energievoorraden.

3   Voeding en sport

Op basis van de duur en de intensiteit van een inspanning kunnen sportactiviteiten worden ingedeeld. Een gangbare indeling is die in a) krachtsport, b) duursport en c) team- en spelsport. Hoewel deze indeling niet sluitend is, biedt ze voldoende handvatten om in de praktijk analyses uit te voeren en voedingsadvisering te verzorgen.

Voeding bij krachtsport.

Creatinefosfaat en koolhydraten (anaeroob) zijn de belangrijkste substraten voor de resynthese van ATP bij krachtsport. Hoewel glycogeen een belangrijk substraat is en een groot deel van de energielevering voor zijn rekening neemt, zal de glycogeenvoorraad niet de beperkende factor zijn. De voeding voor een krachtsporter hoeft daarom niet zo veel koolhydraten te bevatten als de voeding van een duursporter. Volstaan kan worden met een koolhydraatgehalte in de voeding van 55 En% (de aanbeveling voor macronutriënten wordt veelal uitdrukt in procenten van de totale energie-inname (energieprocent; En%)).

Omdat de eiwitbehoefte direct gekoppeld is aan het lichaamsgewicht c.q. de vetvrije massa, wordt in de sportvoeding de eiwitbehoefte veelal uitgedrukt in absolute waarden (g/kg). Voor een krachtsporter ligt de behoefte tussen 1,5-2,0 g/kg. Niet zelden worden innamen gerapporteerd die ver boven deze aanbeveling liggen. Er bestaat echter geen enkel wetenschappelijk bewijs dat een inname boven de 2,0 g/kg leidt tot betere prestaties. In combinatie met een adequate koolhydraatvoorziening is een inname die hoger ligt dan 2,0 g/kg zeker niet nodig. Er zijn normaalgesproken geen voedingssupplementen nodig om deze behoefte te realiseren. Met de normale dagelijkse voeding kan deze hoeveelheid eenvoudig worden gehaald. Zeker wanneer gekozen wordt voor magere zuivelproducten, vlees, gevogelte en vis. Om maximaal tegemoet te komen aan de doelstellingen van de trainingen, kan ten aanzien van de timing van de eiwitinname worden geadviseerd om een kleine hoeveelheid eiwit (ca. 10 gram) direct voor de krachttraining te nemen en een iets grotere hoeveelheid direct na de training (ca. 20 gram).

Over het algemeen wordt geadviseerd een voeding te gebruiken met eiwit van een zo hoog mogelijke biologische waarde. Bij een voedingspatroon waarbij geen of weinig dierlijke producten worden gebruikt, moet er dus goed gekeken worden naar de eiwit- en aminozuursamenstelling. Verwijzing naar een (sport)diëtist is dan aan te raden.

Hoewel de vetinname niet te hoog moet zijn, kan niet worden gesteld dat vet de sluitpost in de voeding is. Bij sporten waarbij gestreefd wordt naar een laag lichaamsgewicht en een lage vetmassa kan de combinatie van een vetarme voeding en een laag gehalte aan lichaamsvet leiden tot lichamelijke en psychische klachten, waaronder eetstoornissen. Als minimum wordt een vetinname van 20 En% geadviseerd.

Omdat de aanbevelingen voor vitamine B1, B2 en B6 direct gekoppeld zijn aan de inname van respectievelijk energie (B1) en eiwit (B2, B6), kan ook de behoefte aan deze vitamines verhoogd zijn (zie tabel 45.1). Er bestaan geen aanwijzingen dat de behoefte aan andere vitamines en mineralen voor krachtsporters verhoogd zou zijn. De aanbevelingen voor vitamines en mineralen zijn eenvoudig te realiseren via de reguliere voeding. Suppletie is onder normale omstandigheden niet nodig.

Tabel 45.1 Overzicht behoefte vitamine B1, B2 en B6.

	B1	B2	B6
behoefte	0,5 mg/1000 kcal	0,6 mg/1000 kcal	0,02 mg/g eiwit
minimum mannen	1,5 mg	1,7 mg	2,0 mg
minimum vrouwen	1,1 mg	1,3 mg	1,6 mg

Voeding bij duursport

De energielevering bij duursport is vooral afhankelijk van het aerobe metabolisme. Dat betekent dat koolhydraten en vetten de belangrijkste substraten zijn. De vetvoorraad is dusdanig groot dat uitputting hiervan nauwelijks aan de orde is. De glycogeenvoorraad is veelal de beperkende factor bij inspanningen van langere duur. Bij glycogeendepletie zal de afbraak van eiwitten moeten bijdragen in de energievoorziening. Gezien de onwenselijkheid van deze situatie is het belangrijk om de koolhydraatvoorraad op peil te houden. De voeding van een duursporter dient derhalve voor minimaal 60 En% uit koolhydraten te bestaan of absoluut gezien 7-10 g/kg te bevatten. In bepaalde gevallen kan het zelfs wenselijk zijn om via een *tapering off dieet* de koolhydraatvoorraden van het lichaam verder te laten stijgen. Op deze manier kan de glycogeenvoorraad van het lichaam bijna verdubbeld worden. Om dat te bereiken dient de sporter de laatste week voor de inspanning een relatief zware training af te werken. Vervolgens volgt er een week met relatief veel rust en een koolhydraatrijke voeding van circa 70 En%. Een bijkomend effect van deze strategie is dat het lichaamsgewicht als gevolg van het hygroscopische effect van glucose zal stijgen. Gewichtsstijgingen van 2 kg zijn hierbij geen zeldzaamheid. Het toepassen van de tapering-off-methode heeft pas zin wanneer inspanningen langer dan 90 minuten duren.

Bij inspanningen die langer dan 90 minuten duren is het zinvol om koolhydraten tijdens de inspanning aan te vullen. Geadviseerd wordt om niet meer dan circa 60 gram koolhydraten per uur aan te vullen. Hiervoor kunnen sportdranken, -repen en -gels gebruikt worden. Maar ook reguliere voedingsmiddelen kunnen uitstekend worden gebruikt zoals brood met zoet beleg, ontbijtkoek of fruit. Na de inspanning is het belangrijk dat de glycogeenvoorraden snel worden aangevuld. Uitgangspunt is de inname van 1 gram koolhydraten per kg lichaamsgewicht direct na de inspanning, wat na twee uur herhaald dient te worden. Steeds meer onderzoeken wijzen uit dat de combinatie van koolhydraten en eiwitten leidt tot een nog sneller herstel. Verschillende fabrikanten hebben inmiddels een dergelijke sportdrank op de markt gebracht. Verder onderzoek zal moeten uitwijzen of deze strategie ook daadwerkelijk leidt tot een snellere resynthese dan wel grotere glycogeenvoorraden.

De eiwitbehoefte van een duursporter wordt gesteld op 1,2-1,6 g/kg. Onder normale omstandigheden wordt dit ruimschoots gehaald met de reguliere voeding en zijn supplementen niet aan de orde.

Net als bij de krachtsporters bestaat ook onder duursporters nog wel eens de neiging om de vetinname als sluitpost van de voeding te beschouwen. Omdat bij duurinspanningen de vetoxidatie een belangrijk aandeel in de energieleverantie kan hebben, kan het streven naar een laag lichaamsgewicht en vetmassa in combinatie met een vetarme voeding ook hier leiden tot fysieke en mentale klachten. Eetstoornissen zijn ook onder duursporters een niet zelden gerapporteerd fenomeen. De aanbeveling voor de vetinname ligt bij duursport op een absoluut minimum van 20 En%. Indien een voedingsanalyse uitwijst dat een lagere inname aan de orde is, strekt het tot aanbeveling om sportdiëtistische begeleiding in te schakelen.

Omdat de energie- en eiwitbehoefte van duursporters is verhoogd, kan ook de behoefte aan de vitamines B1, B2 en B6 verhoogd zijn, omdat de aanbevelingen van deze vitamines direct gekoppeld zijn aan de energie- en eiwitinname (zie boven). Hoewel er geen aanwijzingen bestaan dat er een verhoogde behoefte is aan andere vitamines en mineralen, vraagt de inname van ijzer (Fe) bij duursporters extra aandacht. Zeker bij vrouwen met een lage energie-inname in combinatie met een vegetarisch voedingspatroon, bestaat er een verhoogde kans op het ontstaan van een nutritioneel ijzertekort. Het is daarom raadzaam om bij vrouwelijke (duur)sporters extra toe te zien op een adequate inname van ijzer en vitamine C. Wanneer er aanwijzingen zijn voor een anemie, is het raadzaam de voeding te laten analyseren op de aanwezigheid van ijzer en factoren die de ijzeropname bevorderen en belemmeren. Niet alleen Hb maar ook ferritine en transferrinesaturatie spelen een rol bij de diagnostiek van ijzergebrekanemie. Een belangrijk aandachtspunt vormt nog de sportersanemie: een laag Hb zonder dat er sprake is van een tekort aan ijzer in de voeding en een daling in prestatievermogen. Veelal is er sprake van een zogenoemde *verdunningsanemie* en wordt het lage Hb veroorzaakt door een snel en sterk vergroot plasmavolume als gevolg van aerobe trainingen. Er treedt geen prestatieverlies op en suppletie heeft weinig effect.

Voeding bij team- en spelsporten

Omdat bij de meeste team- en spelsporten een belangrijke rol is weggelegd voor de koolhydraatomzetting, aeroob dan wel anaeroob, wordt een voeding geadviseerd met circa 55-60 En% koolhydraten. Uit de praktijk blijkt dat de niet-gestuurde voedingsinname van team- en spelsporters overeenkomt met de voedingsinname van de gemiddelde Nederlander. Dat zou betekenen dat een groot deel van de sporters een voeding gebruikt die ten aanzien van de koolhydraatinname afwijkt van de aanbeveling.

Tijdens de inspanning is het voor een team- en spelsporter niet altijd mogelijk om voldoende koolhydraten aan te vullen. Niet zelden leidt dat tot een onvoldoende inname. Het gebruik van een koolhydraatrijke oplossing met een samenstelling van 60 gram koolhydraten per liter tijdens de pauzemomenten kan zorgen voor een adequate toevoer van energie en vocht.

Na de inspanning is het belangrijk om de koolhydraatvoorraden zo snel mogelijk weer aan te vullen. Dit kan worden gerealiseerd door 1 gram koolhydraten per kg lichaamsgewicht te gebruiken en dit na twee uur te herhalen. Onderzoek toont aan dat bij een koolhydraatarme voeding van 40 En%, 72 uur na een voetbalwedstrijd de glycogeenvoorraden nog niet volledig zijn hersteld.

De eiwitbehoefte van team- en spelsporters is 1,2-1,5 g/kg. Om deze behoefte te kunnen realiseren zijn normaal gesproken geen supplementen nodig. Omdat bij sommige team- en spelsporten de krachttraining een belangrijk onderdeel vormt van de trainingsbelasting, kan het vanuit dat oogpunt zinvol zijn om zowel voor als na de training gebruik te maken van eiwitrijke voedingsmiddelen. Voor de vetinname geldt een aanbeveling van 20-30 En%. Niet zelden overschrijdt de vetinname van spelsporters de maximum aanbeveling van 30 En%. De bijdrage van de consumptie van vetrijke voedingsmiddelen zoals chips, friet, koeken en snacks in sportkantines moet daarbij niet vergeten worden. Hetzelfde geldt voor de consumptie van alcohol. Als onderdeel van de 'cultuur', kan het gebruik van alcohol van team- en spelsporters hoger zijn dan bij andere sportcategorieën. Het zal geen betoog behoeven dat een overmatig gebruik van alcohol negatieve effecten met zich meebrengt voor de sportprestatie, zoals stofwisselingsstoornissen als gevolg van een toegenomen lactaatproductie, hypoglykemie, toename van het lichaamsgewicht en vetmassa, verstoring van de thermoregulatie, dehydratie en een inadequaat voedingspatroon. Omdat ook bij team- en spelsport de energie- en eiwitbehoefte verhoogd is, kan ook de behoefte aan de vitamines B1, B2 en B6 verhoogd zijn (zie boven). Er bestaan geen aanwijzingen dat de behoefte aan andere vitamines en mineralen verhoogd is.

4 Problemen met de vochtbalans

Dehydratie is een niet zelden voorkomend probleem. Veel sporters drinken te weinig voor, tijdens en na de inspanning, soms omdat men het niet gewend is en soms omdat de spelregels dat simpelweg niet toelaten, zoals bij enkele team- en spelsporten. Uiteindelijk kan een tekort aan vocht leiden tot dehydratie. Uit onderzoeken blijkt dat een verlies van 1-2 procent van het lichaamsgewicht leidt tot meetbare prestatievermindering. Het meten van het lichaamsgewicht voor en na inspanning en het vergelijken van de urinekleur met een kleurkaart zijn goed bruikbare methoden om de vochtbalans 'op het veld' vast te stellen.

Het is zinvol om direct voor de inspanning (ca. 15 minuten) 100-200 ml dorstlesser of water te drinken. Andere vormen van prehydratie zoals extra zoutgebruik of het gebruik van glycerol wordt afgeraden. Vooral ten aanzien van het gebruik van glycerol moet meer onderzoek gedaan worden naar de effecten op prestatie en gezondheid.

Tijdens de inspanning dient de sporter zorg te dragen dat er per uur 500-1000 ml wordt gedronken. Hierbij geldt dat het drinken van grotere teugen leidt tot een effectievere aanvulling dan het frequent drinken van kleine teugjes. Het advies is om 150-250 ml per 15 minuten te gebruiken. Na de inspanning dient 150 procent van het verloren gewicht aangevuld te worden.

Tijdens en na de inspanning kan best gekozen worden voor een hypotone of isotone dorstlesser. Vanwege de concentratie dienen hypertone dranken (w.o. vruchtensappen) vermeden te worden; niet zelden hebben deze een averechts effect (zie figuur 45.1).

Hoewel de literatuur niet eensluidend lijkt te zijn over de noodzaak van het aanvullen van elektrolyten onder alle omstandigheden, voorkomt een dergelijke oplossing wel het gevaar van hyponatriëmie en hypervolemie.

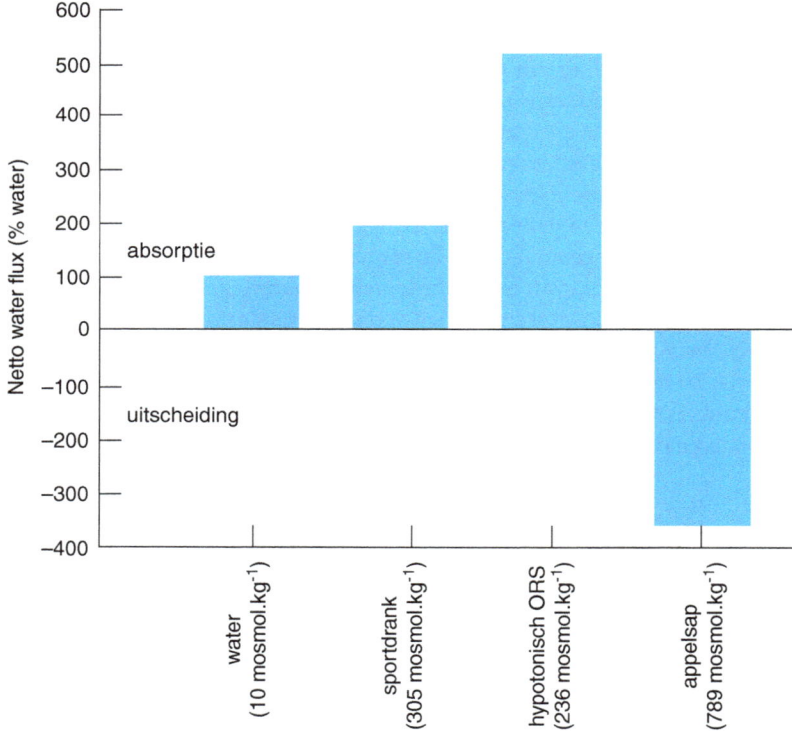

Figuur 45.1
Relatie tussen concentratie en vochtopname.

5 Maag-darmproblemen

Uit onderzoek blijkt dat 30-50 procent van de mensen die hardlopen en triatlon beoefenen last heeft van maag-darmproblemen. Er is een scala van klachten. Regelmatig gerapporteerde klachten zijn: verhoogde aandrang tot defecatie, (bloederige) diarree, overmatige flatulentie, opgeblazen gevoel, krampen, brandend maagzuur, boeren, misselijkheid en overgeven. Er zijn verschillende factoren die een rol spelen. Naast voeding, duur en intensiteit van de inspanning lijken ook getraindheid, leeftijd en geslacht beïnvloedende factoren te zijn. Ongetrainden hebben vaker last dan getrainde sporters, vrouwen vaker dan mannen en jongere vaker dan oudere sporters. De kans op het optreden van maag-darmklachten lijkt groter te zijn naarmate de axiale schokbelasting tijdens de inspanning groter is. Zo is de kans op klachten bij hardlopen groter dan bij fietsen.

In de literatuur worden verschillende ontstaansfactoren genoemd, zoals: mechanische schokbewegingen (vooral tijdens lopen), verminderde doorbloeding van het maag-darmkanaal, vertraagde maaglediging en verminderde absorptie, inadequate voeding, veranderende maag-darmmotoriek. Veelal zal een combinatie van factoren leiden tot de klacht.

De volgende voedingsadviezen kunnen gegeven worden ter preventie van maagdarmklachten:
- de laatste hoofdmaaltijd drie à vier uur vóór de inspanning gebruiken bij sporten waarbij sprake is van axiale schokbelasting en twee à drie uur bij sporten waarbij hiervan nauwelijks sprake is;
- als laatste maaltijd licht verteerbare, vezel-, vet- en eiwitarme voeding gebruiken zoals geroosterd brood of toast met jam;
- vermijden van gasvormende voedingsmiddelen zoals uien, bonen en koolsoorten;
- vermijden van geconcentreerde (> 20 procent, > 500 mOsm) en koolzuurhoudende dranken voor, tijdens en na de inspanning;
- tot aan de inspanning voldoende vocht gebruiken in de vorm van iso- of hypotone dorstlessers;
- bij frequent voorkomende klachten zoals een opgeblazen gevoel kan de fructose in de voeding vervangen worden door complexe koolhydraten.

6 Voedingssupplementen

Het aanbod aan voedingssupplementen en -preparaten is tegenwoordig enorm. Voor veel mensen is het overzicht zoek, niet alleen voor topsporters maar ook voor recreatiesporters. Een aantal van de meest voorkomende middelen wordt in deze paragraaf besproken. Indien men in aanraking komt met sporters die onbekende middelen gebruiken, is het raadzaam contact op te nemen met, of door te verwijzen naar een sportdiëtist.

Vitamines- en mineralensupplementen

Voor gezonde recreatiesporters is het suppleren van deze micronutriënten in het algemeen niet noodzakelijk. Als om welke reden dan ook wordt overgegaan tot suppletie, is het raadzaam een dosis te kiezen van maximaal vijfmaal de ADH (aanbevolen dagelijkse hoeveelheid). In principe kunnen dus de Richtlijnen Goede Voeding worden aangehouden.

Niet zelden wordt er grote waarde gehecht aan het gebruik van antioxidanten (o.a. vitamine C en E) als remedie tegen de toegenomen vorming van vrije radicalen. Uit onderzoek is bekend dat de productie van vrije radicalen toeneemt onder invloed van lichamelijke inspanning. Echter, ook de antioxidatieve capaciteit van het lichaam zelf neemt als gevolg van training toe. In hoeverre de toegenomen antioxidatieve capaciteit voldoende is om het stijgende aantal vrije radicalen onschadelijk te maken moet verder worden onderzocht. Onderzoek naar de dosisresponsrelatie lijkt uit te wijzen dat volstaan kan worden met een hoeveelheid antioxidanten die binnen de maximum aanbeveling van vijfmaal de ADH blijft.

Eiwit- en aminozuurpreparaten

Eiwitpreparaten worden vooral in de krachtsportwereld gebruikt en als ondersteuning van de krachttrainingen bij andere sportcategorieën. Eiwitpreparaten bestaan voor 50-90 procent uit eiwitten, een kleine hoeveelheid vet (1-2 procent) en koolhydraten. Een teveel aan eiwit kan leiden tot een verhoogde eiwitoxidatie en tot een toename van de vetmassa. Slechts in situaties waarin onvoldoende eiwit met de voeding kan worden opgenomen, of de behoefte vanwege bijvoorbeeld ziekte of weefselbeschadiging sterk vergroot is, kan worden overwogen om eiwitsuppletie te adviseren.

Creatine

Creatinesuppletie kan de prestatie bevorderen bij inspanningen die gekenmerkt worden door herhaalde intensieve belastingen. Dit geldt echter niet voor iedereen en niet voor alle sporttypen. Onderzoek wijst uit dat circa 30 procent van de sporters niet reageert op creatinesuppletie. Bij het gebruik van creatine wordt veelal een onderscheid gemaakt in een oplaadfase en een onderhoudsfase. Geadviseerd wordt om periodes van creatinegebruik (ca. 4 weken) af te wisselen met periodes zonder creatinegebruik. De endogene productie van creatine lijkt tijdelijk af te nemen als gevolg van het gebruik van creatine. Recreatiesporters hebben normaalgesproken geen creatine nodig. Het lijkt belangrijk te veronderstellen dat eventuele suppletie pas dan effect lijkt te hebben, wanneer er voldoende aandacht is voor andere prestatiebepalende factoren zoals een adequate voedingsinname en gerichte (kracht)training.

Cafeïne

Sinds enkele jaren staat cafeïne niet meer op de dopinglijst. Er zijn in het verleden verschillende studies geweest die een positief effect van cafeïne op de prestatie lieten zien. De reden van de prestatieverbetering kan volgens de literatuur liggen op substraatmetabolisch niveau (toename vetzuuroxidatie) en op neurologisch gebied (verbeterde concentratie en alertheid). Op basis van de huidige gegevens is het voor een recreatiesporter niet echt raadzaam om cafeïne te gebruiken.

Lactaatbuffers

De laatste jaren is er regelmatig onderzoek gedaan naar het gebruik van natriumbicarbonaat of natriumcitraat op de sportprestatie. Bij inspanningen tot circa zeven minuten waarbij lactaatvorming optreedt, kan het gebruik van dit supplement een positief effect hebben. Natriumbicarbonaat, -citraat en calciumcitraat zijn zogenoemde lactaatbuffers. Voor een recreatiesporter bestaat er weinig reden om dit supplement te gebruiken. Bij het gebruik van natriumbicarbonaat treden nog wel eens maag-darmklachten op. Bij natriumcitraat of calciumcitraat is dit minder het geval. Net als bij een aantal andere supplementen is het raadzaam om dit supplement onder deskundige begeleiding te gebruiken.

Zoals eerder gezegd is het aantal verkrijgbare supplementen vele malen groter dan het overzicht hier doet vermoeden. Data uit wetenschappelijk onderzoek geven op dit moment geen aanleiding om te veronderstellen dat het gebruik van voedingssupplementen voor de recreatiesporter zinvol is, behoudens wellicht het gebruik van energiedranken en -repen bij langdurige en/of intensieve inspanningen, en dorstlessers. In de topsport wordt een aantal van de hierboven beschreven supplementen wel gebruikt. Maar de doelstellingen liggen bij dit niveau van sportbeoefening dan ook net even wat anders.

Vanuit het recente verleden is bekend dat voedingssupplementen vervuild kunnen zijn met dopinggeduide stoffen. Sinds enige jaren is er het Nederlands Zekerheidssysteem Voedingssupplementen Topsport (NZVT). Het betreft een lijst van voedingssupplementen die onderzocht zijn op de aanwezigheid van dopinggeduide stoffen. Wanneer supplementen 'schoon' worden getest, worden ze opgenomen in de lijst. De lijst is te raadplegen via www.dopingautoriteit.nl.

Referenties

Froiland K, et al. Nutritional supplement use among colleges athletes and their sources of information. Int J Sport Nutr Exerc Metab 2004;14:104-20.

Maughan RJ. Water and electrolyte loss and replacement in exercise. In: Maughan RJ (ed.). Nutrition in sport. Oxford: Blackwell Science, 2000. pp. 226-40.

Morton D, et al. Effect of ingested fluid composition on exercise related transient abdominal pain. Int J Sport Nutr Exerc Metab 2004;14:197-208.

Nichols E, et al. Knowledge, attitudes, and behaviours regarding hydration and fluid replacement of collegiate athletes. Int J Sport Nutr Exerc Metab 2005;15:515-27.

Rijken HAT, Vries WR de. Is creatinesuppletie nuttig bij topvolleybal? Sport Geneeskd 2007;40(2):32-36.

Leesadvies

Bernadot D. Advanced sports nutrition. Champaign: Human Kinetics, 2006.

Geel A van, Hermans JC. Voeding en sport. Baarn: De Vrieseborch, 2006.

Maughan RJ, Burke LM. Sportvoeding. Maarssen: Elsevier Gezondheidszorg, 2004.

Websites

www.nvzt.nl
www.dopingautoriteit.nl
www.sportdietetiek.nl

46 Doping

Drs. B. Coumans, drs. O. de Hon

1 Huisarts en doping

Huisartsen worden waarschijnlijk het meest met doping 'geconfronteerd' via de media. Het betreft dan vaak internationale topsporters die positief zijn bevonden bij een dopingcontrole of ervan worden verdacht verboden middelen of methoden te hebben toegepast. De huisarts kan echter ook *in* de huisartspraktijk met doping geconfronteerd worden. Dit zou een (aankomende) topsporter kunnen betreffen, maar de kans is aanzienlijk groter dat het een recreatieve sporter is die in een fitnesscentrum traint.

Uit het onderzoek Huisarts & Doping (1998) bleek dat bijna één op de vijf huisartsen in het afgelopen jaar wel eens met doping te maken had gehad (Hartgens e.a., 1998). Huisartsen die betrokken waren bij sport waren vaker in aanraking gekomen met dopingkwesties dan huisartsen die niet betrokken waren bij sport. Naar schatting zou iedere huisarts gemiddeld één tot twee patiënten in de praktijk hebben die doping gebruiken. In ruim 90 procent van de gevallen betreft het recreatieve sporters die veelal in fitnesscentra trainen. De belangrijkste redenen van het huisartsbezoek door dopinggebruikers is het verkrijgen van informatie over bijwerkingen van doping en ervaren gezondheidsklachten ten gevolge van de gebruikte middelen. Echter, vaak wordt het gebruik verzwegen en wordt door de huisarts ook niet een verband gelegd tussen een gezondheidsklacht en dopinggebruik.

De meeste huisartsen uit het genoemde onderzoek beoordeelden hun eigen dopingkennis als slecht en zo'n driekwart gaf aan de kennis omtrent doping te willen verbeteren. Recente bijscholingscursussen van de Dopingautoriteit aan huisartsen duiden erop dat dit nog steeds geldt. Dit hoofdstuk is bedoeld om huisartsen een compact overzicht te bieden van de belangrijkste aspecten van doping in de sport.

Twee typen sporters

Grofweg kan de huisarts inzake doping met twee typen sporters geconfronteerd worden, namelijk (aankomende) topsporters en zogenoemde cosmetische sporters.

Topsporters zijn aangesloten bij een sportbond en hebben derhalve te maken met dopingreglementering, de dopinglijst én mogelijk met dopingcontroles. Dit betreft niet alleen sporters die bekend zijn uit de media, maar soms ook relatief onbekende sporters zoals handboogschutters of voetballers uit de hoofdklasse amateurs.

Cosmetische sporters zijn doorgaans recreatieve sporters (zowel mannen als vrouwen) die een mooier lichaam nastreven. Zij trainen in fitnesscentra met als doel: meer spiermassa, vermindering van de onderhuidse vetmassa en/of een betere spierdefinitie. Tot deze groep behoren vooral bodybuilders, die onder meer anabole androgene steroïden gebruiken, maar ook recreatieve sporters die mogelijk allerlei soorten dopinggeduide stoffen nemen om het uiterlijk (versneld) te verfraaien. Cosmetische sporters hebben in principe *niet* met een dopingreglement en dopingcontroles te maken.

2 Dopinggebruik in Nederland

Algemene Nederlandse bevolking

Over het gebruik van dopinggeduide middelen door verschillende groepen in Nederland is weinig bekend. Gegevens van de Nederlandse bevolking komen uit het Nationaal Prevalentie Onderzoek Middelengebruik (NPO) dat iedere vier jaar wordt herhaald. Dit onderzoek dient meer inzicht te geven in het gebruik van drugs, alcohol, tabak, slaap- en kalmeringsmiddelen én prestatieverhogende middelen onder de Nederlandse bevolking in de leeftijd van 15 tot 65 jaar. In het laatst uitgevoerde NPO in het jaar 2005 bleek, dat het aantal gebruikers van prestatieverhogende middelen gestegen is ten opzichte van 2001, vooral onder jonge mannen (Rodenburg e.a., 2007). Aangenomen mag worden dat het vooral cosmetische sporters betreft. Naar schatting hebben ruim 150.000 personen in de leeftijd van 15-65 jaar ooit wel eens prestatieverhogende middelen gebruikt. Als gekeken wordt naar de groep die het afgelopen jaar heeft gebruikt – de zogenoemde jaarprevalentie – dan komt men in 2005 op circa 55.000 personen. Het sterkst steeg het gebruik in de leeftijdsgroep van 15-24 jaar. De gemiddelde startleeftijd van gebruik bedroeg 18 jaar, terwijl de gemiddelde leeftijd van recente gebruikers rond de 28 jaar is.

Topsporters

Hoewel alle aangesloten leden van sportbonden met een dopingreglement gecontroleerd kunnen worden, worden dopingcontroles vrijwel alleen uitgevoerd bij topsporters. Dit zijn sporters die acteren op nationale (junior)-kampioenschappen (NK's) of in de hoogste nationale competitie. Dit zijn in Nederland naar schatting zo'n 5000 mensen (o.a. amateurs hoofdklasse voetbal, hockey, handbal, honkbal, diverse individuele sporten enzovoort). Jaarlijks worden in Nederland zo'n 2800 dopingcontroles uitgevoerd, waarvan ongeveer 60 procent binnen wedstrijdverband en 40 procent buiten wedstrijdverband (= *out-of-competition*; op trainingen of thuis). Voor deze controles buiten wedstrijdverband is het essentieel dat de groep die hiervoor in aanmerking komt (de nationale *testing pool*) periodiek hun verblijfsgegevens (*whereabouts*) doorgeven.

Het aantal positieve dopingcontroles ligt zowel in Nederland als mondiaal tussen de 1,5 en 2 procent. Er is in Nederland ook onderzoek gedaan naar dopinggebruik via anonieme zelfgerapporteerde prevalentie (Wiefferink e.a., 2005). Vanzelfsprekend is dit lastig om te onderzoeken, omdat het een gevoelig onderwerp betreft. De respons bedroeg 38 procent waardoor dus mogelijk sprake was van een selectieve respons. Van de 650 topsporters die de vragenlijst terugstuurden, gaf 1,7 procent toe ooit doping te hebben gebruikt.

Cosmetische sporters

In Nederland zijn ruw geschat zo'n 2-2,5 miljoen mensen actief in de ongeveer 2000 fitnesscentra. Er zijn weinig actuele en betrouwbare gegevens over de mate van dopinggebruik van sporters in fitnesscentra.

In 1994 werd voor het eerst een kwantitatief onderzoek gedaan in Nederland naar het gebruik van prestatiebevorderende middelen onder jongeren in de leeftijd van 16-25 jaar (Vogels e.a., 1994). In twee regio's werden fitnessondernemers, leerlingen van de hoogste klassen van het voortgezet onderwijs en jeugdige bezoekers van sportscholen ondervraagd naar het gebruik van prestatieverhogende middelen. Uit de resultaten bleek dat ruim 1 procent van de leerlingen gebruikt of ooit gebruikt heeft. Het betrof vooral de wat oudere jongens die fitnesscentra bezochten. Van de groep fitnessers bleek dat ruim 6 procent gebruikte of ooit gebruikt had. Dit percentage komt overeen met andere Europese prevalentiecijfers. Het gaat vooral om mannelijke bezoekers. De middelen die voornamelijk gebruikt worden zijn: anabole steroïden, amfetaminen, groeihormoon en clenbuterol. Bij fitnessbezoekers die aan bodybuilding doen, bleek het percentage gebruikers hoger te zijn, namelijk 16 procent (Vogels e.a., 1994). In een onderzoek van De Boer e.a. uit 1996 onder bezoekers en deelnemers van het NK bodybuilding kwam men tot de volgende prevalenties van ooit-gebruik: recreatieve bodybuilders 37 procent (mannen 45 procent, vrouwen 12 procent) en wedstrijdbodybuilders 77 procent (mannen 79 procent, vrouwen 57 procent).

Hoewel er geen harde actuele cijfers zijn, lijkt het gebruik van dopinggeduide middelen in de afgelopen jaren niet gedaald te zijn maar eerder licht gestegen, zie ook het eerder aangehaalde NPO-onderzoek uit 2007 (Rodenburg e.a., 2007). Het eventuele gebruik in een fitnesscentrum wordt voor een groot deel bepaald door de doelgroepen die er trainen. In een fitnesscentrum dat zich op inactieven richt en waar gezondheid centraal staat, zal het aantal gebruikers nihil zijn, terwijl een fitnesscentrum dat zich richt op wedstrijdbodybuilding waarschijnlijk een fors aantal gebruikers kent. De trend lijkt te zijn dat steeds meer jonge mannen gemakkelijk en snel overstappen op het gebruik van vooral anabole steroïden voor een fraai fysiek, zonder aan wedstrijdbodybuilding te doen.

3   Antidopingorganisaties

Internationaal

Tot 2004 voerde het Internationaal Olympisch Comité (IOC) de toon inzake de mondiale dopingbestrijding. Met als oogmerk het in het leven roepen van een onafhankelijke antidopingorganisatie én te streven naar mondiale harmonisatie van antidopingregelgeving, is op initiatief van het IOC in 1999 het Wereld Anti-Doping Agentschap (WADA) opgericht. Dit heeft erin geresulteerd dat per 1 januari 2004 het WADA dé onafhankelijke mondiale antidopingorganisatie is geworden. Het WADA heeft de World Anti-Doping Code (zie www.wada-ama.org) ontwikkeld, die wereldwijd de basis vormt voor het antidopingbeleid. Onder andere de WADA-dopinglijst is aan de Code gekoppeld en wordt jaarlijks bijgesteld. De Code is voorafgaand aan de Olympische Spelen van Athene 2004 door alle participerende internationale en nationale sportbonden geaccepteerd en geïmplementeerd. Een herziene Code zal op 1 januari 2009 wereldwijd in werking treden. De Code richt zich vrijwel uitsluitend op de topsport.

Nationaal

In Nederland is de Stichting Anti-Doping Autoriteit Nederland (kortweg de Dopingautoriteit) dé onafhankelijke antidopingorganisatie. De Dopingautoriteit is in 2006 ontstaan uit een fusie van het Nederlands Centrum voor Dopingvraagstukken (NeCeDo) en Doping Controle Nederland (DoCoNed). Kernactiviteiten van de Dopingautoriteit zijn: het doen van dopingcontroles, voorlichting aan topsporters, sporters in fitnesscentra en voor beide groepen hun 'omgeving', (juridische) advisering en informatieverstrekking, participatie in internationale activiteiten en wetenschappelijk onderzoek. De meeste controles worden gedaan in opdracht van sportbonden. De controles worden uitgevoerd door speciaal opgeleide dopingcontroleofficials. De verzamelde urinemonsters worden naar een WADA-geaccrediteerd laboratorium gestuurd (m.n. Keulen en Gent). De uitslagen van de dopingcontroles worden kenbaar gemaakt aan de sportbond en de sporter. Dopingzaken worden afgehandeld door de tuchtcommissie van de sportbond of door het

Instituut Sportrechtspraak (ISR). Om toe te zien op de juiste afhandeling van (positieve) dopingcontroles in Nederland is er een Auditcommissie in het leven geroepen die aan de leden van sportkoepel NOC*NSF rapporteert.

4 Definitie van doping

Een korte, simpele omschrijving van doping is: 'Stoffen en methoden die verboden zijn door het Wereld Anti-Doping Agentschap (WADA).' Officieel luidt de definitie van doping: 'Een overtreding van een of meer bepalingen uit het dopingreglement'. Deze bepalingen zijn:
– aanwezigheid van verboden stof(fen) en/of verboden methode(n);
– (poging tot) het gebruik van verboden stof(fen) en/of verboden methode(n);
– (poging tot) gebrekkige medewerking;
– gebrekkige informatieverstrekking;
– (poging tot) manipuleren;
– (poging tot) bezit;
– (poging tot) handel;
– (poging tot) toediening.

Dopinglijst

Was er vóór 2003 sprake van diverse dopinglijsten, sinds 2003 is er mondiaal maar één dopinglijst: de WADA-dopinglijst. Jaarlijks wordt de lijst herzien en een nieuwe lijst gaat steeds op 1 januari van kracht. In tabel 46.1 staan de verschillende dopingcategorieën voor stoffen en methoden van de lijst van 1 januari 2009. De complete en actuele lijst is steeds te vinden op: www.dopingautoriteit.nl/dopinglijst.

In sommige takken van sport (m.n. wielrennen, schaatsen, triatlon) worden naast dopingcontroles ook *gezondheidscontroles* toegepast. Hierbij worden vlak voor de wedstrijd, of tussendoor bij meerdaagse wedstrijden, verschillende bloedparameters bepaald. Als die boven een bepaalde waarde uitkomen (bijv. de hematocrietwaarde boven de 50 procent), krijgt de sporter *per direct* voor een bepaalde tijd een startverbod (omwille van de gezondheid) opgelegd.

Dopingcriteria

Er liggen drie criteria ten grondslag aan de WADA-dopinglijst:
1 (potentieel) prestatiebevorderend;
2 (potentieel) schadelijk voor de gezondheid;
3 in strijd met de sportethiek ('spirit of sport').

Voor opname van een stof of methode in de WADA-dopinglijst dient aan minimaal twee van de drie genoemde criteria te worden voldaan. Deze relatief open definitie leidt soms wereldwijd tot discussies, maar alternatieven kunnen niet op brede steun rekenen.

Tabel 46.1	WADA-dopinglijst van 2009
I. Stoffen en methoden, verboden binnen en buiten wedstrijdverband	
Verboden stoffen	
S1.	anabole middelen
S2.	hormonen en verwante stoffen
S3.	bèta-2-agonisten
S4.	hormoonantagonisten en -modulatoren
S5.	diuretica en andere maskerende middelen
Verboden methoden	
M1.	verbetering van het zuurstoftransport
M2.	chemische en fysieke manipulatie
M3.	genetische doping
II. Stoffen en methoden verboden binnen wedstrijdverband	
S6.	stimulantia
S7.	narcotica (narcotische analgetica)
S8.	cannabinoïden
S9.	glucocorticosteroïden
III. Stoffen verboden in bepaalde sporten	
P1.	alcohol
P2.	bètablokkers (bètareceptorblokkerende stoffen)

Dispensaties

Het kan voorkomen dat een sporter een geneesmiddel voorgeschreven krijgt dat dopinggeduide stoffen bevat, zoals sommige anti-astmamiddelen, insuline of methylfenidaat. In dat geval dient de sporter dispensatie aan te vragen bij een dispensatiecommissie. Nationaal uitkomende sporters dienen dit bij de Geneesmiddelen Dispensatie Sporter-commissie (GDS-commissie) aan te vragen (zie www.dopingautoriteit.nl/GDS). Het secretariaat ervan wordt gevoerd door de Dopingautoriteit. Internationale sporters dienen dispensatie (in het Engels ook wel *Therapeutic Use Exemption* (TUE) genoemd) bij hun internationale sportfederatie aan te vragen. Onder sommige omstandigheden hoeft dispensatie pas te worden aangevraagd, nadat de sporter een dopingcontrole heeft ondergaan. Meestal zal de sporter zelf weten welke regel op hem/haar van toepassing is.

Er bestaan in Nederland twee procedures voor het aanvragen van dispensatie. Soms geldt alleen een meldingsplicht voor de sporter, waarbij de arts niets hoeft te tekenen. Voor de meeste stoffen geldt dat de sporter en de arts samen een dispensatieverzoek moeten tekenen dat opgestuurd dient te worden met de benodigde ondersteunende medische gegevens. Pas als de sporter toestemming heeft gekregen kan hij of zij het betreffende geneesmiddel gebruiken, met uitzondering in geval van een medische noodsituatie. Dan kan achteraf nog dispensatie worden aangevraagd.

De GDS-commissie, bestaande uit een groep artsen met meestal een sportmedische achtergrond, werkt volgens internationale regels en criteria, zodat elk dispensatieverzoek, ongeacht de tak van sport, op eenzelfde wijze wordt beoordeeld. Het panel beoordeelt: 1) of de sporter het dopinggeduide geneesmiddel medisch gezien nodig heeft, 2) of er geen alternatief geneesmiddel bestaat en 3) of het geneesmiddel geen aanvullend wedstrijdvoordeel oplevert. Net als de dopinglijst zelf kunnen de regels rondom het aanvragen van dispensaties veranderen. Voor de actuele regels kan men terecht op www.dopingautoriteit.nl/GDS.

Recreatieve drugs

In genotsmiddelen of recreatieve drugs kunnen dopinggeduide stoffen voorkomen. Sommige drugs, zoals cocaïne, XTC, speed, hasj en marihuana worden beschouwd als doping. Deze zijn allemaal alleen *binnen wedstrijdverband* verboden. Een probleem met cannabinoïden is dat ze afhankelijk van het gebruik nog lange tijd (van dagen, weken tot zelfs meer dan een maand) na het staken van het gebruik in de urine kunnen worden aangetroffen. In 2006 en 2007 behoorde cannabis in Nederland tot de top drie van stoffen waarop sporters positief waren. Alcohol kan aan de dopinglijst toegevoegd zijn bij bepaalde takken van sport (o.a. auto- en motorsport, luchtvaart, handboogschieten).

Voedingssupplementen

Door (top)sporters worden vaak voedingssupplementen (zoals vitamine- en mineralenpreparaten, eiwitten, creatine) gebruikt. Uit onderzoeken is gebleken dat in voedingssupplementen dopinggeduide stoffen kunnen zitten die niet altijd op het etiket vermeld staan (De Hon en Coumans, 2007). In sommige gevallen kan dit leiden tot een positieve dopingcontrole. Omdat het principe van *strict liability* geldt, zijn sporters hoe dan ook schuldig als een verboden stof in de urine wordt aangetroffen. Dit principe vormt de basis van de tuchtrechtspraak in dopingzaken, omdat anders de intentionele dopinggebruikers zich kunnen beroepen op onwetendheid.

Nederland kent het Nederlands Zekerheidssysteem Voedingssupplementen Topsport (NZVT). Via dit systeem kunnen fabrikanten voedingssupplementen batchgewijs laten testen op dopinggeduide stoffen. Dit systeem met zijn strenge normen, te vinden op www.dopingautoriteit.nl/NZVT, geeft de grootst mogelijke zekerheid dat supplementen geen dopinggeduide stoffen bevatten.

5 Sancties

Bij een eerste dopingovertreding wordt standaard een sanctie van twee jaar opgelegd. Een sporter mag gedurende die twee jaar niet deelnemen aan wedstrijden, trainingen of activiteiten van de sportbond. Indien de dopingovertreding binnen wedstrijdverband heeft plaatsgevonden, leidt dit tevens tot diskwalificatie van het behaalde resultaat in die wedstrijd en dienen het eventuele prijzengeld, medailles, punten enzovoort te worden ingeleverd. Bij een tweede dopingovertreding zal levenslange uitsluiting plaatsvinden. Deze sancties worden door alle andere sportbonden overgenomen. Een sporter kan dan dus ook niet meer uitkomen voor een andere sportbond. Onder bepaalde omstandigheden kan een straf verlaagd, maar ook verhoogd worden.

Casus 1 De talentvolle schaatser

Een schaatser van 18 jaar komt bij u met klachten van kortademigheid en piepen tijdens, maar vooral na de schaatstrainingen en wedstrijden. Als kind was hij bekend met astmatische bronchitis en werd hij behandeld met salbutamol-pufjes. Hij heeft nu het gevoel dat zijn klachten zijn sportprestaties negatief beïnvloeden. Over twee weken mag hij deelnemen aan de Nederlandse kampioenschappen senioren allround schaatsen. Voor zijn weerstand gebruikt hij dagelijks een multivitamine- en mineralenpreparaat.

Vragen:
   Welke overwegingen hebt u bij het voorschrijven van medicatie met betrekking tot dopingcontroles in de sport en welke uitleg/voorlichting geeft u hem hierover? Hoe luidt uw advies ten aanzien van de voedingssupplementen?

Antwoorden:
   Salbutamol is de meest voor de hand liggende medicatie, maar staat op de dopinglijst (bèta-2-agonisten). Met een dispensatie is het mogelijk het te gebruiken. De sporter dient dus een dispensatieverzoek in te dienen bij de GDS-commissie (zie www.dopingautoriteit.nl/GDS). Op het formulier dient

te staan het geneesmiddel, de werkzame stof, dosis en frequentie van gebruik. Het formulier dient zowel door de sporter als de arts te worden ondertekend.

Ten aanzien van de voedingssupplementen dient de noodzaak ervan te worden besproken. Eventueel kan een voedingsadvies bij een (sport)diëtist overwogen worden. Als de supplementen nodig of wenselijk zijn, dient de sporter gewezen te worden op de NZVT-lijst met op doping gecontroleerde supplementen.

6 Positie van begeleiders

Trainer, coach, (sport)fysiotherapeut, fysieke trainer, sportpsycholoog, (sport)diëtist, arts; een greep uit het scala van begeleiders met wie menig sporter zich tegenwoordig omringt. Het leveren van topprestaties is meer dan ooit een teamprestatie, ook bij individuele sporten. De invloedrijke positie van het begeleidend personeel heeft ook zijn weerslag op de dopingreglementering. Met de invoering van de Code is een mondiale dopingregelgeving ontstaan die zowel door nationale als internationale sportorganisaties wordt gehanteerd. In die Code zijn bepalingen opgenomen die specifiek van toepassing zijn op begeleidend personeel en hun rol in relatie tot de sporter. De Code biedt een formele basis op grond waarvan tegen begeleiders die een dopingovertreding begaan kan worden opgetreden. De Code spreekt van *Athlete Support Personnel* en verstaat daaronder: 'elke coach, trainer, manager, zaakwaarnemer, teammedewerker, official, (para)medicus, ouder of iedere andere begeleider, die werkt met sporters die deelnemen aan of zich voorbereiden op sportwedstrijden of die sporters onder behandeling heeft'.

De Code bevat voor begeleidend personeel een aantal verboden, verplichtingen en bevoegdheden. Zo is het onder meer verboden om doping in bezit te hebben (artsen die met sportploegen meereizen kunnen hiervoor dispensatie aanvragen), in doping te handelen en om betrokken te zijn bij een dopingovertreding van de sporter, bijvoorbeeld door te helpen, gebruik te verhullen of doping toe te dienen. Verder is het handelen van de begeleider ook van invloed op de sanctie voor de sporter. Die sanctie blijft namelijk ook gehandhaafd als de begeleider zonder medeweten van de atleet een verboden stof toedient, bijvoorbeeld door met een drankje te knoeien. Een begeleider die als gevolg van een overtreding wordt geschorst, mag op geen enkele manier meer betrokken zijn bij wedstrijdactiviteiten, ook niet in een andere hoedanigheid of bij een andere tak van sport. Daarnaast wordt van begeleiders verwacht dat zij sporters voorlichten en adviseren omtrent de dopinglijst. Begeleidend personeel is verplicht om op de hoogte te zijn van de antidopingregels, die zowel voor henzelf als voor de sporters gelden. Tot slot zijn ook begeleiders verplicht medewerking te verlenen als de door hen begeleide sporters een dopingcontrole moeten ondergaan en hebben ze de verantwoordelijkheid om het gedrag en de houding van sporters ten aanzien van doping in gunstige zin te beïnvloeden.

7 Dopingrichtlijnen voor (sport)artsen

Naast de bovengenoemde bepalingen in de Code bestaan er in Nederland antidopingrichtlijnen voor artsen beschreven in de *Richtlijnen voor artsen omtrent het sportmedisch handelen* (VSG, 1995). De richtlijnen, opgesteld door de Vereniging voor Sportgeneeskunde, die betrekking hebben op doping zijn:
- De arts die benaderd wordt door een gezonde sporter met het verzoek dopinggeduide middelen voor te schrijven, dient op dit verzoek afwijzend te reageren (Richtlijn 9).
- Indien een arts tijdens de begeleiding van sporters geconfronteerd wordt met het gebruik van dopinggeduide middelen, op medische indicatie voorgeschreven door een (andere) behandelend arts in verband met een aandoening, heeft de arts de plicht, na verkregen toestemming van de sporter, in samenspraak met de sporter/patiënt en met de behandelend arts te zoeken naar een vergelijkbaar effectief (ander) geneesmiddel dat niet op de (inter)nationale dopinglijst(en) voorkomt (Richtlijn 10).
- Indien een arts bij de begeleiding van sporters geconfronteerd wordt met het gebruik van dopinggeduide middelen die de sporter(s), zonder dat er sprake is van een medische indicatie, gebruikt (gebruiken) in het kader van het streven naar prestatieverbetering, heeft de arts de plicht de desbetreffende sporter(s) het gebruik van deze middelen te ontraden (Richtlijn 11).
- De arts werkt mee aan in de sportregelgeving neergelegde, verplichte dopingcontrole voor sporters, indien hij hierbij in zijn beroepsuitoefening is betrokken en voor zover andere uit de gedragsregels en richtlijnen voortvloeiende plichten zich daarentegen niet verzetten (Richtlijn 33).
- De arts heeft de vrijheid van zijn mening inzake de dopingproblematiek – ongeacht of deze een positieve dan wel een negatieve houding inzake het gebruik van dopinggeduide (genees)middelen heeft – aan anderen blijk te geven. Dit mag niet op een voor de patiënten/sporters hinderlijke wijze geschieden en vooropgesteld dient te worden, dat dit hem er niet van weerhoudt elke patiënt/sporter ongeacht diens levensovertuiging die zorg te geven die voor hem/haar het beste is en waarop deze recht kan doen gelden (Richtlijn 34).

Uit het Huisarts & Doping-onderzoek uit 1998 (Hartgens e.a., 1998) bleek, dat bijna alle huisartsen het gebruik van dopinggeduide middelen afwijzen. Bijna driekwart van de ondervraagde huisartsen gaf aan dopinggebruik te allen tijde te ontmoedigen en vrijwel geen enkele huisarts is bereid dopinggeduide middelen zonder medische indicatie voor te schrijven. Twee derde was niet bereid een sporter tijdens het dopinggebruik te begeleiden.

Casus 2 De bodybuilder

Een 30-jarige bodybuilder bezoekt uw spreekuur. Hij merkt dat zijn spieropbouw in het fitnesscentrum achterblijft ten opzichte van die van collegasporters die gebruikmaken van anabole steroïden. Hij heeft van een vriend anabole steroïden aangeboden gekregen en overweegt deze nu te gaan nemen. Omdat hij gehoord heeft dat middelen uit het illegale circuit vaak vervalst zijn, vraagt hij of u hem deze middelen wilt voorschrijven.

Vragen:
Hoe gaat u om met dit verzoek? Wat adviseert u hem?

Antwoorden:
Het voorschrijven van anabole steroïden aan gezonde personen is tegen de richtlijnen voor artsen. Anabole steroïden kunnen leiden tot meer spiermassa en -kracht, maar kunnen tot grote gezondheidsrisico's leiden. Het gebruik ervan dient dan ook sterk te worden afgeraden. De mogelijke bijwerkingen dienen aan de sporter bekend te worden gemaakt. Een overzicht is te vinden in tabel 46.3. Bekend is dat zo'n 50-60 procent van de illegale dopingmiddelen vervalst is, waardoor bijwerkingen onvoorspelbaar zijn en er extra risico op infecties bestaat bij parenteraal gebruik. Spieropbouw is ook mogelijk zonder gebruik van anabolen; met een goed trainingsprogramma met voldoende aandacht voor herstel en een hierop aangepast voedingspatroon met een positieve energiebalans, een ruime hoeveelheid eiwitten (1,5-2 gram per kg lichaamsgewicht), eventueel aangevuld met het voedingssupplement creatine. Eventueel kan worden doorverwezen naar een sportdiëtist en/of ervaren krachttrainer.

Een paar weken later komt de man weer bij u. Hij is toch gaan gebruiken en is tevreden met het resultaat tot nu toe. Toch maakt hij zich zorgen over eventuele schadelijke bijwerkingen. Hij wil zijn gezondheid laten screenen en vraagt of u hem in zijn gebruik wilt begeleiden.

Vragen:
Hoe gaat u om met dit verzoek? Welke vragen stelt u? Waar let u op bij het lichamelijk onderzoek? Welk aanvullend onderzoek acht u zinvol? Wat geeft u voor voorlichting/adviezen?

Antwoorden:
Nogmaals kan informatie worden gegeven over de mogelijk schadelijke effecten van anabolengebruik. De sporter maakt zich zorgen over zijn gezondheid en dat kan een aanknopingspunt zijn voor ontmoediging van zijn gebruik. Begeleiding houdt in dat zijn gezondheid gescreend kan worden en niet dat middelen worden voorgeschreven. Advies ten aanzien van middelengebruik dient uiterst terughoudend te zijn, omdat dit als medisch advies

geïnterpreteerd zou kunnen worden. Na een uitgebreide anamnese (lichamelijke en psychische gezondheid, type, soort en hoeveelheid middelen, training, voeding) kan nader lichamelijk en laboratoriumonderzoek plaatsvinden. Bij lichamelijk onderzoek kan gedacht worden aan: lengte, gewicht, vetpercentage, bloeddruk, huid, tepels, prostaat en algemeen intern onderzoek gericht op aanwezigheid van absolute contra-indicaties. Het laboratoriumonderzoek betreft zowel urine als bloed. In urine: eiwit- en glucosebepaling. In het bloed bepalen van: algemeen hematologisch beeld, leverfunctie, nierfunctie, LH, testosteron, lipoproteïnen en glucose.

8 Middelengebruik bij cosmetische sporters

Algemeen

Door een substantieel deel van de cosmetische sporters worden een of meer dopinggeduide middelen gebruikt (zie het kader). Ook het gebruik van veterinaire middelen is geen uitzondering. De meest gebruikte middelen zijn androgene anabole steroïden. Vaak worden meerdere soorten anabolica tegelijk gebruikt; dit wordt *stacking* (stapelen) genoemd. Soms worden andere groeibevorderende middelen genomen, zoals groeihormoon, insuline en/of prohormonen van testosteron. Tijdens of vlak na een kuur gebruiken sommige sporters middelen om de bijwerkingen van de anabolica te bestrijden, zoals anti-oestrogenen, en/of de eigen testosteronproductie te bevorderen, zoals hCG en clomifeen. Om een zo laag mogelijk vetpercentage te realiseren worden ook stimulantia en schildklierhormoon gebruikt (De Boer e.a., 1996; Detmar e.a., 2003; Yesalis, 2000).

De middelen worden vaak in kuren gebruikt, variërend in duur van vier tot twaalf weken met daarna een hormonale herstelperiode. Het aantal kuren per jaar varieert van een tot enkele. Er zijn weinig exacte cijfers bekend over de middelen en wijze van gebruik in Nederland. In het onderzoek van De Boer e.a. (1996) bleek dat de meeste (wedstrijd)bodybuilders anabolen parenteraal gebruiken, de gemiddelde kuur acht weken duurt en men gemiddeld twee kuren per jaar doet (De Boer e.a., 1996).

Soorten dopinggeduide middelen bij cosmetische sport

- androgene anabole steroïden
- prohormonen van testosteron en nandrolon (DHEA, androsteendion en varianten)
- groeihormoon (hGH) en IGF-1
- insuline
- clenbuterol

- stimulantia (o.a. efedrine, amfetaminen)
- schildklierhormoon
- antioestrogenen (o.a. tamoxifen en anastrozol)
- humaan choriongonadotrofine (hCG) en clomifeen
- diuretica

Androgene anabole steroïden

De anabolen zijn veruit favoriet bij de gebruikers. Ze worden zowel per tablet als per injectie (en soms in combinatie) gebruikt. Bekend is dat anabolen spiermassa en spierkracht bevorderen (Yesalis, 2000). Er zijn verschillende bijwerkingen van anabolen gerapporteerd (Yesalis, 2000). In het tweede kader is een overzicht weergegeven van de diverse mogelijke bijwerkingen.

Veel van de bijwerkingen kunnen na een herstelperiode bij mannen nog herstellen. Bij vrouwen is het risico op blijvende effecten, zoals een zware stem, vergrote clitoris en verdwijning van het borstweefsel, groter (Yesalis, 2000).

Mogelijke bijwerkingen van anabole steroïden bij mannen

- haarverlies
- acné
- prostaathypertrofie
- gynaecomastie
- testiculaire atrofie en verminderde fertiliteit
- dislipidemie (verhoogd LDL en ernstig verlaagd HDL)
- hypertensie
- myocardinfarct
- beroerte
- leverfunctiestoornissen en leverkanker
- agressie
- depressie
- psychotische symptomen
- voortijdig overlijden

Andere groeibevorderaars

Vanwege synergistische effecten worden naast de anabolica soms ook andere dopinggeduide middelen ingezet (Bahrke en Yesalis, 2002). Voorbeelden hiervan zijn prohormonen van testosteron en nandrolon, clenbuterol, groeihormoon en insuline. DHEA en androsteendion zijn voorlopers (prohormonen) van testosteron. De idee is dat het innemen van deze middelen tot een hogere testosteronspiegel zou leiden. Echter, hier is geen wetenschappelijk bewijs voor. Clenbuterol is geen hormoon, maar een bèta-2-agonist die bij hoge doseringen anabool kan werken en tevens kan leiden tot afname van de vetmassa.

Afslankmiddelen

Om de spiermassa en spierdefinitie te tonen tijdens bijvoorbeeld bodybuildingwedstrijden dient het onderhuidse vetweefsel tot een minimum beperkt te worden. Hiervoor worden in de weken voorafgaande aan de wedstrijd soms stimulantia en schildklierhormoon gebruikt naast een energiebeperkt en eiwitrijk dieet. Om in een bepaalde (lagere) gewichtsklasse uit te komen en/of de spierdefinitie te vergroten, worden ook diuretica ingezet. Ook recreatief trainende mannen en vrouwen die zichzelf – al dan niet terecht – te dik vinden gebruiken wel eens stimulantia om af te slanken.

Bestrijders van bijwerkingen

De belangrijkste bijwerkingen die kunnen optreden door het gebruik van anabolen zijn een verlaagde testosteronwaarde en een verhoogde hoeveelheid oestrogenen door aromatisering van de anabolen. Om de endogene testosteronproductie te verhogen worden humaan choriongonadotrofine (hCG) en/of clomifeen gebruikt. Om de eventueel verhoogde hoeveelheid c.q. de werking van oestrogenen te verminderen worden anti-oestrogenen toegepast. Tamoxifen wordt gebruikt om met name gynaecomastie te voorkomen of te verminderen. Ook wordt wel eens anastrozol gebruikt als anti-oestrogeen om aromatisering tegen te gaan.

Voedingssupplementen

Vaak worden door cosmetische sporters voedingssupplementen gebruikt. Dit kunnen reguliere supplementen zijn, zoals vitamine- en mineralenpreparaten. Daarnaast worden vaak diverse typen eiwitpreparaten en creatine gebruikt. Deze laatste twee kunnen zinvol zijn. Van veel andere supplementen – soms met exotische namen – is vaak niet wetenschappelijk aangetoond dat ze prestaties kunnen verbeteren, spiermassa doen toenemen en/of vetmassa reduceren. Bovendien komen de laatste jaren steeds meer supplementen op de markt die claimen 'net zo goed te zijn als anabole steroïden, maar dan zonder de bijwerkingen'. Er zijn aanwijzingen dat dit soort supplementen anabolen en soms designeranabolen kan bevatten. Dit duidt op het steeds groter worden van het grijze gebied tussen voedingssupplementen en doping.

Handel in illegale middelen

Het overgrote deel van de dopinggeduide middelen die cosmetische sporters gebruiken wordt illegaal gekocht. Dit kan zijn via een dealer, via internet of soms een apotheek in het buitenland. De jaarlijkse omvang van deze illegale handel wordt in Nederland geschat op grofweg 75-90 miljoen euro (Koert en Van Kleij, 1998). Sinds 2001 wordt de illegale handel in dopinggeduide (genees)middelen niet alleen beschouwd als een overtreding van de Geneesmiddelenwet, maar ook van de Wet op de Economische Delicten (WED). Het onbevoegd produceren en het onbevoegd afleveren van geneesmiddelen, evenals het bereiden, het verkopen, het afleveren, het invoeren, het verhandelen of het ter aflevering in voorraad houden van ongeregistreerde geneesmiddelen is sindsdien een *economisch* delict. Daardoor is de straf voor handel in geneesmiddelen verhoogd tot een maximum gevangenisstraf van zes jaar en een maximum geldboete van 45.000 euro. Echter, het gebruik en in bezit hebben van (illegale) dopinggeduide middelen zijn in Nederland wettelijk *niet* verboden.

In de afgelopen tien jaar lijken de aard en omvang van de illegale handel niet veel veranderd te zijn (Oldersma e.a., 2002; Snippe e.a., 2005). Anabolen vormen nog steeds de grootste groep. De trend lijkt wel te zijn dat gebruikers steeds vaker meerdere middelen gebruiken en dat in steeds hogere doseringen. De meeste middelen komen uit het buitenland. Door de wetswijziging wordt echter steeds meer onderzoek opgestart naar de illegale handel in doping (Snippe e.a., 2005).

Kwaliteit illegale middelen

Aan het gebruik van illegale middelen zijn extra risico's verbonden. Uit Nederlands onderzoek blijkt, dat 50-60 procent van de illegale dopingmiddelen (m.n. anabolen) niet-authentiek is (De Hon en Van Kleij, 2005). Niet-authentiek houdt in dat de werkelijke dosering meer dan 10 procent afwijkt ten opzichte van de gedeclareerde dosering. Vervalsingen zijn er in alle vormen: er zitten andere, vergelijkbare stoffen in of er zit te weinig of zelfs te veel van de werkzame stof in. In 7 procent van de onderzochte gevallen is geen enkele werkzame stof in het product verwerkt. De vervalste middelen (inclusief etiketten en verpakkingen) zijn doorgaans zeer moeilijk te onderscheiden van originele middelen.

Gezondheidsrisico's

Het gebruik van dopinggeduide middelen kan tot aanzienlijke gezondheidsrisico's leiden. In de eerste plaats in verband met de bijwerkingen van de verschillende middelen zelf. De doseringen zijn vaak zeer hoog (doorgaans meerdere malen de therapeutische dosering) en er worden verschillende middelen tegelijk gebruikt. De herkomst van de middelen is vaak niet duidelijk en veel middelen zijn niet authentiek. Hierdoor zijn de doseringen en de bijwerkingen onvoorspelbaar. Vanwege deze vervalsingen – die mogelijk onder niet-hygiënische omstandigheden worden geproduceerd – kunnen (bacteriologische) verontreinigingen aanwezig zijn. Omdat ook de verpakkingsmaterialen vervalst kunnen zijn, kan ook de uiterste houdbaarheidsdatum een probleem vormen.

Een ander risico vormen het injecteren en het injectiemateriaal. Er zijn gevallen beschreven waarbij besmetting van bloedoverdraagbare ziekten voorkwam bij dopinggebruikers door het gezamenlijk gebruik van injectiematerialen (Yesalis, 2000). Een bijkomende risicofactor is dat gebruikers slecht geïnformeerd en begeleid worden. Dit vindt vaak plaats door vrienden, trainingsmaatjes, dealers, internetfora of gebruikersliteratuur (zoals Llewellyn, 2007). Medische advisering, screening en/of begeleiding komen nauwelijks voor.

Mogelijke rol huisarts bij cosmetische sporters

De huisarts kan zeker een rol spelen bij het voorkómen en ontmoedigen van dopinggebruik bij de groep cosmetische sporters. Belangrijk is om open te staan voor een gesprek en mogelijk zelf een gesprek te entameren door alert te zijn op risicofactoren voor gebruik. Wanneer de gezondheidsklachten gerelateerd zijn aan het gebruik van doping, kan dit een aanknopingspunt vormen om het gebruik te minderen. Gebruikers hebben veel kennis van dopinggeduide middelen of menen die te hebben. Strategieën die gevolgd kunnen worden zijn het voorlichten over de gevolgen van dopinggeduide middelen, het doorverwijzen naar meer deskundige personen of het doen van medisch onderzoek naar de gevolgen van gebruik. Bij een medisch onderzoek kan de uitslag een aanknopingspunt vormen om te komen tot ontmoediging van het gebruik. Wanneer nog geen sprake is van gebruik en men informatie vraagt vanwege interesse voor of intentie tot gebruik, bestaat naast de mogelijkheid tot het verstrekken van informatie het wijzen op gezonde alternatieven, zoals training, herstel, voeding en voedingssupplementen. Doordat deze factoren vaak niet optimaal benut worden (mede door een gebrekkige begeleiding), bereikt men onvoldoende resultaat en is de neiging om dopinggeduide middelen te gaan gebruiken groter. Hierbij kan de website www.eigenkracht.nl nuttig zijn.

Voor diverse vragen over doping kan de huisarts maar ook de top- en cosmetische sporter terecht bij de Doping Infolijn (0900-200 1000; 10 ct/min) van de Dopingautoriteit. Iedere werkdag tussen 13.00-16.00 uur kan men vragen stellen aan de telefoon. Ook kunnen vragen per e-mail worden ingediend: dopingvragen@dopingautoriteit.nl.

Referenties

Bahrke MS, Yesalis CE (eds.). Performance-enhancing substances in sport and exercise. Champaign, Ill: Human Kinetics Publishers, 2002.

Boer A de, Haren SF van, Hartgens F, Boer D de, Porsius AJ. Onderzoek naar het gebruik van prestatieverhogende middelen bij bodybuilders in Nederland. Rotterdam: NeCeDo, 1996.

Detmar SB, Wiefferink CH, Vogels T, Paulussen TGWM. Sporters en sportschoolhouders over het gebruik van prestatieverhogende middelen in de sportschool. Capelle a/d IJssel: NeCeDo, 2003.

Hartgens F, Rietjens G, Haren SF van, Vogels T, Vrijman EN. Huisarts & doping. Een onderzoek naar de aard en omvang van consulten over doping bij huisartsen en naar de kennis en attitude van huisartsen en doping. Rotterdam: NeCeDo, 1998.

Hon O de, Coumans B. The continuing story of nutritional supplements and doping infractions. Br J Sports Med 2007;41:800-05.

Hon O de, Kleij R van. Kwaliteit van illegale dopingmiddelen. Een inventarisatie van de kwaliteit van illegaal verhandelde dopinggeduide middelen en de gezondheidsrisico's bij gebruik. Capelle a/d IJssel: NeCeDo, 2005.

Koert W, Kleij van R. Handel in doping. Een verkennend onderzoek naar de handel in dopinggeduide middelen in Nederland. Rotterdam: NeCeDo, 1998.

Llewellyn W. Anabolics 2007 (6th edition). Jupiter, FL: Molecular Nutrition Press, 2007.

Oldersma F, Snippe J, Bieleman B. Doping en handel. Onderzoek naar aard en omvang van dopinghandel en ontwikkeling van indicatoren. Groningen/Rotterdam: Intraval, 2002.

Rodenburg G, Spijkerman R, Eijnden R van den, Mheen D van de. Nationaal Prevalentie Onderzoek Middelengebruik 2005. Rotterdam: IVO, 2007.

Snippe J, Ogier C, Naayer H, Bieleman B. Stimulerende zaken opgespoord. Evaluatie wetswijziging bestrijding doping in de sport. Groningen/Rotterdam: Intraval, 2005.

Vereniging voor Sportgeneeskunde (VSG). Richtlijnen voor artsen omtrent het sportmedisch handelen. Utrecht: VSG, 1995.

Vogels T, Brugman E, Coumans B, Danz MJ, Hirasing RA, Kernebeek E van. Lijf, sport en middelen. Een verkennend onderzoek naar het gebruik van prestatie verhogende middelen. Leiden: NIPG-TNO, 1994.

Wiefferink K, Detmar S, Hon O de, Vogels T, Paulussen T. Topsport en doping. Onderzoek naar determinanten van het gebruik van dopinggeduide middelen onder topsporters en evaluatie van het antidopingbeleid in Nederland. Capelle a/d IJssel: NeCeDo, 2005.

Yesalis CE (ed.). Anabolic steroids in sports and exercise. Champaign, Ill: Human Kinetics Publishers, 2000.

Leesadvies

Hartgens F. Doping. In: Mosterd WL, Sitsen JMA, Hermans GPH, Backx FJG, Cingel REH van (red.). Het sport-medisch formularium, een praktische leidraad (3e editie). Houten: Bohn Stafleu van Loghum, 2005. pp. 306-38.

Websites

www.bodybuilding.com
www.dopingautoriteit.nl
www.dopingautoriteit.nl/GDS
www.dopingautoriteit.nl/NZVT
www.100procentdopefree.nl
www.eigenkracht.nl
www.ergogenics.org
www.wada-ama.org

47 Sportschoenen

D. Evers

1 Inleiding

Loopschoenen hebben de afgelopen decennia verschillende ontwikkelingen doorgemaakt. De eerste ontwikkelingsfasen van de loopschoen eind jaren zeventig waren vooral gericht op het helpen en verbeteren van de functies van de voet: demping en stabilisatie. De jaren tachtig waren vooral gericht op het verkoopbaar maken van de sportschoen. In de jaren negentig zakte de verkoop in en werd de markt overspoeld met honderden modellen sportschoenen, waar nauwelijks nog een goede keus uit te maken viel. Tegenwoordig wordt de sportschoen weer serieus genomen en ook weer functioneel gemaakt. Het vergt kennis en ervaring om de juiste (sport)schoen aan de juiste voet te krijgen. Het gaat er voornamelijk om dat de schoen preventief werkt. Wanneer de huisarts beseft dat een sporter een speciaal schoenadvies nodig heeft, kan er een verwijzing afgegeven worden naar een gespecialiseerde sportschoenadviseur, die dan op basis van de hierna volgende analyse een sportschoen kan leveren.

2 Analyse ten behoeve van sportschoenadvies

Een zorgvuldige analyse om te komen tot een gedegen sportschoenadvies dient idealiter te bestaan uit een anamnese, een inspectie in stand, functieonderzoek van voet-, knie- en heupgewrichten en de lumbale wervelkolom qua beweeglijkheid, mobiliteit en stabiliteit, alsmede een bepaling van spierkracht en spierlengtes.

Daarna wordt een aantal specifieke voettests uitgevoerd, gevolgd door een inspectie lopen:
- blootsvoets;
- met de oude sportschoenen;
- met nieuwe, neutrale sportschoenen.

Pas dan is te komen tot een verantwoorde keuze van een nieuwe sportschoen en eventuele individuele schoenaanpassing in of aan de sportschoen.

In dit hoofdstuk wordt kort ingegaan op sportspecifieke anamnese, inspectie lopen met oude en nieuwe sportschoenen, de bewegingsketen en specifieke voettests.

Na een reeks van tests en metingen wordt duidelijk, hoe het lichaam beweegt en functioneert. De koppeling naar specifieke schoenen en/of aanpassingen is dan te maken.

Sportspecifieke anamnese

Het is vooraf belangrijk te weten op welk niveau de sporter sport beoefent, welk soort trainingen hij doet, met welke frequentie en hoeveel uren per week getraind wordt, maar ook welk doel de sporter zich stelt.

Belangrijk is ook om inzicht te krijgen in de blessuregevoeligheid en het herstelvermogen van een sporter. Als er sprake is van een blessure, hoe is deze dan ontstaan? Heeft het met loopbelasting en/of schoeisel te maken? Is er een specifieke beweging die provoceert, bijvoorbeeld in de landings-, stand- of afzetfase? Een goede anamnese helpt bij het bepalen van het doel waarvoor de sporter komt. Dit heeft dan ook direct invloed op de keus van de sportschoen.

Inspectie lopen

Door systematisch te analyseren hoe er bewogen wordt, zijn de verschillende gewrichten ten opzichte van elkaar inzichtelijk te maken. Het blootsvoets lopen op een loopband geeft een beeld hoe de voet zich belast gedraagt. Lopen op blote voeten zegt echter nog niets over hoe de voet zich met de sportschoen gedraagt, of hoeveel een bepaalde schoen de voet kan steunen en geleiden. Wel is meetbaar wat de natuurlijke compensaties zijn vanuit de neutrale standen.

Andere vragen zijn: zijn er zichtbaar links-rechtsverschillen, hoeveel pronatie of supinatie is er waarneembaar, is er een afwijkend patroon, hoe beweegt het lichaamszwaartepunt, is er een 'normale' beweging van inversie of eversie en wat gebeurt er midtarsaal?

Bewegingsketen

De voet is opgebouwd uit minimaal 28 botjes en functioneert als stabiele drager van het lichaam om goed te kunnen lopen. Krachten worden geleidelijk opgevangen en overgebracht naar bovenliggende gewrichten. Spieren worden op tijd geactiveerd, waardoor de voet in balans blijft en kan doen wat er van hem gevraagd wordt. De balans wordt verstoord op het moment dat er in een gewricht een beperking ontstaat, of dat er hypermobiliteit is. Beperkingen in het MTP-1-gewricht zijn direct van invloed op de voetafwikkeling (zie uitgewerkt voorbeeld later in dit hoofdstuk). Een beperking van de dorsale flexie van het bovenste spronggewricht zorgt ervoor dat de voorvoet een versnelde plantaire beweging maakt en er meer op de tenen gelopen wordt. Een extensiebeperking van de knie geeft direct een andere afzetbeweging met extra extensie (compensatie) in heup en lage rug. Een endorotatiebeperking van de heup geeft vaak een vergrote valguskanteling van de voet.

Het lichaam is altijd in staat beperkingen deels in het gewricht zelf te compenseren en deels in onderliggende of bovenliggende gewrichten.

3   Specifieke voettesten

Voetafdruk

Een statische voetafdruk geeft het voettype weer, breedte, lengte, voetvorm en drukpunten. Een veelgebruikte methode is de ouderwetse blauwdruk (zie figuur 47.1). Een raampje van rubber wordt met inkt ingesmeerd en egaal uitgewreven. De hiermee verkregen afdruk geeft een beeld van de voet. Een fijnere methode is een digitale, waarmee de voet wordt gescand en vastgelegd in een database.

Een zogeheten dynamische blauwdruk wordt verkregen met carbon of blauwdrukken of digitaal (zie figuur 47.2). Er ontstaat daarbij een afdruk tijdens het lopen over afdrukmateriaal.

Vanuit een statische en dynamische voetafdruk kan een beeld verkregen worden van de voet zelf en het voettype. De zes belangrijke referentiepunten (zie figuur 47.3) zijn:
- gewrichtslijn MTP-1;
- gewrichtslijn MTP-5;
- basis metatarsale V;
- os naviculare;
- mediale malleolus;
- laterale malleolus.

Referentiepunten voet en assen

Door de voet lopen allerlei krachtlijnen en assen waarin/waaromheen de gewrichten bewegen. Om voeten in kaart te kunnen brengen, is begrip van de verschillende assen nodig.

Er zijn vier assen te onderscheiden, namelijk de longitudinale as, de subtalaire as, voorvoet-as en de achtervoet-as. De longitudinale as (zie figuur 47.3) loopt door het midden van de hiel naar achter, precies door het caput van MT-2. De subtalaire as loopt van achteruit door de calcaneus naar de talus, door het caput van de talus. Deze as maakt normaalgesproken een hoek met het grondoppervlak van circa 41 graden en tevens een hoek van 16 graden met de longitudinale as. De achtervoet-as loopt door de mediale malleolus en de laterale malleolus. De voorvoet-as loopt door de gewrichtslijn van MTP-1 en MTP-5.

De indeling van de voet naar rectus, planus en cavus vindt plaats in de

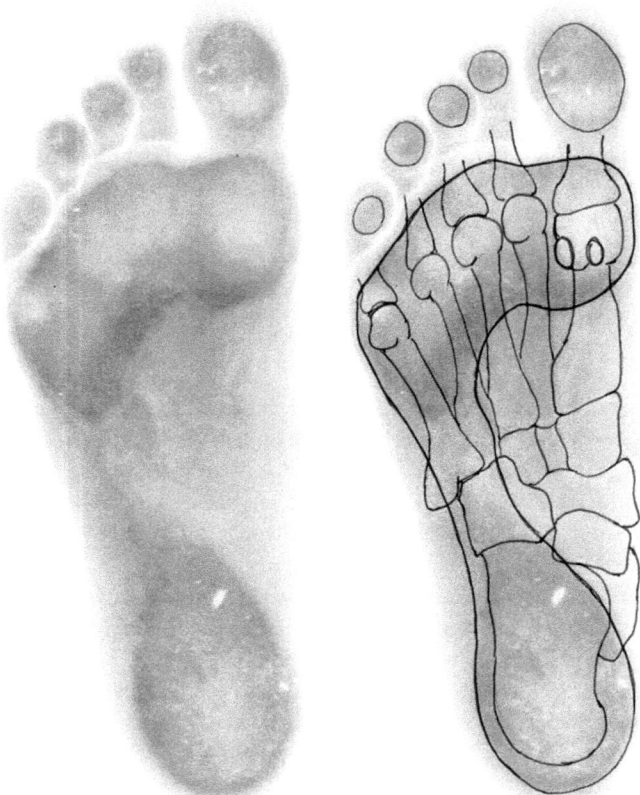

Figuur 47.1
Statische voetafdruk.

subtalaire as. De indeling van de voet naar varus en valgus vindt plaats in de longitudinale as. Ook hier geldt, dat begrip van de verschillende termen nodig is om voeten in kaart te brengen. Bij rectus lopen de longitudinale as en de subtalaire as exact zoals in de vorige alinea beschreven is. Bij cavus is de as meer dan 41 graden en kantelt de calcaneus achterover. Bij planus is de as minder dan 41 graden en kantelt de calcaneus voorover. Valgus houdt in, dat er meer rotatiestand naar binnen is. Varus geeft daarentegen een rotatiestand meer naar buiten aan.

Bij een 'normale' voet zal de subtalaire as 41 graden zijn. Aan de laterale zijde van de voet is de subtalaire as af te leiden. Bij een pes cavus is de subtalaire as meer en bij een pes planus minder dan 41 graden.

Er komen uiteraard allerlei combinaties van kantelingen en rotaties voor. De verschillende voettypen bewegen allemaal anders, wat in tabel 47.1 bondig is samengevat. Door alle metingen, wandelen, lopen en onderzoek, komen we erachter hoe het lichaam beweegt en functioneert. Het advies voor specifieke schoenen en eventuele aanpassingen kan nu starten.

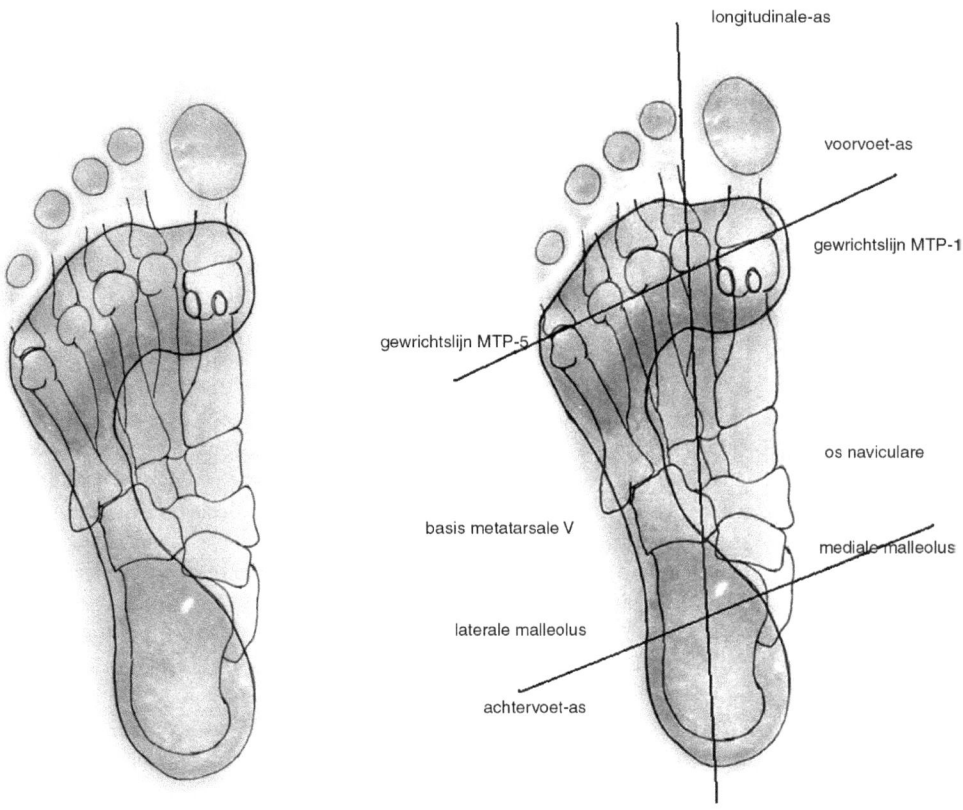

Figuur 47.2
Ingetekende gewrichtscontouren.

Figuur 47.3
Referentiepunten voor de vier voetassen.

Hoe koppelen we de voeten aan bewegingen? Uit een aantal metingen, zoals hierboven omschreven, zijn de neutrale standen van de verschillende gewrichten en het compensatiegedrag van de voet in belaste situatie gebleken, zowel statisch als dynamisch. Het compensatiegedrag van de voet wordt beïnvloed vanuit alle bovenliggende gewrichten.

Het is een kunst om de anatomische standen en bewegingen in kaart te brengen, evenals de compensatoire standen en bewegingen. Als dat lukt, kan de voet gecorrigeerd worden met een schoen of juist met een aanpassing. Hierdoor loopt de sporter in de optimale gewrichtsstanden.

De relatie tussen de voet en de schoen is ingewikkeld. Beide beïnvloeden elkaar in een voortdurende wisselwerking met de biomechanische krachten op de voet, de schoen en de ondergrond. Factoren als snelheid, paslengte, positie van het zwaartepunt, het eigen gewicht, coördinatie, kracht en lenigheid, ondergrond (asfalt, tartan, binnenvloer, tapijt), het voettype, de lichamelijke beperkingen en het soort schoen (voetbal, tennis, hardlopen, wandelen) dragen allemaal in bepaalde mate bij aan het voortbewegen. De schoenenkeus zal hierop moeten aansluiten. Er zijn vele soorten en jaarlijks verschijnen er weer zo veel schoenen op de markt dat een keus maken niet eenvoudig is. Schoenkennis is een vereiste, maar ook het kunnen interpreteren hoe de schoen reageert op een bepaald voettype.

Inspectie lopen

Op oude schoenen. Juist het lopen op oude schoenen geeft een goed beeld van hoe iemand loopt over langere tijd en hoe de schoenen versleten zijn. De buitenzool geeft een bepaald slijtagepatroon, de vervorming van de schoen zelf laat zien of de schoen voldoende steun heeft gegeven, of juist te weinig. Wij vragen altijd de sporter oude sportschoenen mee te nemen.

Op nieuwe schoenen neutraal. Door een test te maken van het lopen op een neutrale schoen zijn er mogelijk verschillen waarneembaar met het lopen blootsvoets en op de oude schoenen. Loopt de cliënt neutraal en wikkelt deze goed af, dan kan de schoen neutraal blijven zonder verdere aanpassingen.

Het bekijken van een looppatroon met het blote oog is lastig en voor een minder geoefend oog erg moeilijk. Daarom is aan te raden om met videoopnamen te werken. Deze videobeelden kunnen dan beeldje voor beeldje bekeken worden en geven zo een beter inzicht. Tegenwoordig zijn er videoapplicaties waarmee via een calibratie van het videosysteem objectieve metingen kunnen worden gedaan in het videobeeld.

Na de landing volgt de standfase, waarin de voet maximaal contact maakt met de ondergrond. De voet zal bij een pes-plano-valgustype of een pesvalgustype meer proneren ten gevolge van de kanteling van de caput tali naar plantair; de voet maakt een grote eversiebeweging.

De voet proneert verder en zal vlak voor de start van de afzet maximaal in eversie staan. Midtarsaal wringt de voet, ook zal er maximale spanning op de achillespees staan. Vaak is bij een blessure van de achillespees de mediale zijde verdikt, daar waar juist de voet ook de grootste 'knik' maakt. Na de maximale pronatie zal de voet gaan supineren; vaak is dit het moment dat de hiel weer loskomt.

De voet draait over de longitudinale as naar zijn neutraalstand. Er ontstaat veel druk op de metatarsale gewrichtjes.

De voet wikkelt nu vrijwel in een rechte lijn af en in de laatste fase van de afzet naar lateraal. De totale hoek van een achillespees verandert sterk naarmate de voet een bepaalde afwikkelingsfase doormaakt. Vanuit een normale varusstand tijdens de landing (bij bovenstaand voorbeeld is er een landing mediaal, dit voettype is pes cavo valgus) zal de neutraalstand (= recht) worden overschreden met gemiddeld 4-6 graden. Dit is een normale pronatie. Daarna wikkelt de voet af, hetzij recht, hetzij in het afzetvlak van de metatarsale gewrichtjes. Dit is afhankelijk van hoe de gewrichtjes van de metatarsalia liggen.

Tabel 47.1	Verschillende voettypen met hun beweegpatroon
pes rectus	rechte voet t.o.v. subtalaire as
pes cavus	holvoet
pes planus	platvoet
pes rectus	rechte voet t.o.v. achtervoet-as
pes varus	naar buiten gedraaide voet
pes valgus	naar binnen gedraaide voet
pes cavo varus	naar buiten gedraaide holvoet
pes cavo valgus	naar binnen gedraaide holvoet
pes plano valgus	naar binnen gedraaide platvoet
pes plano valgo abductus	naar binnen gedraaide platvoet met abductie voorvoet
pes cavo varo adductus	naar buitengedraaide holvoet met adductie voorvoet
pes plano transversus	platvoet met doorgezakte voorvoet
pes transversus	doorgezakte voorvoet
pes varo adductus	naar buiten gedraaide voet met adductie voorvoet
pes valgo abductus	naar binnen gedraaide voet met abductie voorvoet

4 Keuze nieuwe sportschoen

In de functionele sportschoen worden de volgende onderdelen onderscheiden:
- Hielkap en contrefort: bij het goed aansluiten van de hielkap zal de voet veel zijwaartse steun krijgen in de haklanding en de standfase van de loopbeweging. Een te smalle hiel ten opzichte van de hielkap geeft meer schuifkrachten. Dit kan aangepast worden door de thermoplastische contrefort te verwarmen en smaller te maken. Indien dit niet mogelijk is, is extra polstering een optie.
- Tong van de schoen: deze tong beschermt de wreef en geeft een drukverdeling van het sluitsysteem. Een verdikte tongpolstering kan het volume van de schoen verkleinen. Bij een lage, smalle voetboog is het een prettige aanpassing.

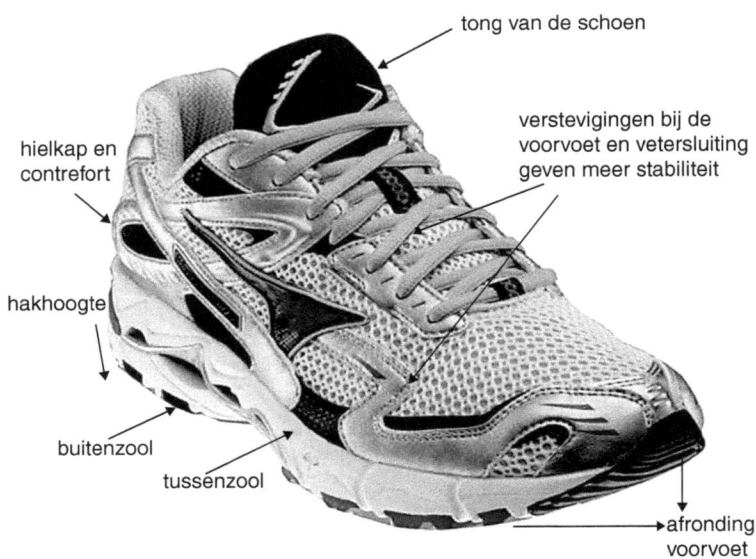

Figuur 47.4
Functionele sportschoen.

- Het logo van het merk (lateraal) geeft veel zijwaartse steun en stabiliteit.
- Verstevigingen van de vetersluiting maar ook de plaatsing van de sluiting geven zijwaartse stabiliteit. Als de vetersluiting te veel bovenop de wreef aangetrokken kan worden, kan de schoen te ruim zijn. Een normale sluiting staat evenwijdig aan elkaar en ongeveer 3 centimeter open.
- Hakhoogte van de schoen: hierbij speelt ook het hoogteverschil tussen de hak en de voorvoet een rol. Korte spieren (m. gastrocnemius/m. soleus) of beperkte dorsale flexie van het bovenste spronggewricht hebben baat bij enige extra millimeters hakhoogte. Schoenen verschillen onderling van hoogte, de een heeft slecht 10 mm hoogteverschil, de ander 15 mm. Dit kan net overrekking van een spiergroep beperken.
- De buitenzool van de schoen: een extra slijtvaste rubber buitenzool zorgt ervoor dat de schoen vele honderden kilometers meekan.
- De tussenzool van de schoen: diverse dempende materialen worden gebruikt. Een veelgebruikte kunststof is EVA, ethyleenvinylacetaat, dat goede dempende eigenschappen bezit. Na ongeveer 1000 kilometer is de rek eruit en zijn de dempende eigenschappen onvoldoende geworden. PU, polyurethaan, wordt ook gebruikt. Naast de dempende eigenschappen richten fabrikanten zich steeds meer op het ontwikkelen van schoenen met verende materialen en materialen die minder snel hun eigenschappen verliezen en daardoor langer mee kunnen.

De tussenzool van een schoen kan uit verschillende hardheden bestaan. In een antipronatieschoen is harder materiaal aan de binnenzijde van de tussenzool verwerkt en deze zal daardoor meer tegendruk kunnen opvan-

gen. Een neutrale schoen heeft een egale hardheid in de tussenzool en is dus ook overal even hard. Antisupinatieschoenen worden nauwelijks nog gemaakt. Bij die schoenen is harder materiaal aan de buitenzijde in de tussenzool verwerkt.
- De teensprong van de schoen: veel loopschoenen hebben een afronding aan de voorzijde, de ene een snelle, de andere een langzame. De tussenzool verloopt dan van bijvoorbeeld 12 mm onder de bal van de voet naar 0 mm aan de voorkant van de schoen. Hierdoor rolt de schoen gemakkelijker, wat helpt bij een snellere afwikkeling.
- De leest van de schoen: een rechte leest is de meest gebruikelijke. De leest is de mal waaroverheen de schoen gemaakt wordt. Een variant kan een licht gezwaaide leest zijn.

Keuze individuele aanpassingen

Een biomechanisch voorbeeld met veel gevolgen voor de bovenliggende bewegingsketen. Bij een neutrale voet, pes rectus, zal de subtalaire as ongeveer 41 graden zijn. De lijn van de tarsometatarsale gewrichten is een rechte lijn. De tarsometatarsale hoek is dan ook 0 graden.

Wanneer de voet ontspannen is en onbelast, zal het MTP-1-gewricht in het verlengde liggen van deze lijn. Het gewricht maakt dan een hoek ten opzichte van het grondvlak van -20 graden. In belaste stand zal het MTP-1-gewricht dus een extensiestand hebben van 20 graden (zie hoek alfa in figuur 47.5a). Als de voet gaat afwikkelen is er minimaal 70 graden extensie in het MTP-1-gewricht nodig om normaal te kunnen afwikkelen.

Een sterk beperkte extensie van MTP-1 is alleen te verlichten door een

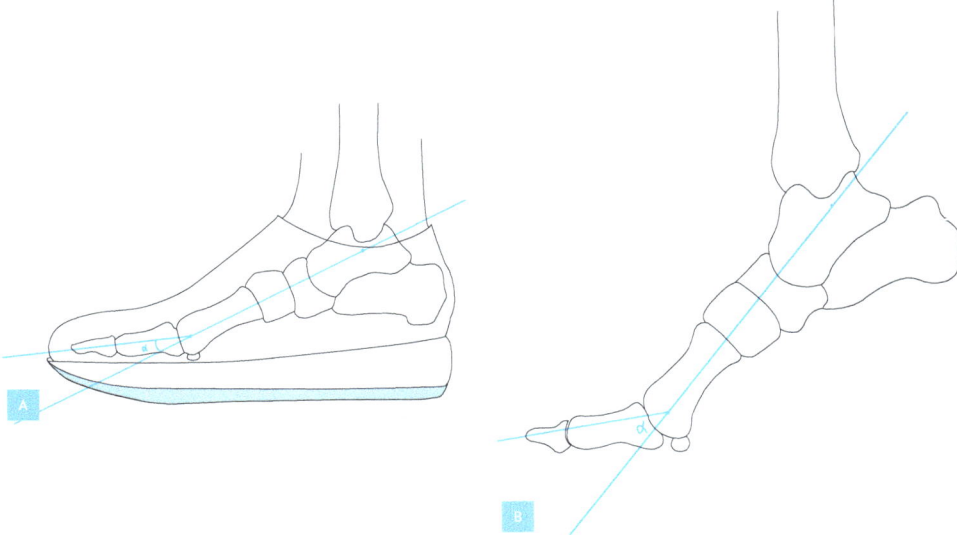

Figuur 47.5
Halluxafwikkeling.

kunstmatige afwikkeling onder de sportschoen (zie de afwikkelbalk in figuur 47.5b). Er wordt dan een kunstmatige teensprong gecreëerd waardoor de teen nauwelijks meer de grond raakt en het MTP-1-gewricht geen extensie meer hoeft te maken. Bij lichte beperkingen kan er ook in de schoen gewerkt worden met een inlay waar een afwikkelbalkje onderzit. Dit kan echter maar beperkt, omdat het volume van de schoen beperkt is.

5   Conclusie

Het moge duidelijk zijn dat een sportschoen uitkiezen op basis van een plaatje of internetaanbieding niet voor iedereen eenvoudig is. Een degelijke onderbouwing zoals hier omschreven, kan voor de serieuze sporter zinvol blijken als er blessures zijn, voet- of voetgerelateerde klachten of extreme slijtage van schoenen. De sportschoenadviseur is feitelijk zowel onderzoeker, registerpodoloog als sportschoentherapeut.

Het belang van goede sportschoenen is nog steeds niet overal doorgedrongen. Perfecte voeten zijn zeldzaam en ieder paar voeten is anders. Voeten van sporters hebben sportschoenen nodig die bij ze passen.

Referenties

Platzer W. Sesam Atlas van de anatomie. Deel 1 Bewegingsapparaat. Baarn: Bosch & Keuning, 1978.
Winkel D, Aufdemkampe G. Orthopedische geneeskunde en manuele therapie. Deel 1 Extremiteiten. Houten: Bohn Stafleu van Loghum, 1994.
Lohman AHM. Vorm en Beweging. Houten: Bohn Stafleu van Loghum, 2008.
Verhaar JAN, Linden AJ van der. Orthopedie. Houten: Bohn Stafleu van Loghum, 2003.
Schünke M, Schulte E, Schumacher U, Rude J. Anatomische atlas Prometheus. Algemene anatomie en bewegingsapparaat. Houten: Bohn Stafleu van Loghum, 2005.
Norkin CC, White DJ. Measurement of joint motion. A Guide to goniometry. Philadelphia: FA Davis Company, 2003.
Alexander IJ. The foot. Examination & diagnosis. Oxford: Churchill Livingstone, 1997.
Caillet R. Voet- en enkelpijn. Lochem: De Tijdstroom, 1979.
Doeland M, Evers D. Voetklapper, 2004.

48 Sportmaterialen

Mw. H. Goossens, mw. drs. I. Vriend, mw. C. Stam

1 Soorten sportmaterialen

Sportmaterialen worden bij bijna elke sport gebruikt. Enerzijds zijn er materialen die essentieel zijn om de sport überhaupt uit te voeren, zoals een bal, tennisracket of hockeystick. Anderzijds zijn er materialen die de sporter beschermen, denk aan de scheenbeschermer of helm. Gekeken naar de functie van het sportmateriaal kunnen vier categorieën worden onderscheiden (Backx e.a., 1997):
- instrumentele materialen:
  - gebruikt door de sporters zelf, bijvoorbeeld skates, racket of fiets;
  - passief aanwezig, bijvoorbeeld doel, net, of scheidsrechtersstoel;
- beschermende materialen voor persoonlijke bescherming, bijvoorbeeld scheen-, polsbeschermers of sporthelm;
- beschermende materialen met zowel een therapeutische als preventief beschermende werking: tape en braces;
- combinatiematerialen met zowel een instrumentele als een beschermende functie, bijvoorbeeld schoenen (zie hoofdstuk 47) en kleding.

2 Instrumentele materialen

Sportmaterialen kunnen verschillende rollen spelen bij het ontstaan van blessures. Zo kan de sporter van of met het sportmateriaal gevallen zijn, zonder dat de schuld aan het sportmateriaal kan worden toegeschreven. Denk hierbij aan het vallen van een fiets, tegen een doelpaal, of met skates, ski's, schaatsen. Tegelijkertijd kunnen deze sportmaterialen ook ongeschikt, verkeerd afgesteld of ondeugdelijk zijn, waardoor een blessure wordt veroorzaakt. Bijvoorbeeld: te loszittende skate- of schaatsschoenen leiden tot instabiliteit en vallen, een te zware bal tot vingerblessures. Tot slot kan de sporter ook geraakt worden door sportmateriaal, bijvoorbeeld door een bal, stick of racket. Deze voorbeelden illustreren hoe sportmaterialen een rol spelen bij plotseling ontstane sportblessures. In tabel 48.1 staat een top tien van de producten die het meest betrokken zijn bij dergelijke blessures.

Tabel 48.1	Top tien van jaarlijks aantal SEH-behandelingen in verband met plotseling ontstane sportblessures door sportproducten.
sportproducten	aantal SEH-behandelingen
ballen (waarvan hockeybal)	19.000 (3.500)
skeeler	5.500
schaats	3.400
hockeystick	2.900
ski, alpine-	2.000
crossmotor	1.700
racefiets	1.500
mountainbike	1.400
skateboard	1.400
snowboard	1.200

Trampolines zijn in deze tabel buiten beschouwing gelaten, omdat er geen goed onderscheid mogelijk is tussen 'sport'- en 'tuin'-trampolines. Bron: Letsel Informatie Systeem 2001-2005, Consument en Veiligheid (Stam en Eckhardt, 2007).

Sportmaterialen kunnen echter ook geleidelijk ontstane sportblessures veroorzaken. Denk daarbij aan een verkeerd afgestelde fiets, te lange hockeystick of te dikke grip van een tennisracket, die kunnen leiden tot respectievelijk nek- of rugklachten, schouderklachten en een tenniselleboog. Om deze blessures te voorkomen, is het van belang dat het sportmateriaal goed is afgestemd op de sporter. Zowel lichaamsbouw, het doel van gebruik als het niveau waarop wordt gesport speelt daarbij een rol.

Hieronder worden voor een aantal veelvuldig gebruikte sportmaterialen tips gegeven waarop moet worden gelet bij aanschaf en gebruik. Meer tips en uitgebreide informatie zijn te vinden op www.voorkomblessures.nl.

Ballen

Bij balsporten is balcontact onvermijdelijk. Dat een bal het meest betrokken product is bij blessures in deze tak van sport is dan ook niet verrassend. Gekeken naar het type bal dat het meest betrokken is, neemt de hockeybal een duidelijke plaats in.

Ter preventie van plotseling ontstane sportblessures zijn de volgende drie punten belangrijk (Backx e.a., 1997; Consument en Veiligheid 2001-2004):
- *Hardheid*: te zachte ballen kosten extra kracht, te harde ballen kunnen onnodig letsel veroorzaken.
- *Grip*: de bal moet niet te glad zijn, maar ook weer niet te stroef.
- *Gewicht en formaat*: het gewicht en formaat van de bal passen bij het niveau van de sporter.

Hockeystick

Het merendeel van de plotseling ontstane sportblessures met een hockeystick is veroorzaakt doordat de sporter met de stick tegen een hand of been is geslagen. Dit letsel kan niet worden voorkomen door aanpassing van de hockeystick. De preventie moet vooral worden gezocht in het dragen van beschermende materialen en het gedrag van de sporters.

Wanneer een hockeystick echter niet goed op de sporter is afgestemd, kan zich ook geleidelijk een sportblessure ontwikkelen. Ter preventie hiervan moet bij aankoop van een hockeystick goed op de onderstaande punten worden gelet (Consument en Veiligheid 2001-2004):
- *Grip*: deze moet de juiste stroefheid en dikte hebben, zodat de sporter niet gaat knijpen om de stick te kunnen vasthouden.
- *Materiaal*: sporters die gevoelig zijn voor armblessures kunnen beter een stick van enigszins flexibel materiaal nemen.
- *Gewicht* (en verdeling): een zwaardere stick kan beter schokken absorberen, maar vergroot de kans op blessures.
- *Lengte van de steel*: hoe langer de steel, hoe groter de krachten op arm en schouder, waardoor overbelasting kan ontstaan. Een langere steel kan voor lange hockeyers de kans op rugproblemen verkleinen.

Tennisracket

Plotseling ontstane sportblessures als gevolg van sportmaterialen, zoals staan op of geraakt worden door een tennisbal, komen bij tennis niet veel voor (Stam en Eckhardt, 2007). Het racket is echter wel een belangrijke oorzaak van geleidelijk ontstane sportblessures. Wanneer een racket niet goed is afgestemd op de sporter, kunnen zich op den duur blessures ontwikkelen. Ter preventie hiervan moet bij aankoop van een racket goed op de onderstaande punten worden gelet (Consument en Veiligheid 2001-2004):
- *Grootte van het blad*: hoe groter het blad, hoe groter de *sweetspot* (gebied waar de schok die de bal veroorzaakt als hij het racket raakt, het minste is) en hoe kleiner de kans om de bal buiten dit gebied (*off-center*) te raken. Het off-

center raken van de bal heeft controleverlies en verlies van balsnelheid tot gevolg, maar zeker ook eerder vervelende pijn in de slagarm.
- *Gewicht*: een zwaarder racket absorbeert door zijn grotere massa meer schokken dan een licht racket en zorgt bovendien voor langere en meer vloeiende slagen. Een te zwaar racket kan echter leiden tot een overbelastingsblessure aan bijvoorbeeld de elleboog. Het nadeel van een (te) licht racket is dat de sporter de neiging krijgt om vanuit zijn pols te slaan. De sporter kan het beste met het zwaarst mogelijke racket spelen dat nog goed hanteerbaar is.
- *Balans*: als het evenwichtspunt van het racket dicht bij de greep ligt, is dat elleboogvriendelijker dan wanneer het gewichtspunt in de top van het racket ligt. De hefboomwerking van het gewicht op de onderarmspieren is dan het minste.
- *Grip*: een te kleine grip zal aanleiding geven tot knijpen: de grip kan in de hand gaan draaien als de bal niet goed wordt geraakt. Is de grip te groot, dan moet de grip eveneens stevig worden vastgehouden. In beide gevallen levert dit een gespannen slag op. Daarbij raakt de arm eerder vermoeid en kunnen elleboog- en polsklachten eenvoudig optreden. Een grip heeft de juiste dikte wanneer er één vinger tussen de duimmuis en vingertoppen past.
- *Bespanning*: de bespanning moet zijn afgestemd op de speelwijze van de sporter. Hoe harder de bespanning, hoe groter de krachten op de onderarm. Met een zachtere bespanning neemt de controle echter af.

Inline-skates

De inline-skate wordt veelvuldig genoemd als product betrokken bij een sportblessure. Het is echter zelden dat het product zelf de oorzaak is van de sportblessure. Vijfennegentig procent van de slachtoffers valt met de skates en bezeert daarbij vooral de pols (36%) (Draisma, 2006). Belangrijk is dat materialen in orde zijn, maar nog belangrijker is dat de sporter zichzelf beschermt tegen letsel met behulp van persoonlijke beschermingsmiddelen voor de pols, ellebogen, knieën en het hoofd. Wanneer een sporter skates aanschaft, kan hij op de volgende punten letten (Skatebond Nederland, 2007):
- *Skateschoen*: een goede hielomsluiting voorkomt net als bij de gewone sportschoenen enkelverzwikkingen. Daarnaast geeft een hogere skateschoen meer steun aan de enkels. Stuntskaters kunnen het beste skateschoenen van hard materiaal dragen om hun voeten te beschermen tegen obstakels waar vaak tegenaan wordt gestoten.
- *Wielen*: grote harde wielen zijn sneller dan kleine zachte; de rolweerstand is immers lager. Kleine, zachte wielen verhogen echter juist de balans en grip op de ondergrond. Om vallen te voorkomen, kunnen beginnende skaters daarom beter op deze wielen starten.
- *Remsysteem:* met een hielstop op de hak van de skate kan gemakkelijk en snel worden geremd zodat goed op situaties geanticipeerd kan worden. Remtechnieken kunnen het beste worden geleerd tijdens een skateles.

Onder professionele begeleiding worden de sporter rem- maar ook valtechnieken eigen gemaakt.

Afstelling van fiets

Net als de inline-skate is de fiets (racefiets of mountainbike) vaker betrokken bij een plotseling ontstane sportblessure als gevolg van een val, dan dat de fiets zelf de oorzaak van de val is. Een fietshelm is dan ook een absolute must om hoofd- en hersenletsel te voorkomen. De fiets is ook vaak oorzaak van geleidelijk ontstane sportblessures. Een goede fietsafstemming kan veel van deze letsels voorkomen. De sporter kan daarbij op de volgende punten letten (KNWU, NTFU, 2007):

- *Hoogte van het zadel*: een te lage zadelstand heeft tot gevolg dat door een te veel gebogen been de knie wordt overbelast. Een te hoge zadelstand resulteert op den duur in pijn aan de buitenkant van de knieschijf en meer druk op het zadel.
- *Afstand achter de bracket (trapas)*: voor een goede krachtoverbrenging is het belangrijk dat de voeten van de renner stevig op de pedalen gefixeerd zijn, bijvoorbeeld met een klikmechanisme. Enige speling is daarbij belangrijk, om verwringing van de knie tijdens de pedaalslag te voorkomen.
- *Afstand zadelpunt-stuur (lengte stuurpen)*: nek- en schouderklachten treden op als er gereden wordt met een 'kattenrug' (bolle rug). Hiervan is sprake als de afstand van het zadel tot het stuur te kort is en/of het hoogteverschil tussen deze twee te groot is. Ook kan een zadel dat te ver naar voren is geplaatst, overbelasting van de knie veroorzaken doordat het been te veel gebogen is. Wanneer de afstand van het zadel tot het stuur te lang en de zit te groot is, kan dat ook schouder- en nekklachten geven als gevolg van de toenemende spierspanning in de nek.
- *Hoogte van het stuur*: als het hoogteverschil tussen het stuur (te laag afgesteld) en het zadel (te hoog afgesteld) te groot is, kunnen zich nek- en schouderklachten ontwikkelen.

3 Beschermende sportmaterialen

Persoonlijke beschermingsmiddelen spelen een belangrijke rol bij de preventie van acute sportblessures. Deze kunnen zijn ontstaan als gevolg van opzettelijk of onopzettelijk fysiek contact, zoals impact door struikelen, vallen of uitglijden. Daarnaast kunnen impactblessures ontstaan door contact met bijvoorbeeld een bal of stick.

Om met beschermingsmiddelen daadwerkelijk blessures te voorkomen, moeten ze wel worden gedragen. Veel sporters vinden beschermingsmiddelen niet lekker zitten, vertouwen erop dat ze geen blessure zullen oplopen, of nemen de blessure voor lief (Janssen en De Weerdt, 2006). Door voorlichting over de werking en het belang van de beschermingsmiddelen wordt getracht deze houding te veranderen. Dit gebeurt onder meer via de website www.voorkomblessures.nl en in het verleden met de campagne Sport

Blessure Vrij (zie ook hoofdstuk 49). Daarnaast stellen sportbonden tijdens wedstrijden steeds meer beschermingsmiddelen verplicht.

In tabel 48.2 staat een overzicht van twintig populaire sporten (Goossens en Ormel, 2004). Per sport is aangegeven welke beschermingsmiddelen gedragen kunnen worden en of sporters verplicht zijn deze te dragen tijdens wedstrijden (www.voorkomblessures.nl; Consument en Veiligheid, 2008). Populaire sporten waarbij het niet gebruikelijk is beschermingsmiddelen te dragen (tennis, badminton), zijn niet in de tabel opgenomen.

Tabel 48.2 Persoonlijke beschermingsmiddelen bij twintig populaire sporten (Vriend e.a., 2001; Goossens en Ormel, 2004).

sport	beschermingsmiddel	opmerking	verplicht tijdens wedstrijden
atletiek, conditie-training	gewichtheffersriem	kogelstoten	nee
	reflectievest	hardlopen	nee
basketbal	bitje		nee
boksen	hoofdkap zacht		alleen bij amateur- en olympische wedstrijden
	bitje		ja
	tok		nee
	bandages		aangeraden
	handschoenen		ja
handbal	bitje		nee
	tok		nee
	padding knie en elleboog		nee
hockey	helm met harde schelp en vizier of masker	keeper	ja
	bitje		dringend aanbevolen
	loodflap	keeper	dringend aanbevolen
	padding borst, schouder, arm, elleboog, been	keeper	dringend aanbevolen
	handschoen		voor keeper dringend aanbevolen
	tok	keeper	dringend aanbevolen
	leg guard met klomp	keeper	dringend aanbevolen
	scheenbescherming met harde plaat		ja
honkbal, softbal	helm met harde schelp	catcher/slagman	ja
	masker met keelbeschermer	catcher	ja
	bodyprotector	catcher	ja
	handschoen	catcher	ja
	leg guard	catcher	ja

sport	beschermingsmiddel	opmerking	verplicht tijdens wedstrijden
motorsport	helm met harde schelp		ja
	beschermende kleding		ja
paard-/ponyrijden	helm met harde schelp		afhankelijk van manege
	padding borst (bodyprotector)		alleen bij eventing-discipline
schaatsen	helm met harde schelp	shorttrack	ja
(incl. shorttrack en	snijvaste nekkraag	shorttrack	ja
marathonschaatsen)	handschoen		alleen bij shorttrack
	knieschelp	shorttrack	ja
	scheenbescherming van kevlar	shorttrack,	ja
	snijvast pak	marathon	alleen bij shorttrack
schietsport	bril, gehoorbescherming		afhankelijk van schietbaan
	padding borst, arm	handboog-schieten	nee
skeeleren/inline-skaten	helm met harde schelp		ja, bij evenementen dringend aanbevolen
	knie-/elleboogschelp		dringend aanbevolen
	polsbeschermer		dringend aanbevolen
	reflectievest		nee
skiën, snow-boarden	helm met harde schelp		ja
	bril		nee
	rugpantser	freestyle snowboarden	nee
	handschoen met harde kap over pols	slalomskiën	nee
	handschoen met geïntegreerde spalk	snowboarden	nee
	leg guard	slalomskiën	nee
squash	bril		alleen bij internationale jeugd-toernooien en competitie
turnen, trampoline-springen	leertjes		nee
	armpadding	heren, gelijke leggers	

sport	beschermingsmiddel	opmerking	verplicht tijdens wedstrijden
vechtsport (taekwondo, kickboksen, karate)	zachte hoofdkap		verplicht bij taekwondo
	bitje		verplicht bij taekwondo
	padding romp, borsten vrouw (alleen karateka), onderbuik, voet/wreef		borstbescherming verplicht bij taekwondo
	harde kap/schild voor onderarm		verplicht bij taekwondo
	tok		verplicht bij taekwondo
	scheenbescherming zacht		verplicht bij taekwondo
volleybal	padding knie		nee
voetbal (zaal en veld)	padding schouder, elleboog, heup, knie	keeper	nee
	handschoen	keeper	nee
	scheenbescherming met harde plaat		ja (alleen veldvoetbal)
waterpolo	oorschelp		ja
wielrennen, mountainbiken	helm met harde schelp		ja
	bril		nee
	handschoen		nee
zwemmen	bril		nee

Specifieke beschermingsmiddelen

Niet elk beschermingsmiddel heeft voor iedere sport hetzelfde doeleinde. Zo moeten handschoenen bij schaatsen en skiën voorkomen dat handen tijdens het vallen beschadigen. Bij voetbal- en hockeykeepers beschermen handschoenen daarentegen vooral tegen de hoge impact van de bal op de hand bij het vangen. Hieronder wordt voor de meest gebruikte beschermingsmiddelen de functie en effectiviteit (indien bekend) beschreven (zie voor meer informatie over de effectiviteit van beschermingsmiddelen ook hoofdstuk 49). In de tabellen wordt aangegeven welk doel beschermingsmiddelen hebben bij specifieke sporten. Tevens worden (waar mogelijk) tips gegeven waar de sporter bij aanschaf van het beschermingsmiddel op moet letten (www.voorkomblessures.nl; Consument en Veiligheid, 2008).

Hoofdbescherming

Functie Hoofdbescherming beschermt de sporter tegen hoofdletsel. Ter preventie van hersenletsel en schedelbreuken moet de helm de krachten en versnellingen afzwakken die gepaard gaan met een impact als gevolg van een klap. Daarnaast biedt een helm bescherming tegen oppervlakkig letsel aan de hoofdhuid en oren.

sport	functie hoofdbescherming
wielrennen, mountainbiken, hockey (keeper), paardrijden, skaten, shorttrack, snowboarden en diverse skidisciplines	helm met harde schaal beschermt de schedel en slaap tegen impact door val of klap
vechtsporten (bijv. boksen, taekwondo), rugby	zachte helm (leer of stof) beschermt tegen blessures in gezicht (wenkbrauwen, lippen)

Effectiviteit De effectiviteit van fietshelmen is, wat betreft de preventie van hoofdletsels, overtuigend aangetoond. Met betrekking tot de preventie van letsel aan het gezicht is de effectiviteit van fietshelmen minder overtuigend (Vriend e.a., 2001).

Kooptips De maat van de helm en de lengte van de riempjes kunnen worden ingesteld, zodat bij het schudden van het hoofd de helm in dezelfde positie blijft. De helm mag daarbij niet naar voren of ver naar achteren staan, de oren moeten vrij zijn en de sluiting mag niet losschieten.
Met een fietshelm die voldoet aan de norm EN 1078 weet de sporter zeker dat hij in het bezit is van een goede helm. Voor paardrij-, vechtsport- en alpineski-helmen bestaan andere specifieke normen. Meer informatie hierover is op te vragen bij Consument en Veiligheid.

Gebitsbescherming

Functie Gebitsbescherming wordt gebruikt ter preventie van letsel aan tanden, lippen en tong en van fracturen en ontwrichtingen van de kaak. Daarnaast speelt de gebitsbeschermer een rol bij de preventie van nekletsel en bewusteloosheid. Er zijn grofweg twee soorten gebitsbeschermers.
– De semi-individuele gebitsbeschermer van thermoplastisch materiaal moet, na tien seconden in kokend water te hebben gelegen, door de speler zelf in de mond worden aangepast en zo nodig met een schaar worden bijgeknipt. Dit is een relatief goedkope gebitsbeschermer.
– De individuele gebitsbeschermer wordt geheel op maat gemaakt door de tandarts.

Effectiviteit Een goed passende gebitsbeschermer is effectief ter preventie van letsel aan tanden, kaak, tong en lippen na een klap tegen het gebit. Tevens neemt door gebruik van een gebitsbeschermer het risico op een kaakbreuk, bewusteloosheid en hersenletsel af (Vriend e.a., 2001).

Kooptips Een geheel door de tandarts op maat gemaakte gebitsbeschermer kan klachten als niet lekker zitten, niet goed passen of moeilijk ademhalen voorkomen. Hij is duurder maar biedt meer draagcomfort. Dit bitje wordt aanbevolen zodra het gebit is volgroeid (ouder dan 16 jaar) (www.voorkomblessures.nl; Consument en Veiligheid, 2008). Tot die tijd is een semi-individuele gebitsbeschermer ook geschikt.

Oogbeschermers

Functie Er kunnen verschillende categorieën oogletsels worden onderscheiden. Allereerst is er oogletsel veroorzaakt door een impact (inwerkend geweld door bijvoorbeeld een bal tegen het oog). Een tweede categorie is letsel waarbij iets het oog binnendringt, vaak splinters van een brillenglas of vuil uit de lucht. Daarnaast wordt oogletsel onderscheiden dat veroorzaakt wordt door irriterende stoffen of te fel licht.

sport	functie oogbescherming
balsporten in combinatie met knuppel, stick of racket; vechtsporten	vangt impact van de klap op; potentiële energie wordt over andere delen van het gezicht verspreid en niet alleen door de oogbol opgenomen
schietsport	beschermt tegen rondzwevende, nagloeiende korreltjes kruit na een schot
wielrennen/mountainbiken	beschermt tegen vuil in de lucht (insecten) en UV-straling van de zon
skiën	beschermt tegen sneeuwblindheid door UV-straling van de zon
zwemmen	beschermt tegen irriterende stoffen als chloor

Effectiviteit Oogbescherming wordt sterk aangeraden en is (zeer) waarschijnlijk effectief. Controlerend epidemiologisch onderzoek naar de effectiviteit van oogbescherming ontbreekt. Volgens experts kan echter 90 tot 100 procent van alle impactletsels aan het oog worden voorkomen door het gebruik van adequate oogbescherming (Vriend e.a., 2001).

Kleding en padding

Functie In enkele sporten worden ter bescherming van lichaamsdelen zachte opvulstukken gebruikt, de zogenoemde *padding*. De opvulstukken worden gebruikt om de effecten van direct fysiek contact te verminderen, door de kracht en energie van een impact af te zwakken en over een groter gebied te verspreiden. Beschermende opvulstukken in kleding worden meestal gemaakt van hard materiaal, waardoor de kracht en energie van de impact (door val of botsing) over een groter oppervlak kunnen worden verspreid.

Effectiviteit Aangenomen wordt dat opvulstukken effectief zijn ter preventie van oppervlakkig letsel als kneuzingen en schaafwonden. Of ze beschermen tegen ernstiger letsel is onduidelijk (Vriend e.a., 2001).

Knie-, elleboog- en polsbescherming

Functie Knie-, elleboog- en polsbescherming voorkomen impactletsels. Harde bescherming kan de energie als gevolg van een klap of val opvangen en verspreiden over een breder oppervlak. Hierdoor wordt de klap niet alleen door het gewricht opgevangen. Tevens voorkomen polsbeschermers extreme hyperextensie van de pols. Zachte bescherming voorkomt direct contact van de huid en de omgeving, waardoor oppervlakkig letsel als kneuzingen en schaafwonden wordt voorkomen.

sport	functie knie-, elleboog- en polsbescherming
shorttrack	kniebescherming met harde schaal beschermt tegen de impact door val of klap; de kans op vallen is bij shorttrack groot door veel schaatsers op een klein oppervlak
volleybal, handbal	zachte kniebescherming beschermt tegen kneuzingen en huidletsel
(inline-)skaten	elleboog-, knie- en polsbescherming van hard materiaal beschermt tegen impact door val of klap en voorkomt tevens huidcontact met de omgeving en daaruit ontstane oppervlakkige letsels (kneuzingen, schaafwonden)
snowboarden	handschoenen met spalk aan dorsale zijde beschermen tegen hyperextensie van de pols; polsbeschermers voor skaten geven te veel bewegingsbeperking

Effectiviteit Het dragen van polsbeschermers bij skaten is effectief ter preventie van polsletsels. Elleboogbeschermers van hard materiaal worden bij skaten sterk aanbevolen en zijn (zeer) waarschijnlijk effectief. Het effect van kniebeschermers is daarentegen niet aangetoond. Het wordt echter wel aanbevolen deze bij sporten te dragen ter preventie van onder meer oppervlakkig letsel (Vriend e.a., 2001).

Kooptips. Een goede pasvorm is belangrijk. De beschermer mag niet knellen en moet goed op de plaats blijven zitten. Een open knieholte in de kniebeschermer vergemakkelijkt de beweegbaarheid van het kniegewricht. De beschermers moeten na gebruik goed uitwasemen of worden gewassen ter voorkoming van infecties aan wondjes rond of op de knie door vuile knie- of elleboogbeschermers.

Handbescherming

Functie Handbescherming voorkomt vooral oppervlakkig letsel aan de handen. Daarnaast heeft handbescherming dezelfde werking als padding, namelijk het afzwakken van de krachten en energie van de impact.

sport	functie handbescherming
wielrennen/mountainbiken.	handschoentjes met opvulstukken op de handpalm; schokken door oneffenheden in het wegdek kunnen hiermee worden opgevangen
wintersport	beschermt tegen kou en snijwonden (sneeuw kan reageren als kleine glassplinters)
	beschermt handen tegen klappen van slalomstokken door stevige kap aan bovenkant
hockey	veldspeler: beschermt tijdens backhandstop vingers en knokkels tegen oppervlakkig letsel
	keeper: beschermt tegen de impact bij vangen van bal
voetbal	keeper: beschermt tegen de impact bij vangen van bal
schaatsen	beschermt tegen snijwonden door vallen op het ijs; handschoenen moeten redelijk stevig zijn, bij voorkeur leerachtig, geplastificeerd of snijvrij

Scheenbescherming

Functie Scheenbescherming wordt gebruikt met als doel de impact van inwerkende krachten op het onderbeen te verminderen en daarmee botbreuken aan het onderbeen te voorkomen en tevens het aantal schaafwonden en kneuzingen aan het onderbeen te verminderen. Bij schaatsen worden de scheenbeschermers vooral gebruikt ter voorkoming van snijwonden.

Effectiviteit Scheenbescherming wordt sterk aanbevolen en is (zeer) waarschijnlijk effectief. Er mag namelijk worden verondersteld dat fracturen aan het onderbeen minder snel optreden door het dragen van scheenbescherming. Epidemiologisch onderzoek om dit aan te tonen ontbreekt echter (Vriend e.a., 2001).

Kooptips De scheenbeschermer dient de juiste maat te hebben. Scheenbeschermers moeten niet op de groei, c.q. te groot worden gekocht. Het draagcomfort neemt daardoor zoveel af dat de motivatie om ze aan te trekken sterk verminderd.
De scheenbeschermer moet gemakkelijk vastgemaakt kunnen worden en vast blijven zitten bij het bewegen. Afhankelijk van het type kunnen de scheenbeschermers vastgemaakt worden met klittenband om de kuit, door

sport	functie scheenbescherming
voetbal	beschermt tegen impact op onderbeen door bal of medespeler; de harde scheenplaat bedekt zo veel mogelijk de voorkant van het onderbeen
hockey	beschermt veldspelers tegen impact op onderbeen door contact met bal of stick; de harde scheenplaat bedekt zowel de scheen als de bovenkant van de enkels; keepers dragen om dezelfde reden *leg guards* die ook knie en bovenbeen beschermen
shorttrack, marathonschaatsen	beschermt tegen snijwonden (schaatsblad is zeer scherp) door harde kevlarlaag
slalomskiën	beschermt tegen de impact op onderbeen door slalomstokken die tegen de scheen slaan

een 'sok' over de enkel aan te trekken, waarbij in de sok padding is aangebracht, of door de scheenbedekker los in de sok te steken.

4 Tape en braces

Tape en braces nemen een aparte plaats in als het gaat om beschermingsmiddelen. Vroeger werden ze voornamelijk voor revalidatiedoeleinden gebruikt (*therapeutisch gebruik*), maar tegenwoordig vormen ze ook een populaire preventieve maatregel. Tapen en braces worden veelvuldig toegepast vanwege hun directe effect, maar zullen in alle gevallen deel uitmaken van een totaal behandelplan (specifieke trainingen) (Vriend e.a., 2001; Langenhorst, 2007).

Therapeutische toepassing

De tape of brace wordt enkele dagen na het ontstaan van de blessure aangebracht ter bescherming van het gewricht. De enkel blijft vier tot zes weken ingetapet. De functie van het gekwetste gewricht wordt zo veel mogelijk behouden. Alleen bewegingen die de schade kunnen verergeren, worden door de gebruikte techniek beperkt. Daarom is het belangrijk de anatomie en de bewegingsassen van het desbetreffende gewricht goed te kennen voordat men gaat tapen. Daarmee is meteen gezegd dat het goed aanleggen van een tapeconstructie *deskundigheid* vergt.

De therapeutische tape wordt voornamelijk bij enkelblessures en vingers toegepast, maar kan bijvoorbeeld ook bij een zweepslag van de kuitspieren worden gebruikt. De behandeling bestaat verder uit versterkende en evenwichtsoefeningen van de spieren.

Preventieve toepassing

Preventieve tapes of braces kunnen worden toegepast nadat een blessure (volledig) hersteld is. Vaak is het gewricht (nog) niet helemaal stabiel en met een tape of brace worden abnormale bewegingen en belastingen gelimiteerd met als doel de kans op herhaling van een blessure te verkleinen. De tape of brace kan ook worden gedragen als primaire preventieve maatregel. Ze zijn dan zo ontworpen dat ze het gewricht excentriek ondersteunen en schade van extreme bewegingsuitslag beperken.

Tapen of bracen?

Tapen en bracen hebben beide hun voor- en nadelen. Hieronder staan alle voor- en nadelen op een rij. Voor welke methode ook gekozen wordt:
– Een brace moet met deskundige hulp worden uitgezocht. Er zijn immers vele soorten braces op de markt. Afhankelijk van de ligging van de gewrichtsassen kan een brace een tegengesteld effect hebben.
– Tape moet altijd door een deskundige worden aangebracht.

Voordelen van tapen:
– goed aan te passen aan het individu;
– weinig ruimte innemend in een schoen in vergelijking met een brace;
– mogelijkheid om zich aan een afwijkende anatomie aan te passen;
– voor vingers is er (nog) geen brace-alternatief.

Voordelen van bracen:
– eenvoudig door een leek aan te leggen;
– meer dan eens te gebruiken;
– gemakkelijk tijdens het sporten strakker aan te trekken;
– geeft geen allergische reacties en is niet belastend voor de huid;
– geeft geen verlies van stabiliteit;
– op lange termijn goedkoper (± € 60);
– wasbaar.

Referenties

Backx FJG, Coumans B, Bekker AGT, et al. (red.). Sport, bewegen & gezondheid: sporttakken, aandoeningen, preventie, zorg. Houten: Bohn Stafleu van Loghum, 1997.
Draisma JA. Ongevallen tijdens skaten. Amsterdam: Consument en Veiligheid, 2006.
Goossens H, Ormel W. Persoonlijke beschermingsmiddelen voor sporters. Amsterdam: Consument en Veiligheid, 2004.
Janssen E, Weerdt I de. Sportblessurepreventie: doelgroep en determinantenonderzoek onder voetballers, tennissers, fitnessers, hardlopers, hockeyers. Haarlem: ResCon research & consultancy, 2006.
Langenhorst H. Tapen en bandageren, plakken met beleid! Zeist: KNKV, 2007.

Sport Blessure Vrij. Goede sportmaterialen. Amsterdam: NOC*NSF, Consument en Veiligheid, 2001-2004.

Stam C, Eckhardt JW. Sportblessures, betrokken producten. Amsterdam: Consument en Veiligheid, 2007.

Vriend, I, Hoofwijk M, Hertog PC den. Effectiviteit van blessurepreventieve maatregelen in de sport. Consument en Amsterdam: Veiligheid, 2001.

Leesadvies

Vriend I, Hoofwijk M, Hertog PC den. Effectiviteit van blessurepreventieve maatregelen in de sport. Amsterdam: Consument en Veiligheid, 2001.

Websites

www.voorkomblessures.nl
www.knwu.nl
www.ntfu.nl
www.skatebond.nl
www.sport.nl/sportblessurevrij
www.sportzorg.nl

49 Sportgedrag

E. Verhagen

1 Inleiding

Preventie en reductie van sportblessures zijn belangrijke aandachtspunten voor de gehele samenleving. Veiligheid in sport kan voor minder negatieve ervaringen met sport zorgen en daardoor in potentie bijdragen aan de volksgezondheid.

Begin jaren negentig zijn er verschillende theoretische modellen gepubliceerd die gericht waren op het voorkómen van sportblessures. Binnen deze modellen vormen de kennis van risicofactoren en blessuremechanismen de ruggengraat van blessurepreventie. Deze modelmatige benadering heeft geleid tot een groot aantal effectieve preventieve maatregelen binnen vele sporten.

Binnen de huidige (sport)geneeskunde worden preventieve maatregelen tegen sportblessures gebaseerd op risicofactoren en blessuremechanismen, die voornamelijk worden vastgesteld met biomedisch en/of biomechanisch onderzoek. De effectiviteit van de aldus opgestelde preventieve maatregelen wordt vervolgens bij voorkeur getoetst in een gecontroleerd onderzoek.

Door deze werkwijze is generalisatie van positieve resultaten naar een bredere sportpopulatie lastig. Men kan zich bijvoorbeeld afvragen of effectief bevonden maatregelen ook daadwerkelijk door een sportpopulatie worden gebruikt. Hier speelt gedrag een cruciale rol. In dit hoofdstuk staat de vraag centraal: hoe kunnen we ervoor zorgen dat er binnen de sport gedrag wordt vertoond dat blessures kan voorkomen? Achtereenvolgens komen aan bod:
- gedrag;
- gedrag en sportblessures;
- blessurerisico en gedrag;
- blessurepreventie en gedrag.

2 Gedrag

Wat is gedrag?

Gedrag is een lastig begrip om uit te leggen. Iedereen weet wat het is, maar niemand kan het gemakkelijk omschrijven. Bovenal is gedrag een containerbegrip waar we vele manieren, gewoontes en andere individuele karaktertrekken in kunnen plaatsen. Als het gaat om gedrag en sportblessures moeten we denken aan sportgedrag, preventief gedrag, revalidatiegedrag, enzovoort. Kortom, er is niet zomaar een definitie of omschrijving te geven van gedrag dat samenhangt met blessures.

Er zijn diverse modelmatige benaderingen van gedrag en vrijwel alle gedragsmodellen hebben drie pijlers die ons gedrag, of althans de intentie om een specifiek gedrag te vertonen, vormgeven en beïnvloeden.
- *Attitude*: de persoonlijke visie van een individu waarop het gedrag moet worden aangepast.
- *Sociale invloed*: ook wel subjectieve norm genoemd; dit omvat de beïnvloeding door bepaalde individuen (zoals ouders) of groepen (zoals vrienden) om bepaald gedrag te vertonen. Deze pijler beïnvloedt gedrag ook indirect doordat ook attitude mede wordt gevormd door de sociale invloed.
- *Eigen effectiviteit*: dit houdt in dat bepaald gedrag alleen vertoond kan worden als een individu voelt dat hij of zij daartoe in staat is. Dit is bijvoorbeeld een grote valkuil voor mensen die willen stoppen met roken. Na een of twee stoppogingen krijgen ze het gevoel dat het ze toch niet lukt en dat een nieuwe poging geen zin meer heeft. Dit heeft logischerwijs ook invloed op de attitude.

De link naar sport(blessures)

Als we het hebben over de relatie tussen gedrag en sportblessures wordt al snel gedacht aan *fair play*. Fair play is inderdaad een uiting van gedrag die ook invloed heeft op het blessurerisico, meestal dat van andere sporters. Fair play reikt echter verder dan blessurerisico alleen en er zijn andere gedragingen die een sterkere link hebben met sportblessures.

Zoals vermeld is gedrag een containerbegrip. Zeker als er wordt gekeken naar de relatie tussen gedrag en sportblessures blijkt dit al snel (figuur 49.1). Er zijn allerlei gedragingen die samen in wisselende samenstelling het blessurerisico van een sporter beïnvloeden.

Het preventieve gedrag van een sporter beïnvloedt bijvoorbeeld het nemen van preventieve maatregelen. Het sportgedrag van een sporter bepaalt in hoge mate de acties die op het speelveld worden uitgevoerd, wat dan weer onderdeel is van fair play. Gedrag ten aanzien van revalidatie heeft weer invloed op de fysieke capaciteiten van een sporter en de sporthervatting na een blessure.

Gedrag dat het blessurerisico kan beïnvloeden is echter niet alleen voorbehouden aan de sporter zelf. Verschillende vormen van gedrag die worden vertoond door onder anderen de trainer, scheidsrechter, para(medicus) en sportbonden, hebben net zo goed een uitwerking op het blessurerisico van een sporter. Daarnaast is het zo dat verschillende vormen van gedrag tegelijk hun invloed op het blessurerisico van de sporter uitoefenen.

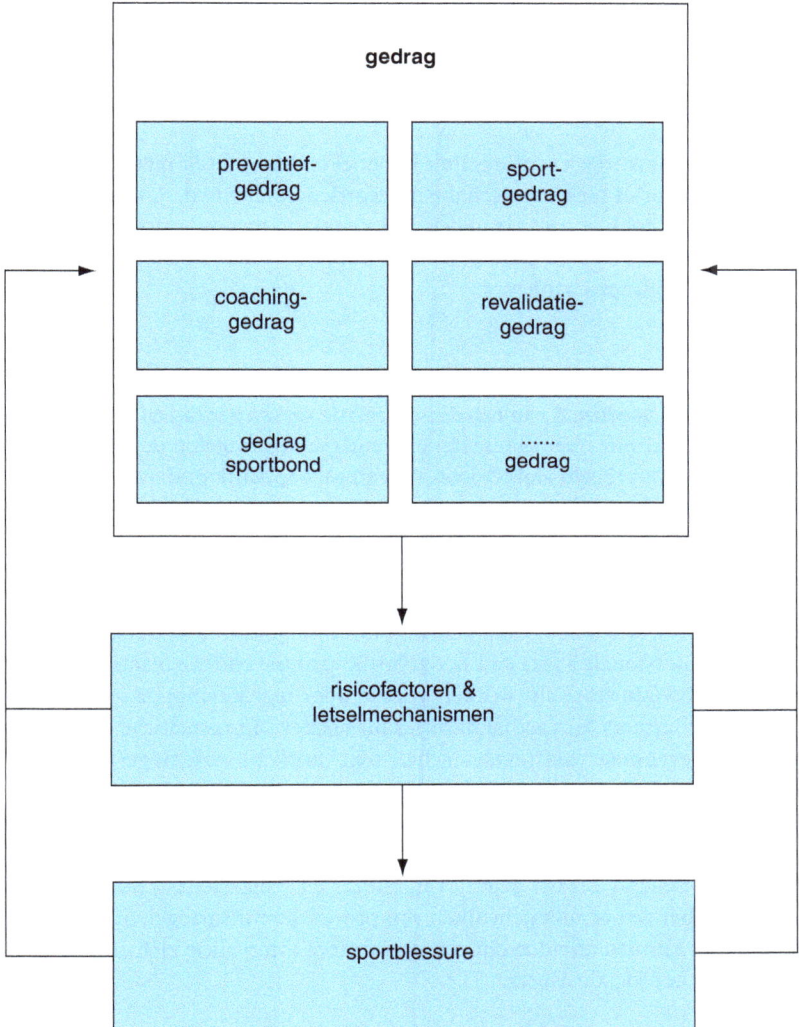

Figuur 49.1
Schematische weergave van de theoretische relatie tussen gedrag en sportblessures.

3   Gedrag en sportblessures

Gedrag en het risico op sportblessures

Zoals eerder vermeld, zijn er begin jaren negentig verschillende theoretische modellen gepubliceerd, gericht op het voorkómen van sportblessures. Binnen deze modellen wordt gedrag voorgesteld als risicofactor of blessuremechanisme. Hierdoor wordt de indruk gewekt dat gedrag direct tot een blessure kan leiden.

Wanneer blessurepreventie echter het doel is, kan gedrag niet altijd *sec* als een risicofactor of blessuremechanisme worden beschouwd. Sommige gedragsvormen hebben inderdaad een directe relatie met het optreden van blessures, terwijl andere gedragsvormen alleen invloed hebben op risicofactoren en blessuremechanismen.

Een directe link

Een duidelijk voorbeeld van een directe relatie tussen gedrag en het risico op blessures is het *niet* -gebruiken van preventieve maatregelen door een sporter. Het is bijvoorbeeld aangetoond in wetenschappelijk onderzoek dat bij inline-skaten preventieve maatregelen zoals een helm en beschermers voor pols, elleboog en knie blessures kunnen voorkomen. Het niet-gebruiken van dergelijke effectieve maatregelen kan worden beschouwd als een extrinsieke risicofactor voor blessures. Ondanks de beschermende capaciteiten van deze maatregelen worden ze zelden gebruikt door jonge inline-skaters.

In de professionele sport kan het gebruik van preventieve maatregelen tot op zekere hoogte verplicht worden gesteld door regelgeving; bijvoorbeeld scheenbeschermers bij voetbal of bitjes bij hockey. Bij recreatieve sporten kunnen preventieve maatregelen echter niet verplicht worden gesteld en zal het gebruik via andere kanalen moeten worden gestimuleerd. Zo is bijvoorbeeld aangetoond dat het gebruik van preventieve maatregelen bij inline-skaters wordt beïnvloed door sociale invloeden, eigen effectiviteit en intentie. Ook is bekend dat het gedrag van ouders en groepsgedrag een grote rol spelen bij het wel of niet gebruiken van preventieve maatregelen. Hieruit zouden we kunnen afleiden dat een preventieve interventie zich zou moeten richten op het sociale aspect.

Een indirecte link

Gedrag kan het risico op een blessure ook indirect beïnvloeden, doordat sommige vormen van gedrag een invloed hebben op risicofactoren. Een van de helderste voorbeelden is wellicht revalidatiegedrag. Het is bijvoorbeeld van veel blessures bekend dat een eerder opgelopen identieke blessure het risico op een recidief aanzienlijk verhoogd. Het risico op een recidief enkelletsel na een eerdere verstuiking is zelfs verdubbeld. Er bestaat algemene consensus over dat de proprioceptie rond de enkel is verstoord en dat deze verstoring (deels) de oorzaak is van het verhoogde risico op een recidief. Een verstoring van de proprioceptie rond de enkel kan dus als een intrinsieke risicofactor voor blessures worden bestempeld.

Uit wetenschappelijk onderzoek is bekend dat proprioceptieve training het verhoogde risico op enkelblessures kan terugbrengen tot een 'normaal' niveau. Het (actief) aanbieden van een proprioceptief programma door sportbonden, verenigingen, (sport)artsen en coaches heeft dus een effect op de verstoorde proprioceptie. Evenzo heeft het correct en volledig volgen van een dergelijk proprioceptief programma door sporters een directe uitwerking op de verstoorde proprioceptie en uiteindelijk op het blessurerisico.

Dit voorbeeld is nu specifiek toegespitst op proprioceptieve training, maar dezelfde redenering gaat ook op voor elke training of programma dat van invloed is op intrinsieke risicofactoren.

4   Blessurerisico en gedrag

Risicohomeostase

Het is niet alleen zo dat gedrag het blessurerisico beïnvloedt, de genoemde relatie werkt ook de andere kant op. Er moet ook rekening worden gehouden met 'bijwerkingen' van verandering in risicofactoren en blessurerisico. Het bekendste en meest besproken voorbeeld hiervan is de zogenoemde 'risicohomeostase', ook wel bekend als 'risicocompensatie'.

Volgens deze theorie handhaven sporters een algeheel niveau van blessurerisico dat als acceptabel en veilig wordt ervaren. Dit uit zich bijvoorbeeld in sporters die meer risico gaan nemen zodra er preventieve maatregelen worden geïntroduceerd. Het sterkste bewijs voor het bestaan van de risicohomeostase komt uit Amerikaanse contactsporten. Daar ging in het verleden de introductie van preventieve maatregelen hand in hand met een verandering in de typen blessures en blessuremechanismen. Zo traden er bijvoorbeeld bij *American football* minder hoofd-, maar meer nekblessures op na het verplicht stellen van 'betere' helmen. De verbeterde helm beschermde het gezicht beter dan eerdere modellen, maar spelers gebruikten de helm ook als 'beukmiddel' bij het blokken en tackelen.

Een ander voorbeeld waar ook wij Nederlanders mee te maken hebben, is het verbreden van drukke skipistes met als doel het aantal botsingen te verminderen en dus ook het aantal blessures. Door een dergelijke verbreding zal een groot aantal skiërs met een hogere snelheid afdalen omdat de piste dit 'toelaat'. Met de eliminatie van één risicofactor (drukte op een piste), wordt een andere factor geïntroduceerd (snelheid). Deze gedachtegang wordt ondersteund door onderzoek dat heeft aangetoond dat fatale ski-ongevallen relatief vaak voorkomen op pistes met goed zicht en onder het skiniveau van het slachtoffer. Sporters passen dus hun gedrag aan een verandering in het gepercipieerde risico aan.

Blessure-'angst'

Net zoals een wijziging van risicofactoren het sportgedrag kan beïnvloeden, kan een blessure zelf ook een uitwerking hebben op gedrag. Het is aangetoond dat sporters die hun vaardigheden laag inschatten tot wel viermaal meer kans hebben op een blessure. Ook is bekend dat sporters last hebben van blessuregerelateerde stress, zelfs tot na volledig herstel. De link tussen blessuregerelateerde stress en een lage inschatting van vaardigheden is weliswaar onduidelijk, maar het is aannemelijk dat sporters die net hersteld zijn van een blessure minder geneigd zijn om meteen alles te geven bij hervatting van de sport.

Een blessure kan echter ook een positieve uitwerking hebben op gedrag. Na een blessure kunnen sporters namelijk hun preventieve gedrag gaan aanpassen doordat zij zich onveilig zijn gaan voelen. Hierdoor zullen ze eerder geneigd zijn om preventieve maatregelen te nemen.

5   Blessurepreventie en gedrag

Gedragsverandering

Als gedrag inderdaad zo'n belangrijke factor is in het ontstaan van sportblessures, kan gedragsverandering worden beschouwd als een preventieve maatregel daartegen. Het grote probleem hierbij is echter dat – zoals inmiddels wel bekend is – het veranderen van gedrag van een individu zeer moeilijk, zo niet onmogelijk is. Als het gaat over leefstijl, wordt er ook wel eens geroepen dat het 'ongezonde' gedrag in de samenleving eerder een normale reactie is op een abnormale omgeving, dan andersom. Dit schetst de moeilijkheid van het nastreven van gedragsverandering.

Over het veranderen van het aan blessures gerelateerde gedrag is weinig tot niets bekend in de wetenschappelijke literatuur. Het hele concept is dan ook relatief nieuw in het sportgeneeskundige veld dat, waar het op onderzoek aankomt, geruime tijd is gedomineerd door een meer medisch-wetenschappelijke aanpak. Dergelijk onderzoek naar de effectiviteit van preventieve maatregelen is echter heel belangrijk geweest en zal dat ook blijven. Zaak is wel om de verworven kennis te vertalen naar de praktijk. Hoe kunnen we ervoor zorgen dat werkzame preventieve maatregelen gebruikt gaan worden?

Dezelfde bril

Bij een vertaling naar de praktijk van de sporter is een belangrijke rol weggelegd voor de medische disciplines die met sporters te maken hebben. Dit betreft immers de mensen die (naast coaches, verzorgers enzovoort) direct contact hebben met sporters.

Zoals eerder aangegeven, wordt er momenteel relatief simpel gedacht over blessurepreventie: Als we de oorzaak van de blessure maar weten, kunnen we

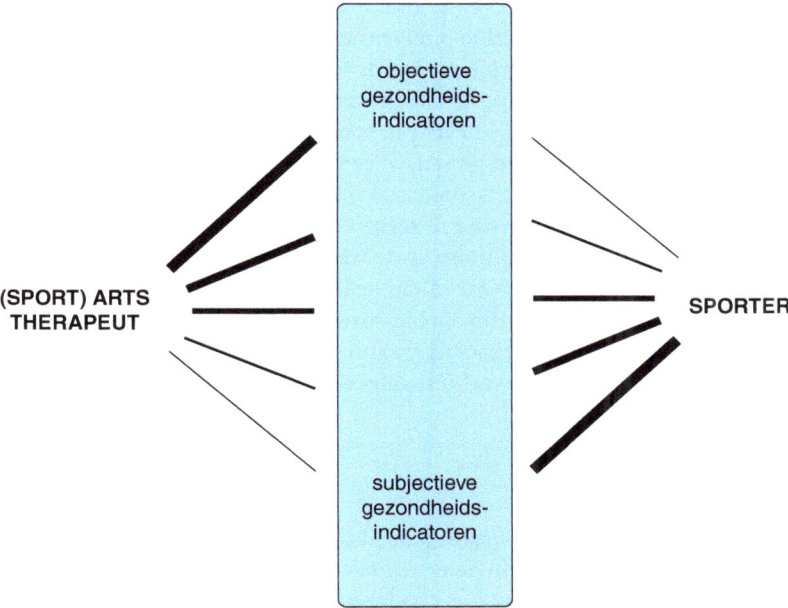

Figuur 49.2
Objectieve versus subjectieve maten voor gezondheid.

door die weg te halen de blessure voorkomen. In theorie klopt die gedachtegang, maar in de praktijk kan deze alleen werken wanneer sporters ook daadwerkelijk die maatregelen treffen die de oorzaak van de blessure weghalen of minimaliseren. Een maatregel die honderd procent effectief is maar een penetratie heeft van nul procent zal geen enkele blessure gaan voorkomen. Een minder effectieve maatregel die wel wordt gebruikt zal daarentegen wel nut hebben in het veld. Dit ene simpele voorbeeld schetst het belangrijkste probleem van daadwerkelijke blessurepreventie in de praktijk.

Net als wetenschappers kijken (sport)artsen en fysiotherapeuten naar objectieve maten die samenhangen met de blessure (figuur 49.2). Dit is begrijpelijk, daar is de behandeling immers vaak op gebaseerd en zo kan men herstel bepalen. Een sporter is echter meer geïnteresseerd in subjectieve maten. Zo kan een sportarts, omdat uit een recent artikel blijkt dat dit werkt, een enkelbrace adviseren ter preventie van een recidief enkelblessure bij een voetballer. De voetballer wil wel een volgende blessure voorkomen, maar wil niet dat dit ten koste gaat van de voetbalvaardigheden. Zeker bij voetbal is het goed voor te stellen dat een brace het balcontact kan beïnvloeden, op zijn minst het balgevoel. Daarom zal de sporter de aanbevolen brace (uiteindelijk) niet gaan gebruiken. In een dergelijk geval is het dus wellicht beter om de sporter tape of proprioceptieve training voor te schrijven, ook al kan de arts van mening zijn dat de effectiviteit daarvan minder is.

Aangezien gedragsverandering lastig te bewerkstelligen is, zal er op een andere manier moeten worden gekeken naar het gedrag dat in verband staat met blessures. Zoals aangegeven in figuur 49.2 blijkt in de praktijk dat de 'verkondigers' van een bepaalde interventie met een andere bril naar de oplossing van het probleem kijken dan de 'ontvangers'. In het geschetste voorbeeld van sportarts en sporter kan net zo gemakkelijk de sporter worden vervangen door een coach die liever een spoedige topprestatie ziet dan een langdurig traject tot volledig herstel, of een sportbond die liever niet erkent dat er een blessureprobleem is, omdat dat slecht is voor het imago van de sport. Het is dus zaak om ervoor te zorgen dat preventieve maatregelen en goedbedoelde adviezen aansluiten op de wensen en het huidige gedrag van de ontvanger. Dit impliceert dat er van gedragsverandering in principe helemaal geen sprake hoeft te zijn om blessures effectief te kunnen voorkomen. Een simpele dialoog met de sporter waarin wordt gezocht naar een uitvoerbare en werkzame oplossing zal uiteindelijk effectiever blijken.

6 Conclusie

Recente inzichten binnen de sportgeneeskunde stellen vragen bij de noodzaak van blessurepreventie in de praktijk. Impliciet banen dergelijke kritische vragen een weg naar een meer gedragsmatige aanpak voor de preventie van sportblessures. De rol van gedrag in het hele traject dat leidt tot een blessure blijft enigszins onduidelijk, maar uit de beschikbare literatuur kan een conceptuele relatie worden afgeleid.

De in dit hoofdstuk uiteengezette conceptuele benadering laat zien dat niet alleen het gedrag van de sporter het blessurerisico beïnvloedt, maar dat andere organisaties en/of personen ook een rol spelen in het hele proces dat resulteert in een sportblessure.

De vertaalslag van de theorie van preventieve maatregelen naar de praktijk van de sporter blijft vooralsnog een zwart gat. Toekomstig onderzoek zal zich dan ook meer moeten richten op de (randvoorwaarden voor de) sporter dan alleen op maatregelen die letsels kunnen voorkomen.

Leesadvies

Geenen B, Mol I, Rijvers N. Sociale vaardigheden & sport en gedrag. Velp: Angerenstein, 2006.
Hustings AEM. Gedrag: aangeleerd, afgeleerd. De Uitgeverij, 2007.

Websites

www.veiligheid.nl
www.voorkomblessures.nl
www.sportalliantie.nl

Register

aanpassinggedrag	85	blessurerisico	436
achillespeesblessure	312	bloedonderzoek	368
acromioclaviculaire (AC-)luxatie	227, 273	bone bruise	213
acromio-claviculaire arthrosis	228	botscintigrafie	237
acromio-claviculaire osteolysis	228	boutonnièremalformatie	254
actieve leefstijl	45	bowstringing	251
adenosinetrifosfaat (ATP)	372	brace	268, 292
allochtonen	37	braces	357
antalgisch looppatroon	297	bridging	300
apprehension test	212	buddytapen	254
asdrukpijn	309		
atlantoaxiale instabiliteit	95	CANS-syndroom	239, 241
atrofie van de thenar	243	capsulitis	222
autisme	97	cardiovasculaire training	92
automatische externe defibrillator (AED)	347	carpaletunnelsyndroom (CTS)	242
avulsiefractuur	213	chondraal enkelletsel	321
		chronische pijn	16
balanstraining	357	claviculafractuur	225
bankartlaesie	214	clinic	47
beenmergoedeem	305	cognitieve stoornis	206
behandelfrequentie, sportrevalidatie	350	collateraal bandletsel	292
bekkeninstabiliteit	105	combinorm	15
bekkentorsie	281	commoti cerebri	203
belasting-belastbaarheidsmodel	341	compartimentsyndroom	309, 310
beleidslijn hersenblessure	205	cooldown	357
beschermingsmiddelen	423	core stability	357
beweegmogelijkheden	60	cosmetische sporters	392
beweegnorm	15, 57	creatinekinase (CK)	376
bewegingsachterstand	43	crimping	251
bewegingsketen	410	cross-arm-adductietest	229
bewegingsstimulering	40, 59, 60	CT-scan (SPECT)	267
bewegingsstimuleringsbeleid	51	cuff repair, scopische	219
blessuremechanismen	435	cuffruptuur	213, 216
blessurepreventie	354		

dance patellaire	293
dead lift	265
dehydratie	385
delayed union	238
DIP-gewricht	248
discopathie	264
dopingautoriteit	406
dopingcontrole	393
dopinggeduide stoffen	389
duurtraining	379
dynamometrie	343
Eerste Hulp Bij Sportongevallen (EHBSO)	347
eetstoornissen	382
elektromyogram (EMG)	243
elleboogbrace	233
emotionele verandering	206
enkelbandletsel, acuut	325
enkeldistorsie	323
enkelimpingement	326
enkelimpingement, anterieur	327
enkelletsel, chronisch	326
enkelpijn, benig	327
enkelpijn, chronisch	327
enkeltrauma	323
entrapment	233, 296, 316
epicondylitis lateralis humeri	231
epilepsie	96
extracorporale shockwave-therapie (ESWT)	222
extracorporele shockwave-therapie (ECSW-therapie)	314
extracorporele shockwave-therapie (ESWT)	346
fair play	436
fietsergometer	92
Finkelstein, test van	240
fitheid	68, 71
fitnorm	15, 51, 53
flexiecontractuur	248
frictiesyndroom van de tractus iliotibialis	286
frozen shoulder	222
full thickness	220
full thickness, smalle	215
full thickness, totale	215
functionele stabiliteit	281

fysiotherapie en massage	345
gamekeepers thumb	256
gebitsbescherming	427
gedragsdeterminant	41
gedragspatroon	58
gedragsproblemen	97
gedragsverandering	58
gehandicaptensport nederland	88
gehoorproblemen	93
genotsmiddelen	397
gewichtsstijging	72
gezondheidscontroles	395
gezondheidsgedrag	94
gezondheidsrisico's, doping	353
gezondheidswinst	354
gezondheidszorgkosten	354
gipsbehandeling	238
glenohumerale functie	217
glenohumerale stabiliteit	215
gravity sign	297
G-team	89
hallux valgus	330
hamstringsyndroom	286
handbeschermers	430
hartafwijkingen	93
HAT-test	217
hernia nuclei pulposi	263, 265
herniatie	261
hoofd- en nekletsel	203
hoofdbescherming	426
hormoonhuishouding	377
huidafwijkingen	95
hyperlaxiteit	211
hypertonie	281
hyponatriëmie	386
impactletsel	429
impingement	220, 221, 233
insertietendinopathie	282
inspanningstolerantie	91
intellectueel functioneren	85
intelligentie quotiënt (IQ)	85
internationaal olympisch comité (IOC)	394
International Classification of Primary Care (ICPC)	25

intersection syndrome	241
intervaltraining	379
inversietrauma	323
ischemie, microvasculaire	243
iskonetische meting	343
jersey-vinger	251
juveniele kyfose	260
kalmeringsmiddelen	392
kapselbeperking	213, 222
kapsellengte-test	217
kapselscheur	212
ketenfunctiestoornis	282
koninklijk nederlands genootschap voor fysiotherapie (KNGF)	342
krachtsport	382
krachttrainer	401
krachttraining	92, 379, 385
kyfose	261
labrumruptuur	214
labrumscheur	212
Lachman, proef van	297
Lachman, test van	297
Lausanne-protocol	369
leerbereidheid	39
leg-press	303
lifestyle	94
ligamentreconstructie	257
longfunctie	368
lopersknie	300
lumbale lordose	260
lumboradiculair syndroom	265
luxatie glenohumeraal gewricht	211
luxatie PIP-gewricht	253
luxatiefractuur, intra-articulaire	254
M. Scheuermann	261
maag-darmproblemen	387
malalignement	301
mallet finger	248, 249
malletspalk	249
mal-reunion	237
marsfractuur	337
maximale inspanningstest	368
McArdle, ziekte van	372

mcmurray-test	293
medische kosten	19
menstruele cyclus	101
metatarsalgie	332, 337
midschachtfractuur	226
morton-neuroom	334, 335
MRI	222
mucoïde cyste	248
multidirectionele laxiteit	211
nationaal prevalentie onderzoek middelengebruik (NPO)	392
nederlands zekerheidssysteem voedingssupplementen topsport (NZVT)	389
nederlandse vereniging voor fysiotherapie in de sportgezondheidszorg (NVFS)	342
neuropathie	337
neuropsychologisch basisscreeningsonderzoek	205
neuropsychologisch onderzoek	204
non-reunion	237
non-weight bearing activities	12
obesitas	37, 38
OD-haard	320
oefentherapie	253
ondergewicht	91
one leg squatI	300
Ongevallen en Bewegen in Nederland (OBiN)	23
oogbescherming	428
open repair	219
opleidingsniveau	37
orthopedisch onderzoek	368
Osgood-Schlatter, ziekte van	302
ossificatie van Pellegrini-Stieda	291
osteochondraal defect	320
osteochondritis dissecans	232, 233
osteochondrose, thoracale	260
osteochondrosis dissecans	301
osteofytenkrans	330
Ottawa Knee Rules	293
ouderdomsmotoriek	74
overbelastingsblessure	341
overgewicht	37, 72, 91
overgewicht, bij kinderen	37
overuse injury	239

PACE	61
padding	428
painfull arc	221, 229
parkinsonisme	206
patellofemoraal pijnsyndroom	299
peesruptuur	215
peestransplantaat	257
periostitis	310
Phalen, test van	243
Physician-based Assessment and Counseling for Exercise (PACE)	61
pianotoetsfenomeen	228
pincetgreep	256
piriformissyndroom	286
pivot shift	290
plyometrische bewegingsvormen	347
polsbeschermers	429
polyneuropathie	244
posterieur compartimentsyndroom	286
posterieur impingement	217
praktijkondersteuner	46
preventief tapen	252
(pseudo)jicht	331
psychiatrische stoornissen	97
puberteitsgroeispurt	261
pulley-systeem	251
punch-drunk-syndroom	205, 207
Quebec Task Force on Whiplash-Associated Disorders (QTF-WAD)	207
radiculopathie, cervicale	244
Raynaud, syndroom van	244
referred pain	212, 217, 221
retrocapitale steun	335
ribfractuur	272, 275
risicocompensatie	439
risicohomeostase	439
ruptuur, enkel	325
scafoïdcompressietest	236
scafoïdfractuur	237
scafoïdröntgenfoto	236
scapulaspieren	214
schoenaanpassing	332
schuifladetest	297
screenen, sporters	93
shin splint	307
shockwave-therapie, extracorporele	234
Sinding-Larsen, ziekte van	302
skiduim	255
sleutelgreep	256
snapping hip	283
sociale competentie	38
spalkbehandeling	242, 244
spasticiteit	97
spiercorsettraining	215
spierruptuur	215
spierverrekking	283
spiraal-CT	320
spiro-ergometrie (ademgasanalyse)	369
Spitzer, schema van	208
spondylolisthesis	264
spondylolyse	267
sportadvies, persoonlijk	368
sportcompressiebroek	282
sportdiëtist	401
sporthervatting	275
sportmaterialen	419
sportmedisch onderzoek	367
sportmedische instelling (SMI)	367
sportrevalidatie	341
sportschoenadvies	409
sprain	260
springersknie	300, 302
stackspalk	249
Steinman I	294
Steinman II	294
stener-laesie	257
sternumfracturen	273
straight leg raising	295
strain	237, 260, 315
stressfractuur	277, 310
sudeck-dystrofie	321
supervised neglect	223
syndroom van Raynaud	244
syndroom van Tietze	274
synoviale prikkeling	301
tapeverbanden	357
teken van Flick	243
tendinitis van De Quervain	239
tendinose extensor carpi radialis brevis (ECRB)	231

tendinose van de extensor carpi radialis brevis (ECRB)	233
tendinose van de extensoren	231
tendinosus	217, 218, 219
tendovaginitis stenosans	251
tenodermodese	249
test van Finkelstein	240
test van Phalen	243
test van Tinell	243
thoracic-outletsyndroom	226
Tietze, syndroom van	274
Tinell, test van	243
topsporters	392
tracking	38
tractiemobilisatie	282
tractus-iliotibialis-frictiesyndroom	304
training, meeropbrengst	349
training, overload	349
training, reversibiliteit	349
trainingslogboek	377
trainingsopbouw	371
trigger vinger	251
uithoudingsvermogen	92
ulnaropathie	244
urinesediment	276
valgusstress	291
varusstress	291
vereniging voor sportgeneeskunde (VSG)	400
veroudering	68, 73, 75
verstandelijke handicap	85
vetpercentage	368
visusonderzoek	93
visusproblemen	93
voedingssupplementen	387, 404
voetafdruk	411
voettest	411
voettype	411
volaireplaatletsel	254
voorste kruisband, gerupteerde	297
voorste kruisbandletsel (VKB)	291
warming-up	285, 357
weerstandstest	248, 281, 285
wereld anti-doping agentschap (WADA)	394
whiplash	207
world anti-doping code	394
ziekte van McArdle	372
ziekte van Osgood-Schlatter	302
ziekte van Sinding-Larsen	302
zuurstofopname, maximale	92
zwanenhalsdeformiteit	250
zwangerschap en sport	101
zweepslag	312, 314

GPSR Compliance

The European Union's (EU) General Product Safety Regulation (GPSR) is a set of rules that requires consumer products to be safe and our obligations to ensure this.

If you have any concerns about our products, you can contact us on

ProductSafety@springernature.com

In case Publisher is established outside the EU, the EU authorized representative is:

Springer Nature Customer Service Center GmbH
Europaplatz 3
69115 Heidelberg, Germany

www.ingramcontent.com/pod-product-compliance
Ingram Content Group UK Ltd.
Pitfield, Milton Keynes, MK11 3LW, UK
UKHW062306230426

12049UKWH00005B/114